后浪出版公司

MURTAGH'S PATIENT EDUCATION

7th Edition

全科医学
家庭版
第 7 版

[澳] 约翰·莫塔 编著　陈 群　刘爱敏 主译

John Murtagh

科学技术文献出版社
SCIENTIFIC AND TECHNICAL DOCUMENTATION PRESS

· 北京 ·

图书在版编目（CIP）数据

全科医学：家庭版：第7版 / (澳) 约翰·莫塔（John Murtagh）编著；陈群，刘爱敏主译. —北京：科学技术文献出版社，2020.2（2021.12重印）
书名原文：Murtagh's Patient Education（7th Edition）
ISBN 978-7-5189-5883-2

Ⅰ.①全… Ⅱ.①约…②陈…③刘… Ⅲ.①家庭医学 Ⅳ.①R499

中国版本图书馆CIP数据核字（2019）第167866号

著作权合同登记号　图字：01-2019-1816

John Murtagh

Murtagh's Patient Education (7th Edition)

ISBN 9781743769287 (paperback)

First edition 1992, Second edition 1996, Third edition 2000, Reprinted 2001, Fourth edition 2005, Fifth edition 2008, Sixth edition 2012

Text © 2017 John Murtagh

Illustrations and design © 2017 McGraw-Hill Australia Pty Ltd

全科医学：家庭版（第7版）

责任编辑：李　丹　王梦莹	责任出版：张志平	筹划出版：银杏树下
出版统筹：吴兴元	营销推广：ONEBOOK	装帧制造：墨白空间

出　版　者　科学技术文献出版社
地　　　址　北京市复兴路15号　邮编 100038
编　务　部　（010）58882938，58882087（传真）
发　行　部　（010）58882868，58882870（传真）
邮　购　部　（010）58882873
销　售　部　（010）64010019
官 方 网 址　www.stdp.com.cn
发　行　者　科学技术文献出版社发行　全国各地新华书店经销
印　刷　者　天津中印联印务有限公司
版　　　次　2020 年 2 月第 1 版　2021 年 12 月第 3 次印刷
开　　　本　889 × 1194　1/16
字　　　数　800千
印　　　张　29.5
书　　　号　ISBN 978-7-5189-5883-2
定　　　价　99.80元

译者名单

主　译　陈　群　刘爱敏

副主译　吴晓勇　钟　鸣　韩泽红

译　者（按姓氏笔画排序）

刘爱敏　昆明医科大学

杨　阳　成都市双流区妇幼保健院

吴晓勇　贵州中医药大学第一附属医院

陈　群　南京医科大学第一附属医院

陈可婷　佛山市南海区卫生职业技术学校

钟　鸣　上海交通大学医学院附属仁济医院

黄　翀　华中科技大学同济医学院附属武汉儿童医院（武汉市妇幼保健院）

符　力　广东省人民医院健康管理中心

韩泽红　长治医学院附属和济医院

前　　言

20世纪40年代，当我还是个学生的时候，还没有提到要让患者普及医学常识的想法。在我的记忆中，根本没有人注意到患者缺乏最基本的医疗常识，也许那些脑子灵活、知识面广的人可能意识到这个问题了。后来，我成为一名全科医生，开始行医。我现在还记得做过大手术的大部分患者根本不知道手术的基本过程，甚至不知道做完这些大手术后哪些器官已经被切除——我当时很吃惊。患者对自己的病史了解不多，这会给当前疾病的诊断造成困难，尤其是与疾病的发生高度相关时。

另外一件记忆深刻的事情是我刚开始当医生时，常常因为孩子发热而在夜间被家长叫起来去看病，但患儿却病情轻微且正在玩玩具。这些经历促使我产生了向患者和家属普及医学常识的动力，以方便患者和家属在判断病情严重程度时，不仅要关注病情，更要关注患者的整体情况。两年内，尽管郊区的孩子越来越多，但我注意到两个变化：一是晚上和周末被叫去看病的次数明显减少；二是患者及家属会给出积极的反馈，例如，"非常感谢您花费宝贵的时间向我们解释这些情况"。很多全科医生逐渐认识到，要成为一名合格优秀的全科医生，向患者或患者家属普及相关疾病方面的常识是必要而且非常重要的。因此，医生（doctor）这个词，最开始的意思是老师（teacher）的意思也就不难理解了。

后来，我开始了我的学术生涯，有机会和同事就普及医学常识进行进一步探讨，并正式确定将患者教育作为患者管理在当前社会环境下重要的一部分。患者教育现在已正式成为大学本科教育课程中重要的组成部分，该课程包含各种各样的咨询技巧。除了该课程中原有的各种语言交流技巧，我们还出版了一系列与之配套的材料，让学生带回家进行练习，以加强这方面的技巧与能力。

约翰·莫塔（John Murtagh）通过编写着重于疾病和疾病管理的健康手册，向患者普及医学常识。这些健康手册多年来在澳大利亚家庭医生（Australian Family Physician）出版社出版，并被许多全科医生作为患者教育的参考资料。这些健康手册被收集起来，并以本书的形式重新编写，以便于医生和其他健康专业人士用来改善疾病护理质量，减少护理开销，以及鼓励患者在自己的疾病护理中投入更多精力。作者出版这本书的唯一目的是希望鼓励医生在执业的过程中可以参考这些资料，以及将他们认为最有用的部分记下来或进行修订。很多医生都认为这本书有利于医生继续教育和学生备考，尤其是那些年轻的医生和医学院校的学生。澳大利亚皇家全科医生学院中的大学生和研究生也利用这本书来准备医学考试。

随着现代社会公众尤其是法律专业人士对知情同意的要求越来越高，医生必须意识到要向患者及家属提供比以前更多的相关信息。莫塔教授用通俗易懂的语言和有限的篇幅将这些信息清楚地表达出来。在多年的执业生涯中，他已经掌握了有效的沟通技巧，并且毫无疑问，这本书是他多年全科医生经验积累所得出的精华。

澳大利亚墨尔本市　莫纳什大学　社区医疗和全科医疗系前系主任

医学博士　名誉教授

尼尔·卡森

目 录

第一部分 生长发育

第四章　青春期孩子的健康问题

第五章　女性健康问题

第二部分　一般健康状况

第三章　眼科疾病

第四章　骨骼肌肉疾病

第五章 精神健康问题

第六章 常见问题

第一部分

生长发育

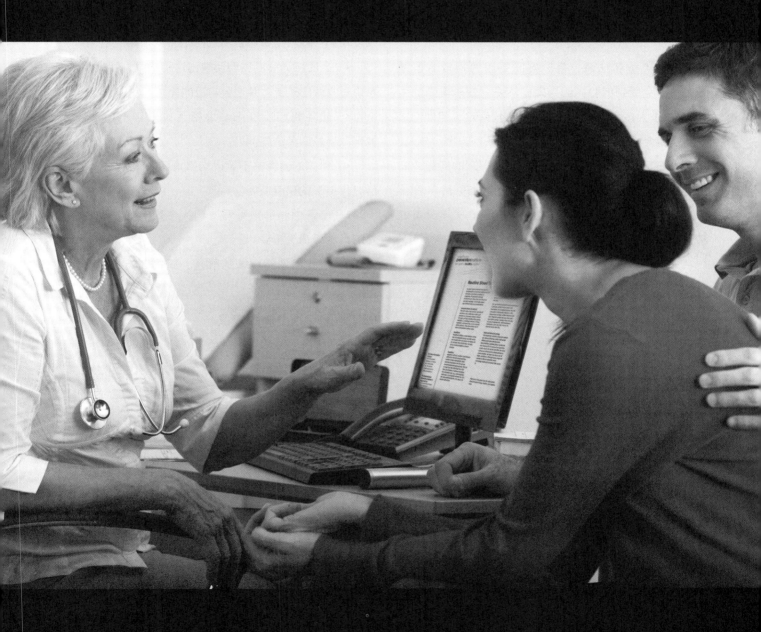

第一章　婚　姻

1.1　如何使你的婚姻幸福美满

两个人能够结婚，毫无疑问是因为相爱。但是爱情有时会受到考验，因为婚姻不是"安乐美满的生活"。对于大多数夫妇来讲，虽然历经磨难，但他们之间的爱情会成长、成熟，进而成为快乐的源泉。然而，其他夫妇可能无法处理好一起生活所带来的问题。离婚对任何一方都是沉重的打击，尤其是对孩子。

很多受此困扰的夫妇已通过遵守一些关于分享的基本规则而重获幸福。

幸福美满婚姻的三要素：关爱、尊重与责任

导致婚姻问题的常见原因

- 自私。
- 钱财问题／小气。
- 赌博。
- 疾病（如抑郁症）。
- 玩弄彼此的感情。
- 沟通不良。
- 不切实际的期望。
- 不愿聆听对方意见。
- 吸毒与宿醉。
- 嫉妒，尤其是男方。
- 吹毛求疵。
- 野心太大。
- 不成熟。

一些重要事实

- 研究发现我们倾向于选择与父母相像的伴侣，以及我们可能将幼稚与自私的想法带到婚姻生活中。
- 上面所列举的原因反映出这种幼稚：我们常常希望对方做出改变，并迎合自己的需求。
- 如果我们能够正确地相互关爱与承担责任，就可以尽量避免这些问题。
- 肉体的激情并不足以维持婚姻——"当激情燃尽时，剩下的只有灰烬"。
- 尽管性和谐很重要，但大多数专家认为性以外的其他事情更重要。
- 当我们做错事情的时候，获得对方原谅非常重要。

成就婚姻幸福美满的建议

1.了解自己。越了解自己，就越了解对方。

2.有共同的爱好和目标。两人之间不要太独立，应该一起交朋友，培养共同的兴趣爱好。在合适的时机，对你的另一半说"我爱你"。

3.婚后继续约会。夫妇应该继续约会。定期结伴外出度过一个浪漫的夜晚，或制造惊喜（如送鲜花），都有利于维持感情。还可以一起参与按摩或跳舞等比较令人开心的娱乐项目。

4.行房事，而非启战事。了解性和生殖方面的知识。夫妻之间可能需要几年时间才能发展出和谐的性关系，所以在这方面要下一些功夫。探讨性爱的技巧时无须害羞或拘谨。可以参照一些如《性爱的快乐》之类的书或DVD。良好的仪容及事先洗澡很重要。

5.珍视你的伴侣。为对方感到骄傲，而不是针锋相对或渴望对方付出。向别人和气地介绍你的爱人，不要贬低他。

6.为成为父母做好准备。为生儿育女做出合理的计划，了解怀孕和抚养孩子的相关知识。掌握避孕方法，避免意外怀孕。婚姻幸福是抚养孩子的最佳环境。

7.必要时寻求正确帮助。如果出现困难并导致出现问题，请寻求帮助。你的全科医生就能提供帮助。压力相关问题，尤其是抑郁，对于婚姻生活很重要——这些问题必须"被扼杀在摇篮里"。

8.像善待自己一样善待对方。这一点可以回溯到人们在孩童时期潜意识里的需求，多考虑一下对方的感受和需求。这样婚姻生活势必幸福美满。

列表——一项实践活动

列出下列事项供双方进行比较和探讨。

- 列出父母的品质（你喜爱和不喜爱的）。
- 列出双方的品质。
- 列出你希望对方改变的行为举止。
- 列出你希望对方为你做的事情。
- 每周专门抽出一段时间来做这些事情。

促使婚姻幸福美满的优良品质

诚实	忠诚
恩爱	渴望对方
耐心	乐于一起生活
宽容	默契
慷慨	关爱

第二章　妊娠与产后照顾

2.1　做好怀孕准备工作

准备怀孕

如果你计划要孩子，那么你就要悉知备孕相关信息，以调理好自己的身体，更好地迎接孩子。大部分孕妇的怀孕过程都很顺利。不论是常识还是科学依据均表明母亲身体健康是胎儿成功着床和顺利降生的最佳保障。

怀孕

大多数有正常生育能力的夫妇都能在开始尝试怀孕的 12 个月内成功。有避孕药服用史的母亲在停止服用避孕药后，卵巢需要花最多 6 个月的时间恢复正常。年龄超过 35 岁或吸烟的女性可能需要多一倍的时间才能够成功受孕。在排卵期，一周 3～4 次房事可使受孕的概率达到最高。

营养

保持膳食营养的全面和均衡很重要。女性在成功受孕前，体重应当达到理想水平。富含维生素的高纤维低脂饮食是身体健康的基础。食物最好新鲜烹制，少吃剩菜剩饭。多喝水，尤其是纯净水。碘的摄入很重要，所以应食用碘盐，并定期吃鱼。

怀孕前补充叶酸

叶酸能够降低发生胎儿神经管发育缺陷（如脊柱裂）的风险。神经管发育缺陷的高危人群包括曾经有过神经管发育缺陷胎儿史、有家族史、患有糖尿病、或服用抗癫痫药物的女性。而所有怀孕的女性均建议补充叶酸。高危人群必须在怀孕前至少 1 个月开始补充叶酸，最好是从怀孕前 3 个月开始，每天 5 毫克。没有上述危险因素的女性应在怀孕前 1 个月开始补充叶酸，每天 0.5 毫克，怀孕后，继续服用 3 个月（与《中国居民膳食指南 2016》推荐量有出入）。

锻炼

适度、规律、不涉及器械的运动很重要。避免做高强度的运动及体温过高。

严重感染

大部分孕妇都能生出健康的宝宝。但是，在怀孕早期，胎儿可能会感染某些病原体。因此，在备孕和怀孕的整个过程中，要尽量降低接触病原体的概率。

这些病原体包括风疹病毒、水痘－带状疱疹病毒、乙型肝炎病毒、梅毒、弓形虫、李斯特菌、巨细胞病毒及人类免疫缺陷病毒。建议夫妇备孕期间抽血液检查是否感染风疹病毒、水痘－带状疱疹病毒、乙型肝炎病毒、梅毒和人类免疫缺陷病毒。

疫苗接种

怀孕期间感染上风疹病毒（又称德国麻疹）是一件很严重的事情。现在大多数女性均接种过风疹疫苗，并具有免疫力，但是这种免疫力可能会逐渐弱化。

建议在受孕前做一下免疫力测试，如果没有免疫力的话，需要接种疫苗。同时建议在接种后的 3 个月内不要受孕。

最好不要感染上水痘，具体的针对措施同风疹。同时建议接种乙型肝炎疫苗。

李斯特菌和弓形虫

孕妇食用生的或未煮熟的污染食物，均可能感染李斯特菌和弓形虫，并最终导致胎儿流产。猫是弓形虫的宿主，可将弓形虫传染给人类。孕妇如果感染李斯特菌或弓形虫，胎儿死亡率为30%～50%。

为了预防李斯特菌感染，不要食用没有经过加工处理过的食物，如未经消毒的牛奶、软质干酪、冷藏肉类、面团、生海鲜及熏烤海鲜。同时要认真清洗蔬菜，动物源性食品要完全煮熟，剩菜剩饭以及熟食热透后再食用。处理过生冷食物的厨具要彻底清洗干净。

为了预防弓形虫感染，孕妇应找其他人每天清理猫砂盆。如果需要处理可能被猫粪便污染过的猫砂，请戴一次性橡胶手套。并且照顾花草或处理生肉后要认真洗手。

烟草、酒精和其他药物

怀孕期间禁止吸烟，最好在怀孕前的3个月就要开始戒烟。避免接触二手烟，如果伴侣吸烟，要求他戒烟或去你接触不到二手烟的地方抽烟。

澳大利亚国家医疗卫生研究委员会建议在受孕前和怀孕期间禁止饮酒。也应减少含咖啡因饮品的摄入量。

遗传

如果有某种遗传疾病的家族史或潜在风险，或者超过35岁，就要考虑到孩子可能会患有遗传性或发育障碍性疾病。

遗传病包括地中海性贫血、囊肿性纤维化、脆性X染色体综合征、脊髓型肌萎缩、血友病、唐氏综合征及家族性黑蒙性痴呆。医生会建议夫妻做遗传测试。

血型

夫妻双方应该清楚自己的血型，包括Rh血型。如果妻子是Rh-，而丈夫是Rh+，就要格外注意了。

要点

- 戒烟。
- 戒酒。
- 减少或停止摄入含咖啡因饮品。
- 复查现在服用的药品，咨询医生。
- 保持健康饮食，摄入铁、钙含量丰富的食物。
- 受孕前补充叶酸，连服4～12周。
- 制订合理的锻炼计划。
- 确认机体对风疹、水痘、乙型肝炎具有免疫力。
- 做胸部乳腺检查和宫颈试纸检查。
- 吃烹制全熟的食物。
- 注意家族遗传史。
- 考虑购买健康保险。
- 适当阳光照射，提高体内维生素D的含量。

2.2 关于怀孕

恭喜成为准妈妈！怀孕早期可能出现情绪低落或恶心呕吐等问题，但怀孕确是一生中最令人兴奋的事情。对于每一位母亲来讲，自己的孩子都是最特别的，值得自己把握一切机会确保孩子在子宫里顺利成长。在生命周期中，尤其是当你接受常规医疗护理时，怀孕会变得非常正常且顺利。

为什么需要进行规律的产前检查？

产前检查是预防疾病的最好时机。产前做一系列检查，排除许多可能导致问题的不正常因素，这些因素都是可预防的。一种可能出现且比较特殊的问题是妊娠期高血压，可导致先兆子痫或妊娠毒血症，表现为体重增加、高血压及肾损害。肾损害主要表现为蛋白尿。

检查项目包括：

- 血细胞计数。

- 血型和 Rh 血型测定。
- 针对可能影响胎儿的病原体的免疫力检测（如风疹病毒、水痘－带状疱疹病毒、乙型肝炎病毒、丙型肝炎病毒及人类免疫缺陷病毒）。
  - 胎儿的数目。
  - 骨盆的大小和形态。
  - 血压。
  - 尿液检查（是否有糖尿病或先兆子痫）。
  - 子宫颈抹片检查。
  - 胎儿的发育状况（如子宫大小、胎心）。
  - 准妈妈的身体以及精神状况。
  - 血糖（是否出现妊娠糖尿病）。
  - 维生素 D。
  - 妊娠早期和中期筛查唐氏综合征的风险。

应当什么时间做检查？

建议越早开始越好，刚开始时每 4～6 周检查一次，直至 28 周。28 周后，每 2 周检查一次，直至 36 周。36 周后，每 1 周检查一次，直至 40 周。在约 18 周时，需要做一次超声检查。

对胎儿有不良影响的常见因素有哪些？

- 感染，如风疹、水痘及生殖器疱疹等。
- 糖尿病（孕前健康的女性可能在怀孕期间患上妊娠期糖尿病）。
- 高血压。
- 吸烟：可能引起胎儿发育迟缓。怀孕期间禁止吸烟。
- 饮酒：可能引起胎儿发育异常，包括精神发育迟缓。怀孕期间禁止饮酒。
- 阿司匹林和其他药品（咨询医生）。

医生通常会给孕妇开哪些处方药？

建议受孕前 4 周，最好是受孕前 12 周，开始服用叶酸。怀孕后，再连续服用 3 个月。

如果膳食营养均衡且早上没有严重孕吐症状，就不要额外服用补铁药物了。

怀孕期间应当注意哪些方面？

营养

健康饮食很重要，每天应至少包括以下食物。

1. 摄入量最多
- 水果和蔬菜（至少 5 次）。
- 谷类，全麦面包，其他碳水化合物（4～6 次）。

2. 摄入量适中
- 乳制品，每天 3 杯牛奶（600ml）或同当量的酸奶或奶酪。
- 瘦肉、禽类或鱼肉，1～2 次/周（食用红肉，一周至少 2 次）。

3. 摄入量最少
- 糖和精制碳水化合物（如甜点、蛋糕、饼干及软饮料等）。
- 含有多不饱和脂肪的人造奶油、黄油、食用油及乳酪。

谷类带上点麸皮有利于预防孕妇便秘。要大量饮水（每天 2 000ml）。

向医生咨询李斯特菌感染问题。与软质奶酪、肉酱及未消毒的牛奶等新鲜未加工过的食物接触，易感染李斯特菌。

产前教育

训练有素的医疗工作人员会对孕妇就产前运动、脊柱护理、推荐姿势、放松技巧及分娩时如何缓解疼痛，平时锻炼以及对身心有益的活动（如游泳）等方面给出建议。

母乳喂养和哺乳期母亲

强烈建议母乳喂养。如需帮助，向当地哺乳期母亲们寻求支持和指导。

工作与出行

就工作与出行问题，多咨询医生。乘坐火车出行时，不要买站票。怀孕 28 周后，不要乘坐飞机跨国出行。

平时活动

平时有什么活动，怀孕时继续。你可以做家务和平常的一些事情，感到稍微有点累就停下来。但是，要保证充足的休息和睡眠。

出现哪些情况要及时就医？

出现下列状况时，应当及时就医。

- 不到预产期，但出现宫缩、异常疼痛或出血。
- 胎动不如平时活跃。
- 胎膜破裂，有大量液体流出。
- 出现规律性宫缩，每隔5～10分钟出现一次宫缩。

2.3　母乳喂养与人工喂养

哺乳困难是很常见的，尤其是产后一周。一般情况下，母乳在孩子出生24小时内随时可能开始溢出。早期的乳腺肿胀是正常现象。不过，有些妈妈母乳不足。

乳腺肿胀

乳腺肿胀的定义是什么？

有的产妇生产数天后，母乳来得非常快，乳腺容易肿胀，变硬，还会有疼痛感，这种现象称为肿胀。这是乳腺部位母乳、血液和其他液体增多所致。

你会发现哪些异常？

乳腺和乳头可能肿胀得非常厉害，宝宝无法衔住乳头吮吸母乳。乳腺疼痛也使你无法在宝宝吮吸时放松和完全接受。

如何缓解乳腺肿胀？

- 从第1天开始，宝宝只要想吃奶，就让宝宝吃，直至吃饱。
- 让宝宝先吃一侧的母乳，直至吃完，再吃另外一侧的母乳，每次只吃一边好过每次从两边各吮吸一些。如果宝宝太饿了，吃完一侧再吃另外一侧的母乳。

- 在母乳喂养宝宝之前，热浴或热敷乳房，使其松软，从而有利于母乳流出。
- 不要喂宝宝其他液体流食。
- 喂养宝宝前挤出一点儿母乳（如果孩子吮吸母乳有困难，这么做是必须的）。如果孩子吮吸一侧时，另一侧乳腺非常不舒服的话，从另一侧乳房挤出些母乳。
- 在喂养时，向乳头方向按摩乳腺肿块。
- 喂完宝宝后，冷敷乳腺。许多女性在喂完宝宝之后，用清洗冷藏后的白菜叶子来冷敷。乳头部分不要冷敷，如果方便，叶子每2小时更换一次。有的女性喜欢喂养后热敷。
- 如果乳腺肿胀不舒服，或宝宝睡眠超过4小时，叫醒宝宝并喂养。
- 用质量好且舒适的胸罩。
- 在喂养之前，把胸罩完全脱掉。
- 如果感到十分不舒服，就要规律使用布洛芬或对乙酰氨基酚以缓解症状。

请记住，经常母乳喂养是缓解乳腺肿胀的最佳途径。当你发现乳腺肿胀或宝宝饿了时，就让宝宝吮吸母乳。这样乳腺就会变得越来越柔软，并且感觉越来越舒服。

母乳不足

研究表明很多哺乳期女性由于奶水较少而放弃母乳喂养。这主要是哺乳期喂养方法不对造成的，比如，母乳喂养的时间安排不合理，次数不够，或母亲与宝宝之间交流不好。有时候是母亲压力太大无法放松造成的。有必要让母亲形成一种"下奶"的意识，促使奶水顺畅流出，但是有时形成这种意识需要时间。如果母亲奶水不足，宝宝吃不饱，则有可能总是吮吸自己的手，排便次数不多且粪便较硬，尿布需要更换的次数较少，且体重增长缓慢。

记住，奶水是一直存在于你的乳房中的。妈妈们往往低估自己的母乳量。乳房产生母乳遵循供求原则，即排出的乳汁越多，乳房就会产生越多的乳汁。

奶水不够，应该尝试的方法有哪些？

- 尝试学会一些放松技巧，帮助自己形成"下奶"的意识。

- 只要宝宝想吃奶，就让宝宝尝试着吮吸，采用"胸部对胸部，下巴贴乳房"的姿势。

- 尽量母乳喂养宝宝。

- 晚上至少要母乳喂养一次。

- 喂完后将乳汁挤出来，因为乳汁排出得越干净，乳房越容易产生更多的奶水。

- 妈妈自己要确保充分休息，吃好，喝足够的水。如果你感觉很不舒服，就去医院检查一下。

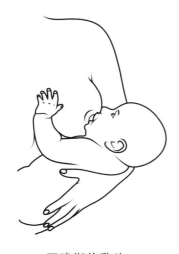

正确衔住乳头

2.4　母乳喂养的正确方法

关于母乳喂养，应当注意3件事。

1. 将宝宝的嘴对准乳房。

2. "下奶"的意识。

3. 乳汁分泌量与喂养需求。

有时，部分妈妈感到乳腺肿胀或乳汁分泌量不够多，当母乳喂养完全确立后，情况才有所好转。

姿势

母亲的姿势

- 保证自己舒服。

- 坐直，但两肩要放松。

- 如有必要，可以使用垫子或脚凳。

宝宝的姿势

- 打开宝宝的双臂。

- 将宝宝的正面朝向你的身体。

- 让宝宝的嘴与你的乳头处于同一水平。

- 抱好宝宝。

- 抱紧宝宝，并让其胸部与你的胸部相贴。

衔住乳头

- 从宝宝肩后绕过并抱住。

- 用乳头蹭宝宝的嘴唇，直至嘴张开。

- 宝宝张开嘴时，尽快将宝宝抱到母亲胸前喂奶（而不是将胸部靠近宝宝）。

- 确保让宝宝大口含住你的乳房，而不仅仅是含住乳头。将你的乳头对准宝宝的上嘴唇，如此一来，宝宝的下嘴唇就位于乳头的下方了。

- 宝宝的舌头应位于下牙龈的上方（你自己很难看到）。

- 如果你感觉宝宝姿势不对，将你的小拇指滑到宝宝的嘴角处，使其停止吮吸，并将宝宝抱开，重新试一下。你和宝宝都在学习这件事，所以慢慢呼吸几次，不要着急。

- 如果你需要将乳腺往上扶，用四指扶住乳腺的下方，注意不要接触到乳晕。

下奶

当母乳喂养宝宝时，乳头内的神经会发出促使产奶乳腺被挤压的反射，推动乳汁顺着导管向乳头流动，称为"下奶"反射。出现此反射时，一部分母亲会有乳头轻微刺痛、发麻或被充满的感觉，另一部分会注意到另一侧乳头也有乳汁溢出，还有可能什么感觉都没有。你可能会注意到乳汁流出时，宝宝会从一开始的快速吮吸变成较慢的吸吮与吞咽交替的方式。

乳腺上半部分的乳汁（即后奶）富含脂肪和热量。所以，母亲有"下奶"反射很重要，这样宝宝不仅能吃到前奶，还能吃到后奶。

如果母亲感到焦虑、疼痛或者尴尬，那么你的"下奶"就会变慢。如果有可能，尽量在母乳喂养宝宝之前解决这些问题。一旦母乳喂养完全确立，你将可以随时随地喂养宝宝，但是在早期，你需要一个合适的喂养环境。

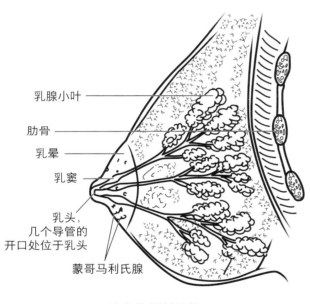

乳房的解剖结构

乳腺小叶

肋骨

乳晕

乳窦

乳头，
几个导管的
开口处位于乳头

蒙哥马利氏腺

供给与需求

乳腺产生乳汁遵循供求原则。换句话说，乳腺排出的乳汁越多，其产奶量就越多。如果乳腺一直充满乳汁，它们就会接收到暂缓产生乳汁的信号进而减少乳汁产生。

宝宝不会有意识地控制自己的摄食行为，而仅仅是本能地摄入所需要的乳汁。当宝宝需要更多的乳汁时，他会在接下来的几天里增加寻求喂养的次数。

如果你的乳汁较少，你可以在喂完孩子后，将乳腺中的乳汁挤出以增加乳汁产生。下一次喂宝宝时或

在夜里，可以将挤出的乳汁喂给他。经历过数天的休养和挤压后，你往往可以感觉到乳房里的乳汁比之前更多。

2.5 母乳喂养中的乳腺炎

什么是乳腺炎？

乳腺炎是指乳腺组织的局部炎症，尤其是哺乳期母亲乳腺的导管和腺体的炎症。乳腺炎是由乳头皲裂或乳腺导管堵塞致使乳汁排出受阻所导致的。细菌由外入内，并在滞留于乳腺的乳汁中繁殖。

乳腺炎的症状有哪些？

乳腺炎一开始会出现肿块，接着患者会感觉到乳房疼痛。然后，乳腺炎病灶处会出现局部发热、红肿热痛，全身症状包括疲劳、乏力、肌肉疼痛（类似流行性感冒）。

乳腺炎有哪些危害？

如果早期可以进行有效的治疗，乳腺炎会在48小时内好转。医生们都认为乳腺炎是个严重且十分紧急的问题，因为如果不及时治疗，很快就会发展为乳腺脓肿，而乳腺脓肿可能需要手术排脓，通常是用针管抽吸脓肿来排脓。除了细菌感染外，还可能感染念珠菌，尤其是用抗生素治疗后。乳腺念珠菌感染会造成剧烈疼痛，这种疼痛就像刀伤或枪伤那种火辣辣的疼，尤其是在喂养过程中和喂养后，痛感会更加明显。乳腺超声检查可以诊断乳腺炎。

乳腺炎的治疗方法有哪些？

- 抗生素：医生会给你开一个疗程的抗生素，通常是10天。如果你对青霉素过敏，请告知医生。
- 镇痛药：必要时，服用对乙酰氨基酚或其他非甾体抗炎药（如布洛芬），以缓解疼痛和发热。

- 保持患有乳腺炎的乳房排乳通畅。
- 继续母乳喂养：经常母乳喂养，并且从患侧开始，这么做是安全的。
- 确保宝宝正确地含住乳头，并且通过变换位置促进乳汁排出。
- 喂养前热敷乳腺疼痛部位：可以用热水、热毛巾或热水瓶。
- 喂养完成后冷敷乳腺：将毛巾放在冰箱变冷后，用冷毛巾冷敷乳腺。
- （可选）不喂养时，用新鲜的洗干净的白菜叶覆盖住患侧乳房。
- 在喂养过程中，顺着乳头的方向轻轻按摩乳腺肿块。
- 乳腺要充分排空：如有必要，可用手将乳腺内剩余的乳汁挤出。
- 充分休息：感到疲倦就休息，必要时向家人寻求帮助。
- 保持饮食营养充足，多喝水。

如何预防乳腺炎？

一定要注意乳房肿胀和乳头皲裂问题。乳汁正常排出很重要。乳汁排出故障原因包括乳汁产生过多、错过喂养时间、乳腺内乳汁未完全排空（可能由喂养匆忙不充分，宝宝没有完全含住乳头或哺乳姿势错误等导致）、母亲太过疲惫、营养不良及乳房挤压过度（如胸罩太紧，以及趴着睡觉）。

保证乳腺排空，可以通过挤压乳腺排出乳汁，或在宝宝睡觉时间较长时叫醒他并喂养一次。如果乳汁产生过多，可以尝试每次喂养时，仅让宝宝吮吸单侧乳房。

黄金法则：热敷并排空乳腺。

注意：除非医生反对，用患侧乳房喂养宝宝是安全的。

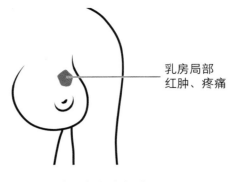

乳房局部红肿、疼痛

乳腺炎发病部位

2.6　自然流产

自然流产后，你会很困惑，想知道为什么这种事情会发生在你身上。需要记住的最重要的一点是你没有做错什么，所以你不需要自责或有负罪感。

什么是自然流产？

自然流产，是指在胎儿尚未发育到可以在子宫外存活时妊娠自发终止。自然流产可分为完全流产和不完全流产。完全流产是指胎儿和胎盘及羊膜均流出母体之外。不完全流产指仅有部分妊娠物流出体外，尚有部分残留在体内。

有哪些关于自然流产不可思议的事情？

- 大约每4名怀孕的女性中就会有1名怀孕以失败告终（也就是流产）。
- 很多人怀孕没多久就发生自然流产。这种情况下，除了生理周期出现了少许的变化外，女性可能什么感觉也没有。
- 大多数情况下，自然流产发生于前12周，并且母亲能够清晰地感受到。

自然流产的症状有哪些？

早期症状是阴道出血，出血量有多有少。这一阶段称为先兆流产。

当妊娠物流出时，母亲就会感觉到疼痛，这是子宫痉挛造成的。一般情况下，仅部分妊娠物流出体外，而剩余部分（如胞衣）会残留在母体之内，这种现象称之为不完全流产。然而，如果怀孕一段时间后（如怀孕20周）发生流产，则更容易发生完全流产。

自然流产的原因有哪些？

大部分自然流产没有明显诱因。多见于胎儿本身发育问题，是胎儿发育障碍的自然结果。

这种胎儿发育异常可能是因为胎儿本身的基因出现了问题，也有可能是在怀孕开始的12周内，病毒感染影响到了胎儿发育。母亲们常常意识不到自己已经感染了危险的病原体（如风疹病毒、流行性感冒病毒或巨细胞病毒等），但这些感染对正在发育中且脆弱的胎儿组织十分有害。

有时，子宫出现异常可能使受精卵无法附着于子宫内膜，或可能在着床后，子宫对发育中的胎儿出现排斥。母亲凝血功能障碍也有可能导致自然流产。

枯萎性胚囊

枯萎性胚囊是指子宫内妊娠囊形成，但没有发育的胎儿，最后胚囊也会排出母体外。枯萎性胚囊也是流产发生的常见原因之一。

自然流产有哪些危害？

通常情况下，自然流产不会对母亲健康造成危害。但是，未经治疗的不完全流产可能会出现失血性贫血或感染。如果出现发热、大量出血、剧烈疼痛或排出物有恶臭，请及时就医。流产后，你可能会心烦意乱或情绪低落，伴有失魂落魄、失望悲伤、内疚。如有上述情况发生，你可能需要进行治疗。

自然流产会反复发生吗？

发生一次自然流产并不意味着你下次出现流产的可能性增加。没有什么特别好的预防流产的方法，顺其自然就好。但是，建议健康生活，远离烟酒，禁止滥用药物。

自然流产的处理措施有哪些？

一般要行清宫术，尤其发生在怀孕早期，并伴有持续出血，这个处理过程称为刮宫术。然而，很多女性在咨询过医生后会选择让妊娠物自然流出体外，并且让子宫自行愈合。阴道出血会在几天内停止。如果出现持续出血，就要选择刮宫术。

其他处理措施包括。

- 基本的镇痛治疗，如服用对乙酰氨基酚。
- 血液检查以及超声波检查。
- Rh 血型检查（如果母亲为 Rh 阴性，可能需要丙种球蛋白治疗）。
- 减少活动量，休息至少48小时。

要重视可能出现的任何负面情绪。如果有异常情绪，及时发泄出来，向你的爱人和家人说出自己的感觉。

你需要请至少1周的病假。

自然流产后要等多久才可以再次怀孕？

自然流产后，不用等多久就可以尝试再次怀孕，但最好是等经历过一次正常的生理周期后。自然流产后的下一个生理周期可能有些不规则，且经血较多，这时要使用干净的卫生巾，不要使用月经棉条。

房事前，确保自己的身体已恢复正常。流产后，女性往往要过一段时间才会对性爱感兴趣，因此你的爱人应该给予相应的理解和耐心。下一次怀孕往往较顺利。

2.7　母乳哺育时的乳头问题

乳头疼痛

乳头疼痛是常见的问题，主要是乳房肿胀导致宝宝没有正确含住乳头所致。解决乳头疼痛的关键是采用正确的喂养姿势。当宝宝含住乳头时，乳头出现任何疼痛均说明姿势不对。正确的喂奶姿势和宝宝吸吮方式均有助于预防此问题。引起乳头疼痛的其他原因包括宝宝舌系带过短、乳房念珠菌感染及乳头抽搐。

如何处理乳头疼痛？

喂奶时，尽量心情放松，保持舒适姿势，以及喂奶动作轻柔都很重要。

- 尝试使用"胸部贴着胸部，下巴放在乳房上"的喂养姿势。
- 变换喂养的姿势（确保每次的姿势都要正确）。
- 如果一侧乳头疼得厉害，先用另一侧相对不疼的乳房喂宝宝。
- 喂养时，先挤出一些乳汁，以使乳头软化和润滑。不要使用干燥剂（如甲基化酒精、肥皂、安息香酊等）、保湿霜及药膏，因为这些东西中可能含有有害化学物质及致病菌。
- 如果在宝宝含住乳头时出现乳头疼痛，用手指立刻停止宝宝的吮吸，并尝试重新让宝宝含住乳头。
- 将宝宝从乳房上转移下来前先用手指轻轻中断宝宝的吮吸（绝对不要直接将孩子从乳头上拉下来）。
- 用毛巾等包裹冰块冷敷乳头以缓解疼痛。
- 将乳腺暴露于空气中或用吹风机的低热风挡吹乳头，使乳头保持干燥。
- 如果穿胸罩，试着在胸罩中垫上柔软的乳头罩。晚上休息时，不要穿胸罩睡觉。

乳头皲裂

乳头皲裂通常是由于宝宝没有完全含住乳头，而是仅仅咬住乳头的末端。每次喂完宝宝后没有彻底擦干乳头，以及穿戴潮湿的乳房护垫也可以导致乳头干裂。如不治疗，乳头疼痛会进展为更痛的乳头皲裂。

乳头皲裂的症状有哪些？

开始的时候，皲裂很小以至于很难看到。皲裂可以是在乳头皮肤表面，也可以出现在乳头周围黑色扁平的区域（乳晕）。宝宝吮吸乳头时出现锐痛说明可能已经形成皲裂。一旦乳头皲裂形成，哺乳时乳头会出现剧烈的疼痛，有时还会出血。

如何处理乳头皲裂？

如能让宝宝正确地含住全部乳头，乳头皲裂就能治愈。一般需要1~2天的时间就能痊愈。

- 处理乳头皲裂的方法与处理乳头疼痛的方法相同。
- 不要用患侧乳房喂养宝宝——让皲裂的乳头停止喂养1~2次以获得休息。
- 用手将患侧的乳汁挤出。
- 用挤出的乳汁喂养宝宝。
- 开始用患侧乳房喂养时，从短时喂养开始逐渐延长喂养时间。
- 如果你自己不能解决，可以向乐于助人的行家寻求帮助，比如有经验的乳母、助产士或哺乳专家。她们可以观察并教你正确的方法。
- 可以在短时间内使用柔软的乳头罩。
- 如果裂口经久不愈甚至加重，及早去看医生。
- 在哺乳前服用对乙酰氨基酚或布洛芬以镇痛。

乳头内陷

乳头内陷的定义是什么？

乳头内陷是指宝宝尝试吮吸乳头时，乳头没有凸出于乳晕表面，而是内陷于乳晕之内。当乳晕受到挤压时，乳头就会内陷。

乳头内陷的治疗措施有哪些？

怀孕期间，用手牵拉乳头有助于预防乳头内陷。你的爱人可以用口和手轻轻刺激你的乳房和乳头。

从怀孕的第7个月开始，运用Hoffman方法进行治疗。

1. 想象在乳房上画出两条交汇于乳头的直线，一条水平，一条垂直。

2. 将双手的拇指或示指指腹相对放于乳晕边缘与

水平线的交点处。稳稳地将拇指（或其他手指）向乳房压下，然后在水平线上来回移动以伸展乳晕。

3. 类似步骤2所述，在垂直线上，将拇指或其他手指沿线上下移动。

每天早晨重复5次上述步骤，乳头就会变得直挺，容易用手捏住，进而可以将其缓慢轻柔地抽出来。

宝宝出生后，在吮吸反射较强及乳房较柔软时，尽早开始哺乳。

在喂养宝宝之前，用手或吸乳器将乳头抽出来。确保宝宝处于正确的姿势。一般情况下，宝宝的吮吸可以慢慢地将乳头内陷矫正过来。

2.8　产后抑郁

女性在分娩后感到情绪易激动和压抑是十分常见的现象。一般认为产后抑郁与分娩后体内激素发生变化，以及期待已久的事情发生前后心理的巨大落差有关。产妇可能出现两种不同但同样重要的表现。

1. 产后忧郁。

2. 产后抑郁。

产后忧郁

产后忧郁是一种十分常见的现象，多在产后2周内（一般从第3~5天开始）出现。

产后忧郁的症状有哪些？

- 情绪低落或沮丧。
- 情绪波动很大。
- 易激惹。
- 情绪化（很容易落泪）。
- 疲倦。
- 失眠。

- 缺乏信心（给宝宝洗澡或喂奶时）。
- 疼痛不适（头痛）。

产后忧郁预后如何？

幸运的是，产后忧郁只是一过性的症状，一般只持续几天的时间。重点是要获得足够的帮助和充分的休息，直到忧郁消失，并恢复正常。

产后忧郁的应对方法有哪些？

产妇真正需要的是爱人、家人和朋友的鼓励、支持和安慰，所以要告诉他们你的感受。

- 不要过度劳累，尽量多休息。
- 向善于倾听的人倾诉你的烦恼（比如已有宝宝的妈妈）。
- 接受来自家人的帮助。
- 和你的爱人一起轮流照顾宝宝。

如果产后忧郁持续4天以上，要及时就医。

产后抑郁

大约8个母亲中就会有1位母亲在产后6~12个月内（一般是产后6个月内）患上严重的抑郁症。就好像患上产后忧郁，并且无法从中恢复。产后抑郁一般起始于产后3天内，症状有轻有重。产后抑郁症主要由怀孕、分娩和哺乳期间体内激素水平的显著变化所致。缺乏睡眠所致疲劳、家庭关系不和睦，以及缺少他人支持与帮助都能导致产后抑郁。

产后抑郁的症状有哪些？

产后抑郁会出现部分或全部下列症状。

- 感到无法继续生活下去（如失望感和无助感）。
- 持续疲劳。
- 觉得无法成为一名合格的母亲并有负罪感。
- 睡眠问题。
- 饮食问题（如食欲低下或暴饮暴食）。
- 注意力不集中，健忘。
- 紧张、焦虑、不安。
- 易激惹、易怒、恐惧。

- 生宝宝的气。
- 感到受排挤。
- 婚姻问题（如感觉被抛弃或妄想）。
- 情绪波动大。
- 易流泪。

产后抑郁的危害有哪些？

如果不治疗，产后抑郁会变得非常严重，产妇也无法自己摆脱抑郁。产后抑郁可能对产妇自己、爱人和宝宝造成伤害，因此，寻求帮助很重要。

如何应对产后抑郁？

你必须向别人倾诉，将你的感受告诉他人。及时寻求帮助。带上你的宝宝去儿童中心做检查。咨询医生，准确解释自己的感受也十分重要。产后抑郁可以通过恰当的支持帮助、心理辅导得到治愈，有时需要服用抗抑郁药物。

产后抑郁治疗机构

一些优秀的产后抑郁治疗机构可以为产后抑郁患者提供恰当的治疗，可以咨询并到这些治疗机构进行治疗。

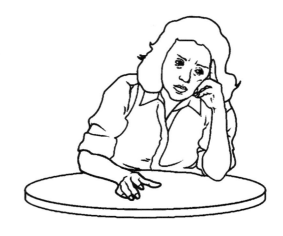

抑郁的产妇

第三章　孩子健康问题

3.1　婴儿过敏反应

什么是过敏反应？

过敏反应是指机体免疫系统对一些蛋白（过敏原）发生的异常敏感反应，尤其是食物、空气中的粉尘、动物皮毛及植物花粉等。机体产生内源性炎症化学物质，称为免疫球蛋白E（IgE）抗体，导致一系列的症状，如花粉症、湿疹、荨麻疹及肠道问题等，这种疾病又称为遗传性过敏症。

过敏反应在婴儿和儿童中较常见，约10名宝宝中有1名会患有此病。一般情况下，随着孩子年龄的增长，过敏反应会逐渐消失，但有时会持续终生。

不像大多数其他儿童常见病（如麻疹和水痘），过敏反应可以有很多症状，不同的孩子症状也不同。过敏反应不是感染性疾病，也不会在儿童之间互相传染。

如何判断宝宝是否过敏？

过敏反应可能要经过几小时或几天才会出现症状，并且会累及几乎整个机体。以下为过敏反应可能出现的临床症状。

1. 消化系统：恶心、呕吐、婴儿腹部胀气的表现（如不愿吃奶）、胃痛、腹泻、食欲差、体重增长缓慢。

2. 呼吸系统：流鼻涕、打喷嚏、气喘、支气管哮喘、支气管炎或喉炎反复发作、持续性咳嗽及喉部紧缩等。

3. 皮肤：湿疹、荨麻疹及其他红疹。

4. 其他：睡觉不安稳、易激惹、哭闹、头痛、面色苍白及松垮无力等。

过敏的原因有哪些？

过敏反应的常见原因包括食物和空气中的粉尘。

• 引起过敏反应的食物一般包括奶类和其他乳制品、蛋类、花生及花生酱；有时还包括坚果、芝麻、橘子、大豆、巧克力、番茄、鱼类和小麦等。

• 与过敏反应有关的颗粒包括尘螨、花粉、动物皮毛和真菌等。

有些过敏反应可能由色素、调味剂、防腐剂等食物添加剂引起。许多预制食品中都添加食品添加剂（如甜食、沙拉、冰激凌、甜酒、软饮料、饼干、美味小吃及熟肉等）。

对乳制品，尤其是对牛奶过敏反应的症状与婴儿乳糖不耐受很相似（腹痛和腹泻）。婴儿乳糖不耐受是因为婴儿不能够消化乳制品中的糖类（乳糖）。应求助于医生来正确诊断是哪种疾病。

尽管从严格意义上来讲，肥皂和洗洁精并不能够引起过敏反应，但是它们会对皮肤造成化学性刺激，并使某些皮肤过敏症状加重。

注意：对牛奶、鸡蛋和花生过敏是最常见的。

过敏是否具有遗传倾向？

过敏不能由父母直接遗传，但是如果家庭成员中有人有过敏史，则孩子出现过敏反应的概率将增加。然而，每个人都有可能过敏。

过敏的处理办法有哪些？

喂养

对于有过敏倾向的婴儿，在产后6个月采用母乳喂养可能缓解幼年时期的皮肤湿疹和其他过敏症状。

如果无法母乳喂养，认真选择一种母乳替代品（配方奶粉）。可以向医生或育婴师咨询并寻求建议。

添加辅食时应注意什么？

如果可以，不要在宝宝低于6个月时添加辅食。一次仅添加一种辅食，量要少。如果没有异常反应，第2天可加量。

添加不同辅食应间隔数日。当开始添加常见的可以导致过敏的食物（如奶制品、蛋类、柑橘类水果和花生酱等）时，就要特别注意宝宝的反应。在孩子出生后的第6~9个月内，最好不要添加上述食物。

注意事项

如果可以，用未加工的配料来制备宝宝的食物。例如，如果孩子对牛奶过敏，那么就要避免接触含有任何形式的牛奶成分的食物。因此，要认真阅读产品标签上的配方。

其他过敏反应

许多孩子对房屋中的灰尘和动物皮毛过敏。经常用吸尘器打扫屋子，以及将宠物养在屋外，可以降低孩子发生过敏反应的概率。

要经常晾晒床上用品。潮湿、通风不良的屋子易产生真菌，进而易引起过敏。真菌及容易导致真菌繁殖的因素都应彻底清除。

其他应注意事项

- 有皮肤问题的孩子最好穿棉布衣服。
- 不要使用强力肥皂、洗洁精和尿布洗涤液。
- 用煮沸的方法清洗宝宝的奶瓶，而不是用洗洁精等化学产品。
- 尽量少使用家用化学试剂，如灭苍蝇的杀虫喷雾剂、空气清新剂和消毒剂等。如果用了这些化学试剂，要充分通风。
- 宝宝在家中时，不要吸烟，也不能允许他人吸烟。
- 如果医生给孩子开了处方药或维生素，你要购买不含添加剂（如色素、增味剂、防腐剂、乳糖等）的药品。

3.2 儿童哮喘

哮喘的定义是什么？

哮喘是一种常见的累及支气管的呼吸系统疾病，由支气管高反应性所致。哮喘发作时，肌肉痉挛及黏膜分泌增加导致呼吸道变窄，进而导致呼吸困难。

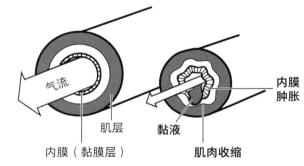

（a）正常状态下的气管 （b）哮喘状态下的气管

哮喘的患病率有多高？

每4~5个孩子中就有1人有喘息症状，在有喘息症状的孩子中，至少一半人仅有轻度哮喘。哮喘在2~8岁的孩子中更为常见。很多孩子到青春期时，哮喘就会自愈，但仍有少数人在成年后哮喘复发。

导致哮喘发生的病因有哪些？

不同的孩子哮喘发生的原因不同，并且哮喘随时都有可能发生。诱发因素可能是冷空气、天气或气温的突然变化、灰尘、过敏反应、香烟烟雾、花粉、某些动物、某些食物（如花生）及某些药物（如阿司匹林）等。因此，往往很难弄清楚哮喘发作的具体原因。

一次哮喘发作持续多久？

哮喘可能持续几小时，也可能持续几天。尽管用听诊器可能听到肺部少量的哮鸣音，多数孩子在哮喘未发作时并无异常。

如何识别儿童哮喘？

哮喘的主要症状有咳嗽、呼吸困难及喘息。持续性的咳嗽也有可能是哮喘的症状。哮喘多在夜间或凌晨发生，也可能在天气较冷或运动时发生。孩子出现上述症状时，应当及时就医。

治疗哮喘的药物有哪些？

有些药物能够有效缓解孩子的哮喘症状，药物主要分3类。

- 平喘类药物（如特布他林、沙丁胺醇、异丙托溴铵）在哮喘发作时，能够迅速缓解支气管痉挛，因此这类药物又称为支气管扩张药。
- 预防类药物（如二丙酸倍氯米松气雾剂、普米克、丙酸氟替卡松气雾剂、奈多罗米、色甘酸钠等）能够有效抑制支气管炎症，从而防止哮喘发作。
- 抗炎类药物（如扎鲁司特、孟鲁司特钠等）可与预防类药物共同使用，用于频发性儿童哮喘。

如果你的孩子每个月哮喘发作多于1次，或需要使用较多平喘类药物，及时就医并考虑预防性治疗。

记住要在家中和车内禁止吸烟。

给药途径

效果最好的途径是将药物吸入肺部。可用下列器械辅助吸入。

- 带有储药装置的喷雾器。
- 干粉吸入器。
- 雾化器。

最常使用和效果较好的是带有储药装置的喷雾器。塑料容器使给药便于控制并使药物顺利作用于肺部。四岁以下的小孩用带有容器的面罩给药，有助于含药物的雾气进入肺部。

哮喘发作时的处理措施

请医生或哮喘护理教育者提供哮喘发作应急方案，以应对哮喘急性发作或紧急情况发生。

具体的应急措施如下。

哮喘急性发作

- 让孩子坐下并保持镇定。
- 对于咳嗽和喘息，雾化吸入平喘类药物不低于4分钟。对婴幼儿，戴上面罩给药，分4次喷药，每次喷1下，每喷1次，让宝宝呼吸4次。如有必要，重复上述步骤。
- 如上述步骤仍无法缓解症状，迅速就医。

紧急情况

如果孩子出现下列症状，立即叫救护车。

- 呼吸困难。
- 讲不出话来。
- 面色发紫。
- 哮喘症状迅速恶化。
- 胸壁凹陷（辅助呼吸肌参与呼吸运动所致）。

并且告知医护工作者"我的孩子正处于重度哮喘发作"。在等救护车的时候，让孩子使用平喘类药物，每4分钟用喷雾器给药4次（如沙丁胺醇）。

3.3　儿童过敏性湿疹

过敏性湿疹的定义是什么？

湿疹或过敏性湿疹是指出现皮肤潮红、皮屑、瘙痒等症状，有时会出现渗液。特应性是指有家族遗传倾向的过敏反应，包括哮喘、过敏性鼻炎、过敏性湿疹及皮肤过敏等。然而，每个人都有可能过敏。

过敏性湿疹较常见，人群患病率为5%。过敏性湿疹没有传染性，其具体病因至今尚未明确。

过敏性湿疹的症状有哪些？

症状轻时，皮肤上会出现轻微潮红、皮屑、瘙痒，累及范围较小。婴幼儿症状一般从脸部和头皮开始出现。症状严重时累及范围会更广，剧烈瘙痒，并开始出现渗液和结痂。孩子会感到非常不舒服，并处于易激惹状态。

过敏性湿疹易累及哪个年龄段的人？

一般来讲，婴幼儿期任何年龄都有可能患上过敏性湿疹，但常见于12个月以内的婴幼儿。1~2岁过敏性湿疹会自然缓解，但是，皮疹会持续存在于某些部位，如肘部和膝部的弯曲处、脸部、颈部、手指及脚趾等。此阶段，患处皮肤都比较粗糙、干燥及瘙痒。许多患儿到了童年后期和青春期，此病会自愈，但是也有患儿终生患有此病。

过敏性湿疹的危害有哪些？

过敏性湿疹本身不严重，但是，挠抓可导致感染，尤其是当皮肤被抓伤时。感染上单纯性疱疹（唇疱疹）时会造成严重后果。患儿以后患上哮喘及其他特应性反应疾病的可能性会增加。

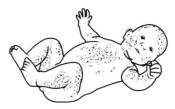

婴幼儿湿疹常出现的部位

促使过敏性湿疹病情加重的因素有哪些？

- 沙子，尤其是沙坑。
- 灰尘，尤其是尘螨。
- 安抚奶嘴及嘴边残留的食物。
- 肥皂、洗洁精。
- 羊毛类表面较粗糙的衣物。
- 动物皮毛。
- 表面摩擦力较大的东西（如毛毯、羊皮纸）。
- 挠抓、擦碰。
- 皮肤干燥。
- 用肥皂洗漱次数太多，尤其在冬天。
- 干爽类制剂（如炉甘石洗剂）。
- 极端温度变化，尤其是天气变冷又干燥，并且缺乏保温措施。
- 压力过大或情绪波动。
- 出牙。
- 某些食物（父母应该知道是哪些食物）。

注意：膳食与湿疹是否存在关联有争议，且尚未明确。出现湿疹时，可以尝试在3~4周内避免接触某些可疑食物，包括牛奶、鱼类、蛋类、小麦、橘子及花生等。

皮试以及脱敏注射现况如何

皮试的价值尚不确定，而且脱敏注射治疗可能使湿疹恶化。

湿疹的治疗方法有哪些

自我控制管理办法

- 不要使用肥皂以及添加香料的产品——洗澡用温和的沐浴精油和温和的洗剂（如无皂清洁棒或洗剂）。
- 在皮肤干燥敏感处涂上保湿乳，一天3次。用石蜡保湿霜（如婴儿霜）或其他保湿霜。
- 年龄较大的孩子及成人洗澡时应用热水，且洗澡时间要短。
- 不要让孩子摩擦或抓挠患处——婴幼儿用医用绷带和夹板固定双手，防止抓挠。
- 不要突然调整室温，尤其是不要突然调高室温致使患儿出汗。
- 贴身衣物应选择轻巧、柔软、宽松的衣服，如纯棉衣服。
- 避免接触满是灰尘的脏东西，远离沙子，尤其是沙坑。
- 清除房间里的尘螨。

注意：关键是避免患儿暴露于可加重病情的诱

因，如过敏原和过热。

医疗救助

如果你对孩子的湿疹较为担忧，那就去看医生。医生可能开一些抗组胺药、特制保湿乳和洗剂，抗生素来对抗感染（如果发生感染），以及经过稀释且药效温和、效果非常好的激素类乳膏。

3.4　注意力缺陷多动障碍

注意力缺陷多动障碍的定义是什么？

注意力缺陷多动障碍（attention deficit hyperactivity disorder，ADHD）是指孩子的一种发育障碍，主要特征是孩子行为异常、注意力不集中、学习困难等。20～30个孩子中就有1个孩子患有ADHD，在男孩中多见，男孩患病率是女孩的7倍。

ADHD一般在儿童早期发病，甚至是婴幼儿期，并且都在12岁之前发病。

此病会影响孩子的正常发育和学习。

导致ADHD的原因有哪些？

ADHD病因仍未明确，但是许多专家认为ADHD有遗传倾向。一些理论认为ADHD与孩子早期缺乏与家人的互动，以及童年时期创伤后应激综合征均有关。患有ADHD并不意味着孩子有生理疾病或智力方面有问题。

ADHD主要诊断特征有哪些？

ADHD三大病征。

- 注意力不集中——注意力难以集中，孩子不听话，容易忘记别人的教导。

- 多动——多动症的孩子总是安静不下来，感觉局促不安，无法安宁。

- 自制力弱——行事鲁莽，做事不经过思考，

也不会尝试改正这一缺点。总是在别人讲话没讲完时打断别人，以及易惹麻烦。

孩子要诊断为ADHD必须在至少两种场景中出现上述症状，比如孩子在学校和家里都表现出上述症状。

注意：并非所有患有ADHD的孩子都有多动表现，以及并不是孩子注意力涣散、多动和自制力弱就认为孩子患有ADHD。

对孩子是否患有ADHD，做出正确诊断很重要，但是没有简单易行的诊断性检查能够明确诊断，包括血液检查。欲诊断ADHD，上述行为模式必须有持续性，正常孩子也会偶尔出现的注意力不集中或冲动的情况。医生可对孩子做出评估，并引荐给这方面的专家。

其他症状有哪些？

患有ADHD的孩子在日常生活中可能有下列几种症状或全部症状。

- 易激惹，包括脾气暴躁。
- 喜怒无常。
- 协调力差（孩子比较笨拙）。
- 缺乏条理。
- 社交笨拙。
- 学习成绩差，患有ADHD的孩子中至少25%有学习障碍。
- 与其他孩子打交道有困难。
- 缺乏持续而稳定的工作或学习。
- 容易给家庭造成许多麻烦、困难。
- 短期记忆力差。

ADHD症状有轻有重。

ADHD患儿会给家庭造成哪些影响？

父母通常看起来很累，很有挫败感。他们会这样说："我从来不知道带孩子这么难"。家里所有人的耐心都可能被消磨到崩溃的极点。

处理ADHD有哪些办法？

孩子应当由ADHD方面的专家进行评估。有很多方法可以帮助患儿及其家属应对ADHD，包括药物治疗、老师和学校支持及家长援助组织。治疗方法包括积极地通过家庭教育和学校教育进行行为矫正。

对孩子有益的做法

- 保护孩子的自尊。
- 孩子表现好时，要及时表扬。
- 严格遵循治疗方法和策略。
- 不要小题大做。
- 对孩子主要的行为失当采取合适的"处罚"（对2～10岁的孩子可强制中断当前行为）。
- 体罚孩子这种传统教育方法起不了作用。
- 制定简洁且易遵守的行为规则。
- 指导教育孩子时，贴近他（她），保持眼神交流，并坚决要求孩子全神贯注。
- 注意不要让孩子冒险，保护孩子的安全。
- 制定清晰的日常事务的章程、规则，以及违反后应承担的后果。

患儿需要家庭、老师及治疗专家更多的理解和支持，因为他们的行为障碍并非有意为之。

对家庭有益的做法

- 家人要相互配合矫正孩子的行为障碍。
- 与学校老师及社区人员相互配合，相互合作。
- 尽量加入一个相关支援组织。
- 关心照顾孩子之余，多给自己一些短暂休息以保持自己的耐心和心态。

药物治疗

目前对治疗ADHD是否需要用药仍然存在争议，但已有针对ADHD的有效药物上市。医生会根据具体情况给出最合适的建议。如果药物确实可以改善患儿的病情，患儿可能需要连续服用几年。鱼油已被用于部分患儿，并具有良好效果。

ADHD对膳食有特殊要求吗？

坚持健康和营养均衡的饮食，听取营养师的建议。限制性饮食并未被证明有明显改善病情的作用，例如，不吃垃圾食品，以及不吃含色素和防腐剂的食品。

ADHD的预后如何

一般情况下，ADHD患儿并不能随着年龄增长而自愈。虽然很多症状能够随着时间推移而缓解，但是仍有超过一半的ADHD患儿在成年后表现出某种程度的行为障碍。

3.5　孤独症

孤独症的定义是什么？

孤独症是指孩子3岁以前发病的一种发育障碍性疾病，于1943年由美国医生Kanner首次提出。在160个孩子中至少有1个孩子患有孤独症。男孩患孤独症的概率是女孩的5倍。孤独症的主要症状有以下几种表现。

- 患儿不能够与他人正常相处和沟通，甚至与自己的父母存在沟通障碍。
- 强迫性的、刻板重复的行为动作，如拍手、玩车轮、玩棍子或绳子、强迫囤积一般不收藏的物品。
- 语言发育迟缓或失调（大约有一半的孤独症患儿终生无法正常说话），16个月之前不能正确地说出一个字。
- 感官过度敏感——对某些声音（尤其是分贝高的噪声）、味道、气味、某种材质等过度敏感。
- 兴趣及活动范围狭窄。
- 缺乏想象力，不善于玩益智类游戏。
- 循规蹈矩，对打破常规感到焦虑。
- 当遇到挫折、迷茫或焦虑时，易发脾气。

现在认为，孤独症有许多不同的类型，因此提出了"孤独症谱系障碍"这一概念，上述特征是孤独症谱系障碍中最常见的类型。阿斯伯格综合征是孤独症中另一种重要类型。

导致孤独症的原因有哪些？

孤独症病因至今不明，孤独症患者没有解剖、生化、基因方面的特殊改变。现在认为孤独症由多种原因引起，并且在一些家族中，孤独症的发病确实与遗传有较强的相关性。有人认为大脑中负责语言发育的区域出现功能异常可能与孤独症有关。没有任何证据表明免疫系统异常与孤独症有关。

孤独症的症状有哪些？

许多孤独症的孩子身体健康，发育良好。但是他们行为会出现异常。婴幼儿阶段，患儿会哭叫不止，睡觉少；他们不愿意打破常规，并抗拒从乳汁和质地较软的婴幼儿食品过渡到质地较硬的食物。他们回避目光接触，漠视别人，只管干自己的事情，就像是听力障碍者一样，对外界没有反应；母子之间不能建立起应有的母子之情，并常常持续哭闹，母亲抱起来哄也没用；随着患儿渐渐长大，也越来越有力气，可能会表现出频繁的发怒行为，破坏东西，多动症更加明显，以及不顾危险，这就需要家长或其他监护人时时刻刻看护，避免伤害患儿自己或他人。

一些孤独症早期诊断标志性要点。

- 缺少正常的眼神交流。
- 12个月前缺少咿呀学语或专注于某些事物。
- 活动中不与他人分享兴趣爱好或快乐。
- 16个月前不能正确说出一个字，或24个月前不能正确说出两个字的短语。
- 别人叫孩子的名字时，孩子极少回应。

最好由孤独症方面的专家团队通过观察孩子做出诊断，但是给2岁以下甚至3岁的孩子，做出正确诊断仍然有困难。目前尚无可以用于辅助诊断孤独症的实验室检查项目。

孤独症的治疗方法有哪些？

虽然有些药物能够缓解孤独症的部分症状，但仍没有系统的药物治疗方案。如果孩子的行为更加异常，多种能力下降，那么就应该去做全面检查，因为患有孤独症的孩子不会表示自己感到疼痛或是无法清楚地表明自己的感受。早期诊断，坚持严格的家庭管理，以及制定并执行早期干预方案，都有助于改善孤独症患儿的预后。干预措施越早开始实施，其效果就越明显。早期干预之后，不论是在专门的机构中，还是在有孤独症诊治专家提供帮助的普通学校中，患儿接受行为矫正教育都有助于其病情的改善。语言障碍矫正有助于患儿语言发育，不能开口说话的患儿可以学会用其他方法进行交流。

如能坚持严格执行治疗方案，大部分行为异常症状都能够得到缓解或彻底矫正。患儿的父母及兄弟姐妹往往需要帮助、支持及定期休息。

孤独症的预后怎么样？

目前没有已知的治愈病例，但是早期干预和专家支持可以帮助患儿正常发育。患儿的行为和心理问题可能在青春期更加严重，尤其在性发育时期。虽然某些患儿智力正常甚至智力超常，大部分孤独症患儿在智力、学习和（或）生理上都有某种程度的障碍。只有5%的患儿经过治疗，最终在成人后会有独立生活的能力，能够出去工作。大部分患者终生需要别人的帮助，才能融入社会生活及拥有良好的生活质量。患者的预期寿命与常人无异，因此他们会给家庭和社会带来较大的负担。

患有孤独症的人患癫痫的概率大大增加，很多患者随着年龄的增长，可能还会患有精神方面的并发症，如焦虑、抑郁及强迫症等。这些并发症需要恰当的药物治疗。

3.6　阿斯伯格综合征

阿斯伯格综合征的定义是什么？

阿斯伯格综合征（Asperger syndrome）是孤独症谱系障碍中的一种类型，表现为患者童年时期社交能力障碍，缺乏兴趣爱好和活动。男生的发病率高于女生。阿斯伯格综合征是一种发育性障碍，由脑部发育异常引起，导致对某些特定类型信息的处理障碍。患者可以通过学习社会规则及社交行为，尽力改善病情，但是他们自身存在的障碍可能持续终生。

阿斯伯格综合征典型症状有哪些？

患者可能有下列几方面的障碍。

- 对社会行为和交流规则的学习和理解（如恰当地与别人打招呼和沟通时轮流交谈）。
- 对他人面部表情以及肢体语言的"阅读"（如注意到他人感到无聊、开心或悲伤的迹象）。
- 对隐喻、常用语、讽刺或反讽等的理解。他们倾向于用十分实在的方式理解字面意思（如当别人告诉他要"pull up their socks"，意思是要他鼓起勇气，而他会低头看自己的脚，并纳闷要做什么）。
- 与同龄孩子交朋友。
- 兴趣和活动范围狭窄，喜欢研究某个狭窄范围内的详细知识（如全面了解恐龙、火车、公交车时刻表或气候模式等）。
- 遵循固定且刻板的习惯和日常生活，如果不能够遵循，会感觉十分紧张忧虑（如定时上床睡觉，每天早晨在同一间咖啡厅喝咖啡等）。
- 对生气、焦虑等情绪控制困难。
- 对他人的情感理解困难。

阿斯伯格综合征会给患者社交带来哪些困难？

患者一般都想交朋友，融入社会，但是他们不知道如何控制自己的行为，以及无法领会他人的情感和回应。因此，患者经常会遭到别人的戏弄、欺负、利用、排斥、孤立等。

患者的兴趣和活动范围狭窄，并且对自己感兴趣的话题常常长篇大论，不管别人对此话题是否感兴趣。因此，别人不愿意与他们交流。

患者对打破日常行为模式感到紧张焦虑，可能会导致突然发脾气，在他人看来显得莫名其妙。

阿斯伯格综合征患者会有哪些交流上的问题？

患者在语言学习方面没有明显的迟滞，很多人甚至在词汇方面比同龄人要学得快。但是，他们意识不到自己所说的内容是什么意思及有什么含义。他们不能正确理解和使用抽象概念和抽象语言，例如习语、暗喻、幽默和讽刺等。同时他们也不能领会交流信息中特定语境、语调、面部表情、肢体语言及社会背景等方面相互影响所表达的复杂信息，因此他们总是误解别人的意思及被别人误解。

阿斯伯格综合征患者的智力怎么样？

患者一般智力正常。用心理智能测量量表进行评估有助于做出正确诊断。他们通常能够记住有条理的数据，但缺乏良好的想象力。

阿斯伯格综合征诊断方法有哪些？

没有针对性的血液检查或影像检查。经验丰富的儿科医生、精神病学家或心理学家通过对患者进行评估和测试可以做出诊断。

导致阿斯伯格综合征的原因有哪些？

具体病因不明，但是目前认为大多数患者中，遗传因素占主要地位。但到目前为止，仍未发现与阿斯伯格综合征有关的遗传标志物。

阿斯伯格综合征的治疗方法有哪些？

目前尚无治疗阿斯伯格综合征的特效方法，但是可以采取许多措施来改善患者及其家庭的状况。确诊后，患者及其家属需要了解与阿斯伯格综合征治疗相关的机构和更多信息。进行干预措施的前提是帮助患者、家人和朋友理解患者的各项障碍，进而促使家人和朋友按需要教给患者特定的社会规则、社会行为和技能。

3.7　遗尿

遗尿定义是什么？

遗尿是指孩子或成年人在可以控制排尿的情况下出现睡觉时尿床的现象。

在哪种情况下尿床是正常现象？

孩子在5岁之前夜间尿床属于正常。3岁孩子中，大约有50%会尿床；4岁孩子中，有20%；5岁孩子中，约有10%。尽管许多男孩子8岁时还会偶尔尿床，但是孩子6岁之后还经常尿床，这就不正常了。在长时间接受良好的排尿训练之后，孩子仍然会尿床，称为继发性遗尿。

导致遗尿的原因有哪些？

通常没有明显病因，大部分遗尿的孩子除了膀胱控制能力可能发育迟缓外，其他各方面都正常。少数遗尿患儿的膀胱容量较小或膀胱过度敏感。男生比女生患遗尿的概率大，并且倾向于在家族中遗传。大部分遗尿发生在睡眠很深的时候，此时孩子无法有效控制。继发性遗尿的主要原因可能是心理方面的，通常发生在紧张、焦虑的情况下（如与父母分开或有了弟弟妹妹等）。少数情况下，继发性遗尿可能由隐藏在背后的生理异常导致，如尿道解剖结构异常。患有糖尿病、尿道感染等也可能是诱因之一。继发性遗尿也有家族遗传倾向。

孩子有遗尿有必要看医生吗？

有必要，且相当重要。因为通过检查可以排除孩子生理异常（如膀胱功能障碍）导致尿床的可能性，虽然这种可能性极低。

父母处理孩子遗尿问题的方法有哪些？

如果找不到孩子遗尿的原因，再次确认孩子是否有其他方面的问题，尿床是常见现象，不必过于担心。在矫正孩子尿床时，家长要注意下列关键问题。

- 孩子尿床后，不要训斥或惩罚孩子。
- 在适当的时机经常表扬孩子。
- 晚饭后，不要禁止孩子喝水。
- 不要大晚上把孩子叫起来上厕所。
- 晚上睡觉时开夜灯，在孩子醒来想上厕所时提供照明。
- 一些家长为了保持床铺干燥，给孩子使用尿不湿。最好是在床单下加一层特殊吸水衬垫，而不是用尿不湿。
- 注意床垫保护问题，并寻求这方面的建议。
- 洗过澡后再让孩子去上学。
- 给孩子穿吸水性好、方便穿脱的裤子。

出现哪些情况时需要去看医生？

出现下列情况时应该去看医生。

- 孩子6岁或7岁还在尿床，并导致孩子苦恼时。
- 白天尿床。
- 一年不尿床后，又开始尿床。

尿床处理办法有哪些？

针对尿床已有很多方法，尿床闹钟和衬垫警告系统辅助孩子形成晚上起床上厕所的习惯被普遍认为是最有效的方法。如果孩子有心理问题，就需要进行心理辅导或催眠治疗。可以使用药物，某些药物对于一部分孩子效果非常好，但是这些药物使用受限，且不能达到长期治愈的效果，有一种药叫去氨加压素，晚上喷在两个鼻孔内，对于觉醒有障碍的孩子效果非常好。此药也可以用于一些特殊情况，如晚上不在家过夜、旅游及去别人家里做客等。

叫醒闹钟

闹钟的类型多种多样。一些家长在孩子的睡裤中或床单下放衬垫。最近，开发出一种胶木芯片，用扣针将胶木片贴到孩子的内裤上，接口与床附近的蜂鸣器相连。当感应到有尿通过时，蜂鸣器就会发出声音，孩子就会醒来，关了蜂鸣器，去上厕所。这个方法非常好用，尤其是对于年龄稍大的孩子。

要点

- 遗尿并不是孩子的错。
- 较少与孩子情绪相关，也很少是因为行为异常。
- 通常有自愈倾向。
- 一般在青春期前都会痊愈。
- 需要采取温和、非干扰的方法。
- 孩子7岁以后，用闹钟效果非常好。

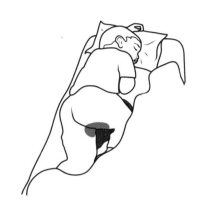

遗尿

3.8　胎记

胎记的定义是什么？

胎记是指孩子一出生或出生不久后出现的皮肤变色，至少会存在几个月。最常见的胎记叫胎痣，胎痣通常是小血管在皮肤表面聚集而成（血管痣）或是黑色素在皮肤表面沉积而成（色素痣）。

有三种血管痣较为常见：鹤咬斑、草莓状痣及葡萄酒色斑。

鹤咬斑

鹤咬斑的医学名称是"鲜红斑痣"，是指扩张的毛细血管在皮肤表面形成的红色或粉红色的斑片，一般不突出皮肤表面。好发于面部、颈部等，尤其好发于眼睑、鼻梁和额头附近。

鹤咬斑（又称鲑鱼红斑）很常见，约50%的孩子都会出现。鹤咬斑一般在宝宝出生时就会出现，且6~18个月后逐渐消失，但是颈部的红斑可能会一直持续到成年。这种红斑无需治疗。

草莓状痣

草莓状痣的医学名称为婴儿血管瘤。这种胎记颜色鲜亮，凸出皮肤表面，可能发生在身体的任何部位。孩子出生时，红斑的面积很小（可能有针头样大小），最开始的几天可能注意不到，但是这种胎痣在随后的几周内长得非常快，其面积增加与宝宝生长成比例，一直持续到20周。当宝宝6个月大时，该胎痣中会出现白灰色区域，逐渐扩展并最终取代原来的红斑，隆起的团块也变得扁平，并缩小。

一般情况下，该胎痣在孩子4岁或上学年龄的时候基本消失，8岁时完全消失。这种痣可能会在受敲击后出血，也可能会自发出血，但是将一小块敷料垫在出血处，用一根手指持续压迫即可止血。大多数情况下不需要针对性治疗。

如果草莓状痣非常大，影响了孩子的容貌，或胎痣影响到了皮肤开口处，如眼睛、耳朵、外阴部等，这时医生将孩子转到专家门诊进行治疗。

葡萄酒色斑

葡萄酒色斑的医学名称是毛细血管畸形，因为葡萄酒色斑是由膨胀的小毛细血管相互缠绕形成的，表现为皮肤表面紫红色斑块。酒色斑可出现在身体的任何部位，尤其好发于脸部和四肢。大约1 000个宝宝中就有1个出生时有葡萄酒色斑。孩子刚出生时，葡萄酒色斑可能不明显，所以在数周内不能做出诊断。随着时间的推移，葡萄酒色斑逐渐凸出皮肤表面并增厚，但是其范围大小仅仅只是与宝宝身体的生长成比例增加。葡萄酒色斑会一直持续到成年，并保持不变或有些轻微褪色。过去很难治疗或去除葡萄酒色斑，一般用化妆品来遮盖患处。现在可以用专业化的激光治疗去除葡萄酒色斑，并且在孩子出生后2年内治疗效果最好。

色素痣

色素痣是指一种称为黑色素沉积于皮肤表面的现象。通常情况下，色素痣不凸出皮肤表面，为咖啡色或黑色。其医学名称为黑素细胞痣。大约100个孩子中就有1个出生有色素痣。2岁之后，几乎所有的儿童身上都会出现色素痣，并且必须强调的一点是，色素痣一般并无害处。通常，色素痣会随着孩子的生长越来越突出，还有可能长出一些毛等。

一般来讲，1个孩子只有1～2处小色素痣，但某些患者的色素痣可以有许多个或非常大。有些孩子出生后，色素痣上就有毛。有些年龄稍大的孩子，色素痣周围就有一圈比较苍白的皮肤，这种现象称之为晕痣，这种痣有时会很痒或肿大。

色素痣通常是永久性的，如果因为不好看而想要去除，可进行整形手术。如决定去除，最好在上学前完成手术。

蒙古斑

蒙古斑的颜色带点青色，形状不规则，胎记平坦，常见于下背部。蒙古斑常被误认为瘀斑。这种胎记无害，并且会随着孩子的长大逐渐消失。父母肤色较深时，孩子更易患有蒙古斑。

3.9　弓形腿与膝外翻

婴幼儿和儿童中，弓形腿（O型腿）和膝外翻（X型腿）相对较常见，并且一般情况下不用担忧，除非病情严重，比如8岁后膝外翻加重，或仅一条腿受累且孩子感受到疼痛或跛足，很多孩子都会经历弓形腿阶段，孩子到十几岁的时候腿就会变直。

弓形腿（膝内翻）

孩子在3岁之前有弓形腿很常见。事实上，孩子在2～3岁有弓形腿很正常。弓形腿是指当两个脚踝并

拢时，膝盖就会分开的现象。弓形腿的人走路时是内八字，足内翻。孩子开始走路时，弓形腿这种问题一般会自然而然地矫正，有时会矫枉过正，弓形腿向膝外翻方向发展。穿背带裤及矫正鞋使腿矫正变直的效果没有自然矫正的效果好。

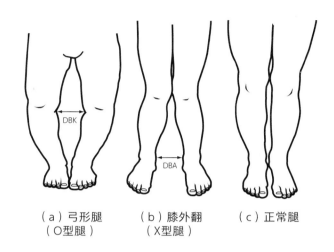

（a）弓形腿（O型腿）　（b）膝外翻（X型腿）　（c）正常腿

如何记录孩子弓形腿的进展状况？

如果想知道孩子弓形腿的严重程度，可以测量两膝之间的距离（DBK）。如果距离大于6cm，且4岁之后该症状仍没有改善，建议你带孩子去看医生。你可以每6个月给孩子照一系列照片来对比弓形腿的变化情况。

膝外翻

孩子3～8岁出现膝外翻的现象很正常，大部分孩子都有。当有膝外翻的孩子站立并双膝并拢时，双脚和脚踝是分开的。膝外翻的孩子跑起步来比较笨拙，但随着年龄增长，膝外翻会改善。

关于3岁孩子膝外翻正常情况下的相关数据。

- 50%的孩子两脚踝之间的距离（DBA）为3～5cm。

- 25%的孩子两脚踝之间的距离大于5cm。

这些孩子8岁以后腿都会变得非常直。

不建议使用矫正鞋、穿背带裤或进行相关锻炼。

如何记录孩子膝外翻的进展情况？

如果担心膝外翻的严重程度，就测一下两脚踝之间的距离。如果孩子8岁后，两脚踝之间的距离大于

8cm，你就要带孩子去看医生。每6个月拍张照片有助于对比孩子膝外翻进展情况。

要点总结

孩子出现下列情况是正常的。

- 0~3岁时孩子有弓形腿。
- 3~8岁时孩子有膝外翻。
- 青春期时孩子的腿就直了。

3.10 细支气管炎

细支气管炎的定义是什么？

细支气管炎是指婴幼儿肺部感染导致的细支气管炎症。细支气管是气管在肺内逐级分支至最小的支气管。细支气管炎时，细支气管分泌的黏液会导致小气道的狭窄和阻塞，进而阻碍氧气从肺部细支气管进入血流，导致机体缺氧。

细支气管炎的症状易与支气管哮喘、吸入异物的症状相混淆。

导致细支气管炎的原因有哪些？

一般由常见的呼吸道病毒感染引起，尤其是呼吸道合胞体病毒。呼吸道合胞体病毒极易侵犯婴幼儿的细支气管。这种疾病具有传染性，患者咳嗽时，可通过飞沫传播。手接触呼吸道分泌物也可造成病毒的传播。冬季为细支气管炎高发季节。

细支气管炎的易感人群有哪些？

易感人群是出生后2周到12个月的婴儿，尤其是10个月以内的婴儿。

细支气管炎的症状有哪些？

在开始的48小时内，婴幼儿会出现轻微的感冒症状，流鼻涕、发热、咳嗽等。随着病情的进展，婴儿可能会有以下严重症状。

- 刺激性的咳嗽。
- 喘息。
- 呼吸急促。

这些严重症状可能持续3~5天。病情十分严重时也有可能出现下列症状。

- 胸部和腹部交替收缩（胸腹反常运动，由呼吸困难，辅助呼吸肌参与呼吸所致）。
- 鼻孔张大。
- 缺氧。
- 可能出现紫绀（嘴唇和皮肤发紫）。

细支气管炎的预后怎么样？

喘息一般只持续3天，随着喘息症状的逐渐减轻，孩子的状况会逐渐改善。大部分孩子不必去医院，在家处理即可，一般7~10天后，孩子的状况就会明显改善。咳嗽的症状可持续1个月左右。

细支气管炎是否会复发？

一般情况下不会复发，但也有复发的可能性。有些婴幼儿可能在痊愈后的2年内复发，有些甚至在每次感冒时都会进展为细支气管炎，尤其有潜在支气管哮喘倾向时。一些细支气管炎复发的孩子最后可能会进展为支气管哮喘。但是，大部分喘息复发不会进展为支气管哮喘。

细支气管炎可能会给患者带来哪些危害或并发症？

某些孩子感染非常严重，可能严重缺氧、脱水。孩子持续性咳嗽会导致其无法喝水，最终导致脱水。这时就需要住院治疗。并发症包括继发性细菌性肺炎，但发生率不高。

细支气管炎的治疗措施有哪些？

没有细支气管炎特效药物，如抗生素，因为细支气管炎是由病毒感染所致。病毒感染有自愈倾向，但是需要对症支持治疗以缓解症状。

家庭处理

病情较轻者（大部分患者病情较轻）可在家处理。

- 少活动，多休息。

- 发热的话，建议服用对乙酰氨基酚。

- 关键是多喝水，尤其是孩子非常小时。要比平时多喝1~2瓶水，或早上多几次母乳喂养。如果孩子比较难喂，每次喂的量要少，多喂几次。

- 确保家里没人抽烟。

医院处理

出现呼吸窘迫的严重病情，应当住院，接受输氧以及特殊喂养。

需要去医院就诊的症状

出现下列症状时，去医院就诊。

- 咳嗽和喘息加重。

- 液体摄入不足——孩子不想吃饭、尿量减少，24小时内液体摄入量不足平时的一半。

- 呼吸困难，呼吸急促。

- 嘴唇周围青紫。

- 孩子精神萎靡不振。

要点

- 细支气管炎是一种病毒感染导致的呼吸道疾病，在孩子出生后的1年内发生较多。

- 7~10天后，孩子的症状明显改善。

- 抗生素治疗无效。

- 要大量补液，注意观察是否脱水。

- 一般不容易复发。

- 有些孩子在痊愈2年后可能会复发。

3.11 校园霸凌

校园霸凌的现状是怎么样的？

研究发现校园霸凌很常见，将孩子们组织在一起的任何情况下都可能发生；这种现象在增加，每个学校都会发生校园霸凌的事件。受害者会受到长期霸凌，影响深远。值得注意的是50%的受害者都不会告诉其他人。霸凌的形式有多种，其定义为某个或某几个人对其他人持续且故意的肢体、语言和心理上的侵犯。

校园霸凌的形式有哪些？

校园霸凌不仅包括肢体侵犯（最常见的形式），而且还可包括通过言语、行为威胁他人。现在又新兴一种形式，利用微信、电子邮件及微博等现代化技术进行霸凌（网络霸凌）。霸凌目的是通过戏弄、起绰号、嘲讽、威胁、排挤或孤立对孩子进行伤害、威胁或恐吓，甚至还可能涉及怂恿孩子进行自残或自杀。

校园霸凌可能会给霸凌者和被霸凌者带来哪些不良影响？

校园霸凌不仅对受害者造成伤害，而且也会对那些围观的同学甚至是霸凌者造成不良影响。如果不对霸凌者加以管束和劝告，可能会影响他们在青春期及成年后与别人相处和交流，甚至是发展到危害社会安全。有证据表明，童年时不论是霸凌者还是受霸凌者，在成人后均有霸凌他人的倾向。

受到霸凌的迹象有哪些？

如果孩子表现出下列一种或几种迹象，就表明孩子在学校受到霸凌了。

- 学校恐惧症：装病或用其他借口待在家里，不想去学校。

- 一放学，孩子就会感到紧张、害怕、痛苦。

- 不想谈论学校发生的事情。

- 食欲差或饮食习惯改变。

- 功能性症状（如习惯性咳嗽）。

- 反复腹痛或头痛。

- 不明原因的瘀伤、刮伤、伤病、衣服破损及书本破损。

- 没有亲密朋友，不将同学带到家里来。

- 睡觉时有哭声。

- 睡得不安稳，做噩梦。

- 心情不好或抑郁。
- 行为举止异常。
- 易激惹，情绪波动大，易发脾气。
- 在校表现不佳或变差。
- 逃学。
- 课堂上不愿发言。

孩子受霸凌的原因有哪些？

霸凌者并不是随便拎出来一个人就欺负，而是找那些看起来比较弱，易欺负的人。

- 被认为是书呆子。
- 被认为是老师的宠儿。
- 平常学业有困难的人。
- 外貌与别人不同或是有残疾的人。
- 体育差的人。
- 性格孤僻的人。
- 缺乏社交技巧的人。
- 易紧张不安的人。
- 长得比较弱小的孩子。
- 社会背景和文化背景不同。
- 被认为是"同性恋"的人。

解决霸凌的办法：给家长的建议

家长可采取以下措施。

- 不要用负面的话语评价孩子。
- 鼓励孩子，帮助孩子建立自信心。
- 倾听孩子心声，同情他们的感受和困惑。
- 帮助孩子寻找摆脱受霸凌的方法。
- 鼓励孩子忽略语言攻击。
- 避免过度保护，不要什么都管。
- 告诉孩子受到霸凌不是自己的错。
- 让孩子转移注意力，如让孩子在学校或下学后结交各种朋友，参加各种课外活动等。
- 对孩子使用电子通讯设备的情况进行监管。

将孩子受霸凌的事实列出来，郑重地找学校以及相关部门（最好与朋友或其他遇到同样情况的家长一起）解决问题。清楚列出参与者名字和霸凌发生的环境——地点、时间、方式。持续跟进，直到问题彻底解决。

3.12　脑瘫

什么是脑瘫？

脑瘫是一种影响身体肌肉（提供动力，相当于马达）控制的永久性生理缺陷。"脑"指大脑，"瘫"是指对身体某部位控制能力的部分或完全丧失。此病是由大脑不正常发育导致的，大部分患者从出生就有此病。尽管刚出生时，无法通过患儿表现判断出是否患有此病，但在不久后的婴儿或儿童期，一般在2岁以后，患儿的行为就开始变得明显异常。

脑瘫并不是一个诊断名词或一个疾病的名称，而是一个对导致行为和姿势异常的一系列问题的总称。

脑瘫的发病率大约为每500名存活的婴儿中就有1名患儿，并且男孩比女孩发病率高。脑瘫是由英国外科医生威廉·利特尔在1860年首次确认并提出的。以前被认为是"脑性麻痹"，且认为新生儿窒息是主要病因，但进一步的研究显示事实并非如此。

脑瘫的症状和体征有哪些？

根据大脑受累区域的不同，脑瘫有若干类型。

根据运动障碍的形式，脑瘫有四种主要类型。

- 痉挛型脑瘫——这是脑瘫的最常见类型。痉挛意味着肌肉的僵硬和紧张，尤其是当患者试图行动时，这种表现更加明显。
- 徐动型脑瘫——徐动是指不受控制的移动，常常导致动作十分怪异。
- 运动失调型脑瘫——这是最少见的脑瘫类型。运动失调意味着缺乏平衡性和协调性。常常表现为不稳定的，左右摇晃的动作，成为颤抖。

- 混合型脑瘫——可能表现为其他类型脑瘫的一种组合。

这些类型的脑瘫所带的影响可解释多种多样的症状和体征。其他可能出现的脑瘫相关表现包括以下症状。

- 癫痫（约30%的患者有此表现）。
- 视力问题，如斜视（交叉眼）。
- 听力缺陷。
- 智力低下（然而多数患者有正常的智力）。
- 过度活跃。
- 注意力不能持续集中。
- 唾液控制缺乏。

脑瘫患儿早期的征象有以下表现。

- 发育迟缓，如走路、爬行、讲话。
- 早期出现喂养困难，如吮吸困难。
- 肌肉痉挛。
- 行为缺乏协调性或平衡性。
- 肌张力较低。

脑瘫的病因有哪些？

胎儿的大脑在发育时十分敏感，若此时出现了异变或损伤，会导致胎儿大脑发育畸形，是脑瘫的常见病因。在大多数病例中，大脑发育异常的原因无法确定。甚至仅可能是胎儿大脑发育时一次偶然的出错就可能导致脑瘫。某些罕见的综合征中都有基因因素（遗传因素），但是脑瘫不是遗传性疾病。有理论认为大脑某区域的血液和氧气供应缺乏导致该区域的脑细胞受损或坏死是主要的病因之一。科学家们已经确认24～26周的胎儿大脑处于相对易受损伤的时期。

脑瘫的治疗方法有哪些？

现在还没有能治愈脑瘫的方法，但是治疗可改善生活质量。患儿可以去大医院的多学科门诊就诊。医生会对患儿的能力进行评估。

- 理疗和专业治疗以促进肌肉发育，并帮助改善进食和饮水。
- 动作辅助器械，比如用矫形器械矫正腿型，

用夹板矫正上肢。

- 特别针对腿部的矫形手术（如髋部、膝盖等）。
- 利用语言病理学帮助改善交流障碍。
- 改善特殊感觉，尤其是视觉和听觉。
- 监测大脑特殊区域有没有受损，比如控制排便的区域。
- 注射用A型肉毒毒素（保妥适）使紧张的肌肉放松。
- 口服药物使肌肉放松，如地西泮片和巴氯芬片。

最新的治疗方式包括干细胞疗法，符合挑选标准的患者可尝试。

要点

- 脑瘫不是一个疾病，也不会遗传给下一代。
- 脑瘫是指一系列与动作和姿势有关的缺陷的总称。
- 脑瘫由脑部受损导致，尤其是胎儿在子宫内发育时脑部受损。

3.13　水痘

水痘的定义是什么？

水痘由水痘-带状疱疹病毒引起，病情较轻，可自愈，但传染性很强。成人时感染水痘，病情可能十分严重。水痘-带状疱疹病毒也可引起带状疱疹。水痘-带状疱疹病毒易感染10岁以下的儿童。

水痘的症状有哪些？

一般症状

儿童症状一般较轻，嗜睡、低热，成人有感冒样症状。

水痘皮疹

在3～4天时水疱会大量出现。开始时，出现的

是红色丘疹，几小时后，形成水滴样水疱。水疱易破裂，导致创口裸露，之后干燥结痂。水疱形成时会非常痒。

皮疹位置

水疱主要出现在头部、胸部、背部，呈向心性分布，但有时皮疹可波及四肢。皮疹出现在口腔、眼睛、鼻子、头皮、阴道或阴茎时不必过于担心。

水痘的传染性强度是怎样的？

水痘传染性很强，可通过患者口鼻喷出的飞沫，以及直接接触被挠破的水疱等方式传染。从出现皮疹前24小时，到最后结痂并且不再出现新的皮疹，期间患者均具有传染性。水痘的潜伏期为12～21天，所以患者感染上水痘-带状疱疹病毒大约2周后才出现症状。痊愈后，可获得终身免疫。

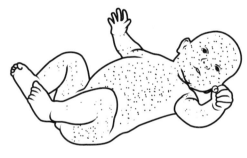

水痘皮疹的常见部位

水痘可能会给患者带来哪些危害？

一般而言，水痘患者的全身症状相对较轻微，且可以痊愈，但是少数患者会出现脑炎和肺炎。水疱被抓破后可能出现感染化脓。少数正在服用阿司匹林的患儿可能会发生严重的不良反应。

瘢痕

很多人都担心是否会留下瘢痕，通常不会留下瘢痕，除非发生了感染。

怀孕

如果在孕期前20周或分娩时感染了水痘，可能会对孩子造成伤害。孕妇有上述情况时应当咨询医生。

隔离

孩子应该隔离在家里，不得入学，直至7天或所有的疱疹全部干燥结痂，并且没有新的疱疹出现，才能解除隔离。在家里，可以让没得过水痘的孩子接触患儿，使他们感染水痘，这有利于孩子成年后对此病的预防。但是不要让患有免疫缺陷病的人接触患儿。

水痘的治疗方法有哪些？

• 患者要卧床休息或少量活动，直至症状缓解。

• 发热的话，服用对乙酰氨基酚（不要给儿童服用阿司匹林）。

• 尽管瘙痒常不严重，但还是要涂抹炉甘石洗剂及其他类似的止痒软膏加以缓解，可以提前备好凝胶方便伤口护理。

• 不要让孩子挠抓。必要时，给孩子戴棉布手套。

• 膳食要简单、清淡。饮用大量液体，包括橙汁和柠檬汁。规律饮水，可以吃冰棒。

• 建议每日都要洗澡，洗澡水中要添加碳酸氢钠（小苏打，一浴缸水需要半杯小苏打），或用止痒肥皂洗澡。用干净柔软的毛巾吸干水分，不要用毛巾擦。

• 如果非常痒，就要用抗组胺类药物。

抗病毒药物

抗病毒药物通常用于青少年或成人出现水痘严重爆发的情况，且应在皮疹出现后3天内服用（最好是第1天就服用）。孩子非常小，病情不严重时，或是皮疹较少时一般不推荐服用这类药物。

疫苗

现在有水痘疫苗，一般在孩子12个月大以后接种，多在第18个月时接种。具体相关情况咨询医生。

3.14　儿童意外事故的家庭预防

厨房

对于孩子来讲，厨房是最危险的地方。在厨房，孩子有中毒和烧伤的危险。将喷雾型清洁剂、杀虫剂及老鼠药等放到孩子拿不到的地方，且将火柴放在能够防止儿童打开的橱柜里。

电水壶的电线垂到孩子能够够到的地方是非常危险的，并且茶水与沸水一样滚烫。抱着孩子的时候，不要喝比较烫的水、咖啡等，不要从孩子头部或身体上方传递比较烫的东西。炉子上，深平底锅的长柄不要朝外摆放。不要使用桌布。把比较烫的食物和汤放在桌子中心。

学龄前儿童易被花生等小而硬的食物呛住，避免给孩子吃这类食物。不要乱放纽扣电池（锂电池）。如果孩子误吞锂电池或将锂电池放在耳朵、鼻子里面，将有生命危险。

卫生间

在卫生间，中毒和烧伤同样是孩子面临的最大危险，同时，孩子在浴缸里也有溺水的危险。给孩子放洗澡水时，先放凉水，后放热水。孩子进入浴缸前要试水温。不要让孩子一个人在浴缸里洗澡，要有人看护。

药品可能对孩子造成严重后果，因此将药物放到孩子够不到的地方，吃剩的药片要销毁。厕所洗涤用品及除臭剂也应该锁起来。

游戏室

比硬币小的物体都有可能使孩子呛住，珠子类的东西及可从玩具上拆卸下来的零件不要放在游戏室。将装有如纽扣等小东西的罐子放在孩子拿不到的地方。

卧室

新床垫上的塑料包装要撕掉，孩子睡觉前拿掉围嘴。不要把孩子单独留在床上或桌子上。

给孩子挑选衣服时，要挑选舒适安全的衣服。衣服要合身。短睡衣、睡裤比长睡衣更安全。运动装类的衣服比袍子类的衣服更安全。

院子

杀虫剂、除草剂、燃料、油漆、除漆剂，以及花园用品等都要贴上标签，并放置到孩子够不到的地方。不要用饮料瓶子或酒瓶子装上述提到的东西。将阳台或楼梯用护栏围住，否则孩子可能会爬过去并从阳台或楼梯边缘摔落。

花园里的矮桩子要移除。给草坪割草时，让孩子待在房间里。梯子不要乱放。

狗咬伤

狗咬伤，尤其是皮肤被咬破时，常愈合较慢，且容易感染。将伤口用干净的温水或水样抗菌剂清洗干净，换上干净的衣服，并且尽快就医。

游泳池

游泳池中5cm深的水就可以把一个初学走路的孩子淹死。游泳池不用时，应该用护栏围住或最好盖住，这样对四处玩耍的孩子来讲是安全的。家长在场时才可以游泳。将与游泳池有关的化学物质锁起来，尤其是酸性化学试剂。

车辆以及马路安全

首先把孩子放到车里，你再坐到车里，倒车出发。即使是短途开车，也要将孩子放在质量合格的儿童车座上。

训练孩子，让孩子坐在副驾驶后面的座位上，以便于孩子下车时是在路边。

其他

落地玻璃门上应该贴有两张警示语（一张在家长眼睛水平位置，另一张在孩子眼睛水平位置），防止人们撞到玻璃门上。

那些不用的插口用假插头全部封死，尤其是孩子能够接触到的范围内的插口。

不要将柱式电暖气和孩子放在同一间房内，任何形式的火源都要有防护措施。

要点

- 预防远远强于补救。

- 你心烦意乱的时候，很容易照顾不到孩子，所以你不在状态时要特别小心。把房子及危险物品收拾好，而且养成好的习惯。因为好的习惯可以救命，防止悲剧的发生。

- 买一瓶催吐糖浆，确保手机中存有附近医院的电话，以便孩子误吞危险物品时能够迅速处理。记住当地急救中心的电话号码。

- 朋友家和亲戚家也许没有自己家安全。

3.15　包皮环切术

哪些孩子接受了包皮环切术？

包皮环切术是将包裹住阴茎头的包皮手术切除。男孩子需要做包皮环切术有很多理由，但是主要是因宗教或文化风俗等原因，家长们要求对他们的孩子行包皮环切术。在某些宗教或文化风俗中，包皮环切术被当成一种每个孩子都要接受的常规仪式。是否做包皮环切术是一件有争议的事情。有些父母想让孩子做手术，是因为孩子的爸爸做过手术。大点的男孩子和一些成人是由于健康原因，需要做手术，但这种情况不常见。一些人认为（有来自一些非洲国家的证据支持此观点）做了包皮环切术后，可以抑制人类免疫缺陷病毒及其他性病的传播，降低尿道感染的概率。

医生反对做包皮环切术的原因有哪些？

澳大利亚皇家全科医师学会儿科与儿童保健分会曾声明，不建议常规性包皮环切术，但应尊重家长的决定。医生认为，从医学角度来考虑，包皮环切术并非必需，并且应当避免做一些不必要的手术。任何手术都是有风险的，包皮环切术中可能会出现一些并发症或其他问题，如出血。包皮能够盖住阴茎头，对较

为脆弱的阴茎头有保护作用。许多医生认为这是人类机体生理结构上保护自身的重要特征。

目前在澳大利亚，做包皮环切术的男性不到20%。

包皮完全回缩的时间是什么时候？

所有新生儿的包皮都很紧。随着年龄的增长，包皮逐渐向后退缩，包皮口逐渐扩大，阴茎头显露于外。5岁之前是没有必要尝试让包皮退缩的。包皮退缩后，建议轻轻地清洗包皮与龟头之间，清除积存的干酪样物质。如果包皮在孩子10岁时仍然没有完全退缩，你就应该带上孩子去看医生了。

哪些孩子需要做包皮环切术？

某些男孩子包皮非常紧，称之为包茎，且易导致感染。有时是局部感染导致包皮很紧。包皮过紧使包皮口狭窄，进而出现排尿困难（如尿液滴下或喷洒）。排尿时有红肿、分泌物、脓液，表明有感染，这时就有必要做包皮环切术。但是，如果上述症状只发生过1～2次，并不表明需要做包皮环切术。年长的男孩子出现包皮不能顺利退缩的情况（并且可能会出现包皮卡住阴茎头），可考虑做包皮环切术。

包皮环切术的注意事项

做包皮环切术前，要仔细权衡，并且要与医生讨论。医生一般不建议给新生儿做包皮环切术，并且指出不必着急做手术，最好是在孩子不需要穿尿不湿后再做手术。

要点

- 不建议做常规性的包皮环切术。

- 不建议新生儿做包皮环切术。

- 出现下列事项时，考虑做包皮环切术。

——包皮过紧。

——包皮反复感染。

——排尿困难。

——包皮退缩困难。

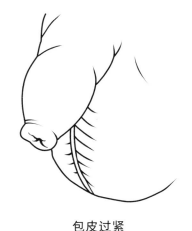

包皮过紧

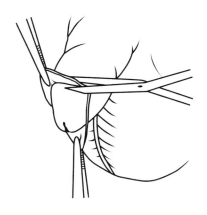

包皮环切术

3.16　乳糜泻

乳糜泻的定义是什么？

乳糜泻由小肠对食物中麦胶（俗称面筋）敏感所致，是一种遗传性疾病。主要病理变化在小肠。正常情况下，小肠黏膜上有绒毛状结构，而乳糜泻的小肠绒毛萎缩变平，这就降低了小肠吸收营养的能力（如糖类、蛋白质、矿物质和维生素等）。麦胶能够破坏乳糜泻患者的小肠黏膜结构，因此小肠不能够耐受麦胶，但真正的原因不明。乳糜泻又称为麦胶性肠病或非热带性脂肪泻。

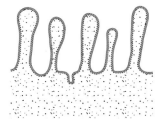
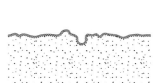

正常肠黏膜外观　　　乳糜泻肠黏膜外观

什么是麦胶？

麦胶是一种蛋白质，存在于大部分谷物中，如小麦、黑麦、大麦和燕麦。大多数早餐燕麦片中都含有麦胶。

哪些人易患乳糜泻？

乳糜泻人群比较常见，且有欧洲血统的人群患病率较高，尤其是凯尔特人。此病有遗传倾向。孩子一般9~18个月发病，因为孩子这时开始添加固体食物。但是，发病时间可能会延迟，且可在任何年龄发病。症状出现较缓慢，可能要经过几年才会发病，因此难以做出早期诊断。大约70人中有1人会患有乳糜泻。

乳糜泻的症状有哪些？

有些孩子没有任何症状，而且有症状的患者中，症状及其严重程度又各不相同。该疾病潜伏期可长达数年。

症状一般在孩子添加谷类辅食后的几周内出现，包括下列几种症状。

- 体重停止增加（甚至出现体重下降的现象）。
- 腹痛。
- 食欲不佳。
- 腹泻。
- 便秘（某些患者）。
- 精神萎靡不振，脸色苍白，活动少，粪便恶臭。
- 放屁次数过多。
- 浮肿，腹胀。
- 口腔溃疡。
- 恶心与呕吐。
- 智力发育迟缓。

- 嗜睡。
- 易激惹。

乳糜泻可能会给患者带来哪些危害?

一般情况下，早期诊断出这种疾病的话，后果不是很严重，否则，会导致很严重的后果。患有乳糜泻的孩子如果不接受治疗，孩子就会发育迟缓（可能是永久性的），且发生感染的概率会大大增加。孩子和大人都会因为营养吸收不良，尤其是维生素吸收不良而患有贫血。

乳糜泻的诊断方法有哪些?

特异性血液检查有利于做出正确诊断。但是，金标准是用内窥镜对小肠黏膜做病理活检。在全身麻醉的条件下，应用插入型的小肠镜做活检。活检显示小肠黏膜萎缩变平是确诊的基本依据。

乳糜泻的治疗方法有哪些?

乳糜泻没有治愈的方法，但是可以得到控制。治疗方法是患者需要终生采用特殊饮食。特殊饮食中排除了含有麦胶的食物——小麦、大麦、黑麦和燕麦，这有利于小肠黏膜的恢复。对患儿来讲，乳糜泻症状可能会非常严重。孩子要避免接触明显含有麦胶的食物（如面包、面粉和燕麦等），同时还要避免潜在含有麦胶的食物（如各种甜点、冰激凌、加工过的食物及糖果糕点等）。另外，患者应该食用高糖、高蛋白质、低脂肪的食物。建议你去咨询营养师。并且在短期内低乳糖膳食。

避免摄入下列食物

- 普通面包、意大利面食、用黑麦等制成的薄脆饼干、面食。
- 普通饼干、蛋糕。
- 用小麦或燕麦做的早餐。
- 粘上面糊或面包屑的鱼肉和鸡肉等。

无麦胶膳食其实并不单调。现在超市卖由无麦胶面粉为原料且味道不错的面包和饼干等。这些食物标有"不含麦胶"。早餐可以吃由大米和玉米做成的食物。吃这种特殊膳食一段时间后，腹胀或肌肉方面问题就会逐渐得到改善。

缺铁或缺维生素可以服用补充剂加以改善，这方面的问题你可以咨询医生。

其他注意事项

对日常活动没有限制。建议联系一下当地乳糜泻支持治疗类的机构，如乳糜泻疾病学会等。

3.17 摇篮帽

什么是摇篮帽?

摇篮帽是一种累及婴幼儿头皮的皮肤炎症性疾病。这是一种十分常见的皮肤疾病，影响范围可从头皮一直到耳后和颈部。该病有时被称为"严重的头皮屑"。此病常常在婴儿刚出生3个月时出现，几个月后自行消失。1岁时已经很少发病，一般不会在年龄更大的孩子中发病。

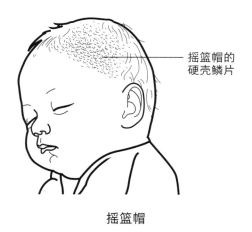

摇篮帽的硬壳鳞片

摇篮帽

摇篮帽的症状和体征有哪些?

开始头皮上出现薄片头皮屑样的皮屑，进而可能覆盖整个头皮的黄色油脂性硬壳鳞片，然后就是皮肤出现红疹。婴儿哭闹或发热时，红疹颜色会加深。

病变及红疹区域可能扩展到眉弓、耳后、鼻翼处的皮肤，以及深入到颈部周围，甚至是腋窝处的皮肤褶皱中。

此病一般不会引起包括瘙痒或烧灼痛之类的任何不适症状。

摇篮帽的病因是什么？

现在认为摇篮帽是脂溢性皮炎的一种表现形式，该病是一种炎症性皮肤疾病，具体病因不明。糠秕马拉色菌中的酵母菌可能与此病有关，但是这并不是一种严重的感染，也不具有传染性（患者不会传染给其他人）。头皮的皮肤炎症刺激该部位的皮脂腺分泌一种物质，导致头皮显得十分油腻。

如何诊断摇篮帽？

摇篮帽症状极易辨别，是一种临床诊断，并不需要进行特殊检查或皮肤检查。

摇篮帽治疗方法有哪些？

摇篮帽一般不用治疗，会自行痊愈，但是以下方法可以有助于加速恢复。

- 用矿物油（最好用婴儿润肤油，橄榄油也行）或者白色松软石蜡按摩头皮，使硬壳鳞片变软脱落。
- 用软毛刷（软毛牙刷最好）轻轻擦拭病变区域。
- 第2天上午用婴儿洗发水或柔和的抗头皮屑洗发水给宝宝洗个头。
- 将鳞片轻轻揭掉，直到头皮看起来比较干净。

某些情况下，医生会开一些含药物的洗发水或一支抗真菌的软膏，比如酮康唑软膏，以祛除瘙痒的红疹。

要点

- 摇篮帽是脂溢性皮炎的一种表现形式。
- 摇篮帽主要见于宝宝刚出生3个月内。
- 一种有效的治疗方法是：前一天晚上用婴儿润肤油按摩头皮，第2天上午用洗发水清洗头发和头皮，然后用软毛刷轻轻刷掉鳞片。

3.18　义膜性喉炎

义膜性喉炎的定义是什么？

义膜性喉炎是由常见病毒引起的一种上呼吸道感染，主要累及喉咙部位，也就是喉部和气管。此病为儿童疾病，原因是儿童气道较狭窄。一般情况下，6个月到3岁的孩子易患此病，但也有6岁以上的孩子患有此病。孩子越小越易患义膜性喉炎，且该病在冬季易发。

义膜性喉炎的症状有哪些？

主要症状是剧烈咳嗽和喘鸣。义膜性喉炎一开始是普通感冒样症状，接着会出现喉痛、声音嘶哑、发热。咳嗽声音具有特征性，干咳，且伴有回响的犬吠样咳嗽。喘鸣（呼吸时伴有高音调的喘息声或"呼噜"声）可能会随着病情的加重而加重，并且这是病情严重的标志。

义膜性喉炎症状会在夜间加重，孩子夜间会醒来，伴有剧烈的憋闷性咳嗽或喘鸣等。这些症状会持续3~4天，如果孩子烦躁不安、哭闹，症状还会加重，但发病开始的1~2天内症状最严重。

义膜性喉炎可能会给患者带来哪些危害？

义膜性喉炎感染较轻，预后良好。但是，孩子较小的话，容易使气道阻塞，而气道阻塞会导致孩子在短时间内窒息而亡。因此，病情严重的孩子应当住院接受针对性强的治疗，必要时插管。

义膜性喉炎的治疗方法有哪些？

湿化空气：呼吸湿化空气时，你必须保持镇定，并且将孩子放在你的腿上加以安慰，帮助孩子保持镇定。医学上已不再建议采用蒸汽（有烫伤风险）及喷雾器等传统方法。

治疗要点

- 孩子发热时，给孩子服用对乙酰氨基酚。
- 要充分饮水。

- 抗生素无效，因为义膜性喉炎是由病毒感染引起的；但如果义膜性喉炎并发细菌性感染，需要服用抗生素。
- 陪在孩子身边，直到孩子安静下来。
- 用垫枕头或其他方式让孩子处于半坐位。看电视有利于让孩子放松下来。
- 用毛毯将孩子包裹住，抱着孩子出门走走，有利于缓解症状。

药物治疗

现今治疗方法是给孩子使用类固醇药物（皮质醇），如泼尼松龙口服或吸入，用以应对十分棘手的喘息为主的急性发作。必要时，医院内或治疗室中可以给予雾化吸入肾上腺素。

出现哪些情况时应当立即就医？

当孩子出现下列状况时，应当立即就医。

- 喘鸣症状加重，孩子休息或睡着时，哮鸣症状仍然存在。
- 呼吸非常困难或喘息更加严重。
- 孩子出现紫绀、面色苍白。
- 呼吸时，胸骨内陷。
- 孩子精神状态非常不好，非常邋遢，有垂涎的症状。
- 孩子处于易激惹状态，哭闹不休。
- 孩子状态不好，对孩子的情况很担心。

要点

- 义膜性喉炎常以感冒症状为始发症状。
- 夜间症状会加重。
- 让孩子不要哭闹，使其安静下来。
- 义膜性喉炎有时可危及生命。
- 病情恶化时，类固醇药物效果较好。
- 如果你担心孩子的情况，立即去医院。

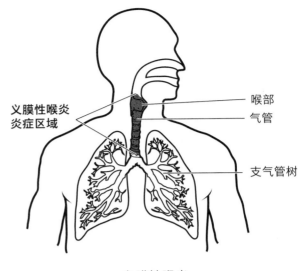

义膜性喉炎

3.19　婴儿哭闹

"只管哭闹，什么也不管"，这是一句关于婴儿的谚语。但是，婴儿哭闹是一种表达方式，通过该方式可建立婴儿与父母或看护人之间合适的互动关系。

什么是婴儿正常的哭闹？

出生后的前几周内，婴儿睡眠时间较长，并且一醒来就会大声地哭，通常没有眼泪。平均每天哭闹的时间为3小时，在6周时，哭闹得最厉害。6周后，有短暂清醒不哭闹，且6个月后，每天有3～4小时玩耍和发出"咯咯"声，此时婴儿并不哭闹。

哭闹过多的定义是什么？

婴儿在睡觉时或玩耍时哭闹，而且持续很长时间，这种情况就是哭闹过多。夫妻第一次为人父母时，婴儿可能更易有哭闹过多的情况，并且父母因此生气时，会加重婴儿哭闹的症状。

婴儿哭闹的常见原因

- 饥饿。

- 尿布被尿湿。
- 出牙。
- 婴儿肠绞痛。
- 感到孤单，或想要引起别人注意。
- 发生感染。
- 食物反流，引起食管炎。

婴儿哭闹时，可以想一想上述列出的几个原因。然而，婴儿哭闹很多时候是没有特殊理由的。

喂养问题与饥饿

喂养不足是引起婴儿哭闹的主要喂养问题，导致婴儿体重增加缓慢，粪便体积小、质地较硬且呈深绿色。因此，你要向医生或在护理婴幼儿方面有经验的护士咨询这方面的问题。

小便与尿布尿湿

尿布湿了或脏了，孩子感觉不舒服就会哭闹，你就应该查看一下。不要老想着孩子尿湿尿布导致感到不舒服，才会哭闹，很有可能是孩子哭闹导致尿湿尿布。

出牙

孩子在6个月到2岁时，会出第一颗牙。这时在出牙的地方，牙龈又肿又疼，孩子感到很不舒服，就会哭闹。但是，这种情况通常不会超过1周。

婴儿肠绞痛

婴儿肠绞痛是引起孩子不明原因阵发性哭闹的常见的原因之一。该病表现为腹部疼痛，但并不属于胃肠疾病。一些孩子的肠绞痛是从出生后1~2周开始，持续到12~16周。婴儿感觉难受，但是却没什么危害。肠绞痛一般在夜间发作，大约持续3小时，这种情况至少持续3周。

孤独

一些孩子哭闹是因为感到孤独，想寻求安慰，引起别人注意。如果将孩子抱起来，就停止哭闹，很可能就是孩子感到孤独了。

感染

孩子发生感染不常见，应由医生做出诊断。常见的感染类型有呼吸道病毒引起的感染、尿路感染、胃肠道感染及中耳感染等。中耳感染时，孩子会感觉非常不舒服，这时孩子会有发热、流鼻涕及拉扯自己的耳朵等症状。

反流性食管炎

出现反流性食管炎时，需加以治疗，应注意喂食方法，以及食物的浓稠度。如果食管出现炎症，就要给孩子吃药。抗酸类药物、质子泵抑制剂及H_2受体拮抗剂都非常有效。

孩子哭闹的应对方法有哪些？

孩子哭闹时，把上述讲到的原因都要过滤一遍。重要的是，你要明白孩子哭闹不是母亲的错，也不是看护者的错。孩子哭闹时，母亲可以让别人看会儿孩子，自己休息一下，顺利度过产褥期。有很多母亲认为孩子哭闹是自己的错，自己不是个称职的母亲，这就大错特错了。孩子哭闹的持续时间不会很长。下面是儿科医生哈维·卡布总结出来能够非常有效应对孩子哭闹的方法。

1. 用襁褓把孩子包一下：包得稍微紧点，不要包得松松垮垮的。

2. 把孩子放在自己身边，或放在自己肚子上。

3. 冲孩子发嘘声：用与孩子哭闹同样大的声音发出嘘声。

4. 摇一摇孩子：左右摇一摇孩子。

5. 吮吸：乳头、假乳头或安抚奶嘴。

如果你对孩子的状况担忧，找不到孩子哭闹的原因，也没有办法让孩子安静下来，这时候就要去看医生了。把你发现的任何异常情况都要告诉医生。

3.20　唐氏综合征

唐氏综合征的定义是什么？

唐氏综合征又称21-三体综合征，是一种先天性的遗传性疾病。患者每个细胞中都多含1条染色体。正常人每个体细胞共含有46条染色体，而唐氏综合征患者体细胞中的21号染色体多了1条，共47条染色体，并由此导致了一些异常生理特征。

唐氏综合征的症状有哪些？

唐氏综合征最典型的特征是面部异常。面部小且扁平，眼距宽，外眼角上翘，耳朵较小，舌头大且常伸出来。

- 智力障碍。
- 发育迟缓。
- 低肌张力－肌肉松弛。
- 手掌处只有1条纹（正常人有2～3条）。
- 其他出生缺陷（如先天性心脏病）。

唐氏综合征可能给患者带来哪些危害？

唐氏综合征与很多疾病相关，如先天性心脏病、小肠发育异常、甲状腺功能低下、听力丧失、白内障、白血病及阻塞性呼吸暂停等。

唐氏综合征的患病率有多高？

唐氏综合征是最常见的遗传性疾病，每个地区和人种的发病率相似。大约800个活产儿中就有1个唐氏综合征患儿。母亲年龄大于40岁或父母中有一方患有罕见的染色体异常，唐氏综合征发生的概率会大大增加。

下表是根据母亲年龄算出的唐氏综合征的发病率。

20岁	1/1500
30岁	1/900
35岁	1/350
40岁	1/85
43岁	1/45
45岁	1/30

孕妇怀孕期间需要做的哪些诊断性检查？

孕妇，尤其是高危孕妇，应该在产前做个筛检，评估胎儿患有唐氏综合征的风险（仅仅是可能性）。筛检包括的项目有基因检测、血液检测，孕10～13周做一次超声波检查。如果检查显示孩子可能患有唐氏综合征，需要进一步做羊水穿刺以便确诊。这项检查需要抽取胎儿的细胞和体液，且有流产的风险，发生率约为1%。如果孩子被诊断为患有唐氏综合征，有专门针对孩子父母的医疗服务项目。

唐氏综合征患儿的预后如何？

所有的唐氏综合征患儿在身体和智力发育上均存在迟滞，但是迟滞程度有很大的个体差异。发育迟缓主要表现在说话和语言学习方面。

患儿的发育阶段与正常儿童一样，如开始爬行、会笑及学会走路，但是发育速度缓慢。因为患儿活泼可爱、天性好、性格温和及能与家人朋友互动相处，所以他们能够积极融入家庭生活。患儿通常比正常孩子需要更多来自家庭和社会的帮助支持来挖掘他们的潜能，尽管需要多给予的帮助程度各有不同，但是，在能够给予足够帮助支持的现代家庭和社会环境下长大的大多数患儿，都能够在他们所从事的领域中成为有价值的一员。很多时候，这些孩子的能力和潜能都被人们低估了。

照顾唐氏综合征孩子的方法有哪些？

患有唐氏综合征的孩子最好在父母身边长大，这是影响孩子发展前途最重要的影响因素。患儿家庭可以得到很多方面的帮助和服务。主要是各种各样的评估机构，包括听力、视力评估机构及发育障碍评估机构等。发育障碍评估机构可以为孩子提供有关性方面的咨询服务，尤其是给女孩子提供有关月经和生殖方面的教育与帮助，这些都很重要。一方面，家长可以将孩子送到幼儿园、小学、中学，让孩子与其他正常孩子一起上学，另一方面家长也可以将孩子送到特殊教育学校和特殊工作间，在这些地方接受相关培训，以理解并实现患儿们的需求。唐氏综合征孩子成人后，可参加社会职业培训，最终具备某种技能，成为一名勤劳的劳动者，能够独立生活，成为对社会有用的人。

可以寻求帮助的对象

有很多人和机构可以为孩子提供帮助和服务。

- 全科医生。
- 社区服务中心。
- 唐氏综合征相关协会。
- 残障儿童相关协会。

3.21　阅读困难与其他特殊学习障碍

特殊学习障碍的定义是什么?

特殊学习障碍(specific learning disability, SLD)是指孩子智力正常或超常,但在有关学习的某个方面或某几个方面发育明显迟缓,这种迟缓是不明原因的。SLD的发病率要比人们想象的要高,患病率为10%左右。

SLD可能会影响哪些学习领域?

- 阅读。
- 拼写。
- 写作。
- 算术。
- 语言(理解与表达)。
- 注意力与组织能力。
- 协调能力。
- 社交能力与情商发展。

导致一般阅读困难的原因有哪些?

有很多原因都能够导致阅读困难,包括耳聋、发育不全、智力障碍、没上过学、教育质量差、视力障碍、慢性疾病、头部受伤、脑膜炎、语言障碍、孤独症、学习条件不好或情商低,以及特殊学习障碍等。

导致特殊学习障碍的原因有哪些?

特殊学习障碍仅是症状描述性术语,引起SLD的根本原因不明,可能SLD是由多种相关因素共同导致的。

SLD的诊断方法有哪些?

此病很难诊断。潜在的学习障碍要么被父母发现,要么在课堂上很快被发现。有时,SLD到孩子年龄比较大时(孩子8岁以后)才有可能发现,因为这时候孩子需要做更多的功课。SLD临床症状轻重不一。最主要的症状是孩子说话晚、阅读困难、算术不好等。这时孩子就要做医学方面的评估,包括听力和视力测试,并咨询医生。

SLD可能会给患者带来哪些不利影响?

患SLD的孩子除了在学校学习不好外,在生活上也会存在问题。他们容易被别的孩子欺负,并且容易变得不自信、自卑。这些问题可能从他们的行为中看出来。孩子和家人都会受到影响,尤其是不知道原因时。

阅读困难的定义是什么?

阅读困难是SLD中阅读障碍的一种症状,对语言和字难以识别。阅读困难的孩子生理上没问题,智商也正常,就是阅读能力差。可伴有SLD的其他症状,尤其是拼写、写作及清晰讲话方面。

阅读困难这个术语来自希腊语,意思是处理文字困难,此病最初被称为"失读症"。

确切病因尚未明确,但是现在认为此病与遗传有关,因为阅读困难呈家族性发病。一些著名的天才,如达·芬奇、托马斯·爱迪生、史蒂夫·乔布斯及刘易斯·卡罗尔,均被诊断或被认为患有阅读困难。

阅读困难的症状有哪些?

阅读困难主要有两大症状,表现为阅读和拼写困难,因为孩子总是分不清楚那些相似但位置不同的字母,如b和d、p和q等。这就意味着孩子不能正确地使用和理解他所学到的知识。

- 说话晚。
- 不愿意大声朗读。
- 发音不准确。
- 不能正确读出押韵的单词,学习韵律困难。

- 用手指着文章读。
- 重复长单词有困难。
- 讨厌读书。

上述问题所有的孩子都可能遇到，但是阅读困难患儿的这些问题会持续存在，这时家长就要注意了。在这个问题上，最重要的是发现孩子有阅读困难的问题，越早发现越好。

阅读困难的治疗方法有哪些？

向孩子认真仔细地解释阅读困难的问题，不要让孩子有自我负罪感，要鼓励孩子，让孩子多努力，取得进步，从而使孩子获得自信。家长在帮助孩子建立自信，促进孩子学习进步方面作用很关键，父母是最重要的老师。

通常，SLD患儿需要接受有经验的专家或诸如阅读困难诊所等机构的评估。治疗可能由一名临床心理学家、听力学家、验光师或语言病理学家主导。需要设计一份矫正障碍及改善学习能力的个体化方案。同时家长也要多向支持机构寻求帮助。

3.22 耳痛

引起儿童耳痛的原因有哪些？

最常见的原因是孩子中耳的急性感染（即中耳炎）。中耳炎一般由普通感冒引起的鼻腔感染或喉部感染导致。

另外一个常见原因是外耳感染（外耳炎），尤其是对大一点的孩子来讲。外耳中含有耳垢、水、汗等物质时，易引发真菌和细菌的感染，导致外耳炎。经常发生在游泳后，外耳炎在夏季多发。

另外一个重要原因是，耳朵内进入异物（如昆虫进入耳内或孩子把东西塞入耳内），有时可能造成鼓膜破裂。

中耳炎

导致中耳炎的原因有哪些？

病毒和细菌可以顺着咽鼓管在中耳和喉的后部之间穿梭。当因感冒等引起咽鼓管阻塞时，细菌或病毒就会困在中耳内，并在中耳内繁殖，引起中耳炎，这时耳朵很疼，而且还会流脓。孩子越小，越容易得中耳炎。孩子容易患中耳炎的两个年龄段为6~12个月和5~6岁。

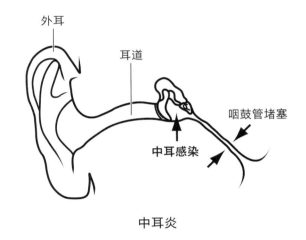

中耳炎

中耳炎的症状有哪些？

主要症状有以下几方面。

- 耳痛，常常是剧烈疼痛。
- 易激惹。
- 经常抓挠或拉扯耳朵。
- 发热或孩子感觉不舒服。
- 常常有鼻子不通或流鼻涕的症状。

也可能有下列症状。

- 听力下降。
- 耳朵内有分泌物流出。

中耳炎的治疗方法有哪些？

- 让孩子靠住枕头或放在腿上，使孩子坐起来。
- 镇痛很重要。因此，要给孩子服用镇痛类的药物，如对乙酰氨基酚。
- 给孩子服用解充血药，使咽鼓管疏通，最好是口服，也可以通过鼻饲或吸入给药。鼻饲及吸入给药只能用于鼻子不通时，且只能用3天。

- 去医院，医生给孩子检查耳朵后，可能会开一些抗生素。

胶耳（分泌性中耳炎）

孩子得了中耳炎后，建议带孩子去看医生，查看中耳是否恢复正常，因为急性中耳炎后孩子可能患上胶耳（又称分泌性中耳炎）。这主要是孩子得了中耳炎后，有大量的分泌物积聚在鼓膜后，而这些黏性分泌物没有从咽鼓管中排出所致。

胶耳的症状有哪些？

- 耳聋（通常是部分性耳聋）及注意力不集中。
- 耳痛（通常症状较轻）。

胶耳的治疗方法有哪些？

胶耳可以自然痊愈，但是可以通过应用解充血药及捏鼻鼓气法使病情得到缓解甚至痊愈。可以让孩子深吸一口气，闭口，捏紧鼻翼，屏住呼吸，然后像擤鼻涕一样向鼻腔里憋气。有时需要做手术，通过在鼓膜放置小引流管将黏性液体引流出来。

3.23　儿童大便失禁

大便失禁的定义是什么？

大便失禁是指大于4岁的孩子（已大于正常的排便训练年龄）经常不能控制大便的排泄，将大便排放到内裤或其他地方（除了厕所以外）的现象。有时，经过一段时间训练，孩子形成良好的排便习惯后又因为各种原因开始不能控制排便，将大便排到内裤里。孩子至少要到了两岁半的时候，才能完全控制排便。在100个孩子中有1~2个孩子存在大便失禁的问题，

而且男孩发病的概率是女孩的4倍。

大便失禁的症状有哪些？

- 大便不受控制地排放到内裤里。
- 大便可能成形或部分成形。
- 大便失禁的状况至少持续1个月。
- 孩子排便似乎没有控制力或没有先兆。
- 腹部可能有鼓起的现象。
- 通常伴随尿失禁。

引起大便失禁的原因有哪些？

最常见的原因是慢性便秘导致肠道部分堵塞，未成形大便绕过堵塞处排出，进而出现假性腹泻，又称为大便潴留。这种现象可能是孩子对使用幼儿园或学校的厕所，以及露营时排泄或户外排泄有所抗拒或感到尴尬，并且持续一段时间所致。另外一个原因是孩子在学校受到欺负。

有时并没有很明显的原因。也有可能一时过度沉浸于各种活动，导致不能形成如厕排便的好习惯。

儿童慢性便秘

在过去的8周内，当孩子出现下述2个以上症状时，可诊断为儿童慢性便秘。

- 每周排便少于3次。
- 大便失禁每周发作多于1次。
- 直肠中出现较多的粪便。
- 排便疼痛。
- 粪便滞留性姿势（如双腿交叉），以及克制性行为（如拒绝、回避）。

假性腹泻的定义是什么？

假性腹泻是机体表现出来腹泻的症状，事实上并不是腹泻。便秘一段时间后，大量的硬粪便在低位肠道和直肠堆积，而高位肠道中新形成的液体状的粪便从硬粪便的周边通过，最后弄脏内裤。孩子并不能够控制这些粪便的排放，因为正常的肛门反射已经消失。

家长总是认为孩子是腹泻，事实上，孩子真正

的问题是便秘。医生可以通过检查直肠而得到正确诊断。

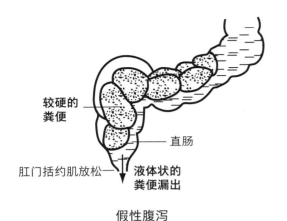

较硬的粪便

直肠

肛门括约肌放松——液体状的粪便漏出

假性腹泻

假性腹泻的处理措施有哪些？

父母应采取的措施有以下几方面

- 应当关心、理解、支持孩子，这很重要。
- 要格外注意引起孩子压力增加的非常规事件。
- 不要以"不良的卫生习惯"为名责怪或惩罚孩子。
- 确保你的孩子并未遭受任何虐待。
- 采取合理的排便习惯训练计划。但是，建议进行有组织的排便习惯训练，如，孩子每天都要如厕3次（饭后），每次5分钟。太过严格或太过松散的计划均不可行。
- 每顿饭的饮食搭配要合理，包括水果、蔬菜和粗粮、足够的水。膳食纤维来源主要有谷类食物、米糠、糙米、梅干和高纤面包。

肠道清理方法

采取任何有必要的手段将肠道清空。医生会建议使用泻药将肠道排空，使肠道恢复到正常状态，尤其是便秘合并假性腹泻确诊时。要想使肠道清理干净，也许需要服用泻药、粪便软化剂、温和灌肠以及肛门栓剂等措施多管齐下。一般先吃泻药（如乳果糖、莫维克等），持续吃几天。也可以加上润滑剂或粪便软化剂（如石蜡油制剂）。鼓励孩子坚持每天执行有组织的排便习惯训练（每天如厕3次，每次5分钟）。

泻药和软化剂治疗一直持续到问题解决，至少需要6~12个月的时间。必要时咨询专家或到专科门诊就诊。

父母应该注意的其他问题

- 孩子5岁时，就让孩子自己上厕所。
- 与老师合作，共同纠正孩子的问题。
- 不要给孩子用尿不湿。
- 不要让孩子的兄弟姐妹戏弄大便失禁的孩子。
- 如果孩子做得好，给孩子一些鼓励（可以带孩子出去玩）。

3.24　高热惊厥

高热惊厥的定义是什么？

高热惊厥是指孩子高热（体温高于38℃）时，出现阵发性的抽搐或痉挛。惊厥是指孩子意识突然丧失，开始抽搐或痉挛，有时会有呼吸困难的症状。

导致高热惊厥的原因有哪些？

高热惊厥只有在高热的情况下发生。孩子的大脑正在发育中，与成人大脑相比，对高热更加敏感，因此，当孩子发热时，大脑功能就会紊乱，发生抽搐或痉挛的现象。

发热一般由感染引起，通常是病毒感染，且症状常不明显。一般引起成人重感冒的病毒可引起孩子高热惊厥。有时，是由于孩子耳部、喉部及膀胱等其他地方出现感染。

寒战的定义是什么？

寒战是指不自觉的颤抖，一般持续10~20分钟，有时会伴有手抖或牙齿打战。有时寒战会被误诊为高热惊厥。

哪些人易患高热惊厥？

高热惊厥较常见，一般孩子都有可能出现。大约100个孩子中就会有4个孩子因为高热诱发惊厥。高热惊厥具有家族遗传倾向。

大多数患儿在出生后的6个月至5岁之间发病，高发年龄是出生后的9~20个月。一般孩子6岁以后就不再发生高热惊厥。

高热惊厥可带来哪些危害？

大部分孩子高热惊厥（一次或多次发作）不会对大脑造成损伤，也不会发展为癫痫。一般6岁以后就完全正常了。但有25%~50%的孩子高热惊厥不止发作一次。

高热惊厥的治疗方法有哪些？

1. 让孩子胸部朝下趴在地上，将其头朝向一侧。不要让疾病发作或丧失意识的孩子处于面部朝上平躺的姿势。不要强行向孩子嘴里塞东西，也不要摇晃、拍打或强行束缚孩子。最重要的是使孩子的气道畅通。

2. 将孩子抱离危险的物品，如有棱角的家具、玻璃物品等。在孩子头下放置枕头等柔软的东西。

3. 将孩子的衣服、裤子等解开，有利于孩子散热，但是注意不要着凉。

4. 尽快让孩子得到医疗救助。打电话叫救护车，或者给社区医院打电话，再或者尽快将孩子送到医院。即使惊厥已经停止，也要带孩子做一下检查。如果惊厥一直持续，可能需要对孩子进行麻醉后气管插管以保证呼吸顺畅。

5. 保持冷静很重要。

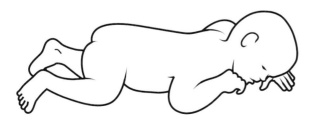

高热惊厥发作期间孩子的正确体位

如何预防高热惊厥再次发生？

因为有的孩子高热惊厥不止发生一次，因此孩子发热时，要及早发现，及早处理。孩子发热时，将孩子衣物脱掉散热，并且给孩子服用对乙酰氨基酚退热。

要点

- 高热惊厥有可能再次发生。
- 高热惊厥一般发生在出生后6个月到5岁的孩子。
- 高热惊厥不会引起长远的问题。
- 应避免过度检查。
- 高热惊厥不会引起死亡、脑部损伤或癫痫。
- 孩子长到6岁时，就不会再发生高热惊厥了。

3.25　辅食添加

基本事实

- 12个月以内的宝宝最好母乳喂养。
- 母乳较配方奶粉对孩子更有益。
- 如果不能母乳喂养孩子，就用以牛奶为主要成分的配方奶粉替代。
- 不要让12个月以内的宝宝喝牛奶。
- 在孩子出生3~4个月内，"孩子知道什么是最好的"。
- 根据孩子的营养需求及价格选择配方奶粉。
- 孩子营养是否充足的唯一可靠标准是孩子体重增加情况。
- 孩子前5~6个月只能吃母乳和（或）配方奶粉。
- 孩子出生5~6个月后，就可以添加质地较软的固体辅食了，但是要循序渐进地添加。
- 孩子吃软点儿的食物时，不会用牙咬。

什么时候开始添加固体辅食？

从孩子出生后5～6个月开始就可以添加固体辅食了，每次只添加一种。不要强迫孩子吃，要慢慢引导。

孩子可能会表现出愿意吃东西的迹象，如孩子老是想把东西往自己嘴里塞、吃东西的次数更加频繁或对别人吃的东西感兴趣等。

辅食应该在孩子喝完母乳之后或两次母乳喂养之间添加。母乳或配方奶粉仍然是孩子最重要的食物。

可以首先添加的辅食有下面几种选择。

• 婴儿米粉与孩子平时喝的配方奶粉相混合或与凉开水相混合（第一选择）。

• 蒸熟的南瓜、土豆、胡萝卜等。

• 香蕉、煮熟的苹果和梨等水果。

辅食应当做成糊状，不要做成块状。

添加一种辅食3～4天后再添加另一种辅食，应该在早晨添加，然后观察孩子是否有过敏反应。开始的时候喂孩子1～2勺，根据孩子的情况，可以逐渐地加到一天3次。

孩子出生后6～9个月时

孩子出生后6～9个月的时候开始咀嚼，在这个时间段可以给孩子添加块状辅食。

孩子从6个月开始就可以添加煮全熟的含有丰富铁的肉类（如牛肉、羊肉及鸡肉）和鱼类，但是要将骨头和软骨剔除。添加的辅食要细细地剁碎。

这个年龄段可以添加的其他辅食。

• 奶类食物（如酸奶等）。

• 蛋黄（孩子9～12个月时再添加蛋清）。

• 豆类食物。

先给孩子喂辅食再喂水，以养成想吃辅食的欲望。

注意：煮水果时，不要加盐或糖。

孩子出生后9～12个月时

孩子9个月时，每顿饭中，孩子吃的辅食逐渐增加，而母乳或奶粉逐渐减少。9个月时，孩子一天吃3～4次奶，或600～800ml配方奶粉就足够了。

鼓励孩子从杯子中喝水，少用奶瓶。孩子可以用鸭嘴杯。此时宝宝已准备好使用汤匙，并且能够自己使用汤匙进食。

这时候孩子可以吃面食、婴儿麦片和其他谷类食物、奶酪和鸡蛋（除非孩子有过敏家族史）。孩子这时开始学习咀嚼，因此也可以吃一些小点心，可以让孩子自己吃一些食物（如甜面包干、方块面包、小三明治、切成块状的水果、干奶酪条，以及羊肉、牛肉、火腿、鸡肉、鱼肉等煮熟的肉类）。添加切碎或捣碎的食物，以促进孩子咀嚼。

让孩子多喝白开水，少让孩子喝果汁。

12个月以后

孩子可以喝牛奶了，同时可以让孩子吃适量的固体食物，尤其是肉类、蔬菜及水果等。

注意事项

呛咳窒息

注意不要让孩子吃果仁、完整的豌豆、爆米花、没有煮熟的较硬的水果和蔬菜（如苹果和胡萝卜）等。

孩子吃东西时，家长要在孩子旁边看着，尤其是12个月大的孩子。

鲜牛奶

不要让小于12个月的宝宝以鲜牛奶为主要食物。以鲜牛奶为主要食物且较少进食其他食物的宝宝容易患缺铁性贫血（常见于12～36个月大的宝宝）。如果不到9个月的孩子喝鲜牛奶，应当煮沸后再给孩子喝。一些孩子可能对牛奶不能耐受。

过敏

警惕孩子对食物出现过敏反应。比较常见的能够引起孩子过敏的食物有鲜牛奶、蛋类、黄豆、花生及鱼类等。过敏症状包括进食后不久出现面部潮红、皮疹、脸部肿胀、脸色苍白及气喘。腹泻和肠绞痛说明孩子对所吃的食物不耐受。如果你们家孩子发生了上述症状，请及时就医。

蜂蜜

不要给小于12个月的宝宝喝蜂蜜，因为蜂蜜中可能含有细菌。

3.26　儿童发热

发热的定义是什么？

发热是指人体体温高于正常的现象。人体正常体温在37℃左右，但是正常体温一直处于变化当中，不是一成不变的。一般情况下，体温高于38℃就表示发热。

导致发热的原因有哪些？

发热一般是由感染引起。发热是孩子机体对抗感染的一种方式，一般情况下，对人体无害。当感染问题解决时，体温就会恢复正常。引起发热的感染类型包括两种。

病毒感染：10个发热的孩子中就有9个是由于病毒感染引起的。病毒感染引起的疾病包括普通感冒、流行性感冒及胃肠炎等。

细菌感染：常见的细菌感染包括尿路感染和脓疱疮等。

发热的症状有哪些？

症状包括下面几项。

- 摸起来很烫。
- 出冷汗。
- 精神不振。
- 面部潮红。
- 寒战。
- 牙齿打战（病情严重时）。

发热能够引起心率、呼吸频率及皮肤中的血液循环加快，这是机体的正常反应，以便更好地散热。

儿童发热

儿童发热很常见，患儿的体温在短时间内能够升到38.5℃或更高。这种情况并不意味着孩子得了很严重的疾病。孩子发热很常见，尤其是婴幼儿。婴幼儿一般每年至少会出现5~6次发热。

备注：孩子出牙不会引起发热。

发热什么时候对人体有害？

发热本身对人体没什么危害，但是当体温达到41.5℃时就会对人体造成危害。孩子发热一般不会达到这个温度。孩子高热一般都是家长粗心大意引起的。

- 大热天，将孩子关在车里。
- 孩子发热时，没有解开衣物，反而包裹过多。

高热的一个并发症是高热惊厥。孩子一般在6个月到5岁易发生高热惊厥。

高热最常见的并发症是脱水，所以高热时，大量补水很重要。

量体温的方法

孩子发热时，根据孩子的整体情况来做出判断，而不是仅仅通过不断地查看孩子体温来判断。如果你想知道孩子的体温，就从药店买个水银体温计，直接给孩子测一下就可以了。在给孩子测体温前，先甩一下体温计。给孩子测体温时，将体温计的水银端放到孩子的下列部位。

- 放到孩子的舌下，让孩子用嘴唇将体温计含住。
- 如果孩子很小，插入孩子的肛门。使用这种方法测体温要小心。
- 将水银端放到孩子的腋下，包在腋窝中（这种方法没有其他方法准确）。

读数前，体温计至少要测2分钟才会准确。记住体温计使用后要消毒。

耳温计

这种类型的体温计对家长来说最简单有效。

你可以问医生或药剂师关于这种类型体温计的用法。

孩子发热的处理方法有哪些？

孩子发热时，一般情况下没必要做处理。如果孩子发热是病毒感染引起的，可能不需治疗就自行痊愈了。有时，医生会给孩子开镇痛类的药物，如对乙酰氨基酚或布洛芬等用来退热。如果孩子发热是细菌感染引起的，需要给孩子服用抗生素以对抗细菌感染。

家庭照料

- 给孩子穿轻薄的衣服。
- 不要给孩子穿太多的衣服或包裹太多毛毯等。
- 让孩子处于凉爽状态，但不要让孩子吹风。
- 给孩子少量多次地补液，尤其是补水。如果孩子不吃饭，不要担心。
- 每隔4小时给孩子喂一次对乙酰氨基酚糖浆，直到体温降下来，但如果没有医嘱，糖浆的使用不要超过24小时（在中国，通常是每隔6小时给孩子喂一次对乙酰氨基酚，不要给16岁以下的孩子服用阿司匹林）。
- 用温热的毛巾给孩子擦拭30分钟有利于降温，尤其是孩子服用对乙酰氨基酚后。
- 要给孩子足够的爱抚，让孩子相信他们很快就会好起来。

备注：完全把孩子脱光或用风扇吹等降温措施没有必要。

如果你的孩子并无难受的感觉，并且表现正常，除了补水外，不需要其他处理。

以下不要做

- 给孩子洗冷水澡或给孩子吹凉风。
- 用毛毯包裹孩子，即使孩子感觉到冷。
- 给孩子服用阿司匹林。

当孩子出现下列状况时及时联系医生，迅速送孩子去医院

- 剧烈疼痛或脖子痛（伴有僵直）。
- 眼睛畏光。
- 持续呕吐。
- 惊厥、抽搐或孩子出现异常反应。
- 不明原因的过度嗜睡或醒来困难。
- 拒绝喝水。
- 孩子病情恶化。
- 孩子出现皮疹。
- 孩子精神不振或孩子脸色苍白。
- 48小时后情况没有改善
- 耳痛或其他疼痛。
- 体温高于40℃。
- 呼吸困难。

要点

- 发热是对抗感染的过程。
- 儿童发热很常见。
- 每隔4小时（在中国是6小时）给孩子服用对乙酰氨基酚糖浆。
- 让孩子处于凉爽状态。
- 补充液体。

3.27　扁平足

儿童扁平足

由足弓低导致的扁平足较常见，在孩子中也很正常。扁平足也称为"足弓下陷"或平底足。事实上，所有的孩子刚出生时都是扁平足。学龄前儿童中扁平足也很常见，10%的青少年也有扁平足。孩子有扁平足，家长重视很正常，但是一般没有什么可担心的。孩子扁平足是因为孩子关节松弛且比较灵活，所以孩子站立时，足弓易扁平。

儿童扁平足不需要医治。

扁平足通常发生在什么时候？

当孩子开始走路时，为了保持身体平衡，两脚之间的距离较宽，且脚踝处出现些许弯曲很正常。随着年龄增长，孩子踝关节上的肌肉逐渐发达，直到孩子4岁时，肌肉功能日渐成熟，足部逐渐成型。孩子6岁时，有80%的孩子足底内侧就会形成足弓。孩子到10岁时，足弓发育完全。

扁平足的症状有哪些？

典型的扁平足是可逆的，一般没有症状，甚至孩子成年也没有症状。极少数情况下，扁平足可能出现僵硬和不舒服，此时就需要治疗。如果足部持续性疼痛及僵直，这时就要去看医生了。

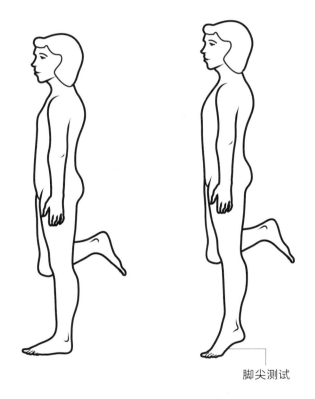

脚尖测试

当用脚尖走路时会出现脚弓

什么是脚尖测试？

脚尖测试是检查足弓的一种简单方法。当把脚抬起来时，很容易观察足弓的外观，当踮起脚尖时，更容易观察到足弓的外形。

扁平足有遗传倾向吗？

扁平足具有遗传性，足部外形的发育具有遗传性。父母一方或双方有扁平足，孩子有扁平足的概率大大增加。有趣的是，这种概率与穿鞋和不穿鞋无关。

使用特制鞋垫有助于矫正扁平足吗？

加利福尼亚的研究结果显示，穿特制鞋垫或其他支持足弓的矫正物对矫正足弓没有效果。足弓发育是天然的，这些垫物对矫正足弓并无帮助。特制鞋、夹板、按摩、锻炼及其他治疗方法尚未证实有助于足弓正常发育。

扁平足需要穿什么鞋？

没必要穿特制的鞋。不要穿太紧的鞋。买的鞋质量要好，穿上要舒服，鞋要柔软，且能够有效地保护脚。鞋要有让脚活动和生长的空间。如果孩子在发育过程中对鞋内侧的磨损较外侧严重，这时要买鞋后跟较硬的鞋，并在鞋里放支撑足弓的东西。经验丰富的鞋业销售者会给你提供好的建议，但要记住一般不需要特制的鞋垫及治疗措施。大点的孩子如果脚疼，可以穿矫正鞋垫。合适的鞋子是指穿起来合适且价格适中的鞋子。

何时需要咨询医生？

- 单侧脚出现扁平足。
- 孩子双脚出现持续性疼痛。
- 孩子因为扁平足而活动受限。

要点

儿童出现可逆性扁平足不需要治疗。

3.28　脆性 X 染色体综合征

脆性X染色体综合征的定义是什么？

脆性 X 染色体综合征是一种遗传性疾病，患者基因组的 X 染色体有一处变异。X 染色体有一个看似即将断裂的附属结构，这是基因变异的结果。基因的改变导致一种特殊的激素无法被合成，而该激素是大脑发挥正常功能所必需的。

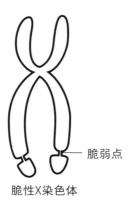

脆弱点

正常X染色体　　脆性X染色体

脆性X染色体综合征的流行病学资料

* 此病是世界范围内导致发育缺陷和心智障碍最常见的遗传疾病。

* 具有家族遗传倾向的智力缺陷。

* 30% 新发病的患者没有已知的家族史。

* 此病可发生于任何种族、人种和社会阶层。

* 大约 4 000 名男性和 6 000 名女性中各有 1 名脆性 X 染色体综合征患者。

* 大约 200 女性中有 1 名是该病基因的携带者，她们的后代患上此病的概率为 50%。

脆性X染色体综合征患者的特征性表现有哪些？

此病的典型症状在不同患者之间表现不同，男性患者与女性患者表现也不尽相同。女性患者有时可表现为类似正常人。

症状的表现各异使疾病的检测变得十分困难，有些患者依旧未被诊断出来。有的脆性 X 染色体综合征患者可能终其一生都不会被诊断出患有此病。

此病典型的面部特征（不论男性还是女性）。

* 耳朵大而突出。

* 脸型长且较窄。

* 额头高耸。

男性患者也可能出现的表现。

* 睾丸异常增大。

* 关节活动度过大。

* 肌张力降低。

社交和个人行为特征包括下面几项。

* 注意力不集中，伴或不伴多动症。

* 焦虑及焦虑相关的性行为障碍。

* 孤独症或孤独症行为。

* 学习困难或语言迟缓。

* 智力低下。

* 发育迟缓，如协调性发育迟缓。

* 厌恶强度较大的噪音，远离人群，拒绝与他人肢体接触。

* 过度害羞、社交恐惧及避免与他人进行眼神交流。

脆性X染色体综合征对患者健康的危害有哪些？

* 痉挛发作（癫痫）可累及 20% 的已确诊患者。

* 动作协调性差。

* 震颤。

* 某些患者同时伴有心脏病。

* 女性患者可出现卵巢功能衰竭。

脆性X染色体综合征如何诊断？

可先由医生依据临床表现提出初步诊断，再经专科医生进一步确认。最终，此病可通过 DNA 检测确诊。

治疗方法有哪些？

推荐患儿进行遗传咨询，他们会在多学科门诊受到较好的诊疗，在那里会有一个发育障碍中心。专业治疗师和语言治疗师会提供很重要的帮助。推荐口语、语言治疗和行为治疗相结合。如果条件允许，患儿应接受特殊教育。同时需要用药物治疗癫痫发作和行为障碍。

在终身治疗下，许多脆性 X 染色体综合征患者可过上正常的生活。

去哪里寻求帮助？

可以多方面寻求帮助和照顾。

- 全科医生。
- 关爱残疾儿童的相关组织。

3.29　儿童肠胃炎

肠胃炎的定义是什么？

肠胃炎是指肠道发生感染，导致腹泻和呕吐等临床症状的一种肠道疾病。孩子很容易发生肠胃炎。孩子肠胃炎主要是由病毒引起，主要是有轮状病毒和诺如病毒。

患肠胃炎的途径有哪些？

肠胃炎病毒是通过那些获得肠胃炎病毒免疫力但又能排出病毒的人来传染别人。细菌通过污染的食物和苍蝇来传播。

肠胃炎的症状有哪些？

- 腹泻：排便频繁、稀软，会有水样便、绿色大便。
- 呕吐：通常发生在肠胃炎早期。
- 腹痛：有可能出现腹部绞痛。
- 哭闹：由孩子疼痛、饥饿、口渴或恶心导致。
- 出血：少见，但有时粪便中带有血液。
- 发热：有时会出现发热的症状。
- 肛门疼痛。

肠胃炎的预后怎么样？

呕吐会持续1～2天。腹泻最多可持续10天左右，但通常情况下持续2～3天。

肠胃炎可能会导致哪些问题？

肠胃炎导致较为严重的问题是失水（即脱水）及矿物质（如钠、钾等）流失。孩子越小，问题越严重。造成上述问题的主要原因是孩子持续呕吐。

孩子病情严重的症状体征有哪些？

病情严重的症状体征包括孩子精神萎靡、嗜睡、眼睛凹陷、皮肤和舌头干燥、脸色苍白、尿量明显减少或无尿等。如果孩子出现了上述症状，你应该立即带孩子去看医生，孩子可能需要住院治疗。

肠胃炎的治疗方法有哪些？

治疗肠胃炎没有针对性的药物。受到激惹的肠道需要休息，机体必须补充充足的水分及葡萄糖。不要服用止泻、止吐的药物。大部分孩子在家经过照料就可以痊愈。

第 1 天

少量多次给孩子喝水补液（如孩子呕吐厉害，每隔15分钟给孩子补充50ml的液体）。建议孩子每拉一次水样便或出现一次大量呕吐，就给孩子喝200ml液体（大约一杯水）。

理想的补液液体包括泡腾片（缓解腹泻）、婴儿补液盐及世界卫生组织推荐的口服补液盐等。用上述盐类可以配制含有葡萄糖及矿物质的补液。这些盐类可以从药店买到，根据包装上的说明配制液体即可。除上述液体，还可以补充下列液体。

液体的配制方法如下。

- 柠檬汁（不是低热量的那种）：1份柠檬汁 + 5份水配制
- 蔗糖：1茶匙蔗糖 + 120ml 水配制。
- 葡萄糖：1茶匙葡萄糖 + 120ml 水配制。
- 甜果汁饮料（非低热量）：1份甜果汁饮料 + 16份水配制。
- 果汁：1份水果汁 + 5份水配制。

警告： 不要让孩子直接喝柠檬汁、果汁、运动饮料。配制液体时，不要将缓解腹泻的补盐液与柠檬汁或其他液体混合，而是应当与水混合。

孩子应该尽快食用固体食物，而且24小时后一定要让孩子吃固体食物。孩子可以吃面包、普通饼干、果冻、煮好的苹果、大米、稀饭、脱脂薯条或让孩子吃平时喜欢吃的食物。

第2天和第3天

可以吃平时吃的牛奶或配方奶粉，但浓度是平时的一半（例如，将牛奶或配方奶粉与等量的水混合）。

第4天

增加母乳或奶粉浓度到平时浓度，并且逐渐恢复日常饮食。

母乳喂养

如果孩子不再呕吐了，这时孩子就可以吃母乳，同时，喂孩子母乳的间隔给孩子补充液体（最好是缓解腹泻的液体）。如果孩子呕吐没有停止，你可以将母乳挤出来，口服补液后喂孩子母乳。

隔离

肠胃炎的传染性很强，因此孩子需要隔离，直至从最后一次出现呕吐或腹泻开始计算的24小时以后。

处理孩子腹泻和呕吐需要遵循的原则

- 首先要消除孩子脱水的症状。
- 要多次少量给孩子补液，尤其是口服补液。
- 24小时后，让孩子用奶瓶喝配方奶粉等。
- 继续母乳喂养。
- 在孩子能接受的前提下尽快开始恢复平时的固体饮食。
- 要注意保持良好卫生：关键问题是肠胃炎传染性很强，因此，你和孩子要用肥皂洗手或用酒精消毒。
- 处理尿布时要小心。

如果孩子出现下列情况，及时就医。

- 腹泻次数过多（如孩子一天8~10次水样便）。
- 持续呕吐。
- 出现任何代表病情严重的症状和体征。

- 有严重腹痛的症状。
- 腹泻持续，或喝牛奶时孩子又开始腹泻。

3.30　胶耳

胶耳的定义是什么？

胶耳是指中耳充满了黏稠的胶样液体的一种现象。中耳中原本充满空气，但是胶耳发生时，胶样液体代替空气填满中耳。胶耳一般发生在年龄较小的孩子，但也要注意任何年龄段的人都有可能发生。

导致胶耳的原因有哪些？

位于鼓膜后的中耳通过狭窄的咽鼓管与鼻腔相通，而咽鼓管的作用就是中耳的通风口。发生胶耳时，咽鼓管堵塞，并且失去了功能。这时，中耳形成了一个真空环境，周围细胞间液在负压的作用下，被吸到中耳内，最后形成胶耳。

形成胶耳的另一个重要原因是感冒或中耳感染（中耳炎）使得中耳中的黏液增加。随着黏液的不断增加，而咽鼓管不通，导致引流不畅，使黏液在中耳内堆积。中耳中堆积的黏液使鼓膜的声音震动减弱，最终产生了与声导系统中声音减弱的相似效果，使听力弱化。

胶耳的患病率有多高？

胶耳很常见。据估计4岁之前，大约10个孩子中就有7个至少患过1次胶耳。一般来讲，胶耳不会存在很长时间，因为中耳中的液体会被吸收或排净。

孩子出现以下情况时，更容易发生胶耳。

- 经常感冒、咳嗽或发生耳部感染。
- 家里烟雾缭绕。
- 喝配方奶粉，不是母乳喂养。
- 有胶耳家族史。

胶耳的症状有哪些？

• 听力减退：孩子听力下降，没有完全丧失听力。听力下降程度，人与人不同，并且同一个胶耳患者在不同的疾病阶段，听力的下降程度也不同。孩子有时需要调高电视的音量或其他音响系统才能听清楚。婴儿表现为对声音的反应异常。

• 耳痛：耳朵轻度疼痛使得孩子去揪自己的耳朵。

• 发育性障碍：持续性胶耳导致的听力受损，引起语言学习障碍，尤其是课堂上的语言学习。这种情况少见。

• 行为问题：孩子胶耳引起听力下降，导致孩子挫败感及学业问题，可能使得孩子的行为发生异常。

胶耳的预后怎么样？

大部分病例的症状一般只持续几天，因为黏稠液体会逐渐变稀，最后会完全排出，空气会重新进入中耳，所以胶耳一般预后良好。通常50%的患者听力在3个月内就会恢复正常。只有5%的病例会持续12个月或更久。一旦病因解除，胶耳就有希望恢复正常，尤其是上呼吸道感染或耳部感染痊愈后。孩子长大后，患胶耳的概率会大大下降，这是因为随着年龄的增长，咽鼓管管道变宽，耳朵的排空能力也有所提升。8岁以后，孩子发生胶耳概率非常低。极少数病例中，持续性胶耳可能导致中耳器质性损伤，并造成不同程度的永久性听力减退。

胶耳的治疗方法有哪些？

需要时间和耐心

首先建议采取观察的方法，不需要特殊的治疗，因为大部分患者在短时间内就会痊愈。通常需要医生进行随访评估。

经鼻吹气球治疗法

对于年龄大点的孩子，可以采用咽鼓管吹张法。具体操作方法是让孩子用鼻子吹某种特制的气球，这样就会产生回冲入鼻子的气压，有利于咽鼓管打开，从而将中耳中的液体排出。

外科手术

对于那种持续性或很严重的胶耳，可以通过对鼓膜进行手术治疗。这个鼓膜切开术是指在鼓膜上切开2～3mm的口子，让中耳中的液体流出，然后再插一根管道，以便通气引流。一般6～12个月后通气管会由于鼓膜的生长而自行脱落出来，鼓膜上的小孔很快就会愈合。

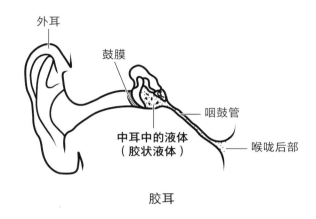

胶耳

要点

• 胶耳是指黏性液体聚集于中耳的现象。

• 8岁以前，小孩容易发生胶耳。

• 胶耳可导致听力减退。

• 胶耳不是一种严重的疾病。

• 胶耳在3个月内一般会自愈。

• 病情严重时，就要用手术治疗，包括插一根通气管。

3.31 生长痛

生长痛的定义是什么？

生长痛是指孩子腿部隐痛现象，尤其是腿部肌肉，这种疼痛不像受伤疼痛那样有明显的原因。生长痛事实上不是个准确的术语，正确的医学术语应该是"良性夜间性四肢痛"或"夜间性肌肉骨骼痛"。

哪些人易患生长痛？

小孩易患生长痛，开始于 2 岁，一般是 3～7 岁的孩子患病多，8～12 岁的孩子也可患生长痛。生长痛有家族聚集性。

生长痛的患病率有多高？

生长痛在孩子中较常见，高达 25% 的孩子可能患有生长痛。

生长痛的临床特征有哪些？

- 疼痛常常使孩子惊醒，孩子总是感到很不舒服。
- 疼痛可能发生在孩子深夜时。
- 腿部是弥散性的疼痛，通常是膝关节周围，尤其是大腿前侧、小腿前侧及胫骨前侧。
- 如不处理，疼痛每次持续 20～30 分钟。
- 第二天早晨疼痛或各种功能受限就会消失。孩子正常醒来，可以到处跑动，没有感到不舒服。

生长痛没有其他的症状，如发热、四肢和关节僵直或皮肤异常色素沉着。

医生或其他人员检查孩子，孩子各项指标均正常（包括触摸孩子疼痛过的部位），我们将这种检查方法称为排除性诊断。这种诊断是通过排除其他疾病（例如关节炎）最后做出诊断的过程。临床上生长痛的疼痛程度不一，大部分孩子不是每天都疼痛。

导致生长痛的原因有哪些？

生长痛的原因不明。现在没有可靠的证据表明生长痛是由于骨骼和肌肉生长造成的。目前，最有说服力的解释是白天孩子跑、跳、爬，以及其他日常的行为引起了肌肉劳累、疼痛及不适，最后导致生长痛。然而，有的孩子的疼痛与运动无关。

白天大量活动会导致晚上不舒服吗？

会的。已有发现白天十分活跃，尤其是运动量较多的孩子晚上可能会出现生长痛。父母要能够预先想到晚上可能出现的问题，并且给孩子服用对乙酰氨基酚等镇痛药，不要让孩子服用阿司匹林。

生长痛的预后怎么样？

生长痛随着时间的推移会自然缓解，通常是几个月或几年后就会痊愈。一般孩子到了童年后期，这种生长痛就会完全消失。如果怀疑孩子会有问题，医生会给孩子做血液检查和 X 线检查，但结果通常是正常的。

生长痛的治疗方法有哪些？

建立信心

家长需要足够的信心去相信生长痛是孩子成长过程中的正常现象，孩子会自然痊愈，不会有任何后遗症。

简单的治疗方法

家长会尝试各种各样的治疗方法，但是至今仍没有比较有针对性且有效的治疗方法。

镇痛药

孩子疼痛时，可以给孩子吃镇痛药，但是一般在镇痛药发挥药效之前，生长痛就已经消失了。如果疼痛总是在固定的时间发作，那么镇痛药可以预防性提前给药。

热敷

加热可促进肌肉放松。一些家长用热水袋或热毛巾敷孩子的疼痛部位，但是这种方法不能使疼痛在短时间内消失。

按摩

多年来，按摩是在所有的治疗方法中最有效的，一般推荐这种方法。具体方法是在疼痛部位涂抹上镇痛膏或油，然后进行按摩。按摩同时对患儿的关心照顾会使他们得到安慰，也可能缓解疼痛。

总之，最好的治疗方法是安慰和拥抱孩子，亲切照料孩子，并按摩孩子的疼痛部位。

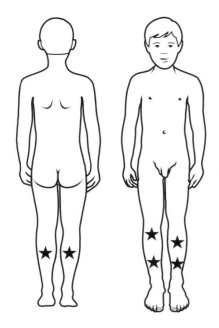

生长痛常出现的位置

3.32　听力问题

导致儿童听力问题的原因有哪些？

孩子有可能是一出生听力就有问题。可能是遗传，也有可能是在怀孕期间胎儿受到了感染（如风疹病毒感染）。导致听力问题最常见的原因是胶耳。胶耳是指中耳感染导致中耳内胶样液体积聚的现象。

孩子听力问题有可能与外耳道堵塞有关，如外耳道被耳垢堵塞或孩子将异物塞到外耳道，堵塞耳道。

如何发现孩子有听力问题？

孩子可能没有对声音做出应该有的反应，尤其是对亲近的人的声音。耳聋的孩子不会对正常谈话做出反应，或对电视节目做出反应，即使将声音调高也是如此。

耳聋可能引起其他问题，如语言表达问题、不听从安排和其他行为问题及学业问题。幼儿园或学校的老师会发现这些问题。

听力正常的早期指标有哪些？

孩子在几个阶段的表现有利于家长做出孩子听力是否正常的判断。

- 1个月：孩子在1个月时，会停下来听那些突然发出但持续的声音，如汽车马达的声音和吸尘器的声音。
- 3个月：应该对吵闹声做出反应，如当他人拍手时，孩子就会停止哭泣。
- 4个月：应该对声音的来源做出寻找的动作，如听到妈妈在背后说话时，应该扭头找妈妈。
- 7个月：应该立刻找到声音的来源，甚至也能寻找到屋子里的较低的声音。
- 10个月：应该倾听熟悉的日常声音。
- 12个月：应该对熟悉的话或命令做出反应，包括别人叫自己的名字时。

宝宝可以做听力检查吗？

可以。并不是孩子年龄小，就不能做听力检查。任何年龄的孩子都可以做听力检查，包括新生儿。如果你对孩子的听力能力有疑问，可以去医院咨询医生，医生会给孩子在声音实验室内安排一次听力检查。儿童听力问题要尽早做出诊断，不要拖延。给孩子做筛检的最佳时间是孩子出生后8个月，不要超过10个月。现在，大部分的医疗机构倾向于孩子在6～8周时对听力问题做出诊断。

听力检查复杂吗？

不复杂，事实上听力检查很简单。做听力检查时，孩子不会感到不舒服，而且听力学专家在给孩子做听力检查方面很有经验，会得出准确的结果。

请记住

- 儿童听力问题较常见。
- 正常情况下，孩子一出生就能够听见声音。
- 但是，有的孩子一出生听觉就有问题。
- 听觉问题越早诊断越好。
- 孩子出生后的12个月内是对听觉问题做出诊

断并治疗的关键时期。

- 引起听力问题最常见的原因是中耳感染导致的胶耳。

- 耳聋可以导致孩子学习困难、说话少及行为问题。

- 孩子出现任何说话或语言方面的发育迟缓，均应做检查寻找病因。

- 听力检查方法简单，可以在任何年龄做听力检查。

- 孩子有听力问题，12个月龄前用上助听器效果最好。

3.33　儿童疫苗接种

疫苗接种的重要性

儿童期疫苗接种大大地减少了由常见感染导致的儿童死亡。疫苗接种是非常一种重要的医疗预防措施，因此，家长有责任确保让孩子接种疫苗。当我们发生感染时，机体就会产生一种叫作抗体的物质，通过中和感染保护机体。这些抗体可以持续存在于体内，抵抗病菌的再次感染，这种保护作用称为免疫。疫苗的作用就是通过刺激机体产生抗体，抵御感染，从而使机体获得免疫能力。

疫苗接种主要预防的疾病有哪些？

白喉

白喉由细菌感染引起，导致咽部、喉部等气道部位有假膜形成，阻塞气道。现在由于疫苗接种，白喉患者较少见。

百日咳

百日咳是一种严重的肺部细菌感染，导致孩子剧烈咳嗽，进而出现呼吸困难。百日咳现在仍然较常见，但疫苗接种已经使得该疾病发病较为温和。没有

接种疫苗的孩子仍有可能出现严重的症状。

破伤风

破伤风是由破伤风杆菌感染所致。破伤风的症状为全身肌肉强直性痉挛，牙关紧闭。虽然现在仍有破伤风的病例发生，但是由于人们意识提高，这种病例现在已经很少见。

注意：白喉、百日咳、破伤风通常是三者联合接种（是三联疫苗）分4次接种。

脊髓灰质炎（小儿麻痹症）

过去，小儿麻痹症是一种很常见的传染病。小儿麻痹是由病毒感染机体，侵犯神经系统所致，可引起机体某些部位瘫痪。疫苗接种分4次通过注射完成（与中国现在使用的脊髓灰质炎疫苗不同）。

乙型肝炎

孩子一出生就应该进行乙型肝炎免疫接种，然后再进行3次加强免疫就可以了（中国进行2次加强免疫）。

甲型肝炎

对澳大利亚高发地区中的土著居民和托雷斯海峡岛居民接种疫苗的剂量是正常的两倍。

麻疹

麻疹是由病毒感染引起，可引起脑炎，致使脑部严重损坏。孩子出生后的第12个月进行疫苗接种，10～16岁加一次免疫加强针（接种时间和中国不同），机体就可以获得长久的免疫力。现在，麻疹、流行性腮腺炎及风疹三者联合进行免疫。

流行性腮腺炎

流行性腮腺炎是一种儿童时期较常见的传染病。现在，由于疫苗的接种，这种传染病已经得到了控制。流行性腮腺炎主要影响的是大脑（脑膜炎和脑炎）和年轻男性的睾丸。

风疹

风疹是一种病情不是很严重的疾病，孕妇在怀孕的前3个月感染了风疹会对胎儿造成很严重的损害。风疹有疫苗，原本孩子在12个月的时候接种（接种时

间和中国不同），以及女生在青春前期接种。对风疹有免疫力可以减轻备孕妈妈的精神负担。

乙型流行性感冒嗜血杆菌

乙型流行性感冒嗜血杆菌能够引起脑膜炎及会厌炎，导致多人死亡。1992年就有了疫苗，现在这种疾病非常少见。

流行性脑脊髓膜炎

孩子出生后的第12个月进行疫苗接种（接种时间和中国不同），抵御脑膜炎球菌C株感染，这种感染可能有生命危险。

水痘

建议疫苗在孩子出生后的第18个月接种，打一针即可。当然，也可以在孩子出生后的第12个月或第13个月进行接种。如果孩子没有患过水痘，10～13岁时则需要给孩子接种水痘疫苗（接种时间和中国有出入）。

肺炎球菌

肺炎球菌能够引起肺炎等呼吸道感染疾病。建议孩子连续进行3次接种疫苗，而高危儿童要多1次免疫接种。

病毒性肠胃炎

针对由轮状病毒引起肠胃炎的疫苗，需要进行3次疫苗接种。

人乳头瘤病毒

人乳头瘤病毒与人类性病中的生殖器疣及宫颈癌的发生有关。所有青少年均需接种疫苗，不论男女，年龄从9～25岁。

流行性感冒

大于6个月的宝宝，尤其是高危宝宝（如有严重的哮喘或糖尿病等），建议每年接种流行性感冒疫苗。

疫苗接种可能会出现哪些不良反应？

一般情况下，疫苗接种没有不良反应。有时会有轻微的反应发生。注射接种会引起孩子强烈的不适，这种情况一般是由百日咳疫苗中的成分引起。医生会对这方面的问题做出解释说明。

3.34 脓疱疮

脓疱疮的定义是什么？

脓疱疮，更普遍的叫法是"黄水疮"，是一种传染性很强的皮肤感染性疾病。脓疱疮可以发生在皮肤的任何部位，但好发于脸部，尤其是嘴和鼻子周围。脓疱疮主要发生在婴幼儿和儿童身上，尤其是那些刚上学的小孩身上，但是脓疱疮同样可以感染成年人。脓疱疮可以分为两类。

- 原发性脓疱疮——始发于健康皮肤。
- 继发性脓疱疮——发生于已有皮损的部位，如湿疹处。

导致脓疱疮的原因有哪些？

脓疱疮主要是由两种细菌引起，一种是链球菌，另外一种是金黄色葡萄球菌。金黄葡萄球菌是引起脓疱疮最常见的原因。那些皮肤敏感、对疾病抵抗力差、卫生习惯差、营养不良的孩子感染链球菌或金黄色葡萄球菌的概率大大增加，患脓疱疮的概率也大大增加。生活在微暖、潮湿、拥挤的环境中，也可增加患脓疱疮的风险。

脓疱疮的症状有哪些？

脓疱疮一开始的症状是嘴和鼻子周围会出现水疱。水疱破裂后，形成红糜烂面，表面逐渐变干，形成黄色痂皮。脓疱疮可蔓延，形成新的水疱。脓疱疮蔓延的速度很快。

脓疱疮可发生在身体的任何部位，尤其可能发生在臀部、腿部和手臂。脓疱疮的水疱和红糜烂面不疼，但是特别痒。用棉签对皮肤脓疱疮的细菌进行采样和培养能够证实是哪种细菌导致的脓疱疮。

其他可能出现的症状还有以下几种。

- 发热（轻度）。
- 感觉身体不适。
- 病灶附近的浅表淋巴结肿胀。

可通过棉签拭子采样和微生物培养确定诊断（一

般非必要）。

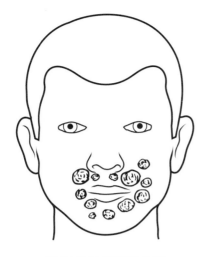

脓疱疮常出现的位置

烯吡咯酮碘（碘伏）等清洗。做完上述处理措施后，要认真洗手。这种方法对大多数病情较轻的情况有效。医生会针对比较顽固的小病灶，开一些局部涂抹的抗生素药膏，如百多邦，用棉棒涂抹。如果病情严重，要口服青霉素类的抗生素来治疗脓疱疮。

要点
- 脓疱疮比较难看。
- 此病传染性很强，但危险性不大。
- 此病一般可以很快很好地治愈。
- 治疗措施一般包括消毒液和抗生素。
- 患儿须停学在家，直到脓疱疮得到治疗，覆盖或治愈。

脓疱疮可能会给患者带来哪些危害？

脓疱疮并不是一种严重的疾病，虽然链球菌感染可能导致严重的肾病——肾小球肾炎。新生儿发生脓疱疮，感染可能会迅速扩散，导致病情恶化，患儿病情严重。

如何预防脓疱疮的发生？

尽早治疗脓疱疮，以及采取措施防止脓疱疮在家庭内部传播或传染给他人。患有脓疱疮的患者要用自己的毛巾、肥皂，不要共用洗漱用品，也可以用一次性纸巾。患者的所有家人都要使用含有抗生素的肥皂。指甲要剪短，不要抓挠有水疱或黄色痂皮的皮肤。如果有必要，用纱布覆盖有水疱及黄色痂皮的皮肤，并用防水胶带固定，防止用手抓挠。大人感染了脓疱疮，在准备食物前，要用消毒液洗手。床单、衣服及毛巾要分开。孩子患有脓疱疮时，停止去学校，直到皮肤痊愈。

脓疱疮的治疗方法有哪些？

医生会为你开针对脓疱疮的抗生素和消毒洗液（推荐使用）。用抗菌肥皂清洗脓疮部位，一天3次，同时要用温热的盐水轻轻地将黄色痂皮去掉。最后，再用消毒洗液，如双氯苯双胍己烷（洗必泰）和聚乙

3.35 婴儿肠绞痛

婴儿肠绞痛的定义是什么？

这个有争议性的术语也被叫作"紫色哭泣期"或"燥乱易哭的孩子"。婴儿肠绞痛时，原本正常发育的婴儿不明原因的顽固性哭闹及烦躁不安，通常发生在下午和晚上，尤其是出生后2～16周的婴儿常见。腹痛找不到明显原因，且这种腹痛会至少持续3周。

这种现象较常见，且约有1/3的婴幼儿会发生肠绞痛。

婴儿肠绞痛的典型症状有哪些？
- 一般发生在出生后2～16周的婴儿。
- 长时间大声哭闹，至少持续3小时。
- 在出生后10周时，婴儿哭闹地最厉害。
- 一般在下午和傍晚哭闹。
- 一周至少发生3次肠绞痛。
- 因为肚子痛，婴儿的腿会向上蜷缩及手会握拳。
- 随着时间的推移，腹痛会自己消失。

有关婴儿肠绞痛的相关事实

父母应该知道孩子肠绞痛不是由母亲或家里人的焦虑引起的，也不是人工喂养的问题，更不是食物过敏的问题。尽管患者有肠积气导致胃肠痛的表现，但婴儿肠绞痛并非胃肠问题。

婴儿肠绞痛可以引起家人焦急，但需要强调的是，宝宝会健康成长，症状会痊愈，并且婴儿肠绞痛并不是家长的错。

劝诫性的建议

婴儿肠绞痛时，受其困扰的父母有可能会烦躁，所以父母要向别人倾诉任何不良情绪。同时，父母要记住婴儿肠绞痛不是某个人的错，并且问题很快就会得到解决。保持日常饮食，不要给孩子采用流行的食疗法或吃一些中草药。

婴儿肠绞痛的治疗方法有哪些？

- 给孩子提供一个舒适的环境，如给孩子治疗的地方灯光要温和，音乐要柔和，说话要轻柔，孩子进食时环境要安静。

- 做动作时，动作不要过快，以免吓到孩子。

- 要多听其他父母和儿童保健专家的意见，并与他们保持密切联系。

- 确保孩子没有处于饥饿状态——孩子进食不足会让孩子感到饥饿。

- 如果孩子是母乳喂养，孩子吃奶前要先将初乳挤出。

- 如果孩子有乳糖不耐受的症状，要给孩子选用不含乳糖的配方奶粉。

- 孩子需要母乳或配方奶粉时，要保证随时足量供给。

- 确保孩子吃饱、打饱嗝。喂孩子时确保姿势要正确。

- 要给孩子用安抚奶嘴，安抚孩子。

- 要经常温柔地抚摸孩子。

- 要经常抱着孩子多外出走走。

- 使用携带装置，如婴儿背带，在宝宝哭闹时方便携带。

- 确保在这段困难时期中，母亲得到充分的休息。

- 尝试安慰孩子15分钟后，让孩子再哭闹10分钟左右也没关系，不需要担心。

母亲饮食调整

母乳喂养时，有关母亲的饮食调整一直是一项有争议的问题。有的母亲发现如果不吃乳制品、蛋类及辛辣食物，有助于缓解孩子肠绞痛的症状。因此，孩子出现肠绞痛时，母亲调整自己的饮食是值得尝试的，尤其是乳制品。

药物治疗

一般情况下，不推荐用药物治疗婴儿肠绞痛，尤其是某些药物对孩子有镇定作用。但是，如果孩子病情严重时，医生会开一些药物缓解孩子的病情。给孩子用一些婴儿防胀气滴露（西甲硅油）可能会使症状有所缓解。幸运的是，肠绞痛问题并不严重，且很快就能缓解。

3.36　儿童跚趾内翻

跚趾内翻的定义是什么？

跚趾内翻是指孩子走路时，脚尖向内的现象，也叫内八字脚。原因通常是腿骨中的某根骨头发生扭转所致，尤其是胫骨发生扭转。一般情况下，孩子到了学龄期时，胫骨和股骨的扭转现象会自然矫正。

跚趾内翻在孩子中较常见，但是总会随着年龄增加而有所改善。矫正鞋或鞋垫不能够加快矫正的速度。最好是让其随着孩子生长发育而自然矫正。

导致跚趾内翻的三种原因。

1. 双脚互钩：婴儿。

2. 胫骨扭转：幼儿——累及低位下肢。

3. 髋部内陷：上幼儿园的孩子或学龄前儿童——累及股骨。

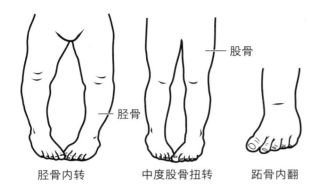

胫骨内转　　　中度股骨扭转　　距骨内翻

双脚互钩（距骨内翻或内收畸形）

双脚互钩是由于孩子出生前胎儿的不良姿势造成的，其专业术语为距骨内翻或内收畸形。双脚脚踝向内侧扭转，足底呈豆形。通常无需治疗，在孩子出生后1个月内会自然好转。如果孩子距骨内翻在出生3个月后仍存在，这时就应该带孩子去看专家，专家会建议或直接给孩子打上暂时性的石膏进行矫正。

胫骨扭转

胫骨扭转是指小腿内侧起主要支撑作用的骨头（胫骨）在膝下向内扭转。孩子睡姿不正确阻碍了骨头正常转位发育就会导致胫骨扭转。

大部分胫骨扭转可未经治疗自然矫正。如果两腿不对称（两边不一样），或扭转持续存在12个月以上，就需要带上孩子去看有关方面的专家。并无特殊支架或鞋子可以帮助改善胫骨扭转。

髋部内陷（股骨扭转）

股骨头部内嵌于髋部关节槽，因此髋部内陷时，股骨也倾向于向内侧旋转。发生股骨内翻的原因不明。孩子5~6岁时，股骨内翻最严重，到孩子12岁时就恢复正常。股骨内翻的孩子，坐姿呈"W"形，但是这种坐姿并不是引起孩子股骨内翻的原因。

当坐在地上时，孩子可能将屁股放于双脚之间。尽管没有证据证明这种坐姿是有害的，但是最好避免孩子采取这种坐姿。值得庆幸的是，大部分孩子的股骨内翻在12岁前就会自然矫正。首次发现孩子有股骨

内翻后，如果股骨内翻又持续存在长达8年，就有必要找专家进行矫正。

如果出现下述情况，需要咨询医生。

- 跚趾内翻仅累及一侧下肢。
- 跚趾内翻严重，且不随时间推移改善。
- 跚趾内翻导致学龄儿童常常尴尬地绊倒。
- 双脚僵硬且无改善。

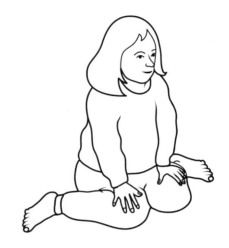

股骨扭转的"W"坐姿（髋部内陷）

3.37　麻疹

麻疹的定义是什么？

麻疹是由麻疹病毒引起的，具有很强的传染性，其后遗症要比人们想象的严重。麻疹可以出现很严重的并发症，因此要严肃看待麻疹这种疾病。

麻疹的症状有哪些？

前3天，患者感觉非常不舒服，有像重感冒的症状，如发热、流鼻涕、脸色发红、流眼泪及干咳等。到了第3天，患者口腔内会出现盐粒样的白点（科氏斑）。到第4天、第5天的时候，患者身上就会出现红色斑疹，开始出现在耳后，当天扩展到脸部，然后隔天就会到达躯干，最后扩散至四肢。第6天红疹开始

消退。一周后，所有的症状都会消失。但是，出现红疹的地方会留下鲜红色色素沉着。

如果患者没有咳嗽和红眼的症状，那么患者患的病可能不是麻疹。

麻疹可通过血液检查确诊。

麻疹的传播方法有哪些？

麻疹传染性较强，可通过接吻、咳嗽、打喷嚏等方式传染给别人。病毒进入机体后，潜伏期为10～14天。红疹出现的前5天和后5天，患者均能向外播散病毒，具有传染性。

麻疹可能会给患者带来哪些危害？

大部分患者都能顺利恢复并具有持久免疫力，可预防下一次感染。但是，有些人会合并耳部或胸部的细菌感染（肺炎）。

麻疹患者有较低的概率并发病情严重的脑炎（脑组织炎症），可导致脑部永久性损伤。因此，有关卫生部门将全民麻疹免疫接种作为主要目标。

麻疹的治疗方法有哪些？

患者应该充分休息，避免强光，持续卧床直至不再发热。出现高热时，可用微热的毛巾擦拭，并用对乙酰氨基酚退热。大量饮水很重要。

可以喝止咳糖浆来缓解干咳。但是，没有专门的治疗方法和药物来治疗麻疹。一般不用抗生素来治疗麻疹，因为麻疹是由病毒感染所致。如果患者患有麻疹的同时，又有耳部感染或胸部感染，就要用抗生素进行治疗。

停止去学校

患有麻疹的孩子就不要去学校了，直到孩子痊愈或红疹出现5天后再去学校。

家长需要做以下事情

· 如果孩子出现任何异常情况，如持续性的剧烈头痛、颈项僵直、惊厥、呼吸困难及异常嗜睡、耳痛等，就要立即去看医生。

· 通知校方孩子得了麻疹，不能去学校。

麻疹的预防措施有哪些？

现在有麻疹疫苗，建议孩子在出生后第12个月接种，在孩子四五岁上学前再接种一次（接种时间和中国有出入）。麻疹、流行性腮腺炎和风疹是三联疫苗，一起接种。

所有的孩子都要接种麻疹疫苗，该疫苗是免费的。

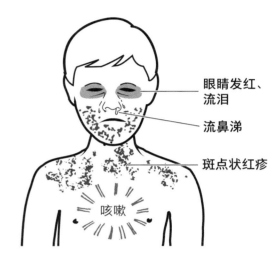

眼睛发红、流泪

流鼻涕

斑点状红疹

咳嗽

麻疹的典型症状

3.38　流行性腮腺炎

流行性腮腺炎的定义是什么？

流行性腮腺炎是病毒引起的唾液腺，尤其是腮腺的感染。腮腺位于耳部的前下方。腮腺炎是儿童常见的一种传染病，但是由于计划免疫的实施，腮腺炎现在已不多见。

流行性腮腺炎的症状有哪些？

· 腺体肿大变软——是一侧的腮腺先肿大，70%的患者1～2天后另一侧的腮腺也肿大。下巴以下的其他腺体也会波及。

· 发热。

- 无力，嗜睡。
- 口干。
- 吃饭或张嘴的时候很不舒服。
- 头痛。

流行性腮腺炎是通过怎样的方式进行传播的？

流行性腮腺炎通过咳嗽或打喷嚏来传播。病毒进入体内后，潜伏期是18天。流行性腮腺炎是一种中等程度的传染病。病毒从患者体内向外播散的时间是患者出现症状前的2天，一直到腮腺肿大消散后（一般是腮腺肿大后6天，有时可达到12天）。

患者需要隔离，尤其是没有得过腮腺炎的成年人不要接触患者。

流行性腮腺炎可能造成的危害有哪些？

腮腺炎通常不会对人体造成大的危害。但是流行性腮腺炎有一种不常见的并发症，即男性患者的睾丸或女性患者的卵巢出现肿胀发炎。青少年和成人易患流行性腮腺炎，尤其是男性。通常是颈部肿胀3~4天后，一侧睾丸肿大，而且通常只有一侧受累。肿大的睾丸一般会很疼，疼痛持续1天左右，几天以后肿胀就会消退。一般不会造成不育，但是如果两侧的睾丸都受到波及，会造成不育。像其他病毒引起的传染病一样，少数情况下可引起脑膜炎、脑炎（脑组织炎症）、耳聋和胰腺炎等。

流行性腮腺炎的治疗方法有哪些？

没有专门针对性的治疗方法，因为腮腺炎自有其病程进展过程。一般的处理措施如下。

- 服用对乙酰氨基酚解热镇痛。
- 休息，直至不再发热。
- 正常饮食，食物要软，大量饮水。用吸管吸水可以减少疼痛。
- 热敷腺体（如用热毛巾）可以缓解疼痛和不适感。热敷完，再冷敷。

停止去学校

建议从出现症状开始算起之后的9天内，或直到腺体肿胀明显消退之前，都不要去上学。通常会将患者隔离起来，以降低传染给别人的概率。

家长需要做的事情有哪些？

当孩子出现下列情况时，家长要立即联系医生。

- 男孩睾丸疼痛或肿大，女孩下腹部疼痛。
- 患者病情严重，如剧烈呕吐或剧烈头痛，出现神志昏迷或颈部僵硬的情况。
- 听力受到影响。

通知学校，孩子得了流行性腮腺炎，不能去学校。

如何预防流行性腮腺炎？

通过疫苗接种来预防流行性腮腺炎。建议孩子在出生后的第12个月进行疫苗接种，以及在孩子4~5岁时再接种一次。疫苗的形式是三联疫苗（麻疹、流行性腮腺炎和风疹），与麻疹疫苗和风疹疫苗一起接种。

3.39　尿布疹

尿布疹的定义是什么？

尿布疹，又称尿布皮炎，是指尿布包裹区域皮肤出现刺痒红色皮疹等。尿布疹主要发生在会阴部、臀部、腹股沟、大腿处等，但是上述部位与尿布不接触的皮肤褶皱处通常不会出现皮疹。尿布疹是皮肤对尿布里面潮湿环境的一种反应性病变。

谁容易患尿布疹？

尿布疹可发生于2岁以下的孩子，但是9~12个月的孩子发病率最高。大部分孩子在婴儿的某个阶段都患过尿布疹，但约有50%的孩子尿布疹很严重。

尿布诊的症状有哪些？

皮肤发红、发疹、有渗出。当有尿液流过时，患处皮肤会受到刺激，孩子就会感到疼痛并哭闹。

导致尿布疹的原因有哪些？

尿布疹可以是某种潜在皮肤疾病的常规表现，如脂溢性皮炎、过敏性皮炎（湿疹）或银屑病。发生尿布疹最根本的原因是孩子皮肤与尿液和粪便过度接触。只要与皮肤接触足够长的时间，尿液和粪便足以刺激皮肤出现皮疹。尿布疹很常见，大多数宝宝都会在某段时间出现尿布疹，但是部分宝宝的皮肤与其他宝宝相比更敏感一些。孩子出现尿布红疹并不意味着是照料者不尽心或疏忽大意。

主要原因是尿液和粪便的潮湿环境对皮肤的刺激，尤其是尿布上尿液中的化学物质对孩子皮肤的刺激。对于那些大一点的孩子，一晚上都不换尿布，就有可能发生尿布疹。白色念珠菌（鹅口疮菌）感染是一种真菌感染，常常出现在潮湿的皮肤上，需要用药物治疗。其他原因或使病情加重的因素如下。

- 孩子有患湿疹的倾向。
- 孩子有皮脂溢出的倾向。
- 尿布布料粗糙。
- 尿布上残留清洗剂和其他化学物质。
- 塑形的裤子（加重包裹部位的潮湿状况）。
- 用肥皂过度清洗孩子皮肤。
- 在尿布包裹区域撒过多的爽身粉。
- 出牙可能使尿布疹的状况恶化。

治疗尿布疹的方法有哪些？

1. 保持尿布包裹区域干燥。一发现尿布尿湿，立即更换尿布。推荐使用质量好的一次性尿不湿。

2. 换完尿布后，用稀释后的护肤产品或温水清洗孩子皮肤上的尿液和粪便。

3. 用温水清洗完后，轻轻拍干或吸干皮肤上的水分（不要擦拭），然后涂抹药膏，促进皮肤痊愈。可以用绵羊油或含锌的蓖麻油润肤霜，造口护肤粉也是一种比较不错的保护用品。

4. 一有机会就让皮肤裸露于空气中。让孩子一天之内有几次不包裹尿布，尤其是孩子红疹较严重时。

5. 不要用肥皂给孩子洗澡，也不要洗澡太频繁，每周洗1～2次澡就足够了。

6. 不要给孩子擦爽身粉或穿塑形的裤子。

7. 尿布的衬面要柔软以保护孩子较敏感的皮肤。

如何处理尿布（非一次性）？

1. 将含有尿液和粪便的尿布迅速用冷水冲洗。在洗涤尿布之前，将尿布上的消毒剂和漂白剂冲洗干净。

2. 用洗衣机洗尿布，水温和平时一样即可。

3. 确保尿布洗涤干净，无化学物质残留，然后将尿布晒干或烘干。

药物治疗

对于顽固性尿布疹，医生通常会给孩子开一种含有药性较为温和的皮质醇乳膏和抗真菌乳膏的混合药剂，用以治疗白色念珠菌感染。抗真菌类的药膏，如咪康唑（达克宁）或克霉唑（克隆尼亚），不用处方就可以买到。这些药膏可以和等量的皮质醇药膏混合使用，一天使用4次，换完尿布后涂抹。可用一些润肤霜使皮肤保持润滑，如凡士林、锌氧化物与蓖麻油的混合物等。

要点

- 使皮肤保持干燥。
- 一有机会就让孩子皮肤多接触空气，多晒太阳。
- 用一些对皮肤有好处的润肤霜或药膏等。
- 不要用肥皂给孩子洗澡，也不要用塑形的产品包裹孩子。
- 孩子洗澡不要太频繁。
- 治疗4天后尿布疹如果仍没有好转，就要带孩子去看医生。

3.40 儿童的正常发育

以大多数孩子的生长发育过程为参考，将自己孩子生长发育情况与相同年龄下大多数孩子达到的某个特殊阶段相对比很有意思，这些阶段又叫里程碑。下面的指南展示了孩子达到这些里程碑的平均年龄。

令人感兴趣的事实

孩子一出生就能看见东西，并逐渐成熟，于12个月时达到成人水平。

孩子一出生就能听见声音，如果不能，孩子出生后的12个月内是矫正听力的最佳时机。

孩子正常生长发育过程

里程碑	年龄
抬下巴	4周
注意到突然发生的持续声音（如吸尘器的声音）	4～5周
社交微笑	6周
很容易笑	2个月
别人对孩子说话时，孩子会发出声音	2个月
眼睛随着别人的移动而移动	2个月
大笑	3个月
小声低吟	3个月
认出自己的母亲/父亲	3个月
对较大的声音做出反应	3个月
开始高兴地尖叫	3个月
用手抓住，并玩弄拨浪鼓	3～4个月
对普通的声音做出反应	3～4个月
抬头	3～4个月
翻身（从其他体位翻转到仰卧位）	4个月
靠住其他东西，可以坐起来	4～6个月
翻转（从仰卧位翻转到其他体位）	6个月
可以伸出手去抓东西	5～6个月
可以将物品在两手间传递	5～8个月
对较柔和的声音做出反应	6个月
别人拉孩子坐起来时，头能够抬起来	6个月

里程碑	年龄
对其他房间里的声音能够立即做出反应	6～7个月
可以自己吃饼干、甜面包干等	6～8个月
大笑、尖叫、咯咯大笑	6～8个月
没有支撑物也可以坐起来	6～9个月
咿呀学语	6～9个月
靠住其他支撑物可以站起来	6～10个月
爬行	7～9个月
玩躲猫猫游戏	8～9个月
开始叫爸爸妈妈（但含糊不清，不准确）	8～9个月
对陌生人感到紧张	8～9个月
可以向别人挥手再见	8～12个月
别人一拉就可以站起来	9～10个月
能够理解"不"	9～10个月
来回爬行	10～11个月
可以用手指将食物送入口中	10～12个月
可以独立行走或一手扶住支撑物行走	10～15个月
喊爸爸妈妈（正确地喊）	10～18个月
说出第一个字	11～12个月
听懂一个步骤的简单指令，并且能够执行该指令	12～14个月
能够听懂几个字	12～15个月
会一个字一个字地说话	12～15个月
指出身体的部位	14～24个月
能够配合穿衣服	14～24个月
自己脱袜子	15～20个月
爬楼梯	15～20个月
可以连着说两个字	15～24个月
用汤勺	15～24个月
用两块积木建塔	16～18个月
指动物图片	20～24个月
用叉子	21～24个月
可以涂鸦	24～26个月
用四块积木建塔	24～26个月
向前方踢球	24～26个月
假装游戏	24～26个月

里程碑	年龄
跑得非常稳	24～30个月
会扣纽扣	24～30个月
可以说一些话，别人能够听懂	26～30个月
可以两脚交替地走上楼梯	30个月
说出某个颜色	30个月
解开扣子	30个月
会骑三轮车	2岁半到3岁
控制大便	2～4岁
控制小便	2～4岁
可以辨别并说出四种颜色	3岁半到4岁
可以说出自己的姓名	4岁
可以画出人体的三个部分：头、四肢和躯干	4岁
系鞋带	5岁
可以自己独立穿衣服	5岁
可以将句子连起来	5岁
说话流利	5岁
能够跳跃	5岁

　　孩子健康发育的标志是孩子机警、对周围的事物感兴趣、与别人相处融洽及具有求知欲。如果你的孩子到了以上列出的年龄没有出现相应的行为，没必要过于担心，因为每个人都是一个单独的个体，人与人之间是有差别的，在某个年龄阶段是否会出现特定的行为也是有差别的。如果你有任何疑问，可以咨询医生和有育儿经验的专业护理人员。

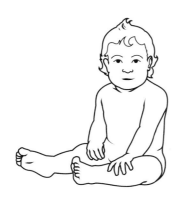

正常孩子在6～9个月的时候（平均8个月），
不需要其他支撑物就可以坐起来

3.41　花生过敏

食物过敏的定义是什么？

　　过敏是指机体免疫系统对特定的物质包括食物的一种过度反应，这是由于机体释放了一种叫组织胺的化学物质。

　　食物过敏一般从婴幼儿和儿童时期就有，常见引起过敏的食物包括牛奶及其他乳制品、蛋类和（或）花生等。可能引起过敏的其他食物包括橙子、大豆、坚果类、巧克力、鱼类及小麦等。

花生过敏的基本概况有哪些？

　　现在，越来越多的人花生过敏，尤其是孩子。花生过敏成为威胁生命的一种严重问题。花生过敏是指机体对花生中的蛋白成分过敏，大约50个孩子中就有1个对花生过敏。花生过敏一般发生在孩子出生后的前3年内。如果孩子患有哮喘或湿疹，孩子花生过敏就是一个大问题。

　　花生过敏的一个特征是随着时间的推移，花生过敏的症状越来越严重，而其他过敏的特征是随着时间的推移，过敏症状越来越轻。

　　发生花生过敏的人中，约80%会持续终生。

花生过敏的症状有哪些？

　　患者接触花生几分钟之内，就会发生过敏的症状。早期症状如下。

- 瘙痒，尤其是口腔周围。
- 烧灼样发热，尤其是在口腔周围。

随后可能发生以下症状。

- 皮肤潮红，尤其是脸色通红。
- 皮肤出现皮疹。
- 哮喘。
- 舌头和嘴唇肿大。
- 呼吸困难。
- 恶心与呕吐。
- 腹痛。

- 腹泻。
- 虚脱。
- 失去意识。

花生过敏的诊断方法有哪些？

当孩子对含有花生的食物有异常反应，就应怀疑孩子对花生过敏。在有医疗监护措施的情况下，食物过敏测试、皮肤点刺试验和（或）抗过敏原吸收试验（radioallergo-sorbent test，RAST）有助于确诊。

孩子暴露于花生的途径有哪些？

花生的暴露途径如下。

- 直接吃花生。
- 吃含有花生的食物。

——花生酱。

——花生油。

——某些麦片。

——某些巧克力。

- 与吃上述食物的人密切接触。
- 母亲的食物里含有花生，孩子通过吃母乳接触到花生。
- 含有花生成分的按摩油渗到皮肤里。

吃含有花生的食物可以引起最强烈的过敏反应，但是皮肤、眼睛接触含有花生的物质，甚至是吸入含有花生的食物粉末，都有可能引发过敏。

对花生过敏的后果有哪些？

一旦孩子对花生过敏，很少量的花生都会引起很严重的过敏反应。有证据表明1/2 000个花生的量就会引起过敏反应。对花生过敏的孩子中，有80%的孩子会持续对花生过敏，且过敏症状会随着时间的推移而加重。

花生过敏的危害有哪些？

花生过敏可引起过敏性反应，并可进一步加重导致致命性虚脱或休克。孩子发生过敏性休克时，脸部会突然肿起来，脸色发白或发青、精神萎靡。这时就要采取紧急医疗措施，应该立刻联系医生或叫救护车。到医院后立即给孩子注射救命药——肾上腺素。

孩子花生过敏的同时，又患有哮喘，这时情况就非常危急。

花生和其他坚果类有交叉反应吗？

对花生过敏的孩子对其他坚果类（如核桃、榛子、腰果、杏仁、开心果、夏威夷果等）也过敏。

花生过敏的治疗方法有哪些？

避免食用及避免接触含有花生的食物。买食物或吃东西时，要仔细阅读食品包装袋上的标签，判断食物中是否含有花生成分。在外面吃饭时，要问清楚食材本身成分中或加工过程中是否涉及花生，尤其是对那些外卖或饭店卖的饭菜。同时，要小心沙茶酱。

对花生过敏的人应该有针对过敏性休克的急救箱，急救箱中应包括含有肾上腺素的注射器（EpiPen）等。急救箱应该放在家里备用或者是出门时随身携带。

建议有过敏史的女性在怀孕期间及母乳喂养宝宝时，避免吃含有花生成分的食物。

目前认为孩子出生后的6个月内采取母乳喂养有利于预防花生过敏。

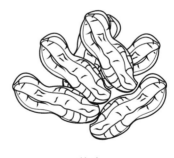

花生

3.42　培养一个快乐的孩子

父母都希望孩子能够快乐成长、适应社会，尽其所能为孩子提供最好的条件。父母不能保证孩子肯定会快乐幸福，但应该满足孩子们的某些基本需求和愿望。

孩子来到这个世上，并不是他们自己所能决定的。他们是上天赐给父母的礼物，因此父母要爱自己的孩子，认真照料，并且承担起应有的责任。我们必须认识到孩子不是一个模子里刻出来的，每个孩子都是一个独立的人，有自己个性和需求。但是每个人都有相同的基本需求，这些需求包括安全感、食物、活动及足够的睡眠等。

成为合格的父母是世界上最艰巨、最具有挑战性的工作之一。大部分父母在培养孩子方面都做得非常好。下面是一些对于孩子比较重要的基本需求。

孩子需要爱

孩子不会被太多的爱"惯坏"，太多的爱好过太少的爱。儿童变得顽皮，通常是因为孩子在某些方面被家长忽视，孩子想获得家长的关注才会变得顽皮淘气。

孩子很敏感，就像身上长了一根天线——他们能够感受到别人对他的态度。被爱关怀的孩子长大成人后会成为一名自信成熟的成年人。

爱应该是无条件的——不应该附加任何条件。孩子应该因为他们本就是父母的孩子而得到真诚的爱，而不是因为他们长得漂亮、脑子聪明或讨人喜欢。不管他们是谁，不管长相如何，也不管学习成绩和体育活动表现，他们都需要获得别人的鼓励与表扬，从而最终拥有健全的自尊心。

爱不是占有性的，不是给予孩子令人窒息的爱，替孩子做任何事情，也不是给孩子买很多礼物。爱是理智的。

爱之于孩子，就像阳光之于花朵。

孩子需要安全感

安全感对于孩子很重要。孩子的安全感不仅来源于家长等周围人给予孩子的爱，而且来自孩子生长在一个和谐的家庭中，家庭中父母不吵架打架、孩子不受虐待、兄弟姐妹间不过分干扰，以及没有滥用毒品、药品、酒精的现象。一张温暖舒适的床，有充足的食物和衣物，这些足以支撑起孩子的安全感。

孩子需要玩耍

孩子需要积极地参与活动，做一些具有创造性的事情，他们需要有机会自由表现自己。"角色扮演游戏"很重要，孩子通过玩这些角色扮演类游戏，依靠他们的想象和遇到的挫折，反复思考，并通过实践解决一些问题。

使游戏安全、有趣、快乐的秘诀。

- 孩子和家长一起玩。
- 在有安全措施的游乐场或操场玩。
- 要有玩伴。
- 模仿家长和其他成人的工作。
- 玩沙子、玩水等（在沙坑里玩就很好）。

孩子需要遵守纪律

孩子需要遵守坚定且人性化的纪律以保证安全。孩子玩游戏时，需要远离危险的玩具、游戏和环境。父母必须将相对合理的自由与任由孩子们做他们想做的事区分开来。父母要早早地让孩子明白他们的行为会受到某种程度的限制。他们必须去爱护自己和别人的私有物。

父母给孩子定下的纪律要始终保持。绝对不要以自己做不到或不会实施的惩罚措施威胁孩子。孩子淘气时，可以剥夺孩子某些特权（而不是体罚孩子），效果会非常好。

孩子需要诚实

家长诚实对待孩子很重要。父母对错误且不合理的决定和评论表现出愤恨，孩子们会从父母那里学到这些。这就意味着需要对孩子如实解释一些可能会伤害到他们的事情，如要带孩子去打针或去看牙医。家长也必须公平公正地评论他人，包括种族和宗教。

要点

- 父母是孩子的英雄和榜样，不要让孩子们失望。
- 父母是孩子最好的老师。

3.43　婴幼儿胃食管反流病

胃食管反流的概念是什么？

胃食管反流是指胃和（或）十二指肠内容物反流到食管的现象。胃食管反流病（gastroesophageal reflux disease, GORD）是反流较重或持续存在，或合并吸入性肺炎、窒息及影响正常生长发育等。

溢奶与轻度胃食管反流

婴儿轻度胃食管反流是一种正常现象，尤其是在孩子打嗝后出现反流，这种情况称为溢奶。但是，某些孩子的反流会很严重，这些孩子喝完奶或吃完母乳后就会呕吐，可能是食管和胃相接处的功能出现问题，失去了原有的功能。正常情况下，该处能够有效抑制奶水的反流。溢奶是指孩子吃完奶后，有少量奶从口中溢出的现象。大约有50%的孩子都有溢奶的现象，这些孩子叫作"happy spitters"。虽然父母可能会有些担心，但是溢奶一般来讲不会对孩子造成影响。孩子一般没有不舒服的感觉，而且很健康。

胃食管反流的症状有哪些？

孩子吃完奶后，液体会从孩子口中自然流出，甚至是孩子躺下休息时，也会发生胃食管反流现象。有时奶水反流压力很强，甚至会从孩子鼻子中流出。一些孩子会哭闹，可能是由于孩子反流时感受到胃灼热样的疼痛。

胃食管反流的预后怎么样？

胃食管反流会随着时间的推移，逐渐自然好转。通常，孩子开始吃固体食物后不久，反流就停止了。大部分情况下，孩子发生胃食管反流现象，父母没有必要采取措施，顺其自然即可。大多数孩子在10~12个月时，在坐起状态下，胃食管反流完全消失。只有5%的孩子在12个月时仍有持续的反流症状。病情较重时，反流可持续到18个月。如果出现其他异常的症状，要及时跟医生联系。

胃食管反流的危害有哪些？

- 孩子生长缓慢，甚至迟滞。
- 消化性食管炎（胃内酸性物质导致食管发炎）。
- 消化性狭窄（狭窄导致食道阻塞）。
- 肺部问题，可能由奶水和胃酸被误吸入肺内导致。

家长应当注意的症状有哪些？

- 吞咽困难或很容易呛咳。
- 呕吐物为绿色或带有血丝。
- 喷射状呕吐（呕吐物从口中喷射而出）。
- 孩子吃奶后不舒服（如孩子吃奶后哭闹、尖叫、弓着身子等）。
- 拒绝进食。
- 体重停止增长。
- 易激惹，很难让孩子平静下来。
- 声音嘶哑。
- 大点的孩子感到胃灼热样疼痛。

胃食管反流的治疗方法有哪些？

当孩子没有食管炎、误吸呕吐物及生长停滞的迹象时，建议采取下列措施。

简单的家庭护理

- 不要经常抱着孩子。
- 喂完奶后，将你的宝宝竖直抱住，持续20~30分钟。
- 注意喂完孩子后的姿势：孩子吃饭奶后，让孩子躺在小床上，头部要抬高20°~30°。
- 吃完奶后，至少30分钟内不要让孩子躺下。
- 孩子睡觉时取左侧卧位。

喂孩子时的注意事项

不要一次喂孩子太多。最好是少食多餐，而不是多食少餐。给孩子换配方奶粉或让孩子开始吃母乳对改善病情没有帮助，因此不建议采取上述措施。

孩子的食物要稠一些

对于那些胃食管反流较严重的孩子，孩子食物变稠有利于改善病情。父母可以向现有食物中加入增稠剂或加厚型配方奶粉。

- 如果用配方奶粉喂养孩子，可以选择的加厚型配方奶粉。

- 增稠剂：墨尔本皇家儿童医院推荐澳洲可瑞康爱他美牌食物增稠剂（Karicare Aptamil Feed Thickener）。

孩子出现下列症状时应当引起家长的重视

父母采取了上述措施后，婴儿的病情没有改善，这时父母应该带着孩子去看这方面的专家，做一些检查，如X线检查及食管镜检查（通过将内部装有相机的管道插入食道进行检查）。食物过敏也有可能引起孩子胃食管反流症状。

药物治疗

婴儿得了食管炎可能需要药物治疗。药物主要包括抗酸类药物和酸抑制剂。

- 抗酸类药物（如盐酸西那卡塞）。

- H₂受体拮抗剂（如雷尼替丁）。

- 质子泵抑制剂（如奥美拉唑）。

手术治疗

在认真检查病情后，胃底折叠术等手术可以用于治疗部分十分严重的胃食管反流。

要点

- 常见。

- 随着孩子年龄增长，病情会改善。

- 孩子到12~18个月时，胃食管反流通常会完全消失。

- 孩子在床上睡觉时头部垫高，有利于病情改善。

- 食物增稠有利于胃食管反流问题的改善。

- 喂食采取少食多餐的方法，有利于病情的改善。

- 喂奶后，竖抱孩子一段时间，这种做法有利于病情的改善。

3.44　幼儿急疹

幼儿急疹的定义是什么？

幼儿急疹，又称为婴儿玫瑰疹，是由人类疱疹病毒6型引起的一种常见的传染病，可导致婴幼儿发热和出现皮疹。人类疱疹病毒6型引起的幼儿急疹与疱疹明显不同（疱疹由单纯疱疹病毒感染引起），且人类疱疹病毒6型并不会引起带状疱疹等其他疱疹感染。

幼儿急疹是怎样传播的？

幼儿急疹主要通过空气中的飞沫和直接接触传播。患有幼儿急疹的患者说话、咳嗽、打喷嚏或大笑时会将含有人类疱疹病毒6型的飞沫从口腔、鼻腔中喷出。如果其他人碰触到这些飞沫，然后再触摸自己的鼻子或嘴巴就可能被感染。幼儿急疹的潜伏期（潜伏期是指从人接触到病毒到症状出现的时间）为9~10天。患者出现皮疹时是幼儿急疹传染性最强的时候。

孩子公共场所可增加感染的概率。到目前为止，没有抑制病毒传播的有效方法。

哪些人易感幼儿急疹？

本病多发于出生后6个月到3岁的婴幼儿。3岁以后的孩子感染幼儿急疹较少见。约95%的孩子是在2岁感染病毒，但是只有1/3的孩子会出现幼儿急疹。成人很少有人患此病，这是因为成人通常在童年时期就已获得针对这种病毒的免疫力。

幼儿急疹的症状体征有哪些？

- 突然发热，有时体温非常高。

- 流涕。

- 易激惹。

- 精神萎靡，易困倦。

- 颈部淋巴结肿大。

体温在3~5天后就会降下来，然后出现红疹。也有孩子只有高热的症状，而不出红疹。

幼儿急疹的形态特征是什么？

- 皮疹为亮红色的斑丘疹。
- 红疹主要集中在躯干（胸部和背部）和上肢。
- 面部和腿部一般有少数散在的红疹。
- 体温下降后可出现红疹。
- 红疹一般在2天内消退。
- 红疹压之褪色变白。

注意：如果孩子正服用抗生素治疗发热和流涕，有时医生可能会将红疹误诊为抗生素（如青霉素）引起的药物反应。该病通常会在1周内会自然痊愈。

幼儿急疹可能带来的危害有哪些？

幼儿急疹是一种病情较轻的疾病，但有的孩子会因为高热引起高热惊厥（由发热导致的惊厥），2岁以下发生高热惊厥的患儿中，约有1/3可能由幼儿急疹所致。

幼儿急疹可导致罕见的并发症，包括脑炎、脑膜炎和肝炎等。

幼儿急疹的治疗方法有哪些？

没有专门治疗幼儿急疹的药物，因此，治疗方法一般是针对症状所采取的支持疗法。

- 让孩子充分补液，尤其是要大量饮水。
- 给孩子服用对乙酰氨基酚退热。
- 在孩子发热期间，让孩子在家休息。
- 抗生素对改善病情没有效果，要避免使用抗生素。

寻求医疗救助的时机是什么？

如果孩子出现下列情况时，应当立即联系全科医生或挂急诊。

- 孩子非常嗜睡，很难醒来。
- 孩子拒绝喝水，且处于脱水状态。
- 孩子出现了惊厥，尤其是惊厥状态持续时间超过5分钟。

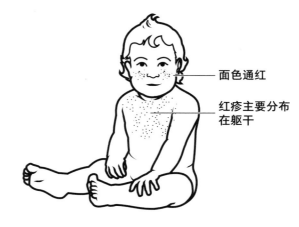

面色通红

红疹主要分布在躯干

幼儿急疹的典型症状

要点

- 幼儿急疹是婴幼儿疾病中病情较轻的感染性疾病。
- 此病是高热和短期皮疹的常见原因。
- 幼儿急疹可导致高热惊厥。

3.45　风疹

什么是风疹？

风疹是指由风疹病毒引起的一种传染病。德国首次对该疾病进行了描述与报道，因此，风疹又被称为德国麻疹。风疹一般只引起一些轻微的病症，这些病症的程度一般都超不过普通感冒。但是，如果是孕妇在怀孕的前3个月感染风疹病毒，就会有严重的后果。胎儿出生后可能患有眼盲、耳聋及心脏发育异常等发育障碍性疾病。胎儿的这种情况称之为先天性风疹综合征。

风疹患者有哪些症状？

患有风疹的患者全身感觉不适，有轻度发热、流鼻涕及耳后和颈部腺体（淋巴结）肿大。

第一天或第二天，患者就会出现皮疹。这种淡红的皮疹首先会出现在面部和颈部，但很快会蔓延至全身，尤其是胸部。红疹一般持续2～3天，到第4～5天时，所有的症状都会消失。

有的人可能感染了风疹病毒，却没有明显的症状体征。大约有1/4的患者感染风疹病毒后并无明显症状，并且会有幸获得长久的免疫力。

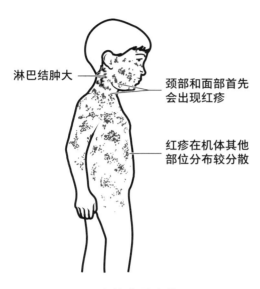

淋巴结肿大

颈部和面部首先会出现红疹

红疹在机体其他部位分布较分散

风疹的典型症状

风疹病毒是如何传播的？

风疹具有中度传染性，可通过患者鼻子和喉部喷出含有病毒的飞沫传染给他人。病毒一旦进入体内，经过14～21天的潜伏期后就会导致症状出现（如果出现症状）。

风疹给人们带来的风险有哪些？

风疹主要是对未出生的胎儿造成很大的危害。而较为常见的并发症，尤其是对成人来讲，是关节僵直肿胀（关节炎），而这种症状一般是短暂性的、一过性的。另一罕见的并发症是脑炎（脑部炎症），约5 000个患者中只有1人会发生脑炎。

风疹的治疗方法有哪些？

风疹是一种病情轻微的疾病，一般不需要针对性的治疗方法。但是，患者要在安静环境中休息，直至身体恢复。患者如果发热或关节疼痛，可服用对乙酰氨基酚。

休学

孩子患有风疹时，一般要在家休息隔离，直至康复，或从出现皮疹之日起，在家休息隔离至少5天后再回学校上课。

家长应该做些什么？

- 如果患者出现惊厥，立即看医生。
- 通知学校孩子患有风疹，不能去学校。
- 联系那些接触过患者的孕妇。
- 如果带孩子去医院，先给医院打个电话，以免在等候室中碰到孕妇，将风疹传染给孕妇（如果你认为孩子得了风疹）。

如何预防风疹？

所有的女性在青春期前都要预防接种风疹疫苗。在澳大利亚，一般在孩子出生后第12个月给孩子接种疫苗（与流行性腮腺炎疫苗和麻疹疫苗一起接种，是三联疫苗），以及在孩子4～5岁时再接种一次疫苗。大一点的女孩子及育龄期的女性如果没有得过风疹，至少要在怀孕前的3个月接种疫苗。在澳大利亚，15～45岁的大部分女性对风疹都具有免疫力，因此这些女性一般不会感染风疹病毒。但是，判断人们对风疹是否具有免疫力的唯一方法是进行专门的血液检查。

3.46　脊柱侧弯

什么是脊柱侧弯？

脊柱侧弯（又称为特发性脊柱侧弯）是指脊柱向一侧凸出的现象。脊柱侧弯一般发生在孩子11～13岁时，这是孩子的身体处于快速生长阶段。

脊柱侧弯的患病率以及好发人群？

脊柱侧弯较常见，人群患病率在2%～3%。约10%的患者病情较轻，1 000个患者中有1人的病情会非常严重。脊柱侧弯在女性中更常见（其患病率约是男性的10倍）。虽然有些疾病，如小儿麻痹症等会导致脊柱异常或失调，但病因始终不明（因而，脊柱侧弯又叫特发性脊柱侧弯）。脊柱侧弯具有家族聚集性。

脊柱侧弯的症状有哪些？

人们总是在不知不觉中出现特发性脊柱侧弯的症状，因此一般很难注意到这些病症。一般在10岁以前脊柱正常，10岁以后才可能发现问题。随着弯曲度不断增加，人们会慢慢注意到这些细微的变化——衬衫和裤子不合身及裙子的底边很难保持水平。脊柱侧弯一般不出现背部疼痛的症状，但病情严重的患者可出现背部疼痛。

脊柱侧弯导致的问题有哪些？

在脊柱侧弯严重的患者的症状。

- 上身明显弯曲。
- 两肩膀不平且浑圆。
- 一侧肩膀比另一侧肩膀高。
- 一侧肩胛骨向外突出。

脊柱侧弯病情特别严重时，甚至肺部和心脏都会受到挤压，导致呼吸困难。对于患者来讲，最严重的问题在于来自社会上其他人的眼光，这会使得患者感到尴尬，局促不安。

脊柱侧弯诊断性的检查有哪些？

脊柱侧弯的筛检检查项目是"向前弯曲项目"。被检查者向前弯曲时，检查者站在被检查者后方，可以清楚地观察到脊柱的弯曲度及脊柱两侧的对称程度。一般是12～14岁的孩子做该项筛检。脊柱X线检查可以反映脊柱的S型弯曲度及测量科布角。这一角度是由两条符合弯曲脊柱方向的主线形成的。

脊柱侧弯的处理方法是什么？

大部分患者病情都比较轻微（侧弯曲度一般不超过10°），患者只需要纠正自己的姿势并加以练习，并且接受理疗即可。侧弯曲度较大时，使用支架进行矫正。青春期使用支架有助于使脊柱矫正变直。

脊柱侧弯处理原则如下。

- 侧弯曲度小于20°时，进行医学观察。
- 侧弯曲度为20°～40°时，用支架进行矫正。
- 侧弯曲度为40°（不包括40°）～45°时，用手术方法进行矫正。

患者脊柱侧弯严重时，应当咨询整形外科医生。

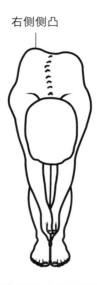

右侧侧凸

向前弯腰来显示出左右两侧的差别

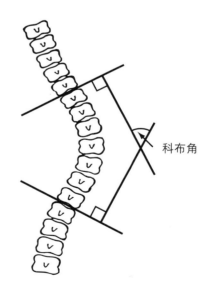

科布角

X线下看到的脊柱侧凸

3.47　婴幼儿脂溢性皮炎

什么是脂溢性皮炎？

脂溢性皮炎是指一种常见的皮肤炎症，可导致皮肤出现鳞状斑片，主要发生在长毛发的皮肤区域，尤其是在头皮和眉毛处。脂溢性皮炎也有可能出现在面部、颈部、腋窝及腹股沟等处。脂溢性皮炎可引起尿布疹。如果脂溢性皮炎发生在头部，这种症状称为"摇篮帽"。

具体病因未明确，但是研究者们已发现脂溢性皮炎患者的皮脂腺和毛囊会过度分泌皮脂。部分研究者认为一种称为马拉色酵母菌（真菌）的病原体是导致脂溢性皮炎的罪魁祸首。

脂溢性皮炎的症状有哪些？

脂溢性皮炎一般会出现红色斑片或红色丘疹，并会伴有皮屑。当孩子哭闹或发热时，红疹会变得更红。头皮部分可发生摇篮帽现象。一开始会出现薄片头屑样的皮屑，然后会出现黄色油腻性鳞屑，形成黄色痂皮。这种皮屑会伴随着皮肤发红。

脂溢性皮炎与湿疹不同，脂溢性皮炎一般不会引起瘙痒，且不会使孩子受到刺激，不会感到不舒服，身体也很好，不会抓有皮屑的地方。但是，这种皮炎可引起感染，尤其在尿布包裹的部位，而且这种皮炎很难清理干净。如果脂溢性皮炎不治疗，皮炎会蔓延到身体的多个部位。有这样一句谚语："摇篮帽和尿布疹会在中途相遇"。

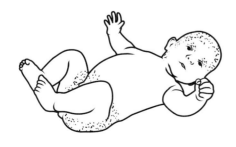

皮脂溢的典型分布

脂溢性皮炎好发于哪个年龄段？

脂溢性皮炎好发于婴儿出生后的第一年，尤其是婴儿出生后的前3个月。很多婴儿在出生后的第1个月内开始出现脂溢性皮炎，孩子2岁后出现脂溢性皮炎的情况较罕见。

脂溢性皮炎的治疗方法有哪些？

自愈

脂溢性皮炎一般能够自愈。最重要的是要用温水洗澡，并用柔软的毛巾吸干水分，并且将皮肤尽可能地暴露在空气中，接受阳光的照射（量要适当），从而保持患处皮肤的清洁和干燥。不要用肥皂给孩子洗澡。

对于摇篮帽，用婴儿油或橄榄油涂抹于患处，并轻轻擦拭，然后清洗掉那些疏松的鳞屑。

对于尿布疹，一注意到小便或大便弄脏尿布，就要更换。保持尿布包裹部位的清洁与干燥。每天要短时间多次将尿布包裹部位暴露在阳光下。清洗尿布包裹部位时，不要用肥皂。

对于身上的病灶，将含锌的润肤霜薄薄地在皮炎部位涂抹一层，以帮助那些部位痊愈及抑制皮炎向其他部位蔓延。如果皮炎累及范围很大，并导致很多问题，可考虑使用2%酮康唑乳膏、含（或不含）硫黄的2%水杨酸涂剂，或舒博伦润肤霜。

医疗救助

如果用上述的基本治疗方法皮炎没有得到控制，就要咨询医生。医生会为孩子开一些含硫磺或含水杨酸的润肤霜，必要时会开一些药效较强的润肤霜。效果较好的一些非处方药有意高（Egozite）摇篮帽药膏。

脂溢性皮炎通常在孩子12～18个月时痊愈，不会留下瘢痕。

3.48 传染性红斑

什么是传染性红斑？

传染性红斑是一种相对常见的病毒感染性疾病。典型症状为患者面颊部呈鲜红色，像被人打了一记耳光。此病又叫作面部拍打综合征，或第五疾病。

引起传染性红斑的原因有哪些？

传染性红斑是由细小病毒 B_{19} 引起，这种细小病毒与猫狗身上的细小病毒不同。

细小病毒 B_{19} 是如何在人群中传播的？

细小病毒 B_{19} 主要是通过从感染者鼻子或嘴巴中喷出的飞沫实现人与人之间的传播，尤其是通过咳嗽和擤鼻涕等方式。该病毒也可以同过直接接触传播，如直接接触患者的身体。传染性红斑一般在社区中人群较为密集的地方突然爆发，如学校等。

传染性红斑的潜伏期（从接触到病毒到症状出现的时间）为 4～21 天（平均 7～14 天）。

谁易感染传染性红斑？

传染性红斑一般发生在 4～10 岁学龄前及学龄期儿童，但是传染性红斑在每个年龄段都有可能发生，甚至成人也可发病。成人中大约有 60% 的人携带细小病毒 B_{19}。

可通过检测血液中的免疫球蛋白 G（IgG）来诊断传染性红斑。

患有传染性红斑的患者有哪些症状与体征？

- 患者面部及四肢会出现颜色鲜亮的红疹。
- 感觉不舒服，但说不清到底哪里不舒服。
- 流涕。
- 轻度发热（大约有 1/3 的患者会有此症状）。
- 疼痛（包括腹痛）。
- 关节痛（一般只有成人或大点的孩子会出现此症状）。
- 颈部腺体肿大（颈部淋巴结）。

传染性红斑中红斑的特征有哪些？

红斑一开始出现在面部，但是嘴唇周围为苍白色。一两天后红斑会出现在四肢，也有可能出现在躯干（胸部和背部）。红斑一般持续 2～3 天，然后就会消退。但是，红斑在几周内可能会反复出现和消退。红斑消退后，脸颊遇风、晒太阳或洗热水澡后又出现，这种情况很常见。家长会对此十分担忧，其实根本不需要担心。红斑可能会发痒。

传染性红斑对成人的影响是什么？

如果成人得了传染性红斑，症状会比小孩严重，其症状与风疹症状类似。主要的症状体征是颜色鲜亮的红疹和关节炎。

传染性红斑给人体带来的危害有哪些？

传染性红斑是一种病情较轻，与感冒症状相似的一种传染性疾病，因此很多人甚至不知道他们感染了病毒。传染性红斑带来的危害主要是反复发作及与之有关的关节炎。

但是，如果孩子患有某些血液病（地中海贫血及镰刀型细胞贫血）和白血病等，如果再感染上传染性红斑，问题就会非常严重。

如果孩子正在长期服用类固醇类激素或正在进行化疗，又感染上传染性红斑，就要咨询医生。

另外一个风险是假如孕妇在怀孕期间感染上传染性红斑，会对胎儿造成危害。但是如果孕妇在怀孕之前已有过感染，并且已对此类病毒有免疫力，传染性红斑就不会对胎儿有影响了。传染性红斑罕见引起胎儿死亡，也没有证据表明它会引起胎儿先天畸形。

传染性红斑的隔离原则是什么？

没有必要对孩子进行学校隔离或其他隔离。孩子可以继续去学校。一旦你看到孩子脸上出现红斑，传染性红斑就不再具有传染性。

如果孩子患有血液疾病或白血病，那么就要避免接触患有传染性红斑的孩子。

怀孕的女性接触了患有传染性红斑的人后要去医

院做血液检查，向相关的专家医生进行咨询。

传染性红斑的治疗方法是什么？

传染性红斑没有针对性的治疗方法（抗生素治疗无效），因此治疗的目的在于缓解症状。

- 大量饮水。
- 如果孩子发热或疼痛，给孩子服用对乙酰氨基酚进行缓解。
- 如果孩子感到痒，在患处涂抹止痒药膏或洗剂，例如，皮得露（Pinedarsol）止痒乳膏或炉甘石洗剂。
- 孩子出去时要戴上宽檐帽。

成人患病可能需要服用效果更强的镇痛药或抗炎药治疗关节炎。

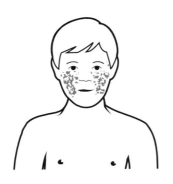

孩子患传染性红斑面容

3.49　儿童的睡眠问题

正常的睡眠模式是什么样子的？

孩子在婴儿后期，初学走路时期及上学前期出现睡眠问题是很常见的。大约1/3的孩子都会在某个阶段有睡眠问题。大部分孩子在出生的前几周一晚上会醒来1~2次，到了9个月的时候，通常整个晚上都是在睡觉中度过。孩子1岁的时候，一天平均的睡眠时间为16小时，包括白天睡2~3小时。

当孩子到18个月的时候，孩子之间睡眠时间的差异就会非常大。一些孩子所需要的睡眠时间较少，早上会早早醒来。至少有30%的孩子会在晚上醒来一次。超过5%的学龄前孩子不想上床睡觉。到孩子3岁的时候，很多孩子白天很兴奋，并且不再小憩。到孩子5岁的时候，几乎所有的孩子白天都不小睡。孩子在出生后的第2年就开始做梦，这与孩子语言发育同时发生。

针对晚上不睡觉的孩子，给家长一些建议

- 给孩子规划一下睡觉步骤。如可以告诉孩子睡觉的时间到了，然后给孩子脱外衣、洗漱、穿睡衣、讲故事，最后睡觉。
- 要严格按步骤执行。
- 一般情况下，在孩子醒着的时候，就要抱孩子上床睡觉。
- 一旦把孩子收拾好后，就要把孩子单独放在卧室，告诉孩子你一会儿就会回来。然后多回来查探几次，直到孩子睡着。
- 对孩子哭闹不要大惊小怪，不要过度溺爱孩子；即使孩子哭闹，但没人理的话，孩子自然会停止哭闹。
- 确保其他人不会打扰孩子睡觉，如年长的哥哥或姐姐。
- 轻柔的音乐、毛茸茸的玩具及灯光柔和的夜灯都有助于孩子睡眠。
- 如果孩子开始哭闹，不要冲到床前，也不要将孩子抱起来，避免对孩子进一步刺激。
- 发出一些柔和的背景声音，表明你在附近，借此给孩子安全感。
- 不要责骂孩子。

针对失眠（包括晚上醒来）提供一些建议

- 父母双方就针对采取的措施，意见要一致，且要共同分担任务。向孩子解释他们应当留在自己床上。
- 在半夜不要关注孩子——此举会诱导孩子以晚睡寻求被关注，并且养成坏习惯。

- 拒绝晚上带着孩子到父母床上睡觉。
- 如果孩子哭闹，先不要管，让他们自己哭闹5～10分钟。如果5～10分钟后还哭闹不睡觉，就将孩子抱起来哄哄。当孩子由哭闹逐渐转成啜泣，这时就把孩子抱到床上，盖上被子，给孩子一个晚安吻。
- 晚上不要给孩子吃过多的东西，也不要给孩子安抚奶嘴等安抚性的东西。

对于晚上摸到父母床上睡觉的孩子，给家长提供一些建议

- 立即把孩子抱回孩子床上去，陪孩子一小会儿使其安心。
- 如果孩子再回来，必须坚定不移地让孩子回到自己床上。

噩梦

噩梦是指那些令人感到害怕的梦境。孩子超过5岁就会做噩梦，这种情况很常见。由于噩梦发生在深度睡眠时期，所以噩梦并不是一种睡眠障碍。孩子会做噩梦很可能是孩子在学校受到欺负，或是发生了令孩子感到不安的事件，或是孩子看到或听了一些较为恐怖的故事或电视节目。孩子做噩梦时会彻底惊醒，这时只需要安慰孩子，使其安心即可。这一问题会随着时间推移而消失。但是，如果孩子出现噩梦是由于经历过可怕的事件，而且经常反反复复出现，这时要带上孩子去看这方面的专家。

夜惊

夜惊也是发生在深度睡眠时期。孩子在深夜突然惊醒，呼吸急促，表情紧张恐惧。孩子很有可能大声尖叫、突然坐起来及试图站起来走动。孩子通常极度伤心恐惧，醒后一般无记忆。发生夜惊时，一般不需要将孩子叫醒。如果孩子自己醒了，家长要将灯打开，并向孩子保证没什么事，只是个梦。夜惊一般发生在睡着后的2小时内，持续1～5分钟。任何年龄都有可能发生夜惊，但夜惊常发生在2～4岁和6～9岁。一般随着孩子长大，夜惊会自然消失。通常情况下，

孩子夜惊持续几个月就会停止，不会对孩子造成长期影响。

但是，如果夜惊一直持续，并且你很担心，就把孩子发生夜惊的情况都记下来，与孩子进行讨论（如果孩子已足够大可以参与讨论），然后找夜惊方面的专家寻求帮助。询问孩子在学校是否受到霸凌或有其他不好的经历，如孩子看过电视节目或电影中比较恐怖的画面。然后与专家就这些方面的问题进行探讨。一般医生不会因为孩子夜惊给孩子开药，但药物有时还是有效果的。

梦游

孩子梦游一般发生在4～8岁。梦游本身并不是什么大问题，但是梦游可能是孩子有心理问题的一种表现。孩子梦游时，最好不要叫醒孩子。要轻轻地将孩子带回孩子的床上。父母要确保孩子的房间干净整洁、安全舒适（如在楼梯的最顶端要安一个门，窗户没有隐患）。建议试试在最可能发生梦游的时间点之前15～30分钟将孩子彻底叫醒，并且连续7天都这么做，维持固定的作息时间表。通常随着孩子长大，梦游最终会消失。

持续存在的睡眠问题

如果孩子的睡眠问题持续存在，就要咨询相关方面的专家。

3.50 鼻炎

引起鼻炎的原因是什么？

抽鼻子是一种常用语，指的是孩子通过被黏液阻塞的鼻子呼吸时所发出的声音。抽鼻子通常是由病毒造成上呼吸道感染，尤其是鼻部感染引起。这种情况在医学上称为鼻炎。鼻炎对于成年人来讲是个小

问题，但对于儿童来讲是个大问题，因为孩子鼻腔很小，鼻炎发作时，孩子感到极不舒服。孩子患有鼻炎时，空气很难从鼻腔通过。引起鼻炎的病毒通常是引起普通感冒众多病毒中的一种。

如果婴儿早早地接触到病毒，也会发生鼻炎或上呼吸道感染。但是，婴儿从 4～6 个月开始往后，更容易发生鼻炎和其他上呼吸道感染。孩子每年可能会发生多达 6 次上呼吸道感染。

鼻炎的症状有哪些？

- 水状黄色或绿色黏液阻塞鼻腔。
- 咳嗽、打喷嚏。
- 易激惹、哭闹。
- 鼻腔阻塞导致喂养孩子困难。

鼻炎给孩子带来的危害有哪些？

鼻炎通常不是严重问题，其症状往往只是看似严重。鼻炎有时会继发细菌感染。如果出现下列情况，要及时去看医生。

- 孩子出现气喘或其他呼吸困难的症状，或孩子呼吸急促。
- 高热（体温超过 39℃）。
- 出现呕吐或其他异常症状。
- 面色苍白或暗淡。
- 与平时相比，不活跃或比较迷糊。

如果孩子面色红润且哭闹，家长不必太担心。但是如果孩子面色苍白，异常安静，没什么活力时，家长就要注意了。

鼻炎的治疗方法是什么？

由于鼻炎是病毒感染引起的，抗生素治疗鼻炎无效，所以治疗鼻炎时，一般不用抗生素。但是，如果鼻炎又继发了细菌感染，如并发中耳炎，这时医生会开抗生素治疗。医生会检查孩子的耳部、喉部及胸部，以确定这些部位是否有感染。

- 让孩子大量饮水。
- 注意给孩子保暖。

- 孩子发热时，给孩子服用对乙酰氨基酚糖浆（不要给孩子服用阿司匹林）。
- 让孩子在家休息，与其他孩子隔离开来，以免传染。

传统的治疗方法是清理鼻腔。用棉棒蘸盐水（一勺盐加上 500ml 开水，然后放凉即可）。有必要时，还要向鼻腔滴盐水或向鼻腔喷通鼻气雾剂。

给孩子滴注或向鼻腔喷洒抗组胺类药物可以缓解鼻腔堵塞的状况。是否需要使用抗组胺类药物及如何使用要咨询医生。抗组胺类药物一般只能滴注 4～5 天。

如果孩子流鼻涕、打喷嚏的症状持续时间超过一周，或是流鼻涕、打喷嚏的症状每年都会在同一个季度复发，那么孩子有可能是过敏性鼻炎（鼻子对环境中存在的某些物质过敏），如动物皮毛、花粉等。如果孩子是这种情况，要及时联系医生，向医生咨询这方面的情况。

3.51　斜视与失明

斜视的概念是什么？

斜视是指由于每只眼睛控制聚焦的六条肌肉缺乏协调性，进而导致眼睛"被转动"的现象。主要表现为一眼能够盯住目标物，而另一眼却看向别的地方。斜视较为常见的是内斜视（"斗鸡眼"），有时也可以见到外斜视（"散开性斜视"），甚至还有可能是上斜视或下斜视。

孩子的斜视问题什么时候开始变得比较明显？

孩子出生后最初的几周斜视问题一般都不明显。但是，当孩子开始学习用眼看世界的时候，大约是在孩子出生后的第 2 周到第 4 个月时候，斜眼就显现出来了。但是，斜眼也有可能更晚出现，甚至有可能孩子成年后，斜眼问题才会显现出来。孩子一出生就有视力，视力会一直发育，直到7~8岁时视力发育成熟。

斜视的主要类型有哪些？

• 经常性斜视或真性斜视是一种永久性斜视——一直存在。

• 隐性斜视是指斜视一般只有在压力比较大的情况下出现，如疲劳。

• 暂时性的斜视是指只有短时间内出现较为明显的斜视，其他时间看起来都很正常。

• 交替性斜视是指两眼交替出现斜视，所以孩子只能用两个眼中的一个锁定目标物。

• 假性斜视是指事实上眼睛并不斜视，只是看起来斜视。一般是由于眼睑的形态结构造成的。

将真性斜视和假性斜视鉴别开来的一个有效的办法是用手电筒照射眼睛，观察双眼角膜反射光出现的位置。假性斜视时，双眼反射光将处在同一个位置，而真性斜视时，双眼反射光出现在不同位置。

经常性斜视和交替性斜视是病情比较严重的两种斜视，需要及早发现，及早治疗。

斜眼的危害有哪些？

如果真性斜视在6岁之前不加以矫正，"懒眼睛"（斜视眼）将会因缺乏运用而有失明的风险，这种情况称之为弱视。黄金法则是永久性斜视要早发现早矫正。如果早矫正，治愈的机会非常高。通常7岁以后再在开始矫正就太晚了，已无法保留斜视眼的视力，最终这只眼睛会永久失明。

斜视的治疗方法有哪些？

如果一个眼睛很"懒"（也就是不用那只眼睛看东西），一般的矫正方法是用一个遮挡物（可以将遮挡物放在眼镜上）遮住那只好眼，并持续较长一段时间，以迫使孩子使用"懒眼睛"，并最终使两只眼睛都能正常发育，获得正常视力。对于比较严重的斜视，通常是通过手术来进行矫正。眼科医生会将弱视的那只眼的肌肉拉紧强化，从而从外观上纠正斜视，

使两眼能够同时注视目标物，也能改善眼睛的功能。

要点

• 斜视通常可以自行矫正，这种认识是错误的，是谬论。

• 真性斜视和交替性斜视需要早发现，早治疗。

• 如果"懒眼睛"一直得不到使用，7岁时就会失明。

• 对真性斜视应当早期做手术进行治疗。在1~2岁做手术效果最好。

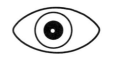 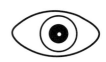

眼睛的正常位置（注意白光反射点位于同一位置）

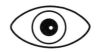

内斜视（右侧眼是斜视眼）

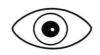

外斜视（右侧眼是斜视眼）

假性斜视（这种斜视是由眼睑的形状造成的）

3.52　口吃

口吃的定义是什么？

口吃是言语表达常见的一种障碍。主要是指一个人很明白自己想要表达什么，但是难以流利地表达出

来的一种情况。

语言表达的流利度可能受到下列一种或多种因素的影响。

- 很难开始说话（也许开始会有一段沉默的时间）。
- 讲话中间出现没有声音的中断。
- 会重复某个单词或某个音节（如我我我我想……）。
- 某个单词或某个音节延长（如你最近怎么样昂昂昂昂昂？）。

口吃也可能与身体的某个部位的运动有关，如点头动作、拖着脚走路、扮鬼脸及眨眼睛等。

很多孩子都可能有暂时的语言不畅，但是大部分都不会发展为口吃。

导致口吃的具体原因至今不明。

谁更容易口吃以及什么时候会出现口吃？

- 孩子一般在2~5岁发生口吃。
- 每个人有可能发生口吃，但口吃具有家族遗传性。父母有口吃，孩子发生口吃的概率就会升高。
- 任何种族，任何阶层的人都有可能发生口吃，因此不管使用哪种语言，都有可能发生口吃。
- 大约有5%的孩子在语言发育的某个阶段会发生口吃，而只有1%的孩子口吃问题会持续到成年。
- 男性发生口吃的风险是女性的4倍。

注意：部分患有口吃的孩子可能因为口吃问题而沉默不言。

口吃会影响其他技能发育吗？

肯定不影响。一般来讲，口吃与智力发育无关。有口吃的孩子，其他发育都很正常。让人感兴趣的是，很多患有口吃的人没有其他语言表达发面的问题，如唱歌、说悄悄话等都没有问题。

影响口吃的因素有哪些？

孩子焦虑紧张时最有可能发生口吃，如怯场时、对着一群人进行朗读时、谈论一些自己不熟悉的话题时及在陌生的环境中时。影响口吃的因素还包括劳累、兴奋、情绪冲动、好争辩、即兴发言等。不得不用一些比较难的词汇也会造成语言表达不流畅。

何时需要治疗口吃？

65%口吃的孩子随着自信心的增加及语言表达能力的增强能够逐渐克服这个问题，这些孩子也许不需要治疗。如果口吃从刚出现开始，持续存在超过12个月，那么口吃就不太可能自行改善了，这时孩子需要接受特殊的语言矫正措施，需要咨询语言病理学家。建议早期矫正从2岁半开始，最好是不要超过5岁。

哪些医务人员、医疗机构提供专业的口吃矫正方法？

语言病理学家是经过专业训练的治疗专家，他们根据孩子的情况，对各种矫正方法做出分析，最终会提供一个适合孩子的矫正方法。这些语言病理学家也许是自己经营诊所，也许在某个医院或社区医疗中心工作。你可以上网查询或向医生咨询有关口吃矫正服务机构及门诊的信息。

口吃矫正方法的原理是什么及口吃矫正的成功率有多高？

治疗措施包括通过强调对流利讲话的持续反馈和奖励，以促进患者说话的流畅性。这种矫正方法主要是促进孩子自信和流利地讲话。效果一般都很显著，成功率为80%~90%。这种矫正方法需要定期进行，且需要父母的参与。

父母应该做的事项和禁止做的事项

应该做

- 孩子表达稍微流畅，有进步，就要表扬孩子。
- 父母要有耐心，要认真听孩子讲话，不要打断孩子。
- 把注意力放在孩子的讲话内容上，不要放在孩子的讲话过程。
- 教育家庭其他成员要注意说话语气、行为态度，要耐心，为孩子矫正口吃提供一个积极支持的环境。

- 父母重复或解释孩子讲过的内容，并表示理解和认同。
- 如果孩子表现出焦虑或挫败时，要安慰鼓励孩子，以增加孩子的自信。

禁止做

- 引起对口吃这一问题不恰当的注意，尤其是引起别人对这一问题的注意。
- 因口吃责怪或批评孩子。
- 允许家里成员对口吃的孩子开玩笑或讥讽。
- 让孩子处于可能导致尴尬的境地。
- 与孩子一起讲话，以纠正或补充孩子未能流利表达的句子。
- 打断孩子讲话。

3.53　暴怒发作

孩子暴怒发作的定义是什么？

暴怒发作是孩子由于挫败感进而引发的一种剧烈的情绪反应，是孩子（尤其是婴幼儿）的一种行为失控。暴怒发作的时间有长有短，短的只有 20～30 秒，长达几小时。

暴怒发作可表现在下面几个方面。

- 踢脚或蹬脚。
- 大声叫喊及尖叫。
- 扔东西。
- 在地面上打滚。
- 撞头。
- 哭闹（没有受伤时）。
- 呼吸暂停（这种情况很凶险）。

谁更容易暴怒发作以及原因是什么？

任何一个孩子都可能暴怒发作。暴怒发作是所谓的"可怕的2岁"的特征之一。孩子一般在出生后第

15～16个月（也有可能早在出生后第12个月）开始有暴怒发作的情况，并且可能会持续到3～4岁。

孩子劳累，烦躁、感到生气或挫败时，很有可能会暴怒发作。以下几个原因可能使孩子有挫败感。

- 被别人拒绝。
- 事情并不是向他们想的那个方向发展。
- 孩子不能搞定比较困难的事情。
- 孩子不能表达他们想要表达的东西。
- 母亲离开了孩子，即使是一小会儿。

有时候没有很明显的原因。孩子有时会得到他们想要的东西，常常是因为父母或其他看护人员满足孩子要求，想让孩子安静下来，不想跟孩子产生冲突。但即使是这样，孩子还会继续出现暴怒发作。如孩子从货架上拿到一个玩具，说"我要这个玩具"，而你说"不"，然后把那个玩具放回去了。这时，孩子就会非常生气，抓住玩具，大声吵闹"这是我的，这是我的"。如果你妥协以避免孩子哭闹，你说"这次你可以拥有这个玩具，仅此一次"。这时，孩子就会得到这样一个信号，即如果他们剧烈反抗，"不"就会意味着"可以"。如果可以暴怒得到他们想要的东西，他们还会故伎重演。

针对孩子暴怒发作的纠正方法

如果需要，父母应当咨询专家，听取专家在这方面的建议。父母要记录下孩子暴怒发作的原因。父母应该明白，孩子暴怒发作较为常见，对孩子本身没有什么危害。记住这样一句话"孩子暴怒发作，需要有人来聆听孩子的声音"。孩子暴怒如果被忽视，在问题改善之前的几天内，暴怒会更加严重。预先计划好如何预防暴怒发作。药物对控制暴怒发作没有什么效果。

父母做哪些事情可以让孩子安静下来？

- 父母要保持冷静，什么话也不要说。
- 父母扭头看向别处。
- 父母走开。

- 忽视可以忽视的事项：孩子暴怒发作时，父母可以假装忽视孩子的暴怒行为，不要说任何话，让孩子一个人在那里哭闹。父母可以走开，去别的房间，可以做一些其他事情，但是千万不要把孩子锁在房间里。

- 父母对孩子的要求要灵活处理：在拒绝或同意之前，要判断孩子的要求是否合理，并且要坚持自己的决定。

- 避免可能引起孩子暴怒的事情：如带孩子逛超市。

- 尽量让孩子转移注意力：用其他东西或其他活动吸引孩子的注意力。

- 使用"暂停"的方法：孩子暴怒时，坚定地把孩子抱到一个安全的房间或安全的地方，坚持让孩子保持安静（一般持续2分钟），然后再停止"暂停"的方法。

- 制定一些可行的、易坚持的规则让孩子遵守。

- 如果孩子处在比较烦闷易被妨碍的环境，应该让孩子忙于一些活动。

- 孩子一旦表现好，就要及时表扬孩子。

什么是屏气发作？

孩子暴怒发作，或孩子由于害怕或疼痛（如孩子手指被卡住所引起的疼痛）造成短暂的晕厥，都可以导致孩子屏住呼吸。孩子暴怒发作时，他们会大声哭闹，然后会屏住呼吸。

孩子脸色就会变得苍白，然后会出现紫绀。这种情况比较危急，尤其是孩子屏住呼吸后失去意识。如果孩子失去意识，应当将孩子放于昏迷状态时应采取的姿势（孩子应当侧卧，两膝盖并拢且稍微弯曲，垫在身下的手臂从躯干旁边伸出来）。整个过程一般持续10~60秒，具有自限性。不需要处理，孩子会重新开始呼吸。屏住呼吸不会对孩子造成不良影响。屏气发作发生于6个月到6岁的孩子，但是2~3岁的孩子最常见。

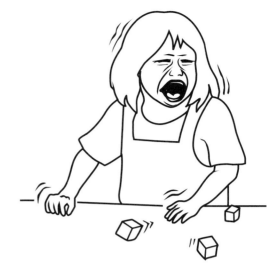

暴怒发作

3.54　泪腺堵塞

泪腺排出导管堵塞在任何年龄段都可能发生，但是孩子最常见，并且有时会引起感染。泪液排出系统导管狭窄导致导管堵塞，常见于老年人，尤其是那些由于各种原因风吹日晒的人（如农民）。这些人眼睛里经常有泪液，尤其是迎着风的时候。

眼泪如何产生和排出？

眼球上方的泪腺可持续产生眼泪。这些泪腺会为眼球提供一层薄薄的水状液体。眼泪通过位于内侧眼角（鼻旁边）的两条非常细的导管排出。这些眼泪然后进入比较粗大的鼻泪管，最后排入鼻子的后方。

导致眼泪排出受阻的原因有哪些？

最常见的原因是内侧眼角处两条非常细的导管遗传性狭窄，导致导管堵塞。孩子在出生后第3~12周，泪腺导管堵塞的症状一般就会很明显。可能是一侧眼睛受累，也可能是两侧同时受累。泪腺导管堵塞可能会有家族史。年龄稍微大点的人也有可能因为眼睛受伤、鼻子断裂、鼻窦感染及眼睛感染等原因造成泪腺导管堵塞。

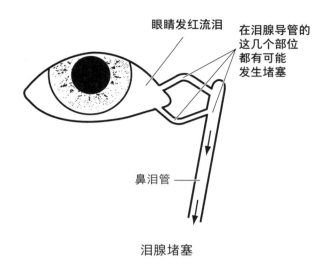

泪腺堵塞

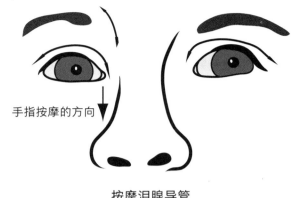

按摩泪腺导管

婴幼儿泪腺导管堵塞的症状是什么？

眼睛总是泪汪汪的是主要的症状。眼泪中可能出现黏液或黄色脓液。孩子清醒时，眼泪排出问题会更加严重。泪腺导管堵塞可能会再通，也有可能会进一步发展为严重感染，使眼睛表面或泪腺导管变得更加敏感及红肿等（泪腺导管改变表现为鼻子旁边的皮肤红肿疼痛）。有的孩子一出生眼睛就是泪汪汪的，眼泪排出受阻，因为泪腺导管没有正常打开。

泪腺导管堵塞的预后怎么样？

大部分患有泪腺导管堵塞的孩子随着机体组织的生长及导管腔扩大，都能自己痊愈。自我痊愈一般发生在孩子出生 6 个月或更早。而有些患者病情比较严重，经常反复感染。泪腺导管堵塞也可并发结膜炎，通常需要点抗生素眼药水或涂抹药膏来进行治疗。用脱脂棉蘸上温水热敷眼睛，有利于缓解结膜炎症状。

比较简洁的处理方法有哪些？

最好的方法是母亲或孩子的看护每天按摩几次孩子的泪腺导管。用小拇指的指尖稳稳地（但要轻轻地）按压内侧眼角，然后稳稳地向下按摩到鼻尖的外侧。

顽固性的泪腺导管堵塞的治疗方法是什么？

对于较为严重的泪腺导管堵塞，或者孩子到了出生后的第 12 个月时泪道堵塞仍存在，可以在浅麻醉的状态下，用探针将其疏通扩张。泪腺导管扩张后，可用带有细钝针头的注射器向泪腺导管注射盐水，以冲洗泪腺导管，这种方法基本上能够解决问题。有极少的病例需要用外科手术人工重塑导管。

3.55 出牙

孩子什么时候开始出牙？

乳牙

• 婴幼儿一般在出生后第 6 个月开始出牙，一直到 2 岁。

• 在孩子出生后 6 个月到 2 岁，不断有新牙长出。

• 孩子首先长出的乳牙是下颚门牙（孩子在出生后 1 年内长出）。这组牙齿一般不会有问题。

• 第 1 磨牙和第 2 磨牙（一般在 1~3 岁后长出）可能引发一些问题。

• 一般来讲，第一组牙齿（共 20 颗乳牙）在孩子过完 2 岁生日后不久就会长齐全。

• 对出现的一些异常情况不要惊慌，一些孩子出生时，可能就会有牙齿，而有些孩子 1 岁了还没长出牙齿。这些情况并不表示孩子有问题。

- 乳牙在孩子6~12岁脱落。

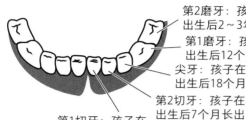

下颚10颗乳牙及通常出现的时间

第2磨牙：孩子在出生后2~3年长出

第1磨牙：孩子在出生后12个月长出

尖牙：孩子在出生后18个月长出

第2切牙：孩子在出生后7个月长出

第1切牙：孩子在出生后6个月长出

恒牙

- 恒牙在乳牙脱落后可能立刻长出。

- 如果恒牙在乳牙掉落之前长出，牙科医生可能会将孩子乳牙拔掉。

- 恒磨牙出现的时间较晚，一般在孩子12岁的时候出现。

- 恒牙总共有32颗。

孩子出牙的症状有哪些？

- 牙龈轻微红肿。有的孩子没有感觉到不舒服，有的孩子稍微有点不舒服，有的孩子感到很疼。

- 孩子出牙时，比平时更喜欢黏人，焦躁不安等。

- 孩子比平时更容易流涎。

- 孩子老是喜欢咬东西（如手指）。

- 孩子易激惹和哭闹（仅持续数天）。

- 孩子睡眠不良。

- 孩子拉稀可能与出牙有关。

这些问题一般很快就能解决。千万不要将出牙和一些碰巧同时发生的疾病联系在一起，如发热、腹泻、呕吐、耳痛、惊厥、尿布疹及咳嗽等。

乳牙变黑、有牙洞会影响恒牙吗？

有些孩子吃母乳时间较长时（如3年），在牙齿表面就会出现难看的小洞。这些小洞不会消失，但是家长要清楚，这些小洞要请牙医进行治疗。

孩子出牙的处理方法是什么？

缓解方法

- 用柔软的布料或纱布包裹住示指，然后用包裹后的示指按摩牙龈部位，可缓解孩子疼痛。如果孩子牙龈疼痛较为严重，用凝胶每3小时按摩一次牙龈。

- 把洗脸毛巾放冰箱制冷，让孩子咬干净、冷的及稍微湿润的洗脸毛巾（可以用毛巾包裹一片苹果）。

- 可以给孩子一个牙胶（给孩子前放入冰箱制冷）或磨牙饼干。

药物治疗

孩子出牙时，一般不用药物治疗。孩子有任何不舒服，都可以用对乙酰氨基酚进行缓解。如果出现了更严重的问题，尤其是影响了睡眠，晚间就要给孩子服用抗组胺类药物或抗组胺药与镇痛药的复合药物。医生会对这方面的问题提出建议。

其他处理措施

- 当孩子牙齿长出来时，尤其是当8颗切牙都长全时，就可以开始用毛巾或柔软的小牙刷来清洗牙齿。现在更多观点认为，孩子长出第一颗牙就用含氟牙膏刷牙。

- 建议从孩子3岁开始，要定期去看牙医。也有观点认为孩子长出第一颗开始，每半年去看一次牙医。

- 要向孩子解释关于换牙的相关知识。

3.56 睾丸未降

睾丸未降的定义是什么？

睾丸未降是发生在男孩的一种疾病，主要是指一侧或两侧睾丸（男性性腺）没有下降到正常位置，即阴囊中。胎儿时期，睾丸在腹部内发育，并且开始穿过腹壁下降，一般在出生前一个月左右，睾丸完全下降到阴囊内。睾丸与腹部相连的那根长索称为精索。

有两种类型的睾丸未降——先天性的睾丸未降（孩子一出生睾丸未降）和后天性的睾丸未降。

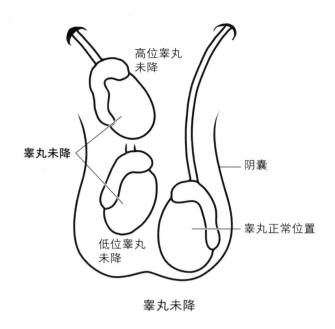

睾丸未降

睾丸未降的患病率有多高？

睾丸未降是一种很常见的问题，其中大约有5%的新生男孩在出生时就有睾丸未降，而高达25%的早产男孩会患有此病。确切原因不明。

婴儿出生后，睾丸未降问题的自然发展历程是什么？

许多睾丸未降患儿会在出生后的12周内睾丸下降到正常位置，但是如果12周后睾丸仍未下降，则自行下降的可能性就很小了，1%~2%的患儿直到1岁时睾丸仍未下降。

睾丸未降的症状有哪些？

睾丸未降一般没有什么症状。孩子不会感到疼痛，泌尿也正常。父母可能会注意到睾丸未降患侧的阴囊似乎没有发育，在睾丸应该出现的位置摸不到睾丸。

后天性睾丸未降的概念是什么？

后天性睾丸未降一般发生于孩子出生后1~10岁。孩子出生时睾丸出现在阴囊中，但是随着孩子的生长发育，精索发育跟不上躯体发育的速度。大约在入学年龄时，睾丸被精索拉上去，变成未降状态，一般位于高位腹股沟处。

睾丸未降带来的危害有哪些？

如果不治疗，睾丸未降会增加男性生育能力下降和不育的发生概率。这种影响与男性自我性认知转变所带来的生理影响不同。主要的风险是未下降的睾丸发生癌症的概率比正常睾丸高出10倍。未降的睾丸最终会在20~40岁的中青年时期发展成为癌症。事实上，如果不进行治疗，未下降的睾丸与多种健康问题和疾病均有联系，比如疝气及后面出现的睾丸癌和不孕不育症等。

睾丸未降的治疗方法是什么？

如果孩子出生几个月，睾丸没有自己下降到正常位置，这时就应该早做手术，将睾丸进入阴囊部分，主要是通过将连着睾丸的精索游离并牵扯到正常位置。

建议做手术的理想时间是孩子出生后的6~12个月。一般医生会选择在孩子出生后的第12个月做手术。

如果孩子睾丸未降的诊断较迟，或是孩子出生后发生睾丸未降，也可以选择在5~7岁期间做手术。但是，有研究表明在孩子2岁之后，未下降的睾丸产生精子的能力有所下降。孩子疝气经常伴随着睾丸未降发生，两者可以一起进行手术治疗。

3.57　吮拇指

吮拇指的概念是什么？

吮拇指指将大拇指或其他手指放入牙后的上颚（硬腭部位），然后闭上嘴吮吸。一般来讲，吮拇指是一种习惯，不应被认为是一种异常情况。吮拇指是婴儿能够做到的第一个感到舒心的动作。

吮拇指的发生率有多高？

吮拇指很常见，男孩女孩都会有吮拇指。4 岁以下的孩子吮拇指最常见。孩子可能会吮拇指到 12 岁。

导致孩子吮拇指的原因是什么？

孩子开始吮拇指没有什么明显的原因。孩子倾向于放松下来的时候吮拇指，如当孩子看电视的时候或将孩子放到床上准备睡觉的时候。孩子生病时，饿了或劳累时也会吮拇指。

缺乏安全感可以增加孩子吮拇指的频率，如家里又增添了孩子，这可能是由于孩子想通过吮拇指引起父母对自己的注意。

吮拇指的危害有哪些？

吮拇指是一种正常现象，孩子一般到了 6～7 岁的时候，就不会再吮拇指。然而，如果孩子过了 7 岁还吮拇指，就会影响恒牙发育，因为恒牙在孩子 7 岁左右开始长出来。孩子吮拇指会对前面的牙造成向前向外的压力，会使牙齿向外突出（如龅牙）。

如何预防孩子吮拇指？

如果孩子正在养成吮拇指的习惯，最好采取其他可以带来抚慰性的措施，可以试着给孩子安抚奶嘴。如果孩子吮拇指已成为习惯，且不容易改掉，不要小题大做，以及因此导致问题被过度关注。

吮拇指的治疗方法有哪些？

没有必要服用专门的药物或采取专门的饮食。

应该避免

- 唠唠叨叨地说孩子吮拇指。
- 惩罚孩子。
- 责骂孩子。
- 给孩子戴手套、连指手套及手臂夹板。
- 在孩子拇指或手指上涂抹味道难闻的化学物质。

应该做（针对 6 岁以上的孩子）

- 要认真观察导致孩子吮拇指的事项。
- 想方设法避免孩子接触引发吮拇指的诱因。
- 给孩子更多的关注。

- 提供能转移孩子注意力的有趣的事物。
- 如果孩子努力想放弃吮拇指，父母要给予孩子表扬和奖励。

什么时候寻求帮助？

- 如果孩子 6 岁以后还在吮拇指，尤其是情况持续和恶化时。
- 如果孩子想停止吮拇指，经过努力（即使是父母针对孩子积极努力给予奖励）后仍然没有成功。

在以上两种情况下，父母需要咨询专家。有时需要牙科医生在孩子口中放置特殊的设备，来帮助孩子停止吮拇指。

要点

吮拇指通常是一种一过性的习惯，随着年龄的增长，孩子会逐渐改掉这个习惯，到学龄期时就不再吮拇指。孩子很少因为吮拇指需要专门的治疗。不要关注孩子吮拇指，父母真正应当关注的是孩子本人。

3.58　训练孩子上厕所

什么是正常的上厕所习惯？

一般来讲，孩子准备好以后就会学习上厕所。

大部分孩子上厕所习惯养成的年龄如下。

- 白天——在 2 岁半到 4 岁。
- 晚上——8 岁时。

孩子上厕所习惯有自己的模式。如果孩子上厕所习惯养成比其他孩子晚，生孩子的气是不明智的。

父母应当遵循下列原则

- 训练孩子上厕所时要放松。
- 培养孩子上厕所习惯不可太急躁。
- 不要强迫孩子上厕所。
- 唠唠叨叨不解决问题。

- 惩罚孩子也不会奏效。

什么时候孩子可以接受上厕所训练？

原则是孩子有准备好接受上厕所训练的迹象时，就开始训练。

- 孩子告诉你，他们尿湿了或大便了。
- 对他们尿湿了或大便到内裤里表示担忧。
- 表现出上厕所的兴趣。
- 想去蹲厕所。
- 想要控制大小便。
- 有尿意、便意时主动脱裤子。
- 浸泡他们的尿布。
- 两次尿湿的间隔延长。
- 形成了规律的大便模式。

如果孩子感觉不好或没有准备好，就不要开始进行上厕所训练，这很重要。

上厕所训练需要多长时间？

每个孩子的情况不一样，因此上厕所训练需要的时间有长有短。有些孩子学得非常快，有些孩子需要较长时间，因此父母要有耐心。一旦孩子开始接受训练，一般需要4周，上厕所习惯就可以养成，但有些孩子需要几个月。小便习惯要比大便习惯更容易养成。

白天未尿湿尿布，穿着尿布的孩子也常常会延缓排便，尤其是在小憩时。很多孩子在开始上厕所训练1年或更久以后，还会偶尔尿湿或排大便在裤子里。建议父母与孩子的看护（如幼儿园等）合作，促进孩子完成上厕所训练计划。

培养孩子上厕所习惯时父母应当提供的设施有哪些？

最好用小孩大便用的小马桶。如果用家里的坐便，你需要给坐便安装一个适合孩子的马桶座圈，也要安装牢固的脚踏支撑孩子的两脚。

父母应该给孩子准备的事项

- 给孩子穿上裤子。

- 向孩子解释那个小马桶是专门为他准备的，并让他坐上去。掌握孩子大小便规律，开始训练时，让孩子在合适的时间坐到马桶上。
- 停止给孩子使用尿不湿（除了睡觉时）。
- 给孩子穿易脱的衣服。

父母训练孩子的方法

抽出在家的某天，告诉孩子按照下列步骤去做。

- 当你想小便或大便时，告诉爸爸或妈妈。
- 去厕所或卫生间。
- 脱掉裤子。
- 坐在马桶上。
- 然后大便或小便。
- 自己用纸巾擦干净，或叫爸爸妈妈帮忙。
- 冲厕所。
- 洗手并擦干。

蹲厕所的最佳时间

- 早上起来就去蹲厕所。
- 饭后。
- 当你感觉孩子想上厕所时。
- 出门前。
- 回家后。

特别提示

- 给孩子足够的鼓励和表扬。
- 让孩子充分饮水。
- 可以询问孩子是否想去上厕所。
- 可以让孩子蹲厕所5分钟，但不要强迫孩子。
- 孩子上厕所时，帮助孩子放松。
- 教孩子去洗手。
- 对孩子出现的"失误"，父母要冷静处理，利用这个机会教孩子上厕所的步骤。
- 先让男孩子学习在厕所小便。
- 父亲可以向孩子展示如何站着小便。
- 晚上可以给孩子穿尿不湿，直至孩子不再尿湿尿布。
- 如果学习上厕所让孩子烦躁不安，就等上1个月再试。

要点

- 使用孩子大便专用的小马桶，或给家里的马桶安装适合孩子的座圈及脚踏。

- 用简单的词语向孩子解释上厕所的步骤。

- 当孩子自己准备好以后，他们会学习如何上厕所。

- 开始，让男孩子和女孩子均坐在马桶上小便。

- 当孩子拒绝使用马桶时，不要强迫孩子。

- 如果孩子取得进步，要表扬奖励孩子。

3.59　拔毛癖

什么是拔毛癖？

拔毛癖是一种强迫性行为障碍，患者常有一种急切地想拔除他们自身毛发的欲望。他们也可能有其他强迫性习惯，如咬指甲、吮吸拇指或抓挠皮肤。此病由法国皮肤科医生弗朗索瓦·亨利·阿洛波首次阐述。但是，他相信此病患者在心理上是健康的。此病最初被认为是罕见病，但实际上很常见，50人中甚至更少就有1人在其一生中或多或少受此病影响。拔毛癖可累及各年龄段，但主要见于4岁以上的儿童，在10～13岁的儿童中最为常见，女孩发生率更高。此病多在夜间发作，因此患儿父母可能无法发现患儿的异常。

拔毛癖的症状和体征有哪些？

- 较为突兀的不完全脱发，往往表现为不规则形状（不同程度地秃毛——很少有全秃）。

- 常限于某一个或某两个位置，但也可能表现多个位置。

- 毛发脱落最常见的于头皮前侧和边缘。

- 其他常见部位的毛发包括眉毛、睫毛、腿毛、臂毛、手毛和阴毛。

- 掉毛部位的毛发长短不一，因为毛发断裂处与头皮之间的距离各不相同。

- 脱毛量也不一致，每次从一大把到一小撮不等。

- 拔毛时患者的精神状态也不一致，从"自动"地或"精神恍惚"地，到刻意地或有意识地拔除毛发——最终都是一直拔到患者自己认为合适才肯罢休。

心理后果

患有拔毛癖的患者常常感到难为情，有挫败感，十分尴尬、害羞或者十分沮丧。他们一般都会尽力将此癖好隐藏起来，不让其他人，甚至是家人知道。

拔毛癖的病因有哪些？

拔毛癖的病因尚未完全明确。某些患者清楚地知道他们在拔除自己的毛发，而其他患者似乎并不知道他们在做这件事。对患儿来说，此病更像是一种夜间习惯性行为，常常在熟睡时发作。

拔毛癖似乎是一种强迫性行为，是强迫症的一种类型，并且可能与大脑化学反应有关（化学递质的传递），也可能是遗传性的（某些病例可呈现出家族遗传性）。拔毛癖也可能由抑郁、重度焦虑和巨大压力导致。

拔毛癖的治疗方法有哪些？

最佳治疗方案是将患者分为三个亚组进行治疗——学前年龄患儿、青春期前至青壮年患者，以及成年患者。在某些病例中，患儿可自行停止拔除毛发的行为，但是大多数患者还是需要外界帮助他们摆脱此病困扰，提供帮助的人包括他们的全科医生、精神科医生或心理医生。大多数患者都能够通过接受适当的辅导最终克服拔除毛发的欲望。

有时可能通过简单的辅导和行为技巧就能达到目的。最常用且有效的治疗方法是认知行为疗法。行为疗法是指导患者做某些事情。认知是指想法、信念或者观念，可能是无益的、负面的，因而使患者感到悲伤或焦虑。他们常常变得情绪化，并且不愿意接受现实。通过将认知疗法和行为疗法结合运用，治疗师可以帮助患者找出并且改变这些负面想法，进而帮助患者改善行为。

对拔毛癖患者来说，这种特殊的行为技巧教会患者在拔除毛发的欲望变得强烈到无法克制之前将其识别出来。这意味着可以确定诱发此欲望的情景、地点或时间。患者学会控制或避免这些触发因素的方法，如压力就是常见的触发因素之一。方法可能包括做家庭作业（如坚持写日记）及设定个人目标。

辅助治疗需要长期坚持。

对儿童来讲，此方法可应用于控制与拔毛癖相类似的尿床和吮吸拇指，同样可使上述行为得到"治愈"。

要点

- 拔毛癖是一种复杂的强迫性行为障碍。
- 拔毛癖主要见于儿童，最多见于10～13岁的儿童。
- 可运用简单的自我认知疗法加上持续的辅助治疗，或者通过认知行为疗法进行治疗。

3.60　脐疝

脐疝的定义是什么？

脐疝在婴儿中很常见。脐疝是指婴儿脐部皮肤包裹的软组织膨出的现象。脐疝膨出部位是母亲与孩子通过脐带中的血管相连的部位。脐部腹壁部肌肉闭合有一定程度的延迟。

脐疝的症状有哪些？

脐疝一般不会给孩子带来什么危害。孩子哭闹时，脐疝会膨胀得更加厉害，父母就会非常担忧。

脐疝的危害有哪些？

由于脐疝膨出部位的肌肉开口比较宽大，一般不

会造成肠绞窄或嵌顿。

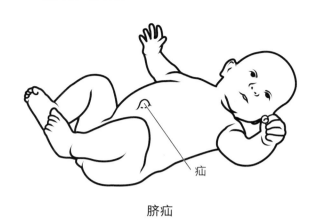

疝

脐疝

婴儿脐疝的进展如何？

脐疝一般会随着孩子的长大及腹壁肌肉薄弱处的缩小而逐渐缩小。大部分脐疝在孩子出生后12个月内就会痊愈，而一些较大的脐疝通常会在孩子4岁之前消失。如果脐疝在孩子4～5岁的时候还没有消失，可能就需要做一个小手术进行修复。

脐疝的治疗方法有哪些？

一般不需要专门治疗脐疝，应该让脐疝自己愈合。传统方法是在膨出部位贴上一枚硬币以压住。这种方法没有必要，不建议使用。

手术治疗

如果在孩子4～5岁的时候，脐疝还没有消失，建议手术进行治疗。手术主要是简单地缝合一针（很像荷包缝合）以闭合脐疝开口。瘢痕很小，几乎注意不到，一般到成年时瘢痕就看不到了。

手术后没必要拆线。孩子当天就能做完手术，并且正常情况下不需要住院。孩子对此手术的适应能力和术后恢复能力都比成年人要好。孩子做完手术的第二天就可以进行日常的活动。

要点

- 婴幼儿很常见。
- 一般不需要治疗。
- 一般会在孩子1岁之前自愈。

- 如果有必要，只需一次简单的手术就可以修复。

3.61　儿童尿路感染

尿路感染的定义是什么？

尿路感染是一种由细菌入侵尿路系统所引起的感染，细菌会在膀胱生长繁殖（称为膀胱炎），有时会在肾脏中生长繁殖（称为肾盂肾炎）。

尿路感染在孩子中较常见，尤其在5岁以下的孩子及仍穿着尿不湿的孩子。

10岁之前，大约有3%的男孩子和10%的女孩子至少会发生一次尿路感染。

尿路感染的症状有哪些？

儿童与成人尿路感染相似，但是在儿童中，症状和诊断不像成人那样比较明确。如宝宝尿路感染时，可能只是整体上的精神状态不好，伴有不明原因的发热及食欲不振。2岁以下的孩子（有时3岁也有可能）排尿时没有针扎样痛疼的尿路感染症状。另外，年龄大点的孩子很有可能出现发热及主诉排尿时的一些症状，包括有些控制不住小便。

3岁以上的孩子患有尿路感染的症状

- 排尿困难，排尿时有刺痛感。
- 尿频。
- 尿急，包括在去厕所之前就迫不及待地排尿。
- 有时会发生尿湿裤子的情况。
- 晚上尿床。
- 食欲不好。
- 下腹部疼痛。
- 发热。

父母可能注意到孩子尿液有异味，但是尿液有异味并不意味着孩子一定有尿路感染。

尿路感染可能给孩子带来的危害有哪些？

孩子1~2次单独的尿路感染一般不会给孩子带来危害。但是重度感染时，细菌可能会从膀胱顺着输尿管到达并感染肾脏。如果孩子有膀胱-输尿管反流的现象，就很有可能发生上述的情况。膀胱到输尿管的瓣膜开放，尿液时不时地从膀胱向上反流，就会发生膀胱-输尿管反流。这种逆行感染后果很严重，因其可能会造成肾脏感染，出现肾脏炎性瘢痕，最终使肾脏结构和功能受损。另外一个严重后果是细菌入血，引起败血症。

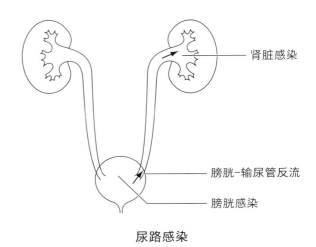

尿路感染

膀胱-输尿管反流会导致膀胱感染向肾脏逆行蔓延

采集尿液标本

如果怀疑孩子发生尿路感染，就有必要采集尿液标本。这样我们就会知道是什么细菌引起了尿路感染，进而就知道应当使用哪种抗生素进行针对性的治疗。同时，尿路感染具有复发倾向，因此我们应当采取措施预防感染复发。因为尿液易受到外界的污染，因此获得无菌标本十分关键。用涂有黏胶的袋子去收集尿液标本是不可行的。

获得尿液标本的方法如下。

- 无菌采集——只有经验丰富的人员才能做到。
- 将细导管插入孩子膀胱中，用以收集尿液标本。
- 用针刺入并穿过膀胱上方的下腹部，进入膀胱后采集尿液样本（此方法可确保样本不受外界污染）。

尿路感染的治疗方法有哪些？

尿液样本采集后，在尿样结果出来前，孩子就要开始口服一些针对常见病原菌的抗生素。但是如果通过细菌培养和敏感性检验（实验室一般需要24～48小时才能出来结果）发现，细菌对正在服用的抗生素具有抗药性的话，就要考虑换药。

在医生的指导下，服用完整个疗程的抗生素很重要。有的孩子可能需要静脉给药。

孩子应喝大量的水，排更多尿以冲刷泌尿系统。上厕所时，让孩子将大小便都彻底排干净。

孩子还需要哪种检查？

原则上来讲，不管是男孩还是女孩，所有患有尿路感染的孩子都需要检查是否有膀胱-输尿管反流。大部分孩子需要进行超声波检查，有些孩子需要进行更精准、更复杂的检查，如尿路造影以检查是否有尿液反流或二巯基琥珀酸肾脏扫描检查。

尿路感染的预后怎么样？

大部分患者的预后都非常好，因为很多孩子尿路感染都是一过性的。一般情况下，感染会完全清除，孩子会痊愈。但是有些人会反复发生尿路感染，需要持续使用抗生素进行治疗。如果孩子尿路本身存在解剖结构异常，如孩子有反流的情况存在，就需要进行手术矫正。

3.62 儿童病毒性皮疹

病毒性皮疹的定义是什么？

病毒性皮疹是一种全身暴发型的皮肤红疹。红疹与广义上的病毒感染有关。

过去，孩子出现红疹通常与"三大红疹病毒"——风疹病毒、麻疹病毒及猩红热中的一个有关。

现在，红疹一般是由其他病毒引起。注意，猩红热是由链球菌感染引起。

病毒性红疹对孩子会造成哪些影响？

我们这里所说的红疹不包括麻疹、风疹和猩红热，是指通常较为轻微，不会对孩子造成不适的红疹。这些红疹一般会持续几天，然后就会消失，不会对孩子造成不良影响。

孩子除了出现红疹外，还会出现发热、淡漠、缺乏活力等精神不振的症状。有时，孩子还会出现腹泻、鼻子不通等临床症状。

病毒性红疹可能带来的危害有哪些？

孩子原本较为健康的话，这些感染病毒性红疹很少发生并发症，并且大都病情较轻。大部分孩子可以正常玩耍，好像什么都没有发生一样。但是如果孩子高热，可导致高热惊厥。

病毒性红疹具有传染性吗？

这些病毒性疾病具有轻微的传染性，尤其是传染性红斑（第五病）。第五病可在学校暴发，也可能在家庭成员间传染。病毒在人与人之间传播主要通过亲密接触传播和飞沫传播。

病毒性红疹的主要类型有哪些？

病毒性红疹主要有三种类型，可简称为第四病、第五病及第六病。其实"病"这个术语用得并不准确，因为这些红疹事实上算不上病。

第四病

第四病是一种常见的疾病，可以由多种病毒引起，尤其是消化系统病毒。第四病的红疹与风疹很相似，因此经常被误诊为风疹。但是第四病红疹与风疹不同的地方是，第四病红疹并不是集中在脸部和颈部，而是通常好发于躯干，且红疹一般不痒，多在2天后消退。第四病通常发生在学龄前期儿童。

第五病（传染性红斑）

第五病是一种很有意思的疾病。第五病又叫传染性红斑。第五病是由微小病毒B_{19}引起的。传染性红斑首先会出现在脸上（脸像是被别人打了），1~2天之后，红斑就会出现在上肢和下肢。红疹一般只持续几天，但是可能会在未来几周内反复出现。第五病是一种病情较轻的疾病，但是如果是母亲在怀孕期间感染第五病，就会对胎儿造成严重不利影响。第五病通常好发于年轻的学龄期儿童。

第六病（幼儿急疹）

第六病又称为幼儿急疹，一般好发于出生后第6~24个月的婴儿。第六病的特征是孩子高热和流鼻涕，且高热一退，就会出现颜色鲜亮的红疹，这些红疹主要分布在躯干，很少出现在脸部和四肢。幼儿急疹一般持续2天。第六病是引起孩子高热惊厥（由于高热引起的惊厥）的常见的原因之一。

病毒性皮疹的治疗方法是什么？

治疗方法很简单。发热用对乙酰氨基酚退热。皮疹不需要特殊的治疗，因为皮疹很快会消退。如果皮疹导致孩子不舒服，用含有红疹止痒剂或碳酸氢钠的温热洗澡水（半杯量加入一浴盆水进行配置）进行洗澡。让孩子大量饮水。

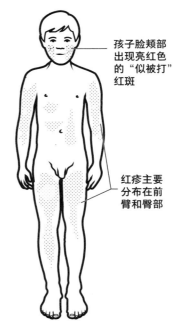

第五病（传染性红斑）

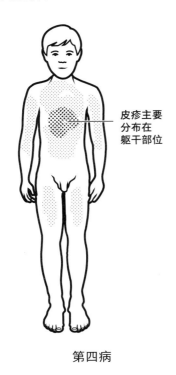

第四病

3.63 儿童外阴阴道炎

外阴阴道炎的定义是什么？

外阴阴道炎是指女性外阴部位的皮肤发生炎症的现象。外阴阴道炎是一种皮肤炎症，涉及大小阴唇（环绕阴道的柔软组织）和阴道本身。外阴阴道炎是一种非特异性感染，因为此病一般不是由某一种单独的病原体引起的，包括念珠菌。

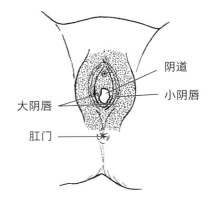

外阴阴道炎的常见感染部位（灰色区域）

儿童外阴阴道炎的问题

任何年龄段的女性都可能发生外阴阴道炎，但是更常见于青春期前的女孩子，尤其是 2～8 岁的女孩子。此年龄段内，大小阴唇和阴道的皮肤较薄且发育不完全，并且极易受到来自皮肤和肛门的病菌感染。

引起外阴阴道炎的原因是什么？

此病通常是由于该区域出现一些轻微的病菌感染，以及这些部位对某些刺激物敏感造成的。

以下几种因素可能造成外阴阴道炎。

- 某些女孩子大小阴唇和阴道部位的皮肤较薄且敏感。
- 某些刺激物对这些部位皮肤的刺激，如肥皂、尿液及粪便等。
- 环境潮湿。
- 游泳后，没有及时将自己擦干。
- 卫生习惯差。
- 有尿液滴滴答答的现象，尤其是某些肥胖的女孩子。
- 频繁刺激大小阴唇和阴道部位，包括手淫。
- 某些孩子有易患湿疹的体质。

外阴阴道炎的症状有哪些？

- 主要症状是大小阴唇和阴道部位不适感和疼痛感反复发生。
- 另外一个症状是排尿时有轻微的刺痛感（这种疼痛经常与尿道感染的疼痛相混淆。尿道炎患者排尿时通常是烧灼样疼痛。一般需要医生检查尿液来确诊）。
- 阴道排出物可能有异味，更常见的是在内裤上可发现淡黄的排出物。
- 另外一个症状是瘙痒，这使得孩子抓挠生殖器部位，进而加重了这些部位的病情。

引起外阴阴道炎较为罕见的原因有哪些？

儿童发生外阴阴道炎时，家长要记住这些较为重要但易被人们忽略的原因。

- 阴道部位有异物，如体积较小的玩具——如果阴道排出物较多，应当考虑这种可能性。
- 孩子被别人性猥亵了。
- 蛲虫，又称为线虫，应当考虑这种可能性，尤其是当孩子一到晚上肛门部位特别痒的时候。

外阴阴道炎可能对孩子造成哪些危害？

外阴阴道炎较为常见，一般不会造成什么危害。其中一个并发症是阴唇粘连，就是指阴唇内层粘连到一起，但这种情况容易治疗。重要的是，当孩子出现下列情况时，应该引起足够的重视，早期进行诊断治疗：如果孩子排尿时感到疼痛（提示孩子可能患有膀胱炎）；如果孩子剧烈瘙痒（孩子睡着后 1 小时，检查孩子的肛门，查看是否有蛲虫）；以及如果阴道排出物多或带血（提示可能有生殖系统深部的感染）。

外阴阴道炎的治疗方法有哪些？

首选的治疗方法是注意卫生，养成良好的卫生习惯。孩子要养成洗热水澡后擦干身体的好习惯。

- 给孩子涂抹润肤膏，一天 3 次。用于治疗尿布疹的润肤膏都可以使用，但是推荐两款，一种是含锌和蓖麻油的润肤膏，另一种是湿疹药膏。
- 如果需要使用爽身粉，就用含有氧化锌的爽身粉。

如何预防外阴阴道炎？

- 孩子洗澡后要擦干身体，按上述方法执行。
- 在父母的监督下，让孩子养成良好的如厕习惯。
- 孩子的内裤要穿棉质的，衣服要宽松合适。

同时，要避免下列事项。

- 带有香味的肥皂。
- 洗泡沫浴。
- 洗澡后身上留有肥皂残余。
- 穿着潮湿的泳衣坐着（游泳完后要立即换衣服）。
- 穿化学合成的内裤。
- 体重增加。

第四章　青春期孩子的健康问题

4.1　痤疮

痤疮的定义是什么？

痤疮是指皮肤的皮脂腺发生炎症，导致皮肤上长出粉刺的现象。开始时，这些皮脂腺发生堵塞（黑头和白头），然后皮脂腺就会发炎，导致红色肿块（丘疹）、黄头（脓疱），甚至产生比较深且容易破裂的囊肿。

痤疮是青春期孩子常发生的一种疾病。痤疮通常发生在脸部，但可以扩展到颈部、上肢、胸部和背部。

发生痤疮的原因是什么？

痤疮的发生与青春期雄性激素增加有关。男孩子和女孩子体内的雄性激素在青春期均增加。即使青春期雄性激素分泌增加水平在正常范围内，部分青少年似乎会对此更加敏感。

皮脂腺堵塞后，皮肤上的细菌就会在堵塞的腺体内滋生，释放脂肪酸。脂肪酸具有刺激性，且引发炎症反应。

谁容易得痤疮？

一般是13~18岁的男性容易得痤疮。男性如果在18~19岁患痤疮，病情会更加严重。女性患痤疮的概率低于男性，且女性患痤疮的年龄比男性小。女性在14岁左右患痤疮时，病情会更严重。

痤疮什么时候会消退？

一般到20岁时痤疮就会消退。但是如果痤疮比较严重，可能会持续更久。有的甚至可持续到40岁。

关于痤疮的重要常识

- 痤疮一般不受饮食影响。
- 痤疮不具有传染性，不会从一个人传染到另外一个人。
- 普通的化学物质（如游泳池中氯化物）不会使病情变得更加严重。
- 黑头并不是脏东西，并且用热水和肥皂并不能除去黑头。
- 痤疮在压力增加时，会变得更加严重，如考试期间及人际关系出现问题时等。

对父母的忠告

孩子会因面部长有痤疮而感到十分为难。

父母过度焦虑或唠唠叨叨均于事无补。父母应该支持孩子、鼓励孩子，尤其要遵医嘱。

痤疮的治疗方法是什么？

治疗方法因人而异。要根据不同严重程度、痤疮持续的时间及不同的皮肤类型，而制定不同的治疗方案。痤疮很严重时，需要专家进行治疗。

膳食

有些人可能会发现某些食物，如糖果、巧克力或牛奶会加重痤疮的病情，但是却没有科学依据，且不建议采取特殊膳食。但是可以采用营养均衡、升糖指数低的膳食。

肥皂与清洁

清洗皮肤有利于缓解病情。特制肥皂没有效果。使用刺激性较小的肥皂或皮肤清洁用品。一天轻柔清洗2~3次，不要使劲搓脸。

化妆品

避免使用油性的或霜类化妆品，以及所有的保湿霜。少用化妆品，最好用水性乳液。在睡觉前卸妆。

洗头发

头发最好相对短一些，保持头发干净（不要太油腻）。尽量使头发远离脸部和颈部，因为头油可能会加重脸部痤疮的病情。

去除黑头

不建议去除黑头，不要挑黑头，也不要挤黑头。因为这样做可能会使痤疮变得更加严重，导致瘢痕产生。

运动锻炼

没有证据表明运动锻炼有利于缓解痤疮的病情，但是运动锻炼可以改善整体的健康状况。

紫外线灯照射

晒太阳有利于缓解痤疮病情。但是，要避免过度暴露于紫外线下，不管是自然光还是日光沐浴（包括通过使用非油性的防晒霜，避免皮肤被阳光灼伤）。

乳液、霜及凝胶

很多面部护肤品都很有用，包括含有硫黄、水杨酸、壬二酸、过氧化苯甲酰及维甲酸等涂剂。不要使用任何会使皮肤发干和刺激皮肤的化妆品。在买非处方性护肤品时，要咨询药剂师或医生。

抗生素

有证据表明，口服抗生素有利于改善痤疮的病情，尤其是长期口服四环素。涂抹局部抗生素制剂也有效。服用药物要咨询医生，尤其是在用异维A酸或其他药物治疗严重痤疮时更应该提前询问医生。

避孕药

有些口服避孕药可缓解痤疮，服用前请咨询医生。

要点

- 不要挤黑头，也不要挤其他类型的痤疮病变。
- 膳食要均衡营养。
- 要使用刺激性小的面部清洁产品，洗脸次数不要太频繁。

- 不要过多暴露于阳光下。

4.2　青春期孩子的抑郁问题

澳大利亚研究表明，3～16岁的孩子中，每年有约3%会患上抑郁症。大约有8%的澳大利亚青少年患有重度抑郁，其中约有60%的青少年曾经有过自杀的念头，而曾经试图自杀的人高达35%。由抑郁导致自杀是导致青少年这个年龄组死亡的第二大死因。女性试图自杀的概率是男性的15倍，而男性完成自杀的概率是女性的5倍。抑郁导致青少年自杀，在澳大利亚是个全国性的问题，且需要引起广泛关注和认真对待。抑郁症发生的概率在青春期过后大幅度增加，尤其是女性。

抑郁症的类型

抑郁症的程度有轻有重，包括从伤心到闷闷不乐，从心情极度低落到极度悲伤，以及重度抑郁时感到的绝望。抑郁的主要类型如下。

- 情绪压抑——感到悲伤或心情低落是一种轻度的抑郁症，在我们平时生活中也会时有发生，但我们仍能设法克服继续生活下去。事实上，情绪压抑是一种正常现象。
- 精神抑郁——是一种中等程度的抑郁症，主要是患者情绪持续性低落，影响到了一个人的正常生活，包括学习和娱乐。
- 重度抑郁症——又称为"沮丧"或"黑洞"，这是一种严重的疾病，可导致吃饭、睡觉、性生活及玩乐等出现障碍，进而扰乱了正常的生活。这些人有自杀的倾向。

重度抑郁症的症状体征有哪些？

重度抑郁症典型的症状体征如下。

- 持续性悲伤。
- 严重的睡眠障碍。
- 出现饮食障碍和体重变化。
- 对朋友、同学及家人表现得很淡漠。
- 无用感。
- 注意力难以集中。
- 学业严重下滑。
- 哭闹及情绪波动大。
- 身体不舒服，如头痛等。
- 持续性地厌倦生活长时间的精神萎靡不振。
- 行为出格。
- 被死亡和想死的想法左右。
- 有自杀倾向（称为准自杀）。

抑郁症的危险因素

- 近亲属有人患抑郁症。
- 生活压力很大。
- 持续生活在重压之下。
- 受霸凌。
- 与别人的关系紧张。
- 儿童受虐待。
- 家庭破裂。
- 孤独。
- 药物。
- 社交孤立——由于种族或性别。
- 性问题的困惑。
- 学业困难。
- 健康问题。
- 失业。

如何帮助那些患有抑郁症的青少年？

- 倾听他们，认真听他们说了什么。
- 要给予他们尊重。
- 认真对待他们遇到的问题及他们的抑郁症问题。
- 给予这些孩子无条件的爱与支持。
- 当孩子需要帮助时，随时提供帮助。

- 灵活处理且坚持下去。
- 鼓励孩子表达他们真实的想法。
- 鼓励孩子做他们乐于做的事情。

对患有抑郁症青少年的父母、朋友的建议

父母、看护及朋友对待抑郁症患者时，应当遵循上述原则。当孩子患有抑郁症时，父母应当鼓励孩子积极寻求帮助（包括与其朋友或有亲密关系的人协商），不要唠唠叨叨，也不要批评孩子。可以向关系近的人咨询或寻求帮助。不要跟孩子太紧，也不要表现得过分担忧。注意自己对待孩子的方式方法，要时常问自己是否可以改进自己的方式方法。

与孩子交谈时，孩子言语中透露出有包括自杀在内的自我伤害倾向时，家长要认真对待。要确保孩子周围没有危险物品。

专业性的支持帮助

可以向医生寻求帮助。有可能的话，劝说孩子去看医生，对孩子病情的改善会有很大帮助。现今有效的治疗方法包括心理咨询和抗抑郁药物治疗。预防自杀是治疗的主要目的。

4.3 饮食障碍

主要的饮食障碍包括神经性厌食症、神经性暴食症以及暴食症。在西方国家，100个女性中，至少有6个女性患有饮食障碍，其中有1个女性患有神经性厌食，至少有1个女性患有神经性暴食，以及大约有4位女性患有暴食症。女性比男性更容易出现饮食障碍，各类人群都会受到影响。患有饮食障碍的人有严重的心理和生理问题，以及他们的生命可能会受到威胁。

导致饮食障碍的原因有哪些？

导致饮食障碍的原因不明，但可能包括社会或者

文化因素，如媒体的影响和家庭因素（包括家庭的生活习惯和遗传因素）。某些病例中，过去的不良经历，如幼时曾遭受性侵或精神虐待等，所导致的深刻的精神问题可能是显著影响因素之一。

神经性厌食症

神经性厌食症是指一种通过节食以极度追求瘦身的症状，会导致体重严重降低。患者往往拒绝吃足够的食物，以及拒绝体重恢复正常。神经性厌食症涉及的问题不仅仅是食物问题。

神经性厌食的主要症状与体征

- 多见于青春期女孩和年轻女性。
- 拒绝进食或进食极少。
- 自我认知差或自卑。
- 极度害怕自己长胖。
- 体内脂肪缺失。
- 体重至少减少15%。
- 没有月经或月经量十分稀少。
- 皮肤干燥有鳞屑。
- 有运动过度的倾向。
- 有严重的健康问题，如骨骼和器官受损。
- 严重的社会影响。
- 死亡率高。

谁容易患神经性厌食症？

神经性厌食症是青春期女性容易患的一种饮食障碍。16岁的在校女生中，每200个中就会有1个患有神经性厌食症。年轻成年男性也可能会患有此病。一般两个年龄段青少年易患神经性厌食症：13～14岁和17～18岁。

约40%患有神经性厌食症的人最终会发展为暴食症。

神经性暴食症

神经性暴食症又称"暴食-狂泄"综合征，有一种周期性发作的症状：悄悄地狂吃狂喝，然后患者自行催吐、禁食或服用泻药和利尿剂来排空消化道。

神经性暴食症的典型特征

- 常见于年轻女性。
- 比神经性厌食症出现得晚——通常发生于17～25岁的年轻人。
- 狂吃高热量、易消化的食物。
- 体重波动大。
- 反复尝试减肥。
- 月经不规律。
- 暴饮暴食后有愧疚感，情绪低落。
- 在暴饮暴食过程中感到缺乏控制力。
- 运动过度。

神经性暴食导致的风险

频繁呕吐导致的并发症（如龋齿和水电解质紊乱）。

暴食症

暴食症是指在某一时期内，患者比正常人的饭量要大得多的现象。有的人可能一天只暴食一次，但有的人可能一天暴食多次。暴食症与神经性暴食症相似，但不同的是，暴食症患者没有自行催吐和用泻药减轻体重的行为。

暴食症的典型特征

- 悄悄地、冲动性地暴饮暴食。
- 吃一些易吞咽、高热量且平时禁止的食物。
- 大部分患者都很胖。
- 患者不饿时也会大量进食。
- 害怕自己吃东西时无法控制。
- 感到伤心、愤怒、焦虑或偏执时，会引发暴饮暴食。
- 每周平均有2天出现暴饮暴食，持续至少6个月。

饮食障碍的治疗方法有哪些？

早发现早治疗是治疗饮食障碍最好的方法。家庭关系有问题经常导致饮食障碍，因此，解决潜在的家庭问题对缓解饮食障碍意义重大。家庭问题包括家庭矛盾、家庭危机、性虐待、身体虐待及药物滥用等。

家庭问题中缺乏安全感、被排斥孤立感及愧疚感也比较常见，因此，将这些个人问题开诚布公地解决有助于治疗饮食障碍。孩子在学校因为体重问题受到嘲笑也有可能导致饮食障碍。饮食障碍的人通常是那些比较孤独的人，通常在表达自己感受方面存在困难。

如果患有严重的神经性厌食症（如严重的消瘦憔悴及有自杀倾向），那么患者需要住院进行专业治疗。患者的饮食要根据个人的情况进行安排，饮食要均衡。神经性厌食的患者每天至少要摄入9 000千卡的食物。专家，如营养师，可以向患者讲授如何正确饮食。

患者需要专业的支持与帮助，他们尤其需要来自家庭的帮助。家庭成员不要指责孩子的肥胖问题，也不要指责孩子的行为。父母应当以身作则，树立营养饮食行为的良好榜样。越早治疗，效果越好。向全科医生讲明与孩子饮食障碍有关的家庭问题，以便全科医生给出最佳的治疗方案。

4.4 胫骨结节骨骺炎

胫骨结节骨骺炎的定义是什么？

胫骨结节骨骺炎是一种青春期早期快速发育时出现的累及骨头的疼痛性肿块，病变位于膝盖下方，呈一过性，尤其与大量体育活动有关。胫骨结节骨骺炎影响的骨头区域为胫骨结节，是膝关节下方一个较为突出的部位。该结节是小腿胫骨的生长中心。

这种常见的病症，于1903年由两位外科医生各自独立对其进行了阐述。这两位外科医生是美国波士顿的罗伯特·奥斯古德和瑞士苏黎世的卡尔·斯卡兰特。

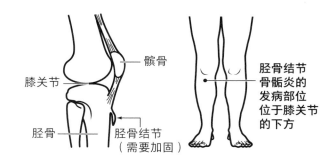

胫骨结节骨骺炎

胫骨结节骨骺炎的症状体征有哪些？

- 膝盖髌骨下方出现热的、柔软的肿块。
- 运动期间和运动后有肿块部位疼痛。
- 在踢球、跑步或跳跃的运动中，疼痛加剧。这些运动包括打篮球、踢足球及体操等体育项目。
- 弯曲的膝盖抵抗外力伸直时，就会发生疼痛，如做跳跃或举重的动作时。
- 膝盖需要弯曲及上下楼梯时，疼痛会加剧。
- 一般只有一侧膝盖受累，大约有1/3的患者双侧膝盖受累。

胫骨结节骨骺炎症状较明显，易做出诊断。一般通过膝盖处X线检查，显示结节出有空隙即可确诊。

哪些人易患胫骨结节骨骺炎？

10～18岁年龄段的青少年易患胫骨结节骨骺炎，11～14岁年龄段最易患胫骨结节骨骺炎，16岁以后患该病较少见。男孩女孩均可患该病，但男孩的患病率是女孩的4倍。

发生胫骨结节骨骺炎的原因是什么？

胫骨结节骨骺炎患者一般没有外伤史，如摔倒或骑自行车时发生事故。胫骨结节骨骺炎一般是由体育活动中，未发育成熟的胫骨结节长时间受到髌韧带持续性牵引所造成。这种牵引所带来的摩擦最终会引起该部位炎症。

导致胫骨结节骨骺炎发生概率增高的因素有哪些？

- 平时活动量太大或运动强度过高。
- 男性，年龄在11～16岁。

- 体重超重。
- 骨组织迅速增长。

胫骨结节骨骺炎的一般预后如何？

胫骨结节骨骺炎是一种暂时的，具有自限性的症状，一般在6~18个月后就会痊愈，平均12个月后痊愈。有时痊愈会推迟，特别是那些持续进行体育活动的青少年会一直到骨头停止发育才最终痊愈。最终结局是病变处形成一个永久存在的无痛结节。

应如何应对胫骨结节骨骺炎？

最好的治疗方法是停止体育活动，多休息，以防止疼痛发生并有利于痊愈。在恢复期间，任何可以诱发病变处疼痛的活动都不能进行。如果剧烈疼痛，就用冰敷的方法和常见镇痛药缓解疼痛。如果膝盖受到损害，戴上具有缓冲作用的护膝很有效。急性疼痛过后，热敷能够进一步缓解病情。在专家监督之下，进行股四头肌拉伸锻炼能够促进胫骨结节骨骺炎的痊愈。不要注射皮质醇，也不要在腿部打石膏。少数情况下需要做一个小手术，以去除受到损伤且没有痊愈的骨头。

4.5 汗臭脚

汗臭脚相对常见，可引起患者脚部不舒服和脚臭，尤其见于青少年。汗脚在人群中的发生率约为1/4。在整个人体中，双脚是汗腺最为集中的部位。青少年中常见的问题为窝状角质松解症和脚底皮肤病，分别被称为"胶鞋足"和"湿袜性皮炎"。

窝状角质松解症

这种常见的恶臭性疾病被普遍叫"恶臭脚"或"胶鞋足"，可导致患者和患者家庭承受相当大的压力。

此病也可以表现没那么明显，甚至是没有什么症状。

窝状角质松解症的特征性表现有哪些？

- 可累及所有年龄段，但是主要见于10~14岁的汗脚者。
- 在脚部承重区域，尤其是与鞋底接触部位的皮肤会出现蜂巢样或点状火山口样形态。
- 脚趾间的皮肤呈白色，像泡过水一样，类似皮癣表现。

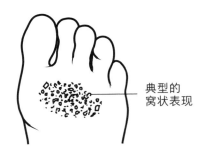

典型的窝状表现

窝状角质松解症

窝状角质松解症的病因是什么？

窝状角质松解症是由生长在皮肤表面且聚集于脚趾间的几种细菌导致的，尤其是汗脚的细菌更多。细菌在潮湿的环境下会大量繁殖。它们繁殖时会分泌出各种酶类，进而侵蚀皮肤表层。这种侵蚀使双脚与鞋底接触的区域呈现出一种窝状表现，常常被称为蜂巢样表现。

窝状角质松解症的治疗方法有哪些？

对表现轻微的患者来说，药膏或药水治疗是不必要的。如果能够按照下述的一般方法处理过度出汗，此病将逐渐改善。

对大多数严重或重度的患者，使用抗菌药物涂抹患处，每天2次，持续7天。抗菌药物可以为5%过氧化苯甲酰凝胶，2%红霉素凝胶，1%克林霉素洗液。

尽量保持双脚干燥的方法有哪些？

- 无论何时，尽量穿漏脚趾的凉鞋或透气性好的鞋子。
- 穿垫有木炭鞋垫（除臭鞋垫）的皮鞋。

- 如需要穿靴子，每次尽量缩短穿靴子的时间。
- 不要连续两天穿同一双鞋子，要把鞋子晾干。
- 穿容易吸汗的袜子，如棉袜或羊毛袜。
- 用抗菌皂每天洗脚2次，每次洗完要完全擦干。
- 每周至少涂2次防汗药或干燥剂到脚上。
- 不要与他人共用鞋子和毛巾。

青少年足底皮肤病

什么是青少年足底皮肤病？

此病又被称为"湿袜性皮炎"，是一种相对并不常见的疼痛性疾病，累及双脚承重区域。

此病的特征性表现有哪些？

- 主要见于儿童，成年人少见。
- 常常在青春期时逐渐缓解。
- 常常见于患有过敏性疾病的患儿，如患湿疹的孩子。
- 在夏天时会加重，尤其是赤裸的双脚。
- 病变主要位于脚底前部，如前脚掌。
- 病变部位皮肤表现为发红、发亮、光滑且干燥。
- 皮肤可出现脆弱的皲裂，可能导致疼痛。

青少年足底皮肤病的治疗方法有哪些？

建议患者采用上述指出的方法减少双脚出汗。穿棉袜。避免皮肤受到刺激，以及使用抗敏感沐浴皂。局部滋润霜（如尿素霜、橄榄油或含激素的油脂药膏等）可以显著缓解症状。足部护理喷雾剂或粉剂是一种有效且合适的药物。

4.6　理解处于青春期的孩子

孩子处于青春期时，一方面努力想独立，另一方面却要依赖于成年人，就是处在这样一个内心非常矛盾的艰难时期。青春期的孩子与父母不可避免地存在矛盾，尤其是13~16岁的叛逆期。

青春期孩子的显著特征是什么？

- 自觉意识。
- 自我意识。
- 自我中心。
- 缺乏自信。

这些心理状态使得青少年特别担心自己的身体，很多青少年会关注自己的皮肤、体型、体重及头发等。对痤疮、卷发、圆肩及肥胖的过度担忧是十分常见的。

处于青春期的孩子往往特别关注男女关系，对性问题会有负罪感及挫败感。因此，很多青春期的孩子出现自卑及认为自我形象较差。这时孩子非常注重自己的隐私，别人必须尊重他们的隐私。澳大利亚慈善机构的一项大型调查显示，15~19岁的青少年最看重下面几项。

- 朋友间的友谊。
- 家庭成员之间的关系。
- 学校中和学业上的满足。
- 生理和心理健康。

青春期孩子需要什么？

- 拥有独立的空间。
- 隐私与自信。
- 安全感，如稳定的家庭。
- 被同龄人所接受。
- "可以依靠"的人。
- 特别崇拜的"英雄"。
- 成人性别角色的建立。
- 至少有一位密友。
- 获得尊重。

青春期孩子叛逆表现在哪些方面？

父母与青春期的孩子发生矛盾、吵架很正常。青春期的孩子通常怀疑并反抗传统和权威（如父母、老师、警察等）。这种挑战情绪在孩子离开高中学校后（大约18岁以后）就会逐渐消失。

一般表现如下。

- 批评指责父母。
- 看不起家里人，甚至看不起朋友。
- 追求非主流，甚至是离谱的时尚和发型。
- 故作勇敢及虚张声势。
- 恋爱。

超出正常限度的行为表现如下。

- 厌学。
- 故意破坏别人的财产及盗窃行为。
- 饮食障碍：厌食症、暴食症及极度肥胖等。
- 抑郁症。

注意：如果孩子有抑郁症的迹象，应该意识到孩子会有自杀风险。

面对处于青春期的孩子父母该怎么做？

做个明智的父母很难，因为父母既不能对孩子太过保护，又不能不管孩子。良好的父母孩子关系建立在良好的沟通之上，这就意味着父母要对孩子持续关心爱护的同时，一定要灵活处理与孩子的关系，给予青春期的孩子充分的时间和空间。

权威型教育子女的方法

很多人认为这是一种很重要的方法，在孩子从青春期过渡到成年的时候可以提供安全感。权威型教育子女的方法包括到父母的行为坚定，并且要求孩子像成人一样对自己的行为负责，同时又可以表现出温暖体贴和照顾孩子的一面。也包括父母用温和的方法处理孩子的情绪问题，处理孩子的负面思想，鼓励孩子学会积极地社交，以及积极地解决与孩子之间的矛盾。

权威型教育子女方法的要点如下。

- 对待青春期的孩子时，要给予充分的尊重和爱。
- 客观对待孩子。
- 对于孩子的某些行为（如涉及孩子饮酒、开车、说话方式等）要坚持正当的立场与原则。

- 不要太黏着孩子，或者表现得过于关心。
- 多倾听，少争辩。
- 要听出孩子没有说，但已影射出来的事情。
- 处理孩子问题时要灵活，但同时也要保持一致性。
- 孩子需要帮助时，能够给予孩子回应与帮助。
- 在饮食和皮肤护理方面给出建议。
- 当时机成熟时，要跟孩子讲一讲有关性方面的知识并提供好的建议。
- 知道什么问题是该问的，以及出现问题时，如何寻求帮助。

有益的转移注意力的方法

大部分权威机构认为有助于青春期的孩子保持生理、心理健康的最好方法是让孩子活跃起来，并且做自己感兴趣的事。青少年经常与父母一起参与一些体育活动，以及其他爱好活动，如丛林徒步、滑雪等，是一种帮助孩子们应对青春期这一人生中重要阶段的有效方法。

要点

青春期问题是一过性的问题。一些权威机构认为孩子到18~19岁时，青春期问题就会自然而然解决，但也有些机构认为某些人到了23~24岁时，青春期才会结束。

4.7　了解月经周期

月经周期的定义是什么？

当谈到月经周期，首先想到的是"月经"阶段。月经只是机体受激素调节而产生持续周期性变化中的一个阶段。

月经周期开始于青春期，一直持续到50岁左右出现绝经。月经周期的作用是使机体为孕育胎儿做好准备。

什么是正常的月经周期？

每个女性的月经周期都有自己的特点。即使月经正常，每个女性月经周期也不同，某些女性的月经周期较短（如21天），某些女性的月经周期就较长（如35天）。世界范围内女性的平均月经周期为28天。

月经周期不同意味着女性排卵周期也不同，但排卵的平均时间是月经周期的第14天。

月经持续时间为1~8天，平均为4~5天。

导致月经周期不规律的原因哪些？

同一个女性在不同的时期，月经周期也会不同。激素水平波动、心理压力、生病、旅行、体重大幅度变化及服用某些药物，都会造成女性月经周期的变化。

月经周期中会出现哪些问题？

很多女性月经周期都出现过问题。最常见的问题有痛经、月经前紧张、月经不规律及经血过多。

如果你有上述问题或有其他问题及疑问，请咨询医生。

月经周期中哪个阶段容易怀孕？

一般在月经周期的第8~18天容易受孕，这与排卵的时间及精子活力保持的时间长短有关。知道什么时候排卵有利于提高怀孕的概率。排卵时，你可能感到肚子疼，注意到阴道分泌物由黏稠状变为水状。此时及接下来2天内发生性关系最有可能怀孕。

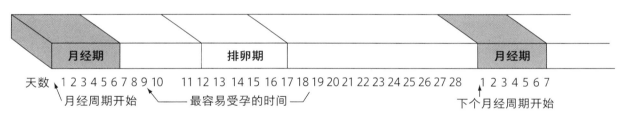

月经周期的几个阶段

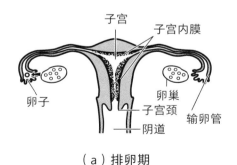

（a）排卵期

• 排卵发生在月经周期的第11~17天（平均为第14天）。

• 直到此时，激素才调整好子宫内膜，使其准备好接收受精卵发育成的胚芽。

• 在这个阶段，子宫内膜增厚，血液丰富。

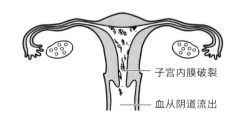

（b）月经期

• 如果卵子没有受精（没有怀孕），就不再需要子宫内膜了。

• 子宫内膜就会脱落，从阴道排出。

第五章　女性健康问题

5.1　乳腺癌

女性乳腺癌的现况是怎样的?

8~10位女性中就有1位患有乳腺癌。30岁以下女性发生乳腺癌的概率非常低,但是30岁以后乳腺癌的发生率会持续上升,大约到60岁时,发病率最高,女性在50岁以后,患乳腺癌较普遍。

大部分乳腺癌首先发生于乳腺导管,局限在乳腺,称之为原位癌。但当癌组织增殖到直径为25mm,癌细胞的增殖就会失去控制,突破原有的界限,通过血液系统和淋巴系统向身体的其他部位(如肝脏、肺和骨骼)扩散。

大部分乳腺癌患者就诊时,就已经处于扩散状态了。

注意:男性患乳腺癌的概率极低。

乳腺癌的症状有哪些?

大部分乳腺癌患者都会有乳腺肿块,最常见于外上象限,靠近腋窝的部位。其他症状如下。

- 肿块通常不疼(只有16%的患者感到疼痛)。
- 肿块较硬,形状不规则。
- 乳腺的形状外观会发生变化。
- 乳腺的皮肤会发生褶皱,会出现酒窝样外观。
- 乳头发生变化:乳头内陷或有分泌物排出。

肿块不是那种非常明显的大肿块,一般不会被人注意到。一般通过乳腺活检和乳腺影像技术(超声波或钼靶X线检查)进行确诊。

乳腺癌的危险因素有哪些?

- 年龄逐渐增大(超过40岁)。

- 遗传,家族史影响很大。
- 白种人。
- 先前有乳腺癌病史。
- 使用激素替代疗法,尤其是时间很长,超过5年。
- 使用口服避孕药进行避孕。
- 大量饮酒。
- 肥胖,包括绝经后体重增加。
- 月经来得较早。
- 绝经晚(55岁以后)。
- 没有孩子或30岁以后才有孩子。
- 受过电离辐射。

导致乳腺癌的遗传因素有哪些?

大约20位乳腺癌中就有1位是由于某种特定基因(*BRCA1*和*BRCA2*基因)突变造成的,而这种基因具有遗传性。家族中有多人患有乳腺癌的人应当去家族肿瘤诊所查验*BRCA1*和*BRCA2*这两种基因的突变情况。

乳腺癌的治疗方法有哪些?

乳腺癌的治疗方法是根据患者肿瘤的大小、类型、性质,患者的年龄、健康状况及患者本人的意愿来制定的。治疗方法包括手术、化疗、放疗及激素疗法,一般是同时使用2~3种方法联合进行治疗。一线治疗方法是手术疗法,一般是切除肿瘤组织,周围的乳腺组织及肿瘤可能侵犯到的淋巴结组织。

主要有两种手术方式。

保留乳腺的手术——"肿块切除"或"乳腺部分切除",这种手术一般用于患者肿块较小,只需通过小手术切除肿瘤组织以及周围一些乳腺组织。

乳腺全部切除——从腋窝开始做手术，将有肿块的乳腺全部切除，同时还要清除腋窝的淋巴结组织。这种手术一般适用于肿块较大的患者。

由于癌细胞首先是扩散到腋窝附近的淋巴结组织，通常需要清扫腋窝附近的淋巴结，或至少要对这片区域进行放疗。做完手术后，根据病理报告及医生的建议，来决定是否继续做化疗、放疗或抗激素治疗（他莫昔芬），这也是标准的治疗方案。

乳腺移植与重塑

出于美观的考虑，可以在胸罩内放置橡胶乳腺或人工乳腺等，也可以放置乳腺移植物，如充满盐水的乳腺类似物，也可以用皮肤和肌肉重构乳腺。乳腺移植与重塑通常都是手术切除肿瘤后进行。

乳腺癌治疗后的预后怎么样？

乳腺癌的治疗效果一直在提升。现在5年生存率已超过90%。

乳腺癌的筛检

建议50～70岁的女性至少要每2年要做1次筛检。筛检方法是钼靶X线检查。

要点

- 在澳大利亚，8位女性中就会有1位患有乳腺癌。
- 乳腺癌治疗后效果非常好。
- 乳腺癌互助小组对患者恢复非常有帮助。
- 治疗方法包括手术（包括乳腺整个切除和部分切除两种手术方式）、放疗、化疗及激素疗法。

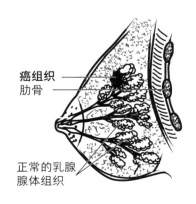

癌组织
肋骨
正常的乳腺腺体组织

乳腺癌

5.2　乳腺肿块

乳腺肿块的类型有哪些？

乳腺肿块在女性中很常见，常给女性带来困扰。但是，大部分情况下乳腺肿块是良性的，也就是说，肿块一般不会发生癌变。有些女性由于乳腺组织本身的性质，天然形成肿块，这种情况没有必要过分担忧。很多情况下，乳腺肿块就是正常乳腺增生造成的。根据乳腺门诊的数据可以得出引起乳腺增生最常见的三个原因如下。

- 纤维囊肿（也称之为乳腺增生）：大约有32%的乳腺肿块是由乳腺增生引起的。
- 纤维腺瘤：大约有23%的乳腺肿块是由纤维腺瘤引起的。
- 癌症：大约有22%的乳腺肿块是由癌症引起的。

乳腺肿块还有可能是由其他原因引起的，包括单纯性囊肿、脂肪坏死、泌乳囊肿、导管乳突瘤及乳腺导管扩张膨胀。确诊乳腺肿块原因及排除乳腺癌的诊断方法包括细针穿刺活检、超声波检查及钼靶X线检查。

乳腺检查

大部分女性发现，在月经来之前乳腺会变得隐痛及有肿块。长胖、年龄增长及怀孕可能导致乳腺的大小和形状发生变化。了解自己的乳腺很重要。要了解乳腺的外观及触感。如果乳腺发生任何变化，要及时告知医生。

乳腺纤维囊肿

乳腺纤维囊肿很常见，很多医生认为乳腺纤维囊肿不是一种疾病，而是一种正常的进程。乳腺纤维囊肿又称之为乳腺增生、乳腺纤维腺瘤及乳腺囊性增生。乳腺纤维囊肿与激素的变化有关，发生于月经初潮（标志着月经开始）和绝经期间。

特点

- 乳腺纤维囊肿最常见于30～50岁。

- 乳腺纤维囊肿有肿块、疼痛和隐痛。
- 月经期症状加重。
- 月经结束后，症状通常缓解。
- 纤维囊肿的大小会发生变化。
- 肿块明显时，摸起来有结节样感觉。
- 可累及一侧或双侧乳腺。
- 大部分纤维囊肿在绝经前5年内出现。

处理措施

- 如果女性40岁以后，又有新的肿块出现，需要做钼靶X线检查。
- 肿块很明显时，需要做细针穿刺活检。
- 囊肿很明显时，需要做细针穿刺活检。
- 药物治疗：乳腺明显疼痛时服用镇痛药物。
- 肿块无法给出确切诊断时，要外科手术切除。

乳腺囊肿

乳腺囊肿有可能单独发生，也有可能是乳腺增生（乳腺纤维囊肿）的一部分。乳腺囊肿常发生在绝经前后。

特点

- 乳腺囊肿是一个充满液体的囊肿。
- 好发于40～50岁的女性。
- 30岁以下的女性很少发生乳腺囊肿。
- 绝经后有减轻的趋势。
- 乳腺囊肿可能会感到隐痛，或者非常疼。

处理措施

- 应该做超声波检查。
- 可以考虑做钼靶X线片检查。
- 细针穿刺活检。
- 细针穿刺囊肿，抽吸后囊肿可能会消失。

乳腺纤维腺瘤

乳腺纤维腺瘤是一种光滑的，具有分泌功能的组织，包括纤维组织和腺瘤组织。乳腺纤维腺瘤本身组织致密，且具有活动性，经常改变位置，常被称作"乳腺中的老鼠"。导致乳腺纤维腺瘤原因尚不明确。

特点

- 乳腺纤维腺瘤一般发生于年轻女性：通常发生于20多岁的女性，常见于15～35岁的女性。
- 乳腺纤维腺瘤组织本身较为致密，表面光滑，且易移动。
- 通常是没有症状的，无痛。
- 通常是圆的。
- 通常发生在乳腺的外上象限。
- 每隔12个月纤维腺瘤就会长大一倍。
- 很少发生癌变。

处理措施

- 用超声波检查和细针穿刺活检。
- 年龄较大的女性需要做钼靶X线检查。
- 可以选择做手术，也可以选择不做手术。原则上来讲，如果检查正常，可以不做手术，留下纤维腺瘤是安全的。如果纤维腺瘤持续增大，或者患者想把纤维腺瘤去掉，那就让医生通过一个常规小手术将其摘除。

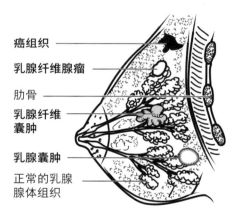

癌组织
乳腺纤维腺瘤
肋骨
乳腺纤维囊肿
乳腺囊肿
正常的乳腺腺体组织

乳癌肿块

5.3　提高对乳腺的认识及乳腺的自我检查

有些医生认为，根据医学数据证实日常的乳腺自我检查不能降低乳腺癌的死亡率，但是很多肿瘤方面的专家仍然建议女性应该对自己的乳腺做自我检查。有些医生认为乳腺的自我检查应该是选择性的。但是所有的医生都认为女性应当提高对乳腺的认识。这就意味着女性需要了解自己乳腺的形态和触感。对乳腺的日常自我检查有利于女性了解自己乳腺的触感。

为什么要女性对自己乳腺做自我检查？

女性对自己乳腺做自我检查有利于早期发现乳腺癌，早期做出诊断，提高治疗的成功率。

- 乳腺自我检查有利于早期发现乳腺肿块。
- 虽然10位有乳腺肿块的患者中只有1位可能是乳腺癌，但是，8位女性中就会有1位患有乳腺癌。
- 大部分乳腺癌是女性自己先发现，而不是医生。

早期发现乳腺肿块，如果被诊断为乳腺癌，那就意味着可以大大提高治疗的成功率。

女性乳腺自我检查的方法有哪些？

女性乳腺自我检查的方法有多种，但不管是你用哪种检查方法，重要的是你平时要经常做检查，对乳腺所有的区域都要做检查。

这里提到的检查方法很简单、易学，而且能够覆盖乳腺的全部区域。

检查方法的具体步骤是什么？

乳腺检查应该在每个月的月经过后的几天进行检查。

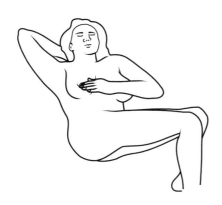

自我检查乳腺的姿势

乳腺检查的姿势

- 乳腺必须尽最大可能展开。
- 平躺，将一侧胳膊放置在头后，用左手检查右侧的乳腺，反之亦然。
- 乳房较大的女性应当调整一下自己的姿势。首先是侧卧，然后将肩部放平，一旦检查到乳头，再放平背部，然后再检查剩下的部分。

检查时应当注意的界限标志

检查时，要全面覆盖乳房的整个区域。界限标志如下。

- 锁骨。
- 文胸边缘线。
- 胸骨。
- 腋窝中点的垂直线。

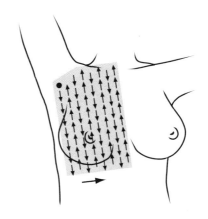

检查界限标志

检查

垂直方向检查

从乳腺的外侧边界开始，从上向下做检查。上下检查完后，向胸骨方向移动2cm，然后再上下检查，以此类推。

手指平放

用手指的掌面，包括手指肚去感触乳腺，检查时手要慢慢地转圈。

力度要轻，但要稳

在每一个点上，都要轻轻按压（去感受皮肤下是否有肿块），然后再稳稳地压一下（检查乳头附近是否有肿块）。

一侧完毕后，调换方向，检查另一侧的乳腺。

如果发现乳腺中有肿块或增生该怎么办？

发现肿块、皮肤褶皱、乳头内陷或乳头内有分泌物排出，要立即去看医生。不要害怕，也不要拖延。大部分肿块不是癌症。

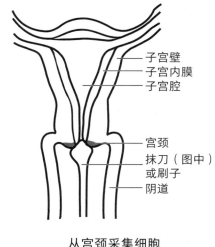

子宫壁
子宫内膜
子宫腔

宫颈
抹刀（图中）
或刷子
阴道

从宫颈采集细胞

5.4　宫颈癌筛查

宫颈癌及其筛查的现状如何？

宫颈癌（宫颈位于子宫的下端）是一种世界范围内最常见的年轻女性癌症之一，尤其是发展中国家。然而在澳大利亚，宫颈癌排在女性常见癌症中第12位，其整体发病率在世界范围内排倒数第二。这是因为巴氏涂片检查得到了广泛推行，这是1991年启动的澳大利亚宫颈癌筛查项目中的一项。

此筛查可在出现症状前检测到女性子宫细胞的异变。宫颈癌的主要症状是性交后阴道出血。

其他症状可能有阴道异常分泌物及非月经期阴道出血。当宫颈细胞出现早期病变时，女性往往感觉不到任何症状，且认为自己很健康。约85%的发展为宫颈癌的女性未接受过宫颈癌筛查。

巴氏涂片检查是什么？

巴氏涂片检查是一项在实验室内将宫颈表面的细胞刷下来进行的检查。此检查适用于从18（性成熟）~69岁的女性，每2年检查一次。巴氏涂片检查作为一项优秀的筛查方式已经持续进行很多年，但是由于科学技术的发展，此检查将逐渐被一项更精确的检查所取代——人乳头瘤病毒检测。

人乳头瘤病毒的临床意义是什么？

现在已经确认宫颈癌的原始病因是人乳头瘤病毒。人乳头瘤病毒通过性行为传播，包括女性与女性之间的性行为。据估计，在人乳头瘤病毒疫苗未上市之前，约有80%的女性感染了人乳头瘤病毒。此病毒有数个亚型，某些亚型可导致尖锐湿疣，而其他亚型仅仅只是生存于宫颈细胞之内而不会引起任何症状。大多数女性的免疫系统会清除这些病毒，但是假如没有完全清除，少数携带者会进展成为细胞变异，最终可能会导致癌症发生。

如何预防宫颈癌发生？

预防措施包括接种人乳头瘤病毒疫苗，以及进行宫颈筛查。在澳大利亚，最新的免疫接种时间表推荐人乳头瘤病毒疫苗（Gardasil）应该在男性和女性12~13岁（中国推荐接种年龄为16岁以后，有性生活以前）时接种。实际上，7岁的女学生（或同龄女孩）就已接受了该疫苗的三次注射（在某些地方，男孩也接受同样的接种）。由于此疫苗并不会防止所有亚型的人乳头瘤病毒感染，所以依然推荐按常规进行宫颈筛查。目前已观察到，这项筛查依然可以使已经接受过疫苗接种的女性获益。

新提出的宫颈癌筛查项目是什么？

在一项待定的关于宫颈癌筛查的政策提案中，每

2 年一次的巴氏涂片筛查以后将被每 5 年一次的人乳头瘤病毒 DNA 检测所取代。研究表明，人乳头瘤病毒 DNA 检测在检测宫颈癌方面优于巴氏涂片法。现在认为，如果一名女性未感染人乳头瘤病毒，那么接下来 5 年内发生宫颈癌的概率接近于零。这也是筛查时间间隔延长的原因。新的筛查项目中，目标年龄范围将变成 25～69 岁。

人乳头瘤病毒 DNA 检测将涉及哪些内容？

人乳头瘤病毒 DNA 检测收集标本的方法与巴氏涂片法相同。方法简单且仅需要数分钟即可完成。收集过程中受检者可能会感到轻微不适，但不会有疼痛感。医生会指导你进行下列步骤。

- 仰卧或侧卧躺在沙发上，脱去腰部以下衣物，然后盖上一层无菌单。
- 医生会帮助你分开双腿以保证检查的顺利进行。
- 医生会将一个叫内窥镜的工具轻柔地插入你的阴道然后撑开，以暴露宫颈。
- 接下来医生会用一个宫颈刷从宫颈上采集细胞样本。

样本将被涂在一张玻璃片上用于巴氏涂片筛查，或放入一管液体内用于人乳头瘤病毒 DNA 检测。记得依据检查结果询问医生。

5.5 女性膀胱炎

膀胱炎的定义是什么？

膀胱炎是指膀胱部位的感染，是一种很常见的疾病。很多女性在人生某个阶段都有可能发生过膀胱炎。最容易发生膀胱炎的时段包括女性在开始发生性关系时（因此，又称为"蜜月膀胱炎"）、怀孕期间、绝经后和子宫切除后。

导致膀胱炎的原因有哪些？

引起膀胱炎最常见的原因是细菌感染（常见的是大肠杆菌）。大肠杆菌从外界顺着尿道（女性的尿道很短）到达无菌的膀胱，就会引起膀胱炎。大肠杆菌从外界进入膀胱主要是由性交引起的，因为性交推动尿道和细菌上行，使细菌更容易到达膀胱。大肠杆菌是肠道的正常菌群，正常存在于肛门口、阴道和尿道。膀胱感染大肠杆菌后，很快就会获得一种局部免疫，预防再次感染，但是有些女性易发生反复性感染。

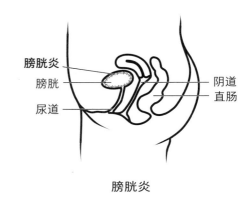

膀胱炎

膀胱炎的症状有哪些？

- 排尿时有烧灼样疼痛或针刺样疼痛。
- 尿频。
- 每次排出的尿量少。
- 尿液有异味。
- 发热。
- 背部或下腹部疼痛（可能会有）。
- 身体整体感觉不舒服。

膀胱炎的危害有哪些？

膀胱炎会使人感到很不舒服，具有一定的刺激性，但是膀胱炎不是一个很严重的疾病。如果膀胱炎不治疗，细菌最后可能会进入肾脏，引起肾炎，这时问题就严重了。

膀胱炎的治疗方法有哪些？

一般治疗

- 自己要注意休息和保暖。
- 要大量饮水：一开始要喝 2～3 杯，然后每隔

30 分钟喝一杯水。

• 每次排尿时，要尽量完全排空。

• 每次上完厕所后都要用柔软的湿毛巾从前向后擦拭下体。

• 疼痛时，服用镇痛类药物，如对乙酰氨基酚来缓解疼痛。

如果膀胱炎发作时间超过 24 小时，你就应该去看医生，同时带一份新鲜尿样。要用干净毛巾和水清洗过阴唇后，再收集尿样。尿样要去送检，检查方法是在显微镜下观察并培养，去辨别是哪种细菌引起膀胱炎，同时还要进行药物敏感试验。

抗感染治疗

服用医生开的抗生素治疗膀胱炎。医生可能建议使用 Ural、Citravescent 或碳酸氢钠溶液使尿液呈碱性。同时，有必要做后续的尿检。如上述治疗无效，需做其他检查（如 X 线检查）对泌尿系统疾病做出诊断。

如何预防膀胱炎？

• 要养成大量饮水的习惯，尤其是天气炎热时。

• 要经常排尿，以及你需要排尿时不要憋尿。

• 每次排尿时都要排空膀胱。

• 每次大便后，都要用刺激性小的肥皂和柔软的毛巾等轻轻清洗下体。

• 每次性交完后，都要及时排空膀胱。

• 如果阴道较干，性交时就要使用润滑剂（年轻女性用 K-Y 凝胶，绝经后的女性使用含有雌激素的润滑剂）。

• 要穿棉质的内裤，不要穿太紧的裤子及尼龙的连裤袜。

• 在阴道等部位不要使用芳香泡沫剂、带有香味的肥皂、爽身粉、阴道除臭剂等。

• 不管是蔓越莓汁还是蔓越莓制成的胶囊都能有效预防膀胱炎的再次发生。易复发膀胱炎的女性可以服用蔓越莓类产品预防膀胱炎复发。

5.6　痛经

痛经的定义是什么？

痛经是月经期疼痛的医学术语。痛经可发生在正常的月经周期中，又称之为原发性痛经。50% 的月经期女性和高达 95% 的成年女性都会出现痛经。痛经经常开始于青春期后 1～2 年，随着年龄增加及生育孩子，痛经的症状会慢慢减轻。

另一方面，痛经也有可能是由于子宫方面的问题，如子宫纤维瘤或感染都会引发痛经，这又称之为继发性痛经。

引起原发性痛经的原因有哪些？

前列腺素水平过高可引起痛经。前列腺素是由子宫内膜分泌的一种物质。前列腺素其中一个功能是引起子宫的肌肉收缩，进而会引起抽搐。前列腺素与排卵的启动有关。排卵是卵巢释放卵子的过程。

原发性痛经的症状有哪些？

在不同的女性中，原发性痛经的疼痛的程度和疼痛的位置有很大的差异，有些女性在下腹、腰部或这两个区域均有钝痛和牵扯痛；有些女性疼痛得很厉害，腹部会有抽搐样疼痛；而有些女性疼痛部位发生在大腿前部。

疼痛在月经开始时最严重，有的人在月经开始前的 12 小时就开始痛经。一般痛经会持续 24 小时，但有的人痛经会持续 2～3 天。

有的女性会因为痛经发生恶心和呕吐，更严重的会因为痛经发生晕厥。

痛经的危害有哪些？

痛经很常见，但是大部分痛经很轻微，不必因为痛经去医院。痛经不会给人身体带来危害，但是如果痛经是由于其他问题导致的，如盆腔炎、子宫内膜异位症或者子宫肌瘤，就要去医院进行治疗。

痛经的治疗方法有哪些？

研究表明每天服用100mg的维生素B_1能够有效缓解痛经，值得尝试。对于大部分女性来讲，痛经时普通的镇痛药，如对乙酰氨基酚就能够缓解疼痛。如果单纯的镇痛药不能缓解疼痛，建议服用抗炎类药物，如萘普生或布洛芬——要将痛经无法用单纯镇痛药缓解的情况告知你的主治医生。如果疼痛得厉害，医生会为你开效果很强的镇痛药来缓解前列腺素带来的疼痛。服用避孕药也能够缓解痛经。痛经可能在女性生完孩子以后会消失，也会随着年龄的增加而消失。

通过健康的生活方式来保持健康（这包括不吸烟、不酗酒及要进行日常的体育锻炼）能够缓解痛经，以及做一些放松类的练习运动，如瑜伽也能缓解痛经。

如果痛经很严重，那就卧床休息。

用一些简单的方法缓解痛经，如用热水袋放在疼痛部位，侧卧位时膝盖蜷缩向胸部靠拢的姿势可以缓解痛经。

出现什么情况时应当去看医生？

如果痛经变得更加严重，或痛经缓解3～4年后又开始痛经时，就要咨询医生。

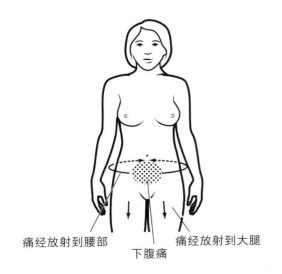

痛经放射到腰部　　　痛经放射到大腿
下腹痛

痛经常见的部位

5.7　子宫内膜异位症

子宫内膜异位症的定义是什么？

子宫内层的组织称之为子宫内膜。子宫内膜随着月经周期的变化而变化。一个月经周期内，子宫内膜增生，充满血液，月经期子宫内膜剥落。子宫内膜异位症是指部分子宫内膜长到其他的地方，如可能长到子宫肌层、卵巢、盆腔的韧带上、输卵管里及盆腔内的其他器官上。

每一次月经周期时，子宫内膜要剥落，而子宫内膜异位会导致部分内膜剥落后，使得血液无法排出，因为这些血液困在盆腔的某些组织中最终会形成血块，刺激盆腔的某些组织，引起粘连。

有很多理论是关于导致子宫内膜异位症的原因，但是具体确切原因我们仍然没有完全弄明白。

子宫内膜异位症的症状有哪些？

- 痛经，月经量多。
- 经期背部、盆腔或腹部牵拉样疼痛。
- 排卵时疼痛。
- 性交时疼痛。
- 恶心与嗜睡。
- 生育能力减退。
- 经前期紧张综合征。

患有子宫内膜异位症的患者可能有上述症状中的一个或两个，而且患者之间的严重程度差异很大。

很多患有子宫内膜异位症的女性什么症状都没有，或者症状非常轻，根本就没有发觉。有些患者可能会有肠道或者膀胱症状。

子宫内膜异位症的患病率有多高？

子宫内膜异位症是一种常见的疾病，尤其是轻微型的子宫内膜异位症。大约10位女性中就会有1位患有某种程度的子宫内膜异位症，但是100位患有子宫内膜异位症的女性中只有1～2位会受到子宫内膜异位症的影响。因不孕就诊的女性中，有20%的会被诊断为子宫内膜异位症。

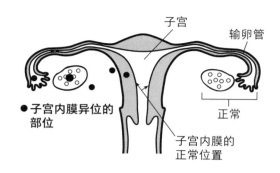

子宫

输卵管

子宫内膜异位的
部位

正常

子宫内膜的
正常位置

子宫内膜异位症

哪些人易患子宫内膜异位症？

任何女性从青春期到绝经都有可能患子宫内膜异位症，但是子宫内膜异位症最常见的是发生在25～35岁的女性。那些从未生育过的女性更容易发生子宫内膜异位症。我们不知道为什么子宫内膜异位症在某些女性易发生，而在其他女性不容易发生。子宫内膜异位症在某些家族中更常见，所以基因遗传可能是因素之一。

子宫内膜异位症的诊断方法有哪些？

可以通过症状来初步判断，但是最终确诊是通过腹腔镜来确诊。具体操作方法是在腹部切开一个小口，用腹腔镜的镜头从腹部切口伸入腹腔进行探查。子宫内膜异位的斑块与肿块大小相似，颜色为红色或黑色。

子宫内膜异位症的处理方法有哪些？

如果你经期疼痛或由其他症状提示你可能患有子宫内膜异位症，就要去看妇科医生。妇科医生有可能用腹腔镜对腹腔进行探查从而确诊。

子宫内膜异位症带来的危害有哪些？

子宫内膜异位症是引起不孕症常见的原因之一。子宫内膜异位症可能引起盆腔内的囊肿，且这种囊肿可能导致疼痛，也有可能影响卵巢或子宫。可能需要做手术切除囊肿、修复卵巢或者切除子宫。但是，这些措施通常情况下不是必须的。

子宫内膜异位症的治疗方法有哪些？

大部分女性子宫内膜异位症不需要治疗，除了疼痛时使用镇痛药缓解疼痛。但是如果有必要，可以用药物治疗或手术进行治疗或两者同时使用。很多人认为怀孕后子宫内膜异位症就会自愈，其实不然。但是怀孕可以缓解子宫内膜异位症的症状。

手术治疗

手术治疗通常不切除卵巢和子宫，但是会通过使用热能或激光破坏子宫内膜异位的组织，然后去除瘢痕组织。手术治疗的目的是缓解症状及提高生育能力。有时需要切除子宫。

药物治疗

可以用激素疗法，如服用避孕药、孕激素等，目的是抑制月经周期，使异位的子宫内膜细胞萎缩，同时希望那些细胞能够消失。激素一般需要服用6～12个月。服用激素有不良反应，抗炎药物可能缓解病情。

5.8　子宫肌瘤

子宫肌瘤的定义是什么？

子宫肌瘤是一种子宫平滑肌的良性肿瘤。子宫肌瘤的大小差异很大，有的小如豌豆，有的大如柚子。同时，子宫肌瘤的生长速度也有差别。子宫肌瘤可以在子宫的任何部位生长，可以生长在子宫的最内层，也可以长在子宫的最外层，也可以长在子宫肌层之间。

导致子宫肌瘤的原因有哪些？

子宫内为什么会有肌瘤，原因尚不明确。但是，我们知道性激素，尤其是雌激素和孕激素与子宫肌瘤的发生有关。因为一旦绝经，肌瘤就停止生长，甚至开始萎缩。女性在青春期前很少会患有子宫肌瘤。在怀孕期间，肌瘤会增大。

子宫肌瘤的主要特征有哪些？

- 35~45岁的女性最容易发生子宫肌瘤。
- 超过40岁时，40%的女性可能会患有子宫肌瘤。
- 在800位子宫肌瘤患者中，只有1位会发展为癌症。
- 大部分患者没有症状。

子宫肌瘤的症状有哪些？

如果发生下列情况，说明肌瘤的体积较大。

- 月经时，经血多。
- 经期延长。
- 两次月经期间，有少量出血。
- 痛经。
- 性交时疼痛。
- 盆腔不舒服（盆腔压力增大造成的）——背部、肠道或膀胱处有坠痛感。
- 引起膀胱出现问题——排尿次数增加或膀胱排空不完全。
- 下腹部有硬肿块或膨出。

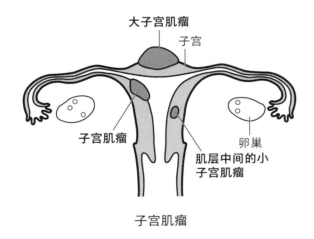

子宫肌瘤

诊断子宫肌瘤需要做哪些检查？

- 超声检查。
- 宫腔镜检查。
- 血液检查查看患者是否患有贫血。
- 诊断性刮宫（如果怀疑肌瘤恶变）。

子宫肌瘤的并发症有哪些？

子宫肌瘤可能引起一些并发症。

- 不育。
- 经血过多导致的贫血。
- 由于肿块扭转或恶化，导致急性腹痛。
- 流产。
- 增加妊娠和分娩的难度（肌瘤可能导致早产，也有可能在妊娠过程中堵住产道）。

子宫肌瘤的治疗方法有哪些？

如果子宫肌瘤没有症状或症状非常轻，这时就要进行观察（每6~12个月去医院做一次常规检查）。如果女性的年龄超过45岁，一般不需要进行治疗，因为子宫肌瘤会缩小，逐渐消失。

可以通过激素治疗缩小子宫肌瘤（尤其是对于年龄超过42岁的女性），但是使用具有一定的限制。

手术治疗包括以下几种。

- 肌瘤切除术：这种手术只是摘除肌瘤本身（对于那些希望以后还要孩子的女性比较适合）。
- 宫腔镜电切术。
- 子宫动脉栓塞术。
- 子宫切除术：这是针对那些很严重的子宫肌瘤患者所采取的一种传统的治疗方法。但是这是一种大手术，一般在药物无法控制出血的情况下才使用。

5.9　女性脱发

脱发的定义是什么？

凡是经历过脱发的人，都很关心掉头发或秃头的问题。很多女性成年后，头发开始逐渐掉落。一般来讲，掉头发是一个自然而然发生的过程，不要对掉头发大惊小怪，这是一种正常现象。大约50%的女性到60岁的时候头发掉得很厉害。这种脱发是一种男性脱发模式，称之为雄激素性脱发，因为这种脱发是在雄激素的影响下进行的。

头发生长与脱发的有关事实

- 头发生长与脱发是同时进行的。
- 每天脱落50～100根头发，不会降低头发的稠密度。
- 头皮上的毛发每3～5年就要更新一次。
- 头发至少要失去25%，才能因头发稠密度明显下降引起注意。
- 头发大量掉落，就会发现这些掉落的头发可能会堵塞浴室下水道口或枕头上有很多头发。

导致头发异常脱落的原因有哪些？

整体上来讲，导致异常脱落的主要原因包括遗传因素、激素因素、压力、疾病及药物等。具体原因如下。

- 雄性激素性脱发（常见的秃头）。
- 局限性脱发。
- 慢性牵引脱发——由于头发被牵拉过紧。
- 弥散性脱发，分两种情况。
  ——静止期脱发。
  ——药物。

女性雄性激素源性脱发

女性也会产生雄性激素，但是女性掉头发的方式与男性不同，且女性掉落头发的速度比男性慢。弥漫性减少的部位一般在头顶（顶秃）。额头部位的一般不会受影响，但是有些女性额头部位的头发也会掉落、减少。虽然有些人早在20几岁时就开始脱发，但是大多数女性到了50岁以后才开始出现脱发。有些女性会注意到在一段较短的时间内，头发脱落得很厉害，但是接下来很长一段时间内，头发脱落的现象会缓解，头发的稠密度不再降低。雄激素导致头发发生弥散性脱落，一段时间后头部会发生斑秃的现象，如生完孩子或患有严重疾病后可能发生变秃的情况。女性很少发生头发掉光的现象。

治疗头发掉落的方法目前还有争议，因此，发生头发脱落时应该与主治医生多沟通。

局限性脱发

局限性脱发是毛囊发生问题导致某个区域的头发掉光，裸露出光亮头皮的现象。如果裸露的区域较小，一般在12个月内，裸露的区域头发会自然生长，裸露区域头发会重新覆盖，但也有人裸露区域不再长头发。局限性脱发的范围可以非常大，但很少会发生整个头皮都脱发（全秃），甚至眼睫毛或者眉毛都掉光。如果发生，这时毛发要想恢复就会很困难。

弥散性脱发

休止期脱发

休止期脱发这一术语是指头发弥散性地脱落。一般是由各种各样的压力因素引发，压力因素需要持续2～4个月才会导致头发脱落。休止期脱发会导致头发脱落，脱落程度达到50%很常见，这时候很容易注意到患者的头发很稀疏。很多人会抱怨梳头或用洗发水洗头时，就会有头发大量脱落，以致头皮暴露。梳头或用洗发水洗头时，头发脱落的根数会超过150根，远远高于正常平均水平50～100根。最常见的是生完孩子3个月后，头发脱落得很厉害，很稀疏。其他的情况包括极度应激、高热、体重减轻尤其是急剧节食造成的体重减轻，或者由于手术或意外事件造成的外伤、营养不良、停药反应及某些疾病都有可能造成休止期脱发的现象。

人们应该明白大约6个月内一般头发就会自然生长，掉落的头发就会逐渐恢复。如果应激因素去除后恢复效果不好，可以局部使用米诺地尔，至少要使用4个月。

慢性休止期脱发

慢性休止期脱发一般发生于正在绝经的女性或绝经后的女性。这些女性可能发生大量脱发，但是不久后头发就会长出来，然后几周到几个月后又会发生脱发，脱发的现象会持续几天。幸运的是，慢性休止期脱发不会导致明显的秃头，且具有自限性，一般不需要治疗。

药物导致的脱发

药物是导致脱发的一个很重要的原因。导致静止性脱发的药物包括细胞毒素类药物（癌症化疗药物）、抗凝血类药物（华法林、肝素等）、抗甲状腺药物、抗癫痫类药物及各种激素等。

治疗方法

药物治疗

目前有几种药物能够减慢或抑制头发的进一步脱落。经过药物治疗后，大部分女性患者就会注意到脱落的头发减少，有些女性甚至注意到头发重新长出来。但是头发重新生长的速度达到正常水平，很少见。这些药物的价格都不便宜，而且可能需要终身服用。药物的相关问题，可以咨询医生。

物理疗法

其他的治疗方法包括戴假发、头发移植及其他掩饰方法。假发可以将整个头全部包裹住，也可以选择将有斑秃的区域遮挡住的假发，也可以选用与自然头发相互编织的纤维物质。关于掩饰方法，可以咨询美发方面的专家。

5.10　多毛症

多毛症的定义是什么？

多毛症是指脸部或机体其他部位体毛过多的现象。对于女性，多毛症最常见于"长胡子"的区域（上嘴唇、下巴、耳朵前部等）、胸部、腹部及大腿前部等。多毛症的严重程度不一。

体毛的正常状态是什么？

很多女性认为自己的体毛很多，但是，如果体毛多发生在女性正常生长的部位（如腋下、前臂、阴部及乳头周围等），她们就不必要担心。体毛较多具有家族遗传性或者具有种族性，如地中海地区的人体毛就较多。即使女性体毛像男性模式一样生长，一般没有严重的潜在原因，该问题可以得到解决。

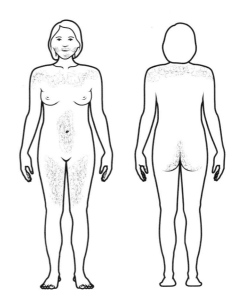

毛发较多的异常部位

导致多毛症的原因有哪些？

导致多毛症的原因主要是雄激素导致毛发根部过于活跃所致（女性体内也合成雄激素）。导致女性体内雄激素分泌过多的原因未明。往往多毛症具有家族遗传性和种族性。亚洲人中，多毛症很少见。某些药物，如抗癫痫药物及某些口服避孕药等都可能导致多毛症。多毛症通常与多囊卵巢综合征有关，但是卵巢囊肿或肿瘤、肾上腺囊肿或肿瘤很少引起多毛症。

得了多毛症应该怎么办？

医生会通过既往史和一些检查对你的体毛情况进行评估。

多毛症的治疗方法有哪些？

- 医生可能会告诉你，你的体毛正常，不是多毛症，不需要进行治疗。
- 可以用美容的方法进行处理，如漂白毛发、使用脱毛霜或激光脱毛。使毛发颜色变淡是一种简单有效的方法。医生会为你推荐一种适合你的除毛方法。目前没有证据表明刮除毛发会加快毛发的增长速度，但是拔毛发的确能够加快毛发的生长速度。不要拔嘴唇和下巴附近的毛发。激光脱毛的效果也很好，但是最好处理肤色较浅区域的黑色毛发。激光脱毛的效果一般维持6个月左右。

用药物治疗多毛症。如果毛发长得很快，而且这些毛发使你在社交的过程中感到尴尬的话，就可以用药物，如安体舒通治疗多毛症。至少需要服用药物3个月才能看出效果，发现毛发明显发生变化。但是对于大部分女性来讲，一旦停止服药，毛发又会重新长出来。激光脱毛后，可用依洛尼赛（凡尼卡）来抑制面部不需要长毛区域的毛发生长速度。

5.11 尿失禁

尿失禁的定义是什么？

尿失禁是指膀胱失去控制，导致尿液不自主从体内排出体外的现象。人们在咳嗽、打喷嚏、大笑或提举重物时，也有可能发生尿失禁。这种"压力性尿失禁"是最常见的一种尿失禁，尤其是生完孩子或绝经后的女性。这种类型的尿失禁只要是由于骨盆底部肌肉松弛所致。

膀胱肌肉过于敏感也有可能导致尿失禁。膀胱肌肉过于敏感时，即使膀胱内的尿液很少，肌肉都要收缩，迫使尿液从膀胱内流出，这称之为急迫性尿失禁。治疗方法应该根据尿失禁的类型制定，使治疗方法最符合患者具体情况。治疗可能包括加强盆腔底部肌肉的锻炼、药物治疗、特殊设备或手术治疗等。

加强盆腔底部肌肉的锻炼

盆腔周围的肌肉（盆腔肌肉）对于支撑膀胱、尿

道、阴道及直肠等（见图）发挥着重要作用。女性生完孩子后，或随着年龄的增加，这些肌肉就会变松弛。经常锻炼盆腔底部肌肉，就能够加强这些肌肉的强度。如果女性一生都进行盆腔底部肌肉锻炼，就会减少尿失禁的概率。进行盆腔底部肌肉锻炼的要点提纲在此处列出。理疗医生能够帮助女性进行盆腔底部肌肉训练，以及对盆腔底部肌肉训练的效果进行评估。

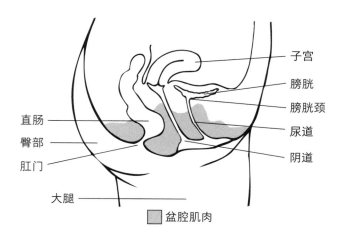

女性盆腔侧面简易图

第1阶段

首先要知道需要锻炼哪些肌肉，第一星期应当做以下锻炼。

a. 首先要锻炼直肠周围的肌肉。站着或坐着，要自然、舒服，想象你正在努力加强直肠周围的环形肌肉，从而努力控制腹泻。每次都要保持这种"夹紧"姿势4秒。

b. 去卫生间排尿。在排尿的过程中，停止排尿。一旦这个动作做到了，重新开始排尿，直至膀胱排空。使尿液排出放缓或停止排尿的肌肉是支撑膀胱的重要组成结构。这些肌肉是盆腔前部的肌肉群。

c. 有些女性发现将手指插入阴道就会找到盆腔肌肉，收缩盆腔肌肉时手指就会被夹住。如果手指没有感觉被夹住，很可能收缩的肌肉不是盆腔肌肉，或是盆腔肌肉的收缩力太弱。这时不要放弃，要进行第2

阶段的锻炼。

注意

- 大便时，不要太用力（不要像女性在生孩子时那样用力）。这样用力会锻炼错误的肌肉，可能会使尿失禁变得更加严重。

- 可能需要一周或更多的时间找到需要锻炼的肌肉，使这些盆腔肌肉的收缩力变强。

第2阶段

现在已经找到需要锻炼的盆腔肌肉，剩下的工作就是每天进行锻炼。不应该在排尿时进行锻炼。

a. 采取的姿势是站着或坐着，两个大腿要分开，收缩直肠周围的肌肉，然后再收缩阴道前部的肌肉。保持这种收缩动作5秒。然后，放松肌肉，重复以上动作4次。应当意识到如果这些动作做得对，就会感觉到盆腔有挤压和上升的感觉。

b. 采取站姿或坐姿时，可以同时收缩尿道和直肠周围的肌肉。保持这个收缩动作1秒，然后放松。快速重复上述动作5次。

注意

- 这些"慢"与"快"的锻炼方法对于强化盆腔肌肉的收缩强度很重要。

- 在第2阶段，就不再适合做第1阶段排尿时阻断排尿的动作了。第1阶段的训练只是最初始的训练。

- 锻炼最理想的情况是每小时都要做1次，但是一天至少要做4次。

- 这个训练很容易掌握，在任何时间都可以进行练习。你可以在等公交时锻炼，也可以在洗碗，或看电视时锻炼。没有必要为了这种训练扰乱日常的生活。

- 一周1次或2次需要返回第1阶段，去明确锻炼的是不是该锻炼的肌肉。

其他处理办法

- 保持理想体重（超重阻碍锻炼效果）及要大量饮水。

- 如果锻炼没有效果，药物就值得一试。

- 只有你迫切想去厕所时，才可以去厕所，并且要完全排空膀胱。

- 手术可以治疗压力性尿失禁。

5.12　更年期综合征

更年期综合征的定义是什么？

绝经是指月经彻底结束，大部分女性在45～55岁绝经。澳大利亚女性绝经的平均年龄为51岁。绝经（menopause）这个术语来自希腊语men（月）和pausis（停止）。但是，这个术语有更广泛的意义，是指最后一个经期的前前后后的几个月或者几年，被称为更年期。在更年期，月经周期变得不规律，机体在逐渐适应雌激素减退的变化。出现这些症状就称为更年期综合征。更年期可能会持续2～5年或更长的时间。

导致更年期综合征的原因是什么？

卵巢不再合成包括雌激素和孕激素在内的女性激素，因为成熟的卵子（卵细胞）逐渐在减少直至完全没有。

更年期的症状有哪些？

某些女性的症状（除了月经终止这个症状以外的症状）比较轻，甚至没有症状。常见的症状包括下列几种。

经期变化

月经会突然停止，或经过很长一段时间不规律的经期后停止，如月经周期延长且月经量少，或月经周期缩短且月经量多。生育能力很大程度下降，怀孕的概率很低，最后完全没有生育能力。

潮热

潮热是指发热像潮水一样来，通常发生在脸部和颈部，但热也可以从头部传到脚趾。潮热持续的时间从几秒到几分钟不等。潮热可能伴随着出汗、心悸、头痛、眩晕或者失眠等。潮热的症状还有可能因为饮酒、吃热食物、饮热水或压力而加重。

潮热本身并没有危害，但是，潮热会引起尴尬、失眠、疲惫或焦虑等。潮热这种症状可能从月经结束开始，持续几个月到几年。

阴道与膀胱症状

正常情况下，阴道与膀胱底部是湿润的，绝经后这些部位就会变得干燥和失去弹性。这会导致在性交时不适及增加膀胱和阴道感染的概率。

情绪问题

女性绝经后，体力会发生很大的波动，可能会感到劳累、激怒、缺乏信心及对性生活不感兴趣。有时还会出现焦虑和抑郁症。

骨质疏松是病吗？

已有研究显示雌激素的下降可以加快骨组织中钙流失的速度，导致不同程度的骨质疏松。某些药物、某种疾病状态及抽烟都可能加重骨质疏松的严重程度。如果你的骨头密度不够高或你有骨质疏松的家族史，就把这个潜在的问题告诉医生。

女性进入更年期该怎么做？

女性要认识到进入更年期是一个自然的生命历程，没有什么尴尬和焦虑的，这一点非常重要。如果有什么不愉快的事情，可以跟你的知心朋友或医生谈。

女性要有一个健康的生活方式：饮食要均衡合理，不要太胖，要有足够的休息和锻炼，减少吸烟量及咖啡和酒精的摄入量。

继续性生活，这点很正常，也很必要，这属于健康的生活模式。但是发生性关系时，如果你的阴道很干，就有必要在阴道部位涂抹润滑剂。建议停经12个月内仍然要注意避孕。

激素替代疗法

如果你的症状比较严重，可以服用激素（雌激素和孕激素）。一般医生会开一些膏药或药片。

含有雌激素的阴道润滑剂或药片都可以用来润滑比较干燥的阴道。

但长期使用激素替代疗法会有不良反应，并且会产生不良后果，尤其是那些先前患有乳腺癌的女性及有乳腺癌家族史的女性。可以用激素替代疗法进行短期治疗，治疗期限为1~2年，用来缓解潮热等不适症状。如果需要用激素替代疗法治疗5年，就需要进行全面检查，以便能够继续安全使用激素。

除了激素替代疗法还有其他治疗方法吗？

还有自然界物质也可以用来缓解女性更年期综合征症状，如含有黑升麻提取物和圣洁莓提取物的药物。但是很多非处方药物是没明显效果的。如果要用其他治疗药物缓更年期综合征经症状，需要咨询医生。

要点

• 更年期综合征是女性生命中的一个必经阶段，标志着生育能力的结束。女性应当了更年期综合征经及不要害怕更年期综合征的到来。

• 如果绝经后，出现异常出血，及时就医。

• 要坚持做乳腺检查、宫颈检查及全身体检，这点非常重要。

5.13　月经过多

月经过多的定义是什么？

月经过多是指月经期间月经量异常增多或者是两次月经期间有出血的现象。女性月经过多时，可能出现经血大量流出，也有可能在经血中有很多血块，还有可能延长经期（经期持续时间超过7天）。

• 正常的经血量为20~60ml。

• 一个月经周期的平均失血量为30~40ml。

- 月经过多时，失血量超过 80ml。

5%～10% 的女性月经过多。

月经过多的症状有哪些？

月经过多的症状除了经血量过多，以及在两个月经期间发生异常出血外，还有可能出现下腹部绞痛。患者可能这样描述经血量过多"血量很多，整个卫生巾都沾满了血""需要经常换卫生巾""老是将裤子弄脏"及"经血中有血块"等。月经过多也有可能表现为经期延长。月经过多有可能导致缺铁，贫血症状，如劳累和虚弱也可能会发生。

导致月经过多的原因有哪些？

大部分月经过多患者确切原因不明。这些患者的子宫和卵巢都正常——称之为"功能失调性子宫出血"。这种情况在有关生育年龄的开始与结束这两个时间段最常见。我们知道一种称为前列腺素的化学物质在经血量过多的女性子宫内膜的水平较高。前列腺素对子宫内膜的作用是抑制经血凝结。

导致月经过多的原因如下。

- 子宫肌瘤是一种良性肿瘤，生长在子宫肌层。
- 服用激素类的避孕药，包括长效黄体酮。
- 子宫内膜异位症。
- 避孕环是放置在子宫内部的避孕工具。
- 因血液疾病使用华法林抑制血液凝结。
- 流产及宫外孕。
- 感染，包括性传播疾病。
- 子宫内膜癌。

如何诊断患者是否患有月经过多？

医生除了对患者做包括宫颈检查及巴氏涂片检查在内的全身检查外，可能还要做以下几种检查。

- 血液检查，明确患者是否患有贫血。
- 腹部和阴道超声波检查。
- 子宫内膜活检。
- 扩张宫颈和刮宫术检查。
- 子宫镜检查，将子宫镜放置到子宫内部进行

探查的方法。

月经过多的治疗方法是什么？

外科手术治疗

- 扩张子宫颈和刮宫术将子宫内膜刮掉。
- 将子宫内膜全部刮掉，即清宫。
- 通过手术摘除子宫内的肿瘤，如子宫肌瘤及其他赘生物等。
- 子宫切除（子宫摘除）是一种万不得已的手术方法。一般在其他治疗方法都无效的情况下，包括那些经常不采用的手术也无效的情况下，才能采用子宫切除术。

功能失调性失血的治疗方法

到目前为止，还不太清楚导致功能失调性失血的确切原因，因此，功能失调性失血的治疗方法主要是减少月经期的失血量。针对功能失调性失血，我们主要采取的是激素疗法（黄体酮）、用抗前列腺素合成药物（非甾体抗炎药）或用凝血药物加强凝血并减少出血量（凝血酸）。如果医生和患者都认为经血量多不影响正常生活，那就不需要进行治疗，但要监测，包括要进行血液检查确认患者是否出现贫血。具体的治疗方法如下。

- 口服避孕药：口服避孕药能够减少 1/3 的出血量，这是一种重要的治疗方法。
- 黄体酮：这种药效果非常好，尤其是对于急性大量出血有效。
- 释放黄体酮的宫内避孕器具：这种避孕器具（如曼月乐避孕环）能够逐渐缓慢地释放激素，使子宫内膜变得很薄。释放黄体酮的宫内避孕器具也可以用作避孕措施。
- 凝血酸：这种治疗方法最有效，能够减少一半的出血量。一般需要每天服用，一天服用 4 次，连续服用 4 天。

给患者提供的建议

- 记录月经周期。

- 尽量多休息。
- 服用铁剂（现行血液检查，再考虑补充铁剂）。
- 均衡膳食。
- 不要服用阿司匹林（因为阿司匹林可能加重出血的症状）。

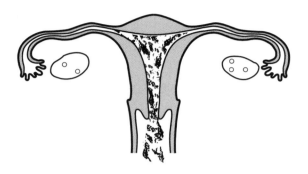

月经过多是指月经量超过 80ml

5.14　卵巢癌

卵巢癌是什么？

卵巢癌是女性生殖系统中一侧卵巢（有时是两侧卵巢）内部分组织的恶性增殖。卵巢是两个椭圆形腺体，胡桃大小，位于骨盆内，子宫两旁每侧各有一个。卵巢每个月排出一个卵细胞，这个过程叫作排卵。卵巢也负责分泌雌激素和黄体酮。卵巢癌在所有妇科癌症中死亡率最高，因为大多数患者在晚期感觉到异常才就诊，并且由于症状不典型，与其他妇科疾病相似，所以诊断也不容易。总体来讲，卵巢癌诊断率较低，但此状况在逐渐改善，且某些类型的癌症已经能够被治愈。一经确诊，5 年生存率为 43%。

卵巢癌的现状如何？

在澳大利亚，女性常见癌症中卵巢癌排在第 10 位。卵巢癌占所有死亡的 5%，在女性常见死亡原因中排在第 6 位。大约 90% 的卵巢癌发生于 40 岁以上的

女性，75 岁以上女性中，每 125 人就有 1 人患有卵巢癌。卵巢癌的平均诊断年龄为 64 岁。

卵巢癌的危险因素有哪些？

卵巢癌的具体病因尚未明确，但是部分危险因素包括下面几项。

- 年龄增加。
- 白种人，且居住于发达国家，生活水平较高。
- 导致女性一个生理周期内排卵次数增加的因素：口服避孕药，生育后代。母乳喂养可轻度降低风险。生理周期始于较小年龄，更年期开始得较晚，以及从未口服避孕药可轻度增加风险。
- 更年期后采用激素疗法可能会轻度增加卵巢癌风险。
- 基因突变。
- 家族史：5% ~ 10% 风险因素。但一级亲属中有卵巢癌患者时，亲属卵巢癌的发病风险可能增高。

卵巢癌症状有哪些？

大多数患者在卵巢癌早期无明显症状。可能只有在肿瘤体积较大的时候才会表现出一些症状。首发症状如下。

- 腹部不适，尤其是持续性腹胀，以及骨盆区域或下腹部压迫感。
- 腹部疼痛，常常较轻微，房事时加重。
- 进食困难，并且很快就感到吃饱了。
- 消化不良。
- 厌食和恶心。
- 阴道出血。
- 尿频。

当卵巢癌进展到晚期时，症状如下。

- 恶心和呕吐。
- 便秘。
- 易困倦疲劳。
- 体重下降。
- 呼吸急促。

- 剧烈腹痛。

如何诊断卵巢癌？

检查方法如下。

- 盆腔超声检查。

- 血液检查检测肿瘤标志物CA-125，在卵巢癌患者的血液中，该指标往往高于正常。

- 其他检查，如CT和腹腔镜检查。

可供选择的治疗方法有哪些？

可供选择的治疗方法包括手术治疗、化疗和间断放疗。手术治疗对大多数患者来说是首选方案。卵巢癌常常在手术过程中被诊断出来（依据术中病理结果），受累的一侧或双侧卵巢被切除。手术后还需要化疗。

5.15　乳房疼痛

导致乳房疼痛的原因有哪些？

乳房疼痛（又称为乳腺痛）由多种因素导致。一般在月经周期的后半期女性会出现乳房不适，称为周期性乳腺痛，经常与月经周期性变化有关。卵巢排卵时，女性会发生乳腺痛，而在月经之前的几天，是最疼的时候。这与正常的激素水平变化有关，一般不会对机体造成伤害。

导致乳腺痛的其他原因如下。

- 怀孕（在怀孕前3个月，很多孕妇乳腺会感觉隐痛，会更加敏感）。

- 生完孩子之后（乳腺会因为充满乳液导致疼痛肿胀，母乳喂养孩子的动作本身也可能导致乳腺疼痛）。

- 感染（如乳腺感染，称之为乳腺炎或者是乳腺脓肿，两侧乳腺都有可能发生）。

- 乳腺肿块（如乳腺纤维囊肿；乳腺肿块在月

经来临前会变得更加疼）。

- 某些药物。

- 体重增加。

- 胸罩不合适。

注意：乳腺癌早期时经常无痛，但是只要发现乳腺肿块，都要认真检查。

乳腺痛在女性中常见吗？

乳腺痛在女性中很常见。大约每3位女性就有2位在人生某个阶段出现乳腺痛，但是在30多岁和40多岁的女性中乳腺痛更常见。

乳腺痛有哪些症状体征？

乳腺痛程度不一。一般是一种不适感或是坠重感，而有些女性有针刺样疼痛。乳腺痛时，乳腺触感可能有肿块，也有可能正常。乳腺有时有隐痛，轻轻地一抱，或者抚摸都会引起不适。

乳腺痛的治疗方法有哪些？

首先需要记住的是乳腺痛在女性中很常见，且200个乳腺痛的女性只有1位可能是由于乳腺癌导致的。乳腺痛症状轻时不需要治疗，一般3~6个月后，疼痛就会自行缓解。

一般治疗

- 如果你超重，就减轻体重：目标是让自己体重在标准范围内。

- 减少咖啡的摄入量或者是戒掉咖啡。

- 膳食要营养，低脂、高碳水化合物。

- 胸罩的质量要好，且要适合。内衣行家的建议非常有帮助。

- 服用一些镇痛类的药物，如对乙酰氨基酚或布洛芬。口服或局部涂抹均可（涂抹到乳腺上）。

"天然"药物

维生素能够缓解乳腺疼痛（没有研究表明维生素有缓解乳腺痛的作用）。

- 维生素 B_1（硫胺素）：每天100mg。

- 维生素 B_6（吡哆醇）：每天100mg。

这些维生素可以单独服用，也可以联合服用。

药物治疗

主治医生可能给你调整一下现在服用的避孕药或激素（如果你正在用激素替代疗法），给你开别的激素继续治疗。在服用任何药物或补充剂之前要咨询医生。

如果出现以下症状，请及时就医。乳腺持续性疼痛或肿块不消。乳头出现血性或清亮透明的溢液。乳腺肿胀或变硬、出现变红或发脓等感染症状。出现发热的症状。

5.16　盆腔炎性疾病

盆腔炎性疾病的定义是什么？

盆腔炎性疾病是指女性生殖器官发生感染。微生物（细菌）从外界进入宫颈、子宫，然后顺着输卵管到达卵巢及盆腔内周围组织，从而引起这些器官、组织发生感染。最常见的严重感染是连接子宫和卵巢的通道感染——输卵管炎。

盆腔炎性疾病可以是急性感染，也可以是慢性感染。急性感染是指突然发生严重的症状，而慢性感染是从较轻症状逐渐发展为较重症状的过程。

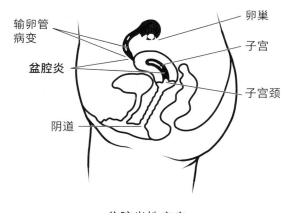

输卵管病变　卵巢　盆腔炎　子宫　子宫颈　阴道

盆腔炎性疾病

盆腔感染的相关常识有哪些？

下列是有关盆腔感染的一些常识。

• 与有感染的人发生无保护措施的性关系是高达75%的盆腔炎发病原因。

• 一些小手术（如子宫内放置避孕器具）或者是怀孕的相关事项（如自然流产、人工流产，甚至是妊娠）都能够引起盆腔感染。

• 有10%的女性正常时阴道内就有微生物，她们的子宫颈上有衣原体、淋病病原体等。这些女性是患盆腔炎性疾病的高危人群。衣原体感染是引起盆腔炎性疾病最常见的原因。

• 在澳大利亚，盆腔炎性疾病是引起女性不孕最常见的原因，每年约有5 000的女性因此病导致不孕。

• 盆腔性疾病是一种可以预防的疾病，通过腹腔镜就可以做出诊断，且是最好的诊断方法。

哪些女性最容易患盆腔炎性疾病？

以下这些女性最容易患盆腔炎性疾病。

• 20～29岁的女性。

• 巴氏涂片检查的结果显示宫颈细胞异常，且年龄在15～35岁的女性。

• 有多个性伴侣的女性。

• 女性有固定的性伴侣，但是固定的性伴侣有多个性伴侣。

• 在性交时，没有使用阻隔式避孕措施的女性（如安全套）。

• 做需要打开宫颈口的手术（如扩张术和刮宫术，或者向子宫内放置避孕器具的手术）。

盆腔炎性疾病的症状有哪些？

很多患者可能没有发现任何症状（盆腔炎性疾病经常被称作"无声的流行病"），有些女性会有临床症状，但是症状严重程度不一。

急性盆腔炎性疾病

• 发热。

• 急性腹痛。

慢性盆腔炎性疾病

- 下腰部疼痛。

- 下腹部轻微疼痛。

急性盆腔炎性疾病、慢性盆腔炎性疾病时均出现的症状

- 性交时疼痛。

- 月经期间出现问题（如月经疼痛、月经过多或月经周期不规律）。

- 阴道分泌物异常，阴道分泌物可能有异味。

- 尿痛或尿频。

盆腔炎性疾病可能对女性的危害有哪些？

盆腔炎性疾病可能导致生殖系统的某些器官出现瘢痕。最严重的后果是导致不孕、宫外孕及盆腔炎性疾病的复发。有时急性感染可能引起盆腔化脓，或引起腹膜炎或者病菌进入血液，引起毒血症。

如何预防盆腔炎性疾病？

- 最重要的是要安全性交。与任何一位性伴侣进行性交时都要坚持戴安全套。

- 如果你有盆腔炎性疾病史，或是你的性伴侣较多，就不要采取在子宫内放置避孕器具的避孕方法。

- 如果你的性伴侣有性病或是刚感染上性病，即使你没有症状，也建议用抗生素进行治疗。

- 如果你得了盆腔炎性疾病，你的性伴侣全部都要接受治疗。

- 有患盆腔炎性疾病的危险因素的女性，应该经常做检查。

注意：如果你得了盆腔炎性疾病，有责任告诉你的性伴侣你得了盆腔炎性疾病。

盆腔炎性疾病的治疗方法是什么？

用一个疗程的抗生素进行治疗，通常是口服。患有盆腔炎性疾病时避免发生性关系，也不要做有关阴道的任何动作（如不要用手抚摸阴道部位，来月经时不要用卫生棉条），直至感染完全控制痊愈。一般需要2~4周盆腔炎性疾病才能痊愈。

你患有盆腔炎性疾病时，如果子宫内放置着避孕器具，需要将避孕器具取出。

5.17 复方避孕药

复方避孕药的定义是什么？

顾名思义，复方避孕药是指包含两种女性激素（雌激素和孕激素）的药剂，通过改变女性体内激素水平，阻止排卵（卵巢每个月都要释放卵子）来进行避孕的药。有28天和21天两种包装，这两种包装区别仅仅是28天包装中包括7个没有药效的含"糖"药片。当你服用含"糖"药片时，通常会出现阴道出血。

复方避孕药的效果怎么样？

如果根据说明书进行服用，避孕效果至少可以达到99%。

如何服用复方避孕药？

根据所开药物的种类不同，服用方法也不同，所以要根据药品包装袋上的说明进行服用。通常从月经周期的第一天开始服用激素药，你就会受到保护，免于怀孕。如果你在月经周期的其他任何时候开始服用激素类药物，就必须等到服用7粒有效的药片后才能成功避孕。

复方避孕药什么时候服用？

药片应该每天喝水整个往下咽。一天中的哪个时间段服药并不重要，但是你要养成在每天的同一个时间段进行服药（如吃完早饭后和上床睡觉前）的习惯，这一点很重要。

如果复方避孕药忘记服或服晚了该怎么办？

7天规则

- 立刻将忘记服用的避孕药服下，即使那意味着你一天内服用了2片药。

- 如果你在平常的时间段忘记服药，且时间超过了12小时，那么你怀孕的概率大大增加，所以，你需要使用另外一种避孕措施，使用7天。

- 如果使用另外一种避孕措施的7天期间，这个包装的最后1颗有药效的避孕药也吃完了，跳过那7颗无效的药片，直接打开下一个包装的避孕药，服用第一颗有药效的避孕药。

避孕药是如何影响月经周期的？

服用避孕药后，月经周期会变短、变得规律及月经量会变少。经血可能呈现陈旧性出血的颜色——棕色。避孕药也可以缓解经期疼痛。

有必要中断避孕药吗？

没有必要中断避孕药。最好不要停药直至你准备怀孕。

服用避孕药后一次月经没来怎么办？

如果你有一次月经没来，你应该继续服用避孕药，但是你需要去医院做一下检查，排除怀孕的可能性。

哺乳期间服用避孕药安全吗？

避孕药能够影响母乳的质量和数量，所以在哺乳期间最好使用另外一种避孕方法。如果哺乳期间选择使用避孕药进行避孕，最恰当的做法是服用只含有孕激素的避孕药。

服用避孕药的不良反应有哪些？

服用避孕药最常见的不良反应是恶心、乳腺疼痛及非月经期间出血的情况（如在正常的经期之间出现出血）。继续服用避孕药的几个月后，这些不良反应就会消失。更严重的不良反应（虽然不常见）包括偏头痛、高血压，以及静脉血管中易形成血栓。在服用避孕药之前，要查看自己服用是否安全。服药时需要咨询医生。

酒精或其他药物是否会影响避孕药的药效？

适度饮酒不会影响避孕药的药效。影响避孕药药效的药物包括抗生素、维生素C及治疗癫痫和肺结核的药物。避孕药可能会影响抗凝药物及治疗糖尿病药物的药效。如果服用其他药物，又要服用避孕药，需要咨询医生。

需要遵守的具体规则有哪些？

- 服用避孕药时，吸烟能够进一步损害女性的健康。对于35岁以上的女性，服用避孕药的同时吸烟被认为很不安全。

- 如果你正在服用避孕药，而医生又在给你开其他药物，你一定要告诉医生。

- 保健品中包含的天然物质可能会影响避孕药的药效。

- 腹泻和呕吐的症状可能减弱避孕药的药效——这时你要同时使用其他的避孕措施，直至完成这个用药周期（根据7天规则进行用药）。

- 如果2次月经之间出现持续性或大量出血，要及时告诉医生。

- 一旦出现视力模糊、剧烈头痛、胸部疼痛或四肢疼痛，要立即告诉医生。

- 如果你正在服用避孕药，每12个月都要去医院做一次检查。

- 经常做乳腺自我检查，每2年做一次宫颈涂片检查或者根据当前的指南做检查。

- 要记住避孕药的避孕效果非常好，但是如果不规律用药，或你患有其他疾病导致发热及胃肠等问题，或是服用其他药物，女性还是有可能意外怀孕。

- 避孕药不能预防性病，所以和新的性伴侣使用避孕套非常重要。

5.18　多囊卵巢综合征

多囊卵巢综合征的定义是什么？

多囊卵巢综合征是指女性增大的卵巢中含有很多小囊肿，并且表现有一系列某些特定症状的激素状态。

可用超声检查检测到卵巢上的多个囊肿，但是并不是所有的有肿大卵巢的女性都会有症状。同样，并不是所有有多囊卵巢综合征的女性的卵巢都会有多个囊肿。

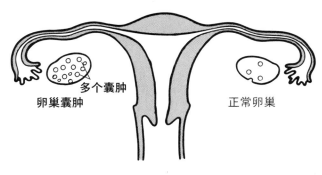

多囊卵巢综合征

多囊卵巢综合征的症状有哪些？

多囊卵巢综合征主要症状如下。

- 生育能力下降：受孕相当困难。
- 月经失调。

——月经稀发或闭经。

——月经周期不规律，通常月经量变少。

- 体重增加。
- 面部毛发变多（上肢和下肢也有可能出现毛发变多）。

可能出现的症状如下。

- 自然流产率增加。
- 胰岛素抵抗。
- 葡萄糖耐量下降。
- 情感问题，包括焦虑和压抑。

哪些人易患多囊卵巢综合征及多囊卵巢综合征的患病率有多高？

青春期后期到更年期的女性都有可能患多囊卵巢综合征。绝经前的女性大约有20%的卵巢上有多个囊肿，而只有5%～10%的女性有多囊卵巢综合征的症状。

导致多囊卵巢综合征的原因有哪些？

导致多囊卵巢综合征的确切原因尚不明确。多囊卵巢综合征与遗传因素有关。如果家人患有多囊卵巢综合征，孩子患有多囊卵巢综合征的概率会增加。人们认为多囊卵巢综合征是由于卵巢产生的激素不均衡导致的。位于脑部的主腺（脑垂体）感受到不均衡的激素，然后会释放更多的激素去刺激卵巢产生更多的囊肿，以及更多的卵子。但是，这些卵子无法成熟，因而也不能排卵。

如何对多囊卵巢综合征做出诊断？

盆腔超声检查和血液检查测定激素水平是主要的诊断方法。取子宫内膜组织进行活检（子宫内膜活检）也是非常有效的方法。

有多个囊肿的卵巢外形是什么样子的？

有多个囊肿的卵巢比平常的卵巢要大，而且表面有一层厚厚的白膜。卵巢包括很多囊肿，12个及以上直径为2～7cm。

多囊卵巢综合征会给女性带来什么问题？

多囊卵巢综合征带来的最主要的问题是使女性一直不排卵，因此会导致女性不孕的问题。

一个严重影响健康的后果是胰岛素抵抗导致的糖尿病（2型）及高脂血症。其他的健康问题包括患高血压及冠心病风险的增加。

女性患有多囊卵巢综合征后该怎么做？

首先，应该调整生活方式。加入相关的组织，可以对多囊卵巢综合征的相关问题进行交流，相互学习治疗和控制多囊卵巢综合征方面的经验。

控制体重

对于超重或肥胖的女性来讲，最重要的一线治疗方法是减轻体重。减轻体重很难，也许需要1年或更长的时间才能使体重维持在标准范围。建议咨询营养师，让他们制定均衡营养的膳食帮助减轻体重。减肥膳食最基本的原则是低糖、低热量，与糖尿病患者的膳食模式相似。患有多囊卵巢综合征的肥胖女性可能仅仅通过减轻体重就能够使卵巢恢复正常的功能。

运动锻炼

要经常锻炼身体，控制体重，保持身体健康（如每天快走30分钟）。

其他治疗方法

去除多余的毛发

将多余的毛发通过脱毛膏或激光等方法去掉。

激素治疗法

对于不想要怀孕的女性常用口服避孕药使月经周期变规律并且改善包括痤疮在内的多囊卵巢综合征的症状。

对于想要怀孕的女性，医生可能会为她们开一些激素，促进卵巢排卵，进而增加怀孕概率。

手术疗法

腹腔镜下外科手术切除或减少囊肿。还有一种方法就是用热针在卵巢上做针刺治疗，这种治疗方法称为腹腔镜下卵巢热透疗法，能够使卵巢进行排卵，增加怀孕的概率。

5.19　经前综合征

经前综合征的定义是什么？

经前综合征经常被称作经前期紧张，是某些女性在来月经前经历的一些不适症状。经前综合征是一组症候群，包括生理症状和心理症状，这些症状在女性

月经开始之后通常会消失。通常是由于女性体内激素变化引起，且临床症状表现不一。月经前身体水肿就是经前综合征的一个例子。

经前综合征在女性中很常见吗？

很常见。大约90%的女性都会有经前综合征的某些症状，只是严重程度不一。经前综合征可能会随着女性年龄增长，变得更加严重。

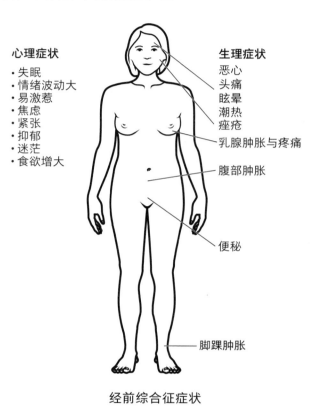

经前综合征症状

经前综合征的症状有哪些？

一些重要的症状已经总结在上图中，但是最常见的症状是情绪起伏大、易激惹、紧张、头痛、便秘、乳腺疼痛及腹胀感等。

女性经前综合征该怎么办？

了解症状

了解你有经前综合征中的哪些症状，并且明白你为什么会有这些症状。了解自己的问题所在，同时将这些症状告诉你的家人朋友。考虑练习自己的专注力，或者参加一个有关经前综合征的支持机构。

记录

记2～3个月经周期间你所发生的主要症状及这些症状发生的时间。根据这些信息在症状发生期间做出安排，如在这些症状出现前后的一段时间内，不要进行太多的社会活动，也不要在这个期间主动安排商业会面、谈判等。

改变生活方式

- 膳食。饮食要规律，要理性，每次吃饭时都要少量摄入，不要大量摄入；避免摄入过多盐、咖啡因及酒精等。如果有必要，要减轻体重并维持正常水平。

- 运动。经常运动有利于缓解症状（如有氧运动等）。

- 放松。在这期间计划做一些能够让你感到放松和享受的事情。压力可以加重经前综合征的症状，所以一有机会就要给自己减压。

- 穿衣要合适。穿衣合适有利于缓解乳腺疼痛及腹胀问题（如穿合适的胸罩及腹部宽松的衣服）。

- 药物治疗。某些药物能够缓解更严重的症状，所以你选择药物治疗时，要咨询医生。如能够改善经前综合征症状的药物包括维生素B6（吡哆醇）及某些抗抑郁药等。连续服用维生素B6 6个月，每天100mg。如果服药后症状仍然没有改善，你应当告诉医生。医生可能会为你开一些含有新成分的抗抑郁药来缓解经前综合征。

5.20 输卵管结扎术

输卵管结扎术的概念是什么？

输卵管结扎术是指将女性输卵管切断或阻挡的一种节育手术。这种手术能够阻断精子在输卵管遇上卵子。因为输卵管是受精的正常部位。

输卵管结扎术是如何做的？

输卵管结扎术是在全身麻醉的状态下进行的，需要进入腹腔才能做这个手术。输卵管结扎术有几种做法，最常见的一种是在阴毛线上方切一个小口或是通过腹腔镜进行手术。腹腔镜法是将腹腔镜导管通过脐下1cm的小伤口进入腹腔，在强光下找到输卵管。可以用套圈或夹子将两条输卵管结扎，或将两条输卵管电灼断（烧灼），然后将断端扎住。如果以后需要怀孕，用套圈或夹子结扎的方法可以比较容易地就将输卵管放开。

而其他输卵管结扎术是切去输卵管的一小段，然后将新暴露的端口扎住。

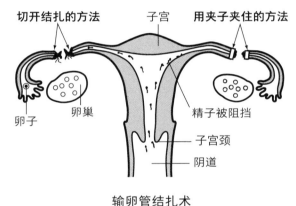

输卵管结扎术

做完输卵管结扎术后需要住院多长时间？

一般需要住院1～2天。住院时间要根据医生采用的手术方式和医院的相关政策决定。

输卵管结扎术的避孕效果怎么样？

输卵管结扎术的避孕效果非常好，这种手术的失败率为0.5%。不同的输卵管结扎术方法的成功率不同。

输卵管结扎术会影响性功能吗？

手术伤口痊愈后，性功能就会恢复正常。许多女性反而觉得手术后，因为没有怀孕的担忧，性生活会更和谐。

输卵管结扎术后会影响月经吗？

月经和平常没什么区别，但是有的女性说她们做完输卵管结扎术后，月经量增加了，尤其是当大段的输卵管被切除后。然而现代腹腔镜手术方法通常不会导致月经量的增加。

输卵管结扎术会导致体重增加吗？

不会。输卵管结扎术不会导致体重增加，这是因为输卵管结扎术不会影响激素变化或不会影响食欲。

做完输卵管结扎术后生育功能可以恢复吗？

输卵管切断后，可以通过一个小手术将输卵管接通，但是并不能保证一定会恢复生育能力。根据输卵管结扎不同的手术方式，成功怀孕的概率在30%～80%。用夹子夹的输卵管结扎术，女性恢复生育功能的概率较高。

输卵管结扎术应该是针对终身不想再怀孕的女性。

输卵管节育器是什么？

这是一个不同的节育方式，仪器通过子宫颈，把金属线圈插入输卵管。后续的检查是必须的，需要确保堵塞完全。输卵管阻塞后不能逆转。

5.21 特纳综合征

什么是特纳综合征？

特纳综合征也称为先天性卵巢发育不全或单X染色体综合征，是一种随机基因缺陷病（遗传病），只累及女性。每3 000名存活女婴就有1名患有此病。通常，女性拥有两条X染色体，但是特纳综合征患者只有其中一条，另一条丢失或出现了异常。女性患者表现为典型的身材矮小和无法生育。很多患者有先天畸形，尤其是心脏缺陷。该病症状表现和严重程度本质上由染色体缺陷情况决定，患者之间差异很大。

据推测，患有该病的胎儿有极高的自发流产概率，仅约1%的患儿可以最终存活。

特纳综合征的症状和体征

- 身材矮小，患者平均身高低于143cm。
- 发际线较低。
- 手脚肿大（淋巴水肿）。
- 由于皮肤过度松弛，颈部呈带状褶皱。
- 胸廓凹陷且宽阔。
- 指甲软，且向上翘起。
- 肘关节十分僵硬（无法伸直）。

其他特征

- 与卵巢过小有关的不孕不育（卵巢发育不全）。
- 无月经（闭经、无青春期）。
- 听力障碍。
- 数学运算障碍。
- 先天性心脏缺陷（约占50%）。

注意：神智缺陷少见，但数学运算学习障碍常见，与空间意识（三维）障碍有关。

特纳综合征的病因是什么？

根本原因在于患者自身基因出现了异常。这是一件十分不幸的怪事，就像唐氏综合征一样。人类正常情况下有44条成对的染色体（22对），加上两条性染色体。正常女性通常有两条性染色体（X染色体），但是特纳综合征患者仅有一条X染色体，另外一条缺失或出现异常。

出现这种现象的原因仍在研究中。一般常见的人类基因结构如下。

- 女性，46XX（44条常染色体+XX）。
- 男性，46XY（44条常染色体+XY）。
- 特纳综合征患者，45X（44条常染色体+X）或46X（45条常染色体+X）。

如何诊断特纳综合征？

临床上，该病根据患者不同年龄段的表现做出初步诊断。刚出生的患儿表现为典型的生理特征；儿童期的患儿表现为身高低于其他正常女孩的身高范围；青春期患者表现为没有出现青春期的变化；成年患者表现为不孕不育。

此病在孕期被检测出来，如超声检查、羊水穿刺。

此病可最终通过基因检测确诊，尤其是染色体分析。

如何治疗特纳综合征？

有许多可供选择的治疗方法可以帮助患有此病的女孩或女性最大程度地达到最佳疗效。

通过下列步骤进行治疗。

- 坚持常规评估，包括激素水平检测。
- 用激素治疗来促进身体生长发育——生长激素疗法。
- 激素替代疗法来启动月经周期和性发育。
- 定期常规监测其他疾病，如高血压，以及必要时手术矫正心脏异常或其他异常。

要点

- 特纳综合征是一种偶发于女性的遗传性疾病。
- 患者两条 X 染色体中的一条缺失或异常。
- 通过现代医学的治疗和支持，患者可能获得正常生育能力。

5.22　真菌性阴道炎

真菌性阴道炎的定义是什么？

真菌性阴道炎有时又称作念珠菌感染或酵母菌感染，是由白色念珠菌过度繁殖引起的一种常见的感染。这种病很常见，大约 75% 的女性在其一生中某一阶段会患有真菌性阴道炎，它不是一种性传播疾病。

真菌性阴道炎的症状有哪些？

会阴区周围的症状

- 瘙痒。
- 有刺激感。
- 疼痛。
- 阴道口肿痛。

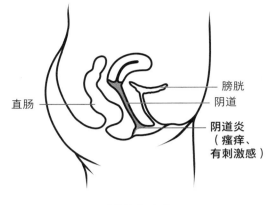

直肠　　膀胱　　阴道　　阴道炎（瘙痒、有刺激感）

阴道炎症状

其他症状

- 有奶酪样白色分泌物排出。
- 性交时不适。
- 排尿时疼痛。
- 排出尿液有异味（可能）。
- 阴道或外阴红肿。

真菌性阴道炎需要通过检查生殖器官来确诊，如果有必要，需要用棉签涂抹阴道后做检测。

导致真菌性阴道炎的原因是什么？

白色念珠菌是长期存在于阴道部位的一种常见菌。这些存在于阴道的微生物一般不会对机体造成伤害，除非某些因素导致菌群失衡（有时引起菌群失衡的因素不明显）。

很可能引起真菌性阴道炎的危险因素

- 糖尿病。
- 用抗生素或糖皮质激素治疗某些疾病。
- 怀孕。
- 口服避孕药。
- 子宫内放置避孕器具。
- 特别紧的牛仔裤。
- 尼龙材质的内裤。
- 游泳后直接穿湿的泳衣离开。
- 天气潮湿。
- 旅游（一般由久坐导致）。
- 肥胖。

- 看医生后，阴道涂抹抗真菌药膏或往阴道上部插入子宫托。

- 每天要轻柔地清洗生殖部位2～3次，缓解生殖部位的不适感和瘙痒感。清洗溶液的配制方法是1勺碳酸氢钠加入1L温水。

- 洗完澡后，要将生殖部位擦干或晾干。

- 内裤要宽松合适，且内裤要穿棉质。

- 有时需要医生开一些口服药进行治疗。

- 性交时可能会疼痛，需要使用润滑剂保护皮肤。

患有真菌性阴道炎时性伴侣需要治疗吗？

这是个具有争议性的问题，因为目前没有证据表明性伴侣接受治疗会改善病情。

如何预防真菌性阴道炎？

- 一天至少1次彻底清洗和彻底晾干生殖部位。

- 不要穿紧身裤、紧身牛仔裤、紧身内裤，以及不要使用卫生棉条（白色念珠菌喜欢在温暖、潮湿、黑暗的环境中繁殖）。

- 避免使用香皂，可以使用香皂的替代物。

- 不要使用阴道冲洗液、爽身粉或除臭剂。

- 要坚持健康的生活方式。

真菌性阴道炎反复发作应该怎么办？

- 如果需要服用抗生素来抗炎，请先咨询医生。

- 如果你正在使用避孕药进行避孕，那么你需要换其他方法进行避孕。

- 到医院检查是否血糖高（患有糖尿病）或有其他感染。

第六章　男性健康问题

6.1　勃起功能障碍

勃起功能障碍的定义是什么？

勃起功能障碍是指男性阴茎持续地不能够勃起或维持勃起的程度不能够进行性交的一种状态。大部分成年男性在某个阶段都会经历短暂的勃起功能障碍，一般是由于心理因素造成的，而不是生理的原因，因此这种情况没必要担心。

勃起功能障碍的患病率有多高？

勃起功能障碍较常见。45岁的男性，10个人中就有3个有勃起功能障碍；70岁的男性，3个人中就有2个有勃起功能障碍。

导致勃起功能障碍的原因是什么？

大部分勃起功能障碍（75%）是由生理因素造成的（生理结构出现问题），而其他是由心理因素造成的（功能性的障碍）。

生理原因

- 年龄增长。
- 过度饮酒。
- 慢性疾病。
- 糖尿病。
- 神经系统疾病（如脑卒中）。
- 阴茎的血流量减少。
- 药物反应。
——毒品。
——大量吸烟（到50岁时，大量吸烟可导致发生勃起功能障碍的概率是不抽烟的人的4倍），

——镇痛类药物、镇静类药物及抗抑郁症药物。
——调节血压类药物。
- 内分泌失调。
- 外科手术（如前列腺外科手术）。

心理原因

- 压力与劳累。
- 焦虑与抑郁。
- 婚姻生活不和谐。
- 愧疚。
- 缺乏性知识。
- 环境的压力。

有时我们根本不知道是什么导致了勃起功能障碍，但是你可以留意一下在睡觉时是否有勃起，是否有晨勃，以及通过手淫能否诱发勃起。

年龄增长对勃起功能的影响程度有多大？

虽然年龄增长能够增加勃起功能障碍发生的概率，但是此病并不是不可避免的。大部分男性随着年龄的增长仍然有勃起功能，虽然通常需要更多的刺激才能够勃起。

检查勃起功能障碍需要做哪些检查？

血液检查、测试阴茎勃起功能的特殊检查（如夜间阴茎勃起试验）。

如何预防勃起功能障碍？

- 认真治疗其他疾病很重要很关键，如要认真治疗糖尿病。
- 避免接触容易上瘾的药物。
- 将服药的效果告知医生。

- 一天饮酒量不要超过标准的2个标准杯。

- 减少吸烟量。

- 增进性感觉。

——开始与你的性伴侣进行良好的沟通。

——有任何问题都要进行交谈。

——做爱时，要选择良好的氛围。

治疗勃起功能障碍的方法是什么？

健康的生活方式

减少饮酒量并戒烟，也要注意缓解重压和过劳所带来的影响。

心理原因引起的勃起功能障碍要咨询心理医生

你应当去专门的心理诊所进行短暂的性生活咨询。应当与你的性伴侣一起去咨询，这对治疗很重要。

新型治疗勃起功能障碍的药物

现在有一些口服药物可以恢复在性刺激下的勃起功能。这种药的药理主要是通过拮抗促进阴茎疲软的酶来起作用的，最终可使阴茎内部的血液增加。西地那非（伟哥）是这类药中的第一批——在性交前大约1小时服用50mg。这个剂量可以根据具体服用者的情况翻倍或减半。促进勃起的新型药物有他达那非（西力士）和盐酸伐地那非（艾力达）。在将来，可能还会开发出其他新药。这些药不一定会有效，因为其药效与勃起功能障碍的严重程度有关。

注射药物

治疗由生理原因导致的勃起功能障碍的一种方法是向阴茎内注射某种药物，以达到阴茎勃起的效果。如果注射药物有效，患者以后可以在性交前自己注射（每周的最多次数为3次）。常用的注射药物为前列地尔（凯威捷）。

其他治疗方法

如果你的勃起功能障碍是永久性的，那么可以用其他方法来满足性需求，这些方法如下。

- 可以用真空缩窄装置使阴茎勃起。

- 阴茎假体植入术。

6.2　包皮卫生

孩子的包皮一般不需要特别的护理。从孩子出生到5岁时，不要强行将孩子的包皮退回清洗。随着青春期的发育，阴茎体积增大，包皮会向后退缩，使阴茎头与尿道口暴露在包皮外。

为什么包皮卫生很重要？

个人应当形成良好的包皮卫生习惯。否则可能会导致包皮部位有异味、疼痛、有刺激感及感染等。不好的包皮卫生习惯可以增加阴茎癌的患病风险，以及增加患感染性性病的危险。同时，性伴侣很明显能够感觉到包皮不卫生。

男性应当将包皮向后退缩彻底清洗，至少每周1次。从6～7岁开始，就要形成良好的包皮卫生习惯。

清洗包皮很容易

当你洗澡时，按照以下步骤清洗包皮。

1. 将包皮向后滑动（图a、图b、图c）。男性大于5岁时，都能够将包皮滑向后方，如果不能滑动，就要去看医生。

2. 用肥皂和水清洗阴茎末端和包皮（注意不要让肥皂进入阴茎口，会有刺痛的感觉）。

3. 洗完澡后，将阴茎的末端和包皮擦干，然后将包皮恢复到原来的位置（图d、图e、图f）。

不要忘了把包皮恢复到原来的位置上，否则包皮会被卡住，导致一些问题。

同样，当你排尿时，将包皮向后滑动，避免尿液沾到包皮上——这样也有利于保持包皮清洁。

注意：如果你的包皮有问题，要去看医生。

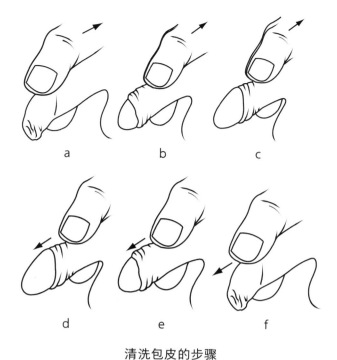

清洗包皮的步骤

6.3 男性脱发

这里指的脱发是什么意思？

脱发是指随着年龄的增长，头发呈现出一种缓慢、无痛且遵循一种特殊模式地掉落的现象。大部分情况下，脱发是一个自然过程，常见于男性，有家族倾向，这种脱发叫作雄激素性脱发。正常情况下，每天掉50～100根头发，每4年头发会更新一次。大约有60%的男性到50岁的时候会发生明显的脱发。

男性脱发的表现是什么？

一般是太阳穴处的和前面的发际线后退，同时在头顶部的头发开始脱落变得稀薄（头的后顶部）。这种状态可能会一直持续不变，但是大多数情况下，前额和头顶部的脱发范围会逐渐扩大并融合，最终所有头发全部脱落。有些人会在短时间内出现严重脱发，然后是稳定的无脱发期。从长远来看，脱发越早，最终掉落得就越多。

导致头发脱落的原因有哪些？

脱发是一个自然过程，是不可避免的，而且可能有家族遗传倾向。这些表明遗传因素在脱发的过程中起着非常重要的作用。年龄是另外一个重要原因，大部分人的头发都会随着年龄的增长不可避免地脱落，导致头发变稀。激素也是导致脱发的重要因素之一。

某些突然发生的重大疾病可能会导致头发停止生长，使头发大约在3个月内掉光。但是，由重大疾病导致的脱发，头发一般会在疾病痊愈后再长起来。某些疾病，如甲状腺疾病和缺铁性贫血都会导致弥漫性的脱发。某些真菌感染头皮可能导致局部块状斑秃。

某些治疗方法会导致脱发，如细胞毒性药物（用来抑制癌细胞增殖）。一般情况下，停药后头发还会长起来。

某些人患有一种特殊的脱发病导致头发过早脱落，称为秃头症。秃头症开始时可能呈现出圆形的块状脱发（簇状秃发），但是脱发范围可能会继续扩大至整个头部（全秃）。

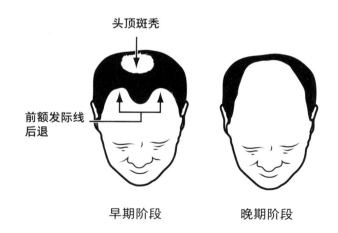

头顶斑秃

前额发际线后退

早期阶段　　　晚期阶段

脱发的患病率高吗？

脱发很常见，每300人中就会有1位因为脱发去看医生，尤其是脱发比较严重时。而很多人会接受脱发变秃的现实，不去看医生。

发生脱发秃头该怎么办？

一般来讲，脱发秃头不可治疗。秃头一开始可能会令人感到尴尬难堪，但是大部分男性还是会接受自然脱发，并把这种现象当作是逐渐变老的过程。医生一般会鼓励人们去就接受现实。把头发剪短可能会缓解秃头的进程，而且使斑秃看起来不那么明显。

如果不能接受脱发变秃，可以戴假发或帽子等，或者植发。但是移植的新头发很可能和之前的头发一样最终脱落。

用药物治疗脱发的效果怎么样？

防脱生发洗发水和药膏没有明显效果。不要追求速效治疗方法。

有两种药能够改善脱发的状况，其中一种是米诺地尔洗液或凝胶，直接应用于头皮，另外一种是口服药非那雄胺。然而，治疗效果也不是很确定（可能有效，也可能没有效果），并且如果有效果，需要终身用药。一旦停止用药，脱发又会重新开始。

用药前请咨询医生。

6.4　前列腺癌

什么是前列腺？

前列腺为胡桃大小，位于膀胱底部，只有男性有。前列腺分泌物是精液的主要成分。前列腺癌是指前列腺中的某些细胞发生癌变，增殖失去控制，形成恶性肿瘤。严重程度表现不一。

前列腺癌的患病率有多高？

前列腺癌是澳大利亚男性中最常见的恶性肿瘤，同时也是导致澳大利亚男性死亡的第三大死因。前列腺癌常见于50岁以上的男性，75岁以上的澳大利亚男性，10个人中大约有1个患有前列腺癌。76～85岁的男性，5个人中就会有1个患有前列腺癌。

前列腺癌的症状有哪些？

大部分前列腺癌患者没有明显的症状，尤其是前列腺癌早期的患者。症状包括下面几种。

- 尿频，尤其在夜间。
- 开始排尿时困难，也难以停止排尿。
- 尿滴沥。
- 排尿时，疼痛或有烧灼感。
- 有膀胱排尿不净感。
- 尿急，需要立即去厕所。
- 射精时疼痛。
- 尿液或精液中有血。

引起前列腺癌的原因有哪些？

到目前为止，我们仍然不知道导致前列腺癌的确切原因。危险因素如下。

- 年龄较大，尤其是男性75岁以后。
- 家族史和遗传因素——直系亲属（父亲或兄弟）患有前列腺癌，尤其是他们在比较年轻的时候（60岁之前）就被发现患有前列腺癌。
- 种族——前列腺癌在黑人男性中更常见，尤其是非裔美国人。
- 膳食（可能）——膳食中，脂肪多，鱼类、蔬菜水果较少（某些营养素缺乏，如缺硒）。

如何诊断前列腺癌？

诊断前列腺癌时，需要做以下几项检查。

- 直肠指检——医生会戴上手套，然后用手指触摸前列腺，检查其是否肿大、变硬或异常。目前不再推荐此检查作为前列腺筛查的方式。
- 前列腺特异性抗原检查——这是个专门针对前列腺癌的血液检查，如果前列腺特异性抗原增高，提示可能患有前列腺癌。
- 活检——在超声的引导下，经直肠取前列腺组织，然后将样本送入实验室进行检查。

前列腺癌的治疗方法有哪些？

根据不同的情况，例如，患者的年龄、身体状况、前列腺癌的分级及个人选择等，前列腺癌有多种治疗方法。根据 Gleason 分级方法（1～10 分），2～4 分属于前列腺癌早期，8～10 分属于前列腺癌晚期。

- 密切观察：有时候，医生会建议患者先不要做治疗，而是先密切观察，尤其是当症状轻微，分级很低，前列腺癌增殖得很慢，且年龄超过 75 岁时。但是你需要密切监察病情，方法包括常规进行前列腺特异性抗原检查等。

- 手术：切除前列腺。这种方法称为根治性前列腺切除术，主要是为了治愈癌症。如果不具备手术适应证，前列腺癌导致的尿道堵塞可以通过经尿道前列腺切除术进行缓解。

- 短距离放射治疗：将放射源置于前列腺需要治疗部位或附近，从而杀死癌细胞。这个放射源可能是暂时性的，也有可能是永久性的。

- 激素疗法：能够减少促进癌细胞生长的睾酮。有时需要切除睾丸来降低睾酮水平。

前列腺癌的筛查是什么？

目前对无症状的男性前列腺癌筛查仍备受争议。筛查的检查项目包括 PSA 血液检测和超声波检查。建议有前列腺癌家族史的 40 岁以上的男性做筛查。大部分国家现在还没有全国性的前列腺癌筛查项目。然而，男性在充分了解做筛查会带来哪些益处、害处及不确定因素后，应当自己决定是否每 2 年做一次前列腺癌的筛查。想要进行常规筛查的人应当在 45～69 岁每 2 年进行一次。70 岁以后的男性做前列腺癌筛查的意义不是很大，75 以后的男性不建议做前列腺癌的筛查。

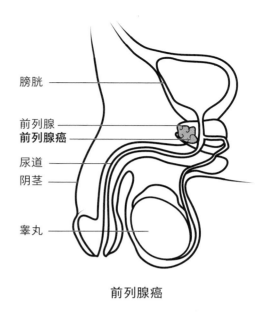

膀胱

前列腺
前列腺癌

尿道
阴茎

睾丸

前列腺癌

6.5　前列腺炎

前列腺炎的定义是什么？

前列腺炎是指男性前列腺发炎的现象。前列腺位于膀胱下方，大小如胡桃。前列腺炎主要有两种类型——急性和慢性。急性前列腺炎是指前列腺中有脓液导致的一种突然发生的症状严重的疾病。慢性前列腺炎是指发展进程缓慢，症状比较轻微，病情反复且延绵较长时间的炎症。前列腺炎没有传染性。

引起前列腺炎的原因有哪些？

前列腺炎通常是由与尿道感染有关的非特异细菌感染引起的。肠道的细菌可能会沿着尿道逆行而上，可引起膀胱炎（膀胱的感染）、前列腺炎或二者均有。某些情况下，尿道阻塞导致尿流不畅可促进前列腺炎的发生。这种情况尤其多见于年龄较大且患有前列腺增生的男性。前列腺的损伤，也是引起前列腺炎的一个重要原因，如前列腺手术。性传播感染并非常见原因。

前列腺炎的症状有哪些？

患有急性前列腺炎的患者症状很严重，出现高热、畏寒、阴茎内部及周围疼痛（如阴囊、肛门及下背部）。

急性前列腺炎和慢性前列腺炎共同有的症状如下。

- 尿痛，即排尿时疼痛（针刺样或烧灼样）。
- 尿频，经常半夜醒来去上厕所。
- 尿急。
- 尿路刺激征。
- 排尿起始困难。
- 尿流小。
- 射精时疼痛。

有时这些症状较为轻微，可能察觉不到。有可能出现尿血的症状，此时应做检查排除前列腺癌。

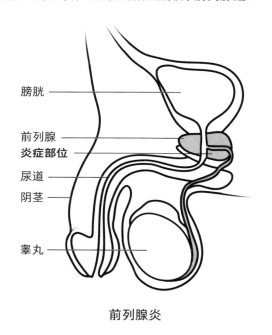

前列腺炎

诊断前列腺炎时需要做哪些检查？

医生通过直肠指诊检查你的前列腺。通过将你的尿样送实验室检查是否有被感染及是被哪种细菌感染，从而开具针对性的抗生素进行治疗。

前列腺炎的并发症有哪些？

前列腺炎有可能导致尿道其他部位的感染，如膀胱、睾丸及肾脏等。少数情况下，细菌会进入血液，导致败血症。前列腺炎可能导致溃烂，形成脓肿，此时需要手术治疗。如果不进行手术治疗，脓肿就会形成瘘管。

前列腺炎的治疗方法有哪些？

- 休息：如果你感觉发热或感觉不舒服时，休息很重要。
- 服用镇痛药：服用一些常规的镇痛药，如布洛芬、对乙酰氨基酚、阿司匹林等镇痛及退热（如果有这些症状）。
- 使用抗生素：如果前列腺炎是由于细菌感染引起的，医生可能会给你开抗生素进行治疗。治疗的时间通常需要6周。
- 大量饮水：大量饮水很重要——一天至少要饮2L水，保持尿路畅通。
- 膳食：避免含咖啡因类的食物，尤其是咖啡，少饮酒以及避免辛辣食物。
- 性行为：性行为可以和平常一样。性行为不会影响前列腺炎的恢复，甚至有证据表明适量的性行为有利于前列腺炎的恢复。
- 热水澡：泡热水澡（可加一些盐）有利于恢复，尤其是当疼痛部位扩展到肛门时。
- 避免便秘：膳食要均衡营养，要保持大便畅通，必要时用大便软化剂（腹泻药物）。

前列腺炎的预后怎么样？

前列腺炎在经过上述治疗后，一般都可以治愈，尤其是患者按疗程服用抗生素治疗后。但是，前列腺炎存在复发的问题。

6.6 前列腺癌的检查方法

前列腺癌的检查方法概述

对健康男性是否进行前列腺癌筛检仍然存在争

议，因此不推荐所有的男性都做前列腺癌筛检查。最好是在读过此节内容后再决定是否去找医生进行前列腺癌检查。医生会很高兴与你讨论这些比较复杂的问题。

事实上，前列腺癌是一种较为常见的疾病。在澳大利亚，大约5位男性中就会有1位患有前列腺癌。每年大约有3 000名澳大利亚男性死于前列腺癌，而且危及生命的恶性程度较高的侵袭性前列腺癌患病率正在增加。前列腺癌的检查是一个很复杂的问题，因为目前还没有一种简单准确性又较高的检查方法，而且检查前列腺癌还有可能导致一些较为严重的问题。

早期前列腺癌往往没有症状，所以前列腺癌检查是在出现症状前早期诊断出该疾病的最好方法。

前列腺癌的现行检查方法

最开始的检查包括检测血液中前列腺特异性抗原的血液检查及直肠指检。然而，只有前列腺组织活检才能确诊前列腺是没有问题，还是缓慢生长的前列腺癌（危险相对较小），或者是具有侵袭性的前列腺癌（威胁生命）。

前列腺癌检查可能带来的风险

如果前列腺特异性抗原检查显示前列腺特异性抗原水平较高或迅速增高和（或）直肠检查发现前列腺出现异常，这时建议患者进行前列腺组织活检。这种检查方法需要将针刺入前列腺组织，可能会导致患者疼痛，以及引发感染。另外，前列腺组织活检的准确性和特异性也不是很高，可能会漏掉30%的癌症患者，也有可能出现假阳性，将正常细胞误认为癌细胞。因此，前列腺癌检查有可能会给出非必要或不正确的活检结果，尤其是你的前列腺正常时，却一次又一次地做检查，会给患者带来焦虑和心理压力。

从另一方面来讲，如果前列腺癌被确诊，你在监测病情时会经历很多煎熬，且你可能会想去尝试一些非必要或无效的治疗。不幸的是，前列腺癌确诊后进行的治疗可能并不会延长你的寿命，而且可能会带

来一些不良反应，如尿失禁和勃起功能障碍等问题，带来很多痛苦。由于诊断和治疗除了使自己焦虑和痛苦外，可能不会带来什么好处，所以这时你就会问自己，为什么自己一开始就要进行检查呢？

前列腺癌检查可能带来的好处

前列腺癌检查可以早期发现可危及生命的具有侵袭性的恶性肿瘤，为治愈前列腺癌提供可能性。当肿瘤的体积较小且处在早期时，从技术上讲，医生就能够比较容易地将肿瘤全部切除（由此达到临床治愈），同时保留重要的组织和神经（保留神经的根治性前列腺切除术），可降低严重并发症的发生风险，如尿失禁和勃起功能障碍等。

针对前列腺癌检查的建议

如果男性年龄超过40岁，且有密切的前列腺癌的家族史，即一级亲属（父亲及同父母的兄弟）在60岁之前就患有前列腺癌，一般建议做前列腺癌方面的检查。目前没有证据表明70岁以后的男性做前列腺癌检查是有意义的，而且一般不建议75岁以后的男性做这方面的检查。

另外，建议50～69岁的健康男性在充分了解前列腺癌检查所带来的好处、潜在的不确定性和风险后，在医生的协助下做出决定是否接受前列腺癌检查。

最终，你的决定是根据自己的偏好倾向做出的。

• 选择早期诊断出前列腺癌，然后考虑做保留神经的根治性前列腺切除术或选择其他治疗方案，尤其是处于前列腺癌早期，侵袭性和潜在威胁到生命时（依据活检结果进行Gleason分级）。

• 选择不去明确自己是否患有前列腺癌，考虑到检查的不确定性和监测危险性相对较小的癌症病情会带来的不可避免的焦虑，以及后续可能会进行非必要手术或导致严重的治疗并发症，但临床收益相对较少等。大部分医疗权威机构都不建议没有前列腺癌症状的健康男性做前列腺特异性抗原检查。除非患者本人要求要做检查，以及患者本人已充分了解前列腺癌

检查的好处和坏处。

　　符合上述要求的患者想做常规检查时，应在50～69岁，每2年进行一次检查。

6.7　前列腺增生

什么是前列腺？

　　前列腺是一个胡桃样的腺体，包围在膀胱开口及尿道（从膀胱通向阴茎的通道）前2.5cm周围。前列腺产生的液体是精液的组成成分。

是什么导致了人体"处理废水"出现了问题？

　　男性排尿困难通常是由于前列腺增生所致。几乎所有超过45岁的男性都会或多或少存在前列腺增生问题，这种称之为良性前列腺增生。前列腺增生不会对人体造成很大危害，但是前列腺增生可能会挤压和堵塞尿道，从而使尿液难以通过尿道。男性如果有前列腺增生的问题，服用某些药物后会导致排尿困难。这些药物包括酒精，治疗抑郁症、帕金森病和心律不齐的药物，以及治疗咳嗽和感冒的含伪麻黄碱成分的非处方药物等。

前列腺增生导致排尿困难的概率有多大？

　　虽然超过45岁的男性群体中，前列腺增生很常见，但是在50岁以前，很少会导致排尿困难。到55岁时，至少有50%的男性会出现排尿困难。到80岁时，80%的男性都会出现排尿困难的问题。10位老年男性中就会有2位有严重的排尿困难问题。

前列腺增生的症状有哪些？

　　前列腺增生的症状称为下尿道症状，临床症状表现不一。

- 尿频。
- 尿急。

- 晚上醒来，急着去上厕所。
- 排尿困难。
- 排尿起始困难及排尿缓慢，尤其是早上一起来第一次排尿时。
- 排尿后会出现尿滴不尽现象，可能会弄湿裤子。
- 排尿仅20分钟后，需要再排一次尿（尿液排空困难）。

　　前列腺增生很少导致疼痛，除非前列腺发生了感染。

前列腺增生可能导致的风险有哪些？

　　前列腺可能导致更严重的问题，这些严重问题如下。

- 尿道感染。
- 突然无法排出尿液（急性尿潴留）。
- 进行性排尿困难（慢性尿潴留）。

　　如果由于前列腺增生导致尿道阻塞严重，就需要插入导尿管缓解尿道阻塞症状。

如何对前列腺增生做出诊断？

　　医生可能会进行直肠指检，触诊前列腺，然后，可能让你去泌尿科医生那里做某些特殊检查，如做一些检查排除出现的尿道系统症状不是由于前列腺癌引起的。前列腺癌的检查包括超声检查和前列腺特异性抗原血液检查。但是，前列腺增生并不会增加前列腺癌发生的风险。医生会询问你正在服用哪些药物，查看这些药物是否会加重前列腺增生的问题。

前列腺增生的治疗方法有哪些？

非手术治疗方法

　　轻度前列腺增生的患者，3位中至少有1位不需要通过手术来进行治疗。虽然我们不能够治愈前列腺增生，但是，我们可以通过改变生活方式等努力缓解这方面症状，使自己的生活质量提高。

- 要减少饮酒量或戒酒，尤其在吃晚饭时或晚饭后。

- 休息，睡觉前至少3小时内不要饮水。
- 如果你半夜醒来想去上厕所，就立即去，不要憋尿。
- 想去上厕所就立刻去（不要往后拖），排完尿后要再等一会儿，确保将膀胱完全排空。

药物治疗

幸运的是，现在已经有改善排尿困难的药物。某些药物是使前列腺松弛或使增生的前列腺变小，某些药是使膀胱松弛的。医生会根据你的情况，开一些适合你病情的药物。

手术治疗

有些男性患者光靠药物并不能缓解前列腺增生的症状，他们需要手术才能缓解。治疗前列腺增生最常见的手术是经尿道前列腺切除术，这种手术方法是通过电灼法将一部分增生的前列腺组织切除，然后在尿道内插入导管。也可以用新的治疗方法，如微波治疗和激光治疗。

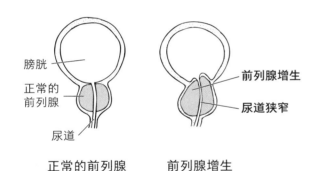

正常的前列腺　　　　前列腺增生

6.8　前列腺增生手术

为什么要做前列腺手术？

对于症状严重、存在明显梗阻或并发症者应选择手术治疗。手术将部分增生的前列腺组织切除，使尿液能够顺利地从膀胱到达阴茎。如果不进行手术治疗，堵塞进一步加重，可能损害到膀胱和肾脏。前列腺增生可导致尿道完全受阻，引起剧烈疼痛。这种紧急的情况称之为急性尿潴留。

前列腺增生手术会对患者的排尿造成什么影响？

如果手术成功，患者排尿会非常顺畅，且患者可以完全控制自己排尿，解决困扰患者数年的问题。你很快就能够正常且顺畅地排尿，没有尿滴不尽现象，晚上起来上厕所不超过一次。

如何进行前列腺增生手术？

最常见的手术方法是经尿道前列腺切除术，通常将导管插入尿道达到前列腺位置。泌尿科医生通常是将一条与铅笔一样粗细的导管插入尿道，到达并切除增生的前列腺组织。这种导管的（前列腺切除器）顶端有个金属线圈，可用这个金属线圈切除增生的组织。前列腺切除器有一个微型内镜（或摄像仪）和一个光源，可以让外科医生清楚地看到增生的前列腺，并且通过尿道切除和取出前列腺增生组织，使尿道变得通畅。新的经尿道前列腺切除术包括激光束切除术、经尿道前列腺消融术和机器人前列腺切除术。

做前列腺增生手术用什么麻醉方法？

通常会使用局部麻醉的方法——通常在腰部以下会感到麻木，持续时间大约为4小时。局部麻醉通常是通过脊椎注射进行麻醉药物，有时需要进行全身麻醉。

手术后并发症是什么？

手术后，会在尿道内留置导尿管1~2天，用来导尿。患者在术后几天通常会有尿中带血的现象。取出留置导尿管很简单且无痛。你需要住院4~5天。虽然术后最初几天排尿时会有烧灼或奇怪的感觉，但是很快尿液排出会很变得顺畅有力，且可达到完全控制。

前列腺增生手术后发生尿失禁的概率有多高？

很少会发生尿失禁。通常手术后2天内会有尿失禁现象，随着时间推移，排尿会逐渐恢复正常。

前列腺增生手术会对性生活造成什么影响？

大部人性欲和性能力仍然存在。手术1~2个月后，阴茎勃起会恢复正常，且性生活也恢复和谐。你会有性高潮，但是不会射精。精液会进入膀胱，这对身体不会造成危害，而且精液随后会随尿液从尿道排出。

前列腺增生手术后会阳痿吗?

这种情况会发生，但是发生的概率极低，发生这种情况的概率不到10%。如果你在术前就有阳痿的问题，手术后这种情况也不会改善。

出院后会发生什么?

像其他手术一样，做完手术后，状况会持续改善，排尿功能也会逐渐改善。有时感染和出血会导致病情反复，术后2～3周可基本恢复。但是，4周后你才能完全康复并且能够去上班。

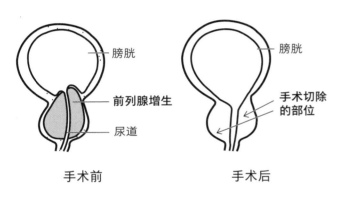

手术前　　　　　　　手术后

6.9　阴囊肿块

阴囊内包括两个睾丸、两条精索的一部分，再加上肌肉和其他软组织。阴囊内出现肿块很常见，但发现阴囊肿块有可能导致患者焦虑，而事实上，大部分时候问题不是很严重。如果阴囊内出现了肿物，肿物可能是下面几种情况。

- 固体物质，例如，睾丸肿瘤和睾丸炎（睾丸发炎）。
- 充满液体的肿物（囊肿），例如，睾丸囊肿和

阴囊积水。

- 来自腹腔的肿块，如腹股沟疝。

这些肿块通过临床检查和超声检查就能够得出正确诊断。睾丸中出现肿块时，虽然阴囊肿物很少见于睾丸癌，但仍应当进行相应检查以排除睾丸癌。常导致阴囊肿块的原因是阴囊积液，精索静脉曲张和睾丸附睾囊肿。

阴囊积液

阴囊积液可导致睾丸周围全部被液体包围，其肿块大且比较软。

特征

- 由清亮、无菌的液体导致。
- 导致阴囊体积很大。
- 经常是原因不明，但是可能是发生外伤或睾丸癌导致阴囊积液。
- 任何年龄的男性都会发生阴囊积液，尤其是婴儿和年龄较大的男性。
- 通常没有什么症状，但可能导致下坠的不适感。
- 通常不会给机体造成损害，男性会适应这种情况。

治疗方法

简单的手术是治疗阴囊积液的最佳方法。

对于年龄较大的患者通常用针或注射器将阴囊内的液体吸除。由于阴囊积液有复发的倾向，所以必要时，此治疗方法可重复采用。

精索静脉曲张

精索静脉曲张是睾丸周围出现肿大或肿块，且这种肿块较柔软。精索静脉曲张是由于精索静脉严重淤血造成的。

特征

- 几乎都发生在左侧精索。
- 精索静脉曲张是静脉瓣膜功能不全造成睾丸中静脉血潴留引起的。
- 当站起来时，肿块会变得更加明显，通常躺

下时肿块会消失。

- 精索静脉曲张通常没有什么不适感，但是某些男性患者会有下坠的不适感，甚至会感到疼痛，尤其是运动后和天气炎热时。

精索静脉曲张可能导致男性不育，但尚未被证实。

治疗方法

如果精索静脉曲张没有引起不适，不需要进行治疗。如果有轻微的不适感和肿大，需要穿合身的内裤和护身弹力绷带。如果感到很不适或精索静脉曲张导致左侧睾丸体积缩小或导致不育，则需要进行手术治疗，效果确切。

睾丸附睾囊肿

附睾是指与睾丸相连的一个囊，位于睾丸后侧。睾丸附睾囊肿较常见，通常不会对人体造成危害。

特征

- 中年和老年男性多见。
- 包含清亮的液体或精液。
- 可能会引起不适——下坠感。

治疗方法

一般不需要治疗。如果附睾囊肿引起不适或影响外观，建议手术切除。也可以用针和注射器吸除。

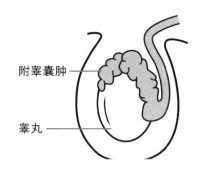

附睾囊肿

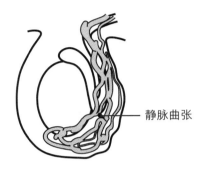

精索静脉曲张

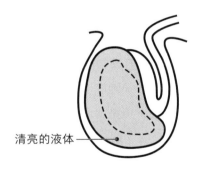

阴囊积液

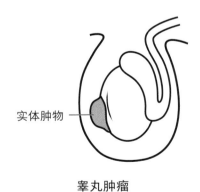

睾丸肿瘤

6.10　睾丸癌

睾丸癌的概念是什么？

睾丸有一对，卵形，是个实体器官，位于阴囊内。睾丸癌不常见，但睾丸癌占男性全部恶性肿瘤的1%～2%。睾丸癌常见于年轻的男性，是20～40岁男性最常见的恶性肿瘤。通常只有一侧的睾丸受累。

睾丸癌有两大类型。

- 精原细胞瘤，一般发生在25～50岁的男性。
- 非精原细胞瘤，通常发生在35岁以下的男性（从15岁开始）。

睾丸癌的症状和体征有哪些？

- 睾丸内肿块，通常是无痛的。
- 睾丸通常无异常感觉。
- 阴囊有坠痛感。
- 可能伴有疼痛（大约15%的睾丸癌患者有痛感）。

睾丸癌可能引起阴囊积液或睾丸发炎。

导致睾丸癌的危险因素有哪些？

异常细胞形成，细胞增殖失控，最后形成恶性肿瘤。确切原因不明，但是我们知道一些危险因素可增加睾丸癌的发生风险，这些危险因素如下。

- 睾丸未降（发生睾丸癌的风险是睾丸正常下降的5倍）。
- 发生睾丸未降时，手术使睾丸下降（睾丸未降使睾丸发育异常，此时宜直接切除，若手术将异常发育的睾丸下降至正常位置，会增加癌症的发生风险）。
- 睾丸萎缩，如感染导致睾丸萎缩。
- 有睾丸癌家族史。
- 先前发生过睾丸癌。
- 睾丸严重外伤。
- 长期暴露于热源。
- 柯林菲特症（是一种遗传性疾病，男性多了1

条X染色体）。
- 人类免疫缺陷病毒感染（可能会部分增加睾丸癌的发生风险）。

如何诊断睾丸癌？

- 男性感觉到睾丸有肿块。
- 医生检查睾丸和阴囊。
- 超声检查非常有效。
- 血液中有"肿瘤标志物"。

睾丸癌的治疗方法有哪些？

大部分睾丸癌治疗后预后非常好，5年生存率达到90%～95%，尤其是在早期行手术切除的患者。治疗的金标准是泌尿科医生在阴囊上方做个切口，来做睾丸切除手术。精原细胞癌对放疗非常敏感，治疗效果也非常好。治疗方法如下。

- 手术切除睾丸，如果发生扩散，同时还要切除淋巴组织。
- 放疗、X线直接集中照射在淋巴组织部位（这种方法对治疗精原细胞瘤和手术后残余的肿瘤细胞非常有效）。
- 化疗，主要用于杀死癌细胞——这种治疗方法对于各种类型的睾丸癌都很有效，但是一般用来治疗非精原细胞瘤。

随访

通常的做法是治疗结束后的前2年，有规律地每隔几个月进行胸部、腹部和盆腔的CT检查，2年后，检查的频率可减少。

癌细胞释放的特殊化学标志物，如甲胎蛋白，这是每次复查均需要检查的项目。

睾丸癌治疗的后遗症有哪些？

睾丸癌治疗后性功能通常不会受影响。失去1个睾丸通常不会对生育功能产生影响，因为另外一个睾丸一般还会产生足够多的精子。

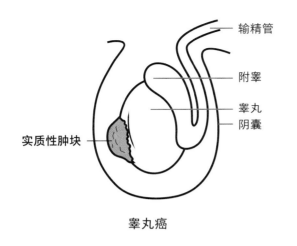

输精管

附睾

睾丸

阴囊

实质性肿块

睾丸癌

6.11　睾丸的自我检查

为什么要做睾丸的自我检查?

虽然睾丸癌的发生率较低,但是睾丸癌在15～34岁男性中相对常见。

随着早期诊断和化疗方面的发展,睾丸癌成为最容易治愈的肿瘤之一。某些患者直到癌细胞扩散到身体其他部位才被诊断出睾丸癌,但即使是这些患者,运用现代治疗方法也可以收到一定的效果。

这就是为什么有患睾丸癌风险的年轻男性,应当每个月都要对睾丸做自我检查。导致男性患睾丸癌的危险因素如下。

- 家族史。
- 睾丸萎缩,流行性腮腺炎或外伤可能导致睾丸萎缩。
- 隐睾。
- 以前发生过睾丸癌。

现在没有证据表明没有危险因素的男性经常对睾丸进行自我检查可降低由睾丸癌导致的死亡率。然而,医生还是建议所有的年轻男性经常对睾丸做自我检查,不管他们是否有危险因素。男性要熟悉睾丸的外观、触感和形状。这样,有利于男性早期发现睾丸

异常。对睾丸疾病进行早期治疗可使治愈的概率大大提高。

导致睾丸癌的原因有哪些?

导致睾丸癌的具体原因还不明确,但是导致睾丸癌的可能危险因素有睾丸未降、外伤(损伤)、热暴露和遗传因素等。

睾丸癌的症状有哪些?

睾丸癌的一般症状包括睾丸上出现肿块,下腹部、腹股沟处或阴囊部出现无痛性肿大、钝痛或有下坠感。在睾丸癌的早期,症状很轻微,很容易让人忽视。

如何做睾丸的自我检查?

睾丸的自我检查很简单。睾丸自我检查应当1个月做一次,最好在洗完澡后进行,这时阴囊皮肤是最松弛的。做检查时,最好用两个手来做,如下图所示。

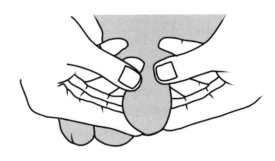

睾丸自我检查方法

- 用手的掌面托住阴囊。
- 一个手握住一个睾丸。
- 分别对睾丸进行单独检查。
- 用两个手的拇指和手指轻轻地捻动睾丸,应该感到睾丸质地坚硬且表面光滑。如果你感到疼痛,那就是自我检查时太用力了。

需要找的异常特征

在做睾丸自我检查时,发现一侧的睾丸稍微比另一侧的大一点,左侧的睾丸比右侧的睾丸位置低一点,都很正常。正常的睾丸是鸡蛋形、摸起来质地坚硬,表面光滑,没有肿块。当你检查睾丸时,多注意睾丸在大小、形状、重量或两侧的对比方面发生的变

化。如果发现异常，很有可能是有些区域变得异常坚硬或在睾丸的后侧或弯侧出现了肿块。

不要把附睾（位于睾丸后面的柔软弯曲管样结构）和肿瘤弄混了。如果你发现任何异常，都要立刻去看医生。但是要记住，不是所有的肿块都是肿瘤。

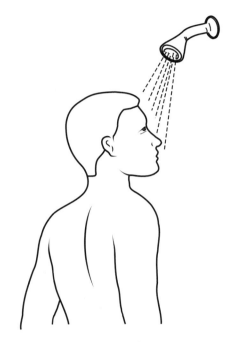

最好洗完热水澡后再进行睾丸自我检查

6.12　输精管结扎术

输精管结扎术的定义是什么？

输精管结扎术是使男性绝育最常见的一种方法。在这个手术中，男性的两条输精管被切断，断端结扎，阻断了精子从睾丸到达阴茎的通道，导致男性射精时，精液中就不包括精子了。

如何做输精管结扎术？

输精管结扎术是一个简单的手术，在局部麻醉或全身麻醉的条件下进行，一般需要30分钟就能完成手术。输精管位于皮肤下，会被直接挑出来并切断。大约需要切去1cm长的输精管，两个断端结扎，然后用针缝合消毒。

输精管结扎术效果如何？

输精管结扎术效果很好，因为每一步使输精管断开的措施都做到了，输精管不可能再通了。但是，约500个输精管结扎术就会有1个失败，原因是输精管不知为何又通了。

做完输精管结扎术男性会立刻不育吗？

不会立刻不育。男性需要射精大约20次才能将在断端上段已存在的精子完全清除。做完手术的2~3个月后，需要做1~2次精子检测，确保男性精液中没有精子。男性手淫后取精液，送入实验室，在显微镜下进行计数。输精管切除术不会阻断性病的传播。

男性做完输精管结扎术会影响性功能吗？

不会影响性功能。输精管结扎术不会对男性的性欲和性表现造成影响。有些人认为性生活反而更和谐了，因为没有避孕的顾虑了。虽然精液中没有精子了，但是射精后的精液看起来很正常，因为精液的大部分成分都是在阴茎的基底部产生的。

做完输精管结扎术的7~8天后，就可以开始性生活了。但是，仍然需要注意避孕，直到精液中精子计数为零。

做完输精管结扎术精子哪里去了？

睾丸仍然产生精子，只不过精子被困在输精管中了，精子一般存在3周，然后萎缩，最后被周围的组织吸收，这种吸收方式与淤血被机体吸收的方式相似。精子只有射精时精液的1%。

输精管结扎术的不良反应有哪些？

输精管结扎术后，一般会出现出血和红肿，但是大约2天后，出血和红肿就会消退。有时，会发生感染，但是经过治疗后，病情就会被很快控制住。由于精子积聚可能导致在手术部位形成肿块：这些由精子形成的肿块通常会自己消失。

输精管结扎术后输精管可能再接通吗?

切断的输精管可以通过显微外科手术接通。但是不能保证输精管接通后，男性会恢复生育功能。一般来讲，输精管复通后，成功受孕的概率为40%。

输精管结扎术应该是那些不想再要孩子的男性选择的避孕方法，应当被认为是不可逆的。

如果要进行输精管结扎术，做出明确而坚定的决定是很重要的，千万不能勉强。

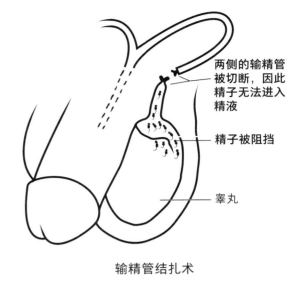

两侧的输精管被切断，因此精子无法进入精液

精子被阻挡

睾丸

输精管结扎术

第七章　老年人健康问题

7.1　老年骨关节炎

关节炎是指关节发生了炎症。关节炎有很多种，最常见的一种关节炎是骨关节炎。骨关节炎是由于过度使用关节，受累关节的磨损受伤造成的一种关节炎。大部分关节炎症状较轻，对人们生活不会产生太大的影响。骨关节炎并不一定会随着年龄的增长而恶化；有时甚至会随着年龄的增长，关节却没有以前那么疼了（腰部的骨关节就是个好例子）。

骨关节炎的症状有哪些？

- 一个关节或多个关节疼痛、肿胀或僵直。
- 颈部或背部发生疼痛或僵直。
- 活动量较大，如浇花草、做家务、远距离走路等，以及早晨起床时会发生关节疼痛和僵直。轻微活动可能会缓解这些症状。
- 臀部和膝盖部的关节疼痛时，患者会发生疼痛性跛行。

骨关节炎常累及哪些关节？

骨关节炎常累及一些负重的关节，如脊椎、膝关节和髋关节等。大拇指的根底部、手指末梢和大脚趾也是易受累的部位。

骨关节炎的治疗方法有哪些？

骨关节炎没有能够治愈的方法，但是，有很多方法能够使患者生活更舒适，让患者能够活动自如和生活自理。

膳食

要使你自己的体重保持在低水平，从而避免增加关节的负担。目前为止，还没有证明哪种饮食能够导致骨关节炎或改善骨关节炎。

运动

要把握好休息和适度运动（走路、骑自行车及游泳等）之间的平衡关系。停止能够加重关节疼痛的相关活动。

注意保暖

天气暖和时，关节部位会感觉更舒服。热水袋、热水澡及电热毯等都能够缓解关节痛和关节僵直。避免穿得太少，或将自己暴露于太冷的环境当中，要注意保暖。

理疗

理疗可显著改善肌肉的肌张力，减少肌肉僵直，以及改善活动能力，对骨关节炎具有改善作用。

辅助行走器

鞋垫、舒适的鞋和拄拐杖都有利于缓解膝关节、髋关节和足部的疼痛症状。

药物治疗

如果疼痛症状轻微，对乙酰氨基酚能够有效地缓解疼痛。如果服用对乙酰氨基酚，疼痛没有缓解，医生会开一些非甾体抗炎药，例如，布洛芬和萘普生等，这些药物对胃肠道有不良反应，应该在吃饭的时候服用，如果你有消化道溃疡或消化不良时，要告诉医生。现在有些新药对胃肠道刺激不是很大。有些人发现非处方药品能够缓解骨关节炎疼痛，如葡萄糖胺。咨询主治医生，从而找到适合药物。

专门的辅助设备

专门的辅助设备能够增加你在家的自理能力。有很多价格公道的设备能够帮助这些患有骨关节炎的患者煮饭、打扫卫生及做其他家务。你需要这些专门的辅助设备时，咨询理疗师和这方面的专家。

手术

手术能很大程度上缓解大部分关节的剧烈疼痛。技术及人造关节一直在更新、升级，所以骨关节炎患者不必再忍受长时间的剧烈疼痛了。

髋关节的骨关节炎

用由金属和（或）塑料制成的人工髋关节置换已经磨损的髋关节是一种很常见的手术，这种手术的成功率在90%以上。

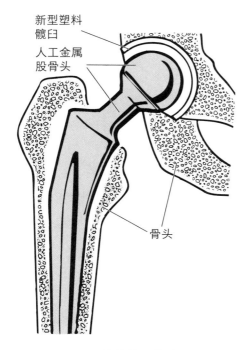

髋关节整体置换术

膝关节的骨关节炎

将皮质类固醇或润滑剂直接注入膝关节内，能暂时缓解膝关节疼痛等症状。

现代的膝关节置换术成功率很高，效果也很好。如果膝关节疼痛导致走路时出现跛行，接受膝关节置换术可明显改善症状。

7.2　热衰竭和老年人

酷热对谁来说比较危险？

酷热环境下的高危人群包括65岁及65岁以上的老年人，尤其是合并心脏病、循环系统疾病和肾病等慢性疾病的老年人。或有以下健康问题的人群，如呼吸系统疾病、心理疾病和阿尔兹海默病，以及服用多种药物等。热衰竭和中暑是十分严重的后果，因为二者都可能引起脱水。

老年人不能耐受酷热环境的原因有哪些？

老年人的身体调节体温的能力不足，对酷热应激较为敏感。他们不会像年轻人那样通过大量出汗来调节皮肤温度。酷热情况下，与年轻人相比，老年人可能会很快脱水。

热衰竭的警示性症状和体征有哪些？

- 感到疲惫和困倦。
- 身体虚弱。
- 眩晕。
- 头疼。
- 肌肉出现痉挛。
- 过量出汗。

哪些小技巧可以帮助预防热衰竭的发生？

做好应对坏天气的准备

- 如果你必须出门，待在阴凉下——避免阳光直射。
- 计划好一整天的行动路线，在一天之中最热的时间里待在室内。
- 推迟繁重的工作或活动，如整理花园和打扫房间。
- 如果外出，记得带一瓶水，并且频繁喝水。

根据天气情况选择衣物

- 戴帽子，穿浅色、稍微宽松的棉布衣。
- 避免被晒伤。
- 如果外出，戴太阳眼镜，并涂SPF30+ 或SPF50+

的防晒霜。

保持凉爽

- 待在有空调或电扇的地方——最好是家里。
- 在家里使用空调或电扇。
- 用百叶窗将太阳光和热空气挡在窗外。
- 冲凉水澡。
- 用一条凉毛巾盖住身上较热的地方，如颈后和腋窝处。

定期喝水以保持饮水充足

- 大量饮水，尤其是凉水。
- 喝含有丰富矿物质的液体。
- 白天定期喝水；吮吸冰块。
- 避免饮酒、喝热茶和热咖啡，不要吃糖，不要喝碳酸饮料。
- 吃凉的饭菜及水果，尤其是沙拉和水果，如西瓜。
- 喝合适的矿物质饮料。

其他提示

- 每天打2次电话给看护者、朋友或亲属报平安。
- 家中宠物可用相似的方法帮助它们保持凉爽。
- 远离明火。
- 如果感觉不适，请立刻联系医生。

7.3　老年人的眼睛问题

很多老年人眼睛和视力都没有问题，直到他们80多岁视力一直都非常好。

但是，随着年龄的增长，眼睛就会发生生理性的变化，导致诸如白内障和青光眼的问题发生的可能性增加。老年人在读书看报、做饭、缝补、开车及进行其他日常活动时，往往需要更亮的光线。

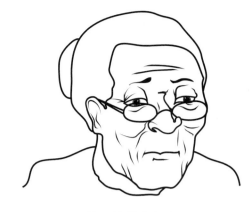

戴眼镜的老年人

老年人常见的眼睛问题

老花眼

老花眼是40岁（通常是45岁）以后的人常见的眼部问题。40岁以后，眼睛肌肉和晶状体逐渐失去弹性，从而使阅读更加困难。你只有将阅读材料放到一胳膊远的距离才能看清楚文字，尤其是阅读电话本上的电话号码和街道目录这种打印字体比较小的材料时。老花眼是眼睛聚焦出现问题，带上老花镜就能轻松搞定。

每隔几年你就需要换上一个度数更高的老花镜，因为你眼睛的聚焦能力又下降了。如果你的眼睛还有其他问题，可能需要佩戴双聚焦眼镜。

飞蚊症

飞蚊症是指患者看到眼前有小黑点或小黑斑飞过的现象，尤其在强光下更明显。这是一种正常现象，通常不会对机体造成不良影响。但是飞蚊症可能预警眼睛将会出现问题。如果飞蚊症变得很明显或导致闪光，要及时告诉医生。

眼泪过多

眼泪过多通常是眼睛对风、光、温度变化敏感度增加的一种表现。在有冷风中，眼泪过多很常见。可以通过佩戴眼镜缓解眼泪过多的症状。但是，眼泪过多也有可能是泪腺堵塞或眼睛感染的症状，所以建议患者发生眼泪过多的症状时，去医院做眼睛的相关检查。

眼干燥症

眼干燥症是由泪腺产生的眼泪较少所致。眼干燥症可能导致很多问题，如视力模糊、眼睛瘙痒和烧灼感等。通过滴人工泪液就很容易矫正眼干燥症。

常见的眼部疾病

青光眼

青光眼是指眼睛内部液体太多，压力太高导致的眼部疾病，最终会失明。青光眼有两种类型：一种是较为少见的急性青光眼（突然引起眼部疼痛和视力问题），另外一种是较为常见的慢性青光眼（没有早期症状，逐渐发展为青光眼）。如果眼部有任何异常，都应该做检查，老年人2~3年就应该做眼部检查（包括眼球压力检查）。如果被确诊为青光眼，就可以尽快进行治疗，从而避免失明。

白内障

正常情况下，晶状体是透亮的，允许光通过晶状体。白内障是指晶状体变浑浊，不允许光通过达到视网膜的疾病。白内障除了视力减退的问题外，还会引起其他问题。任何人都有可能发生白内障，但是白内障更常见于糖尿病患者及口服或雾化吸入糖皮质激素的人。白内障具有家族聚集性。白内障一般在眼睛检查中可以发现并确诊。现代的晶状体植入物（人工晶状体放置在白内障晶状体的位置）可以替代人类的晶状体，从而使视力恢复，效果非常好。

黄斑变性

黄斑是视网膜非常关键的部位，黄斑位于视神经附近，能够具体辨别中央视野中光线的细节信息。黄斑变性是老年人视力减退的一个特征，因血液供应异常引起的。黄斑变性是缓慢进行的，且患者感觉不到疼痛。如果你中央的视野出现了模糊或眼睛的分辨能力下降，应当立即告诉医生。

视网膜病变

视网膜（是眼睛的感光部位）病变可导致不同程度的失明。糖尿病和其他疾病也有可能导致视网膜病变。有时候，视网膜会脱落，严重影响视力，如果能够早期诊断，早期进行治疗，可能痊愈。

要点

- 电灯泡要比荧光灯对眼睛好。
- 要经常测血压和血糖。
- 每2~3年要做一次眼部检查。
- 眼睛问题具有家族聚集性。
- 在户外的时候戴质量较好的太阳镜。

7.4 老年人摔倒

老年人摔倒问题

摔倒是老年人最常见的意外。随着年龄增长，人的反应能力是下降的，65岁以上的老年人摔倒可能导致很严重的问题。对骨头比较脆——即患有骨质疏松的老年人来说，摔倒的后果可能会很严重。摔倒的老年人中，大约有5%的人发生骨折。

老年人摔倒的概率有多高？

65岁以上的老年人中，大约有30%的人每年至少会摔倒一次。摔倒的人中，有25%的人会有严重的外伤。老年人摔倒更容易发生在傍晚和晚上，因为那时候的灯光较暗，且老年人较疲劳。

导致老年人摔倒的常见原因

身体因素

- 年龄大。
- 身体各项功能衰退。
- 视力下降。
- 下肢力量减退。
- 平衡力下降以及走路能力下降。
- 精神不佳、心情抑郁。
- 药物的使用，尤其是服用镇静剂。
- 鞋不合脚或设计不合理。

疾病因素

- 药物治疗。
- 心血管疾病。
- 低血压。
- 脑卒中。
- 视力问题（如白内障）。
- 糖尿病或癫痫控制不好。
- 骨关节炎与足部问题。
- 帕金森病。
- 平衡问题（如梅尼埃综合征）。
- 心理疾病。
- 痴呆或精神错乱。

家里存在的危险隐患

- 地板太滑。
- 地毯固定不牢或起线。
- 地板铺得不平。
- 楼梯上没有扶手。
- 家里灯光较暗。
- 地面上乱放东西（如儿童的玩具）。

摔倒后的风险有哪些？

老年人摔倒导致的危险包括：①骨折，尤其是股骨和脊椎的骨折；②头部受伤，尤其是老年人摔倒时撞到尖锐危险的物品；③撞到烫的家用电器或碰到开水时可能会发生烧伤。

如何避免老年人摔倒？

谨慎用药

你要明白服用某些药物可能增加你摔倒的概率，因为很多药物都能够使人头晕眼花，降低警觉性。药物的这种作用在饮酒后会变得更加明显。向医生或药剂师咨询所服用药物的可能不良反应和注意事项。

物理措施

通过遵循下列规则，可能降低摔倒的概率，与年龄无关。

- 走路时使用辅助工具：如果你站得不稳（即使是轻微的不稳），用拐杖或步行器。
- 鞋子：穿合脚的鞋子或拖鞋，鞋底要防滑，鞋带不要太长，且走路时注意鞋带不要松。
- 视力：如果需要佩戴眼镜，那就一定要戴上。不要戴着老花镜到处乱走，尤其是在楼梯上（四处走走时，摘掉老花镜）。
- 室内光线要好：避免在灯光较暗的地方走动。确保床前有灯，方便晚上下床，床边也可以放一个手电筒。
- 室外光线要好：要确保楼梯台阶上有明亮的灯光照明。台阶的边缘刷成白色或采用闪亮的金属边缘往往有助于降低风险。
- 扶手栏杆：所有室内室外楼梯处都要安装上结实的扶手栏杆。
- 浴室：泡澡、淋浴及上洗手间时，在容易够着的地方安装牢固的扶手。在通往浴室的地板上和浴室内使用防滑垫。用液体肥皂代替固体肥皂。
- 爬探：要避免站在椅子上、板凳上或梯子上去拿东西。将衣服和经常使用的物品放在容易够着的地方。
- 平整的地毯：要确保地面上的毛毯或其他地面覆盖物的边缘没有翘起来。不要使用固定不牢的垫子或地毯，尤其在光滑的地板上。
- 随意摆放的电线和绳子：不要让家用电器的电线随意堆在地上。
- 杂乱：要尽可能确保房间整洁，尤其是老年人走动的地方。孩子的玩具很危险。要小心家里的宠物，尤其是屋内的狗（在屋外时也要特别当心）。

理疗医生和职业理疗师

理疗师能对室内安全措施和辅助设施方面提供很好的建议。理疗师会对老年人的平衡能力、灵活性和活动量做出评估，并帮助老年人提高这些能力，包括患有疾病的人（如帕金森病患者）。

7.5　老年人听力障碍

老年人的听力会随着年龄的增长逐渐下降。50岁以后，听力每年都会下降一些。60~70岁的老年人中，多达25%的人听力有问题。听力下降程度因人而异，听力下降的速度与人的头发变白的速度一样，在不同的时期以不同的速度下降。

听力下降的症状体征有哪些？

症状因人而异，差异很大。所以有些人听力下降很轻微，察觉不到症状，而有些人的听力下降很明显。

听力下降的共同症状如下。

- 即使别人说话的声音或其他声音很大，也听不到别人说什么或听成别的声音。
- 听不清楚别人的说话或音乐，即使声音很大。
- 听不懂别人说什么，即使声音很大（语言接收出现问题）。

有轻微听力下降的人只是与常人有细微的区别，他们只是在听高频的声音时（例如，s、f及th音）有问题。他们可能在某些情景下听力会出现问题，在背景声音很吵的情况下，如派对上或人群中。中度听力下降的人在很多情况下都会出现问题。

耳聋会导致年龄较大的人出现一些意想不到的行为问题，如迷茫、烦躁、焦虑、抑郁及妄想等。

导致老年人听力下降的原因有哪些？

听力下降有两种类型：一种是传导性听力障碍，是指声音在向内耳传导的过程中遇到障碍，导致听力下降；另一种是神经性听力障碍，是指内耳无法正确接受声波信号，以至于无法将信号传导至大脑导致的听力下降。

导致传导性听力障碍的原因（一般是可逆的）

- 耳道内有太多耳垢。
- 耳道内有其他物质的剩余物（如棉签的末端）。
- 耳部感染。
- 骨头传动出现问题（如骨硬化症）。

导致神经感觉性听力障碍的原因（一般不可逆）

- 神经受到损伤。
- 暴露于很高的杂音，包括突然发生爆炸。
- 某些药物。
- 脑部肿瘤。
- 老年性耳聋。

老年性耳聋的定义是什么？

老年性耳聋，是老年人耳聋中最常见的一种类型。老年性耳聋是由内耳非常精细部位的功能下降所致。老年性耳聋不会导致完全性耳聋，但会引起语言理解方面的障碍，尤其是有背景杂音的时候。

老年性耳聋的特征有哪些？

- 听高频率声音方面有障碍。
- 通常与耳鸣（耳内有嗡嗡的声音）有关。
- 通常有遗传倾向。
- 无法忍受太高的声音。
- 理解高频辅音（如f、s等）有困难。经常听错辅音或听不到辅音。

有老年性耳聋的人经常将这样的单词，如fit与sit、math与mass、fun与sun等混淆。他们经常说"不要吼了，我又不聋"。

出现哪些症状特征时应该做听力检查？

- 说话声音很高时。
- 理解别人说话的内容有困难时。
- 社交退缩，不合群时。
- 对参加聚会等活动不感兴趣时。
- 抱怨人们说话声音很低时。
- 要求别人将说过的话重复一遍时。
- 抱怨有耳鸣时。
- 将电视机和收音机的声音调到高音量时。

经过医学检查后，患者一般被建议去听觉矫正医生那里做进一步的检查和治疗。

被确诊为老年性耳聋后该怎么办？

如果检查后，患者耳道内没有耳垢，也没有流脓的现象，进一步检查确定患者是老年性耳聋就需要安装助听器。老年性耳聋没有治愈的方法，安装助听器不是最好的解决方法。而且现代助听器都是根据个人的情况定制的，通常情况下效果非常好。

7.6　小腿溃疡

小腿溃疡的概念是什么？

小腿溃疡是指小腿处的皮肤破损后，出现了异常的"洞口"的现象。任何人都有可能发生溃疡，但是血液循环不良的老年人发生溃疡的概率最大。小腿溃疡通常发生在踝关节部位。女性发生溃疡的概率是男性的2倍。

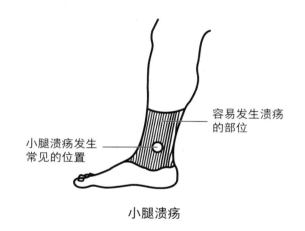

小腿溃疡

导致小腿溃疡的原因有哪些？

小腿溃疡通常是由两个问题共同导致的：一是腿部循环不良，二是腿部静脉曲张导致血液流动缓慢。离泵（心脏）越远，血液循环越不畅，所以踝关节部位最常受累。这个部位的皮肤较薄，常见的创伤、刮伤等都会导致皮肤破损，皮肤痊愈缓慢，皮肤上小的伤口可能因此变大，最后逐渐形成溃疡。

小腿溃疡的症状有哪些？

溃疡病灶内有坏死的组织，并且常常有液体渗出。溃疡发生最常见的部位是踝关节上方的皮下部位。溃疡周围的皮肤通常为红色，有瘙痒的症状，出现鳞屑和皮肤颜色会发生变化。很多人小腿溃疡不疼，只是不舒服。但是如果小腿溃疡是由于腿部循环不良导致，溃疡就会非常疼，尤其是当溃疡发生在足部时。

小腿溃疡会有哪些问题？

小腿溃疡最主要的问题是伤口愈合缓慢，通常不是大问题，但是老年人的小腿溃疡需要几个月甚至几年才能够痊愈，而年轻人只需要几周就可以痊愈。同时患有糖尿病或周围血管病变（动脉栓塞）的患者，小腿溃疡痊愈会更慢。极少数情况下，溃疡由细菌感染导致，或者可进展为皮肤癌，因此这些情况下需要积极地干预和治疗。

小腿溃疡的治疗方法有哪些？

自己处理的方法

小腿溃疡治愈的关键是尽量使腿部抬高，并且可以通过勒紧绷带将溃疡内的液体尽量排出来。腿部抬高的高度高于心脏的高度，有利于消肿和加快痊愈的速度。站立时间不要太长，但是要适当地进行走路锻炼。要戒烟，饮食要均衡营养。要特别注意不要碰伤或割伤患腿，因为患腿的皮肤十分脆弱。注意不要被刮伤，小心花园中的木桩和暖水瓶等。

溃疡上要覆盖纱布等，保持无菌环境。

医疗处理方法

溃疡需要经常换药，保持无菌环境，以避免感染。可能需要使用特殊药物来清除溃疡内的残留物质，定期去换药，最好用敷料在溃疡处敷上几天。在白天时，需要穿戴膝盖高的弹性绷带或厚弹性袜。你也许需要进行皮肤移植从而加快溃疡痊愈。

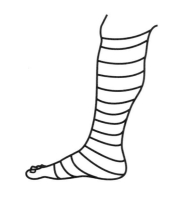

绑弹性绷带有利于溃疡痊愈

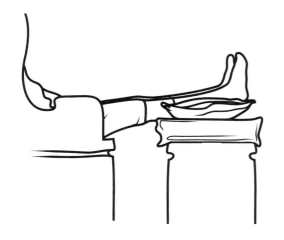

休息时尽量将腿抬高

要点

- 湿润且封闭的伤口愈合得更快。
- 要尽量将腿部抬高。
- 用绷带、紧身裤袜或弹力袜保持腿部受压，促进溃疡痊愈。
- 避免再一次撞伤或受到其他外伤。

7.7 骨质疏松

骨质疏松的定义是什么？

骨质疏松是指"骨头中出现缝隙"，是种缺钙导

致骨组织减少的现象，从而导致骨头变脆弱的现象。

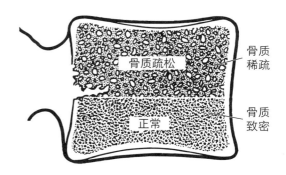

骨质疏松

什么人易患骨质疏松？

步入中年和老年的女性，这些女性绝经后（不再来月经）易患骨质疏松。中老年男性也易患骨质疏松。

为什么这些人易患骨质疏松？

有下列危险因素的女性易患骨质疏松。

- 白种人和亚洲人。
- 有骨质疏松家族史。
- 体型瘦小，体重较轻者。
- 吸烟。
- 饮酒。
- 大量饮用咖啡（一天喝咖啡的量超过3杯）。
- 运动量少。
- 膳食中含钙少。
- 由于阳光暴露少，导致维生素D缺乏。
- 总体饮食差。
- 绝经后，雌激素水平下降，尤其在绝经早期。
- 长时间服用糖皮质激素药。

年龄越大，患骨质疏松的概率越大。

骨质疏松可能给患者带来的危害有哪些？

骨质疏松带来的危害是骨折，尤其是摔倒时，患者髋关节、脊柱、腕关节容易骨折。有时，患者没有摔倒受伤也会发生骨折（如咳嗽可以导致肋骨骨折）。脊柱骨质疏松性骨折可逐渐导致"老年性驼背症"，

这是上背部脊椎异常向外弯曲的一种现象。

如何知道自己患有骨质疏松？

大部分女性都不知道自己患有骨质疏松，因为骨质疏松是悄悄发生的。人们第一次注意到自己患有骨质疏松往往是发生骨折时，通常是髋关节、腕部或脊柱部位发生骨折。X线片可能显示出患者患有骨质疏松，但是X线片有一定的局限性，因为骨组织失去至少50%时，骨质疏松才会很明显地从X线片上显示出来。

最好的检查方法是用双能X线吸收测量法对脊柱和股骨颈进行骨密度扫描。

得了骨质疏松该怎么办？

- 经常进行负重性锻炼，如跳舞、网球、慢跑及走路（例如，每次快走30分钟，每周快走5次）。
- 戒烟。
- 减少饮酒、咖啡。
- 膳食要均衡营养。
- 膳食中要含有足够的钙：每天要摄入1 000～1 500mg钙（绝经后要摄入1 500mg钙）。要多吃含钙丰富的食物，例如，低脂高钙牛奶（500ml牛奶含有1 000ml的钙）及其他乳制品（如酸奶或奶酪），鱼类（包括带刺的鱼肉罐头，例如沙丁鱼、大马哈鱼等），柑橘类水果，芝麻、葵花子、杏仁、巴西胡桃、榛子，以及豆腐等。

注意补充维生素D——最好通过晒太阳获得维生素D。紫外线指数在3或者以上时，上午10点左右或下午3点左右晒几分钟即可，最好每天坚持。冬天时，需要将晒太阳的时间延长到30分钟。与延长暴露于阳光下的时间相比，穿一些暴露皮肤的衣服更能提升维生素D的水平。如果维生素D水平仍然较低，可口服相应的补充药物。

药物治疗

由于雌激素替代疗法带来的不良反应，医生不再建议患者在更年期开始时采用这种治疗方法。现在多使用以下药物来治疗骨质疏松。这些药物名称如下。

- 二磷酸盐。
- 选择性雌激素受体调节剂。
- 雷尼酸锶。
- 替勃龙。
- 骨化三醇（维生素D衍生物）。

医生针对骨质疏松可能采取的措施有哪些？

你的医生可能采取的措施如下。

- 与你讨论膳食。
- 建议你服用钙补充剂。
- 探讨你所拥有的与骨质疏松相关的危险因素，如果你是高危人群就会建议你去做进一步检查，例如，骨密度检查。
- 为你开一些治疗骨质疏松的药物。

要点

- 骨质疏松是一种常见的疾病。
- 骨质疏松的问题从年轻时就开始有了，但是在中年以后，骨质疏松发展得会更快。
- 最主要的目的是预防其他事件发生，包括防止摔倒发生。

7.8　帕金森病

帕金森病的概念是什么？

帕金森病又称震颤麻痹，是由于调节运动的脑部神经细胞内有关化学物质不均衡导致。因为这些细胞没有"燃料"不能够正常地运转，所以多种机体运动都会受累。

帕金森病发病率有多高？

1 000个人中大约有4个会患帕金森病，常见于中老年人。导致帕金森病的确切原因不明，某些药物或某些有害物质可能引起帕金森病，如一氧化碳和铅等。

帕金森病具有遗传倾向。

帕金森病的症状有哪些？

- 动作僵直、僵硬，动作缓慢，导致起始动作困难。
- 拖着脚走路。
- 面部无表情。
- 说话缓慢、平淡，无起伏。
- 书写困难（写得字非常小）。
- 动作不稳（容易摔倒）。
- 震颤，尤其是手部和上肢，拇指与示指震颤得相互摩擦；静止时震颤严重，做动作时震颤消失，例如，患者拿笔或其他东西时，震颤就会消失。

没有疼痛感、麻木感、针刺感等。帕金森病可能会导致患者摔倒。

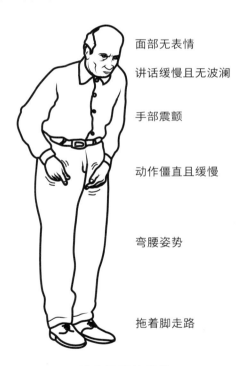

面部无表情

讲话缓慢且无波澜

手部震颤

动作僵直且缓慢

弯腰姿势

拖着脚走路

帕金森病的症状

导致这些症状的原因有哪些？

主要是由于脑部缺乏一种叫多巴胺的特殊化学物质引起的，多巴胺的缺乏导致神经细胞缺乏"燃料"，就像电池的某些化学物质用完了，电池就没电了。

脑部肿瘤或脑卒中不会导致帕金森病，但是有些情况下脑部某些区域供血不足有可能导致帕金森病。其他可能的原因有各种药物、头部创伤和遗传因素。

帕金森病可能会给患者带来哪些问题？

帕金森病没有生命危险，因为帕金森病没有影响到控制心脏和其他重要器官的神经，但是帕金森病可能引起两个常见的问题——摔倒和抑郁。

帕金森病的治疗方法有哪些？

神经科医生是帕金森病最佳的治疗师。

一般治疗

在家进行治疗的重要环节是在家人、朋友和其他人的帮助下，尽量使自己活动起来。可以使用辅助工具辅助自己进行日常活动，如拐棍、浴池栏杆、平常走动处的专门扶手及有较高座位和扶手的椅子等。

要尽可能坚持锻炼和日常活动。主治医生应经常进行随访，查看恢复的情况。咨询一些帕金森病治疗方面的相关信息，学习如何提高自己的平衡力和协调力。

药物治疗

药物并不能治愈帕金森病，但是现在有些药物能够缓解帕金森病症状，尤其是帕金森病患者的僵直和活动能力下降问题。医生可以开一些能够提高脑部多巴胺水平的药物，患者最好早一些服用这些药物，不要等到帕金森病的症状很严重时才想起来服用药物。

这些药物有不良反应，包括胃部不舒服（恶心）和口干，所以医生会根据病情及恢复情况来调整药物的剂量。

多学科辅助治疗

强烈建议寻求支持治疗团队的帮助，包括理疗师、专业治疗室和营养师。

手术治疗

多种手术干预，包括深层大脑刺激，可能对某些帕金森病患者有帮助。

帕金森病的预后怎么样？

帕金森病临床症状的严重程度不一，但是很多人症状较轻时并不会在很大程度上影响他们的生活质量，甚至有些人不需要服用增加多巴胺水平的药物。帕金森病病情恶化通常是一个极其缓慢的过程；很少会发生病情严重到残疾，只能在轮椅上度过余生的悲惨状况。如果你在60岁以后才患上帕金森病，不会影响预期寿命。

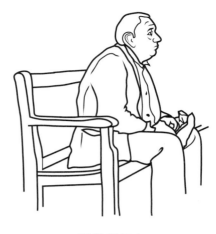

退休老年人

7.9　退休计划

退休是人一生中最为享受的一个阶段，在这个阶段，你事业有成，实现了自己的奋斗目标。但是对于很多人来讲，退休会给他们带来无法预料且较大的悲伤和压力。这主要是因为他们没有为自己的退休做好规划，以及无法很好地适应人际变化。大部分情况下，一个人的工作过程就是实现目标、实现自我及扩展人际关系的过程。研究显示，很少人会为自己退休提前做规划，往往是直至退休前才开始做规划。

规划退休后的生活方式

认真考虑退休后休息、娱乐、旅游及其他活动的综合安排很重要。这是因为人们退休后还会在这个世界上生活很长时间——现在，女性的平均寿命达到84岁，男性达到79岁。你规划时，至少要规划到平均寿命的年龄。

人们退休后面临的主要问题有哪些？

人们退休后，遇到的常见问题有如下。

- 孤独。
- 无聊。
- 家庭财政问题。

孤独

孤独是一个很严重的问题。孤独可能让老年人陷入抑郁和无用感。退休后的老年人常犯的一个错误是卖掉房子，搬到另外一个地方，通常是搬到一个较小的单元楼里。这种做法导致老年人远离自己熟悉的老朋友、邻居和家人，使得老年人感到十分沮丧。这些老年人经常是从乡村搬到城市的老年人。其实你需要家人在周围，尤其是当老伴去世时。应该考虑要让家人和你住得相离不远，这样家人才能经常来看你。孩子们会常常认为老人搬到小公寓的意思就是不想让孩子去看，老人不想和孩子们待在一起，虽然他们并没有这个意思。

钱财要准备充足

在为退休准备钱财方面，你需要听取专家的意见，包括投资意见。在退休前的5年，你就应该为退休的生活做好钱财准备，同时要考虑到通货膨胀及家用花销等。如果你有房有车，那么你就有良好的物质基础。应该考虑到退休后的医疗费用，如果有必要，买份保险。

健康

为了享受退休后的生活，你需要一个健康的身体。注意不要养成不好的饮食习惯和运动习惯。规划营养均衡的膳食，戒烟及减少饮酒量。要进行长期、规律、有效的锻炼。最佳的锻炼包括每天步行20～30

分钟，以及游泳、骑自行车和打高尔夫球等。

其他活动

退休后，你就有时间和机会为以前的兴趣爱好投入更多的时间和精力。当然，你也有机会培养其他新的兴趣爱好。现在，有很多机构能够为退休老年人提供相关的服务、成人教育课程（尤其是艺术和手工艺方面的课程）及社区老年活动项目。如果兴趣爱好能够增加你的收入就更好了。

有益于身心健康的活动，包括保龄球、高尔夫球、网球、旅游、步行等。许多退休后的人从做木工活中得到了很大的乐趣。

居住

如果可能，要和家人住在一起。要仔细考虑搬家的利弊——搬家后会带来很多压力、担忧及财政压力。年龄大的时候，最重要的是出行、购物及就医方便。

人际关系

好朋友、睦邻关系是享受退休时光的良好保障。尽可能与你所看重的朋友保持联络。退休后，夫妻之间的感情会受到考验，因为夫妻有更多的时间待在一起。悲哀的是，一些夫妻无法处理好这种双方长时间待在一起的问题，最终导致婚姻破裂。要确保这种事情不要发生在自己身上。

7.10　脑卒中

脑卒中的概念是什么？

脑卒中又称为脑血管意外或脑梗死，是指脑部某些区域供血中断导致的组织损伤。脑卒中会导致脑部病灶区域控制的精神和运动功能出现障碍。

导致脑卒中的原因有哪些？

导致脑卒中的三大原因如下。

- 血栓形成：病灶部位的动脉血管内形成血栓。
- 栓子：来自其他部位的血栓到达脑部，堵塞了发生病灶部位的动脉血管。
- 出血：脑部出血（脑部出血不像其他部位的出血，脑部出血时，出血部位的血管被阻塞）。

导致脑卒中的危险因素如下。

- 高血压。
- 高胆固醇。
- 糖尿病。
- 吸烟。
- 心脏病。
- 心脏跳动节律异常，例如，房颤。

脑卒中的症状有哪些？

脑卒中的症状与病灶区域及导致脑卒中的原因有关。出血导致的脑卒中一般是突然发作，预后很差。有时脑卒中很轻微，约1天后症状就会消失。

脑卒中的症状如下。

- 昏迷，失去意识。
- 迷茫。
- 失语。
- 偏瘫，例如，身体的一侧无法动弹。
- 出现复视或视力模糊。
- 理解问题出现困难。
- 头痛。
- 眩晕。
- 走路困难或上肢活动困难。
- 一侧身体出现了麻木的感觉或感觉减退（脸部、胳膊、腿）。

什么是短暂性脑缺血发作？

短暂性脑缺血发作是指由于脑部小动脉短暂的堵塞导致受累脑部区域控制功能暂时性丧失的现象。通常是由小栓子引起，患者一般在几分钟到24小时内（平均时间为5分钟）恢复正常。短暂性脑缺血发作是发生脑卒中的一个预警信号，所以短暂性脑缺血发作应立即引起重视，积极进行诊断治疗。

脑卒中发生的概率有多高？

脑卒中很常见，尤其是超过65岁的男性。在西方，脑卒中是导致人死亡的第三大死因，紧排在第二大猝死死因心脏病之后。高危因素有高血压、糖尿病、高胆固醇、重度吸烟和心律失常（如房颤）。

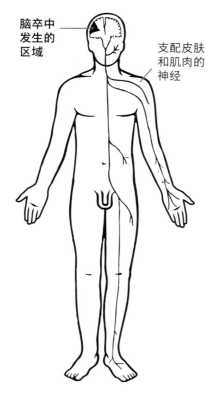

脑卒中会导致对侧的身体发生瘫痪

如何预防脑卒中？

要经常检查危险因素，尤其是高血压患者和高胆固醇患者，这些都必须得到良好的控制。其他的注意事项包括戒烟、减少饮酒量、低脂健康饮食、保持理想体重及经常锻炼。

如果你发现脑部的动脉血管逐渐发生硬化，建议你服用某些药物以预防血块形成（血栓形成）。小剂量的阿司匹林可预防血栓形成。凝血抑制药（较为常见的是华法林，也有其他新型口服抗凝药）也可以用来预防血块形成。

手术治疗

如果患者运送血液到脑部的动脉（颈动脉）发生了部分堵塞，有可能需要将血管中的堵塞物清除，就像用笤帚清扫烟囱一样，这种手术称为动脉内膜切除术。某些患者做了这种手术后，效果非常好，尤其是那些曾有暂时性脑缺血发作的患者。

脑卒中的治疗方法有哪些？

患者脑卒中发作后，要立即叫救护车，尽快将患者送到医院脑卒中病房。根据FAST规则来判断患者是否是脑卒中发作：

- F：面部无力——让患者笑一笑。
- A：移动上肢——将两个上肢举起来。
- S：说话——说一句简单的话。
- T：时间——要快速行动起来，如果患者出现了任何或者所有上述问题，要立即叫救护车，将患者送往医院。

患者越早送往医院，治疗效果就越好。如果患者是由于血块导致的脑卒中，且在3小时内送达医院，医生将会为患者注射药物进行溶血。

一旦患者病情稳定并开始恢复，加强肢体和语言恢复性训练很重要。最佳的开始理疗的时间是病情稳定后2天之内。

7.11 耳鸣

耳鸣的概念是什么？

耳鸣是指外界没有声音时，患者能够听到异常的声音出现在耳朵里或头脑中。

耳鸣（tinnitus）这个单词来自拉丁文tinnire，意思是"像钟声一样"或"叮叮声"。

耳鸣通常是指耳内出现了鸣响，但是耳鸣可表现为包括嗡嗡的响动、喧闹声、鸣汽笛音、敲击的声

脑卒中发生的区域

支配皮肤和肌肉的神经

音、嘶嘶的声音、哼哼的声音和多种声音一起响动的声音。

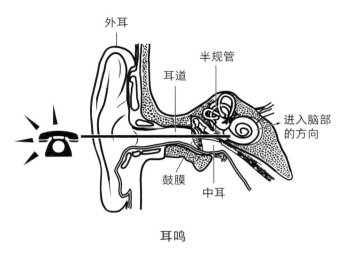

耳鸣

耳鸣患病率有多高？

虽然大部人都有过耳鸣的经历，尤其是耳道内耳垢过多，堵塞耳道时，但是这只是个暂时的问题。1/4的人有耳鸣的问题，但是其中只有2%的人患有严重的耳鸣。

哪些因素可能导致耳鸣或加重耳鸣？

- 耳部疾病，如耳部感染。
- 较长时间暴露于高强度噪声。
- 随着年龄的增长，听力减退。
- 某些处方药。
- 压力与疲劳。
- 过度饮酒。
- 重度吸烟。
- 社交性药物，包括咖啡因和大麻。
- 头部受伤。
- 梅尼埃综合征（内耳有液体）。

耳鸣有多严重？

耳鸣本身不是严重问题，不会引起疼痛或耳聋，但是可能令人沮丧。患有耳鸣的大多数人听力会下降，但是也有很多患有耳鸣的人听力很正常。很多耳鸣患者忧虑，是因为耳鸣是脑部肿瘤、脑卒中、神经系统疾病的症状之一。但是脑部严重问题导致耳鸣的概率极低。

耳鸣会给患者带来哪些影响？

耳鸣给患者带来的主要影响是对患者的心理造成不良影响，因为耳鸣会影响患者的注意力、思考能力和平和心境。压力会加重耳鸣的危害。

晚上睡觉时，耳鸣会给患者带来麻烦。夜里耳鸣会变得很明显，以至于影响患者睡眠。这种情况下，患者往往会有一定程度的焦虑和抑郁。

得了耳鸣该怎么办？

当周围环境有声音时，耳鸣就会变得不那么明显，所以关键是要停止关注耳内的声音并关注其他声音。

下面的方法有助于改善耳鸣的症状。

压力管理和放松技巧

当你压力较大、疲惫、情绪不好时，耳鸣问题会变得更加明显，所以你应该练习放松或冥想的技巧，将你的注意力转移，这样有助于缓解耳鸣症状。对某些患者，催眠也有助于缓解耳鸣症状。主治医生会向你建议这些方法。

背景声音治疗法

背景声音治疗法是一个非常有效的方法，尤其是对于那些有睡眠问题的患者。晚上休息时，给患者播放背景音乐有助于患者入眠。有时也可以用其他声音，例如，收音机脱离FM接收频道后发出的嘶嘶的声音及播放周围环境背景音的录音带。

耳鸣掩音器

佩戴耳鸣掩音器有助于缓解耳鸣的症状，能促进患者入眠。耳鸣掩音器是一种设备，像助听器一样直接安在耳后即可。耳鸣掩音器会发出一种嘶嘶的声音，以抵消耳鸣噪音。

助听器

如果耳鸣导致听力下降，可以使用助听器使其他声音变大，从而掩盖耳鸣的声音，这样患者更容易将注意力转向外面的声音。

转移注意力的活动

有些人使自己忙碌起来，做一些感兴趣的事情，将精力和心思转移到这些事情上，对耳鸣的关注就会减少，问题就会改善。例如，患者可以在花园做些浇花除草类的劳动、快速走路、听听音乐、看电视、做手工艺活、玩拼图游戏、玩扑克牌和参加讨论小组等。

第二部分

一般健康状况

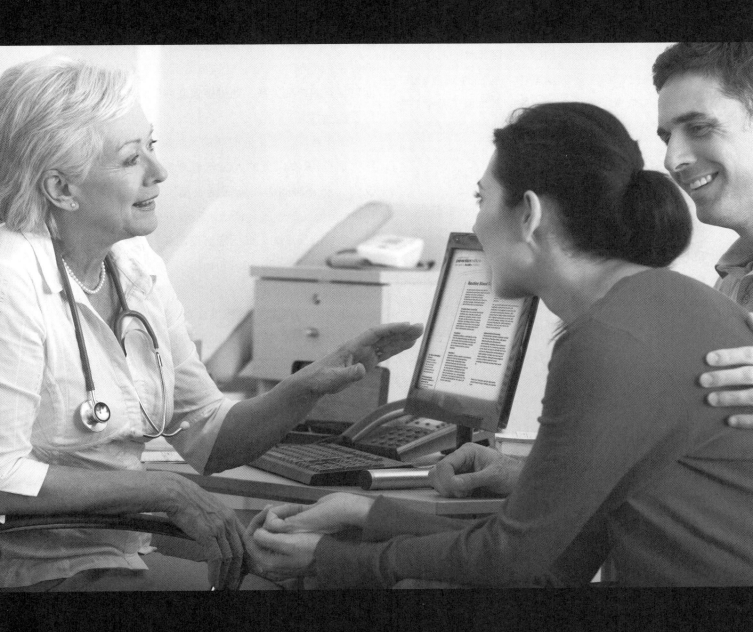

第一章 预 防

1.1 心血管疾病危险因素

心血管疾病包括冠状动脉粥样硬化性心脏病（冠心病）、脑血管病（导致脑卒中和暂时性缺血发作）及周围血管病变。导致这些病变的基本原因是动脉血管内皮粥样硬化（脂肪物质沉积）不断积累的结果，这些粥样硬化斑块会导致血块（血栓）形成。

冠心病问题

在西方，冠心病是导致人们死亡的头号杀手，不管是心脏性猝死，还是由于冠状动脉堵塞导致心绞痛和心力衰竭导致的死亡。在澳大利亚，1/3 的死亡人数是由于冠心病造成的。过去 20 年来，由于冠心病和脑卒中导致死亡的人数大量减少，因为人们认识到冠心病的危险因素，并采取措施控制这些危险因素。虽然取得这些可喜的成果，但是冠心病仍然是导致人群死亡的主要原因，我们仍然需要继续努力减少导致冠心病的风险。

导致冠心病的危险因素有哪些？

- 高血压。
- 吸烟。
- 高胆固醇。
- 年龄增加。
- 糖尿病。
- 肥胖。
- 缺乏锻炼。
- 压力过大。
- 过度饮酒。

- 家族史。

这些危险因素可增加患有动脉血管硬化（或动脉粥样硬化）的概率。减少这些危险因素后，会大大降低发生冠心病的风险。这些危险因素并不是孤立的，而是相互间存在关联，如过多饮酒会引起高血压。

高血压

血压越高，发生冠心病的风险越大。要经常查血压，建议 40 岁以上的人每年要测量血压。医生会建议你大部分时间内需要保持收缩压（高压）不高于 140mmHg，舒张压（低压）不高于 90mmHg，而有冠心病危险因素的人血压应当控制在 130/80mmHg 以下。理想血压是 120/80mmHg。

吸烟

吸烟能够增加心脏病发生的风险，这是毫无疑问的。吸烟者发生冠心病的概率比不吸烟者高大约 70%，重度吸烟者发生冠心病的概率比不吸烟者高大约 200%。吸烟越多，发生冠心病的风险越大。

研究已经证实，戒烟后发生冠心病的风险会下降。

高胆固醇

已有研究证实高胆固醇与冠心病的发生有关。膳食中饱和脂肪酸与不饱和脂肪酸比例不协调时，即饱和脂肪酸含量相对较高时，可以引起高胆固醇血症。专家建议尽可能降低血胆固醇水平。没有冠心病危险因素的成人胆固醇水平最好低于 4.5mmol/L，有冠心病危险因素的成人胆固醇水平最好低于 4mmol/L。理想的情况下，低密度脂蛋白（对身体不好的脂蛋白）要低于 2.0mmol/L，血液中整个胆固醇水平与高

密度脂蛋白（对健康有好处的脂蛋白）的比值要低于
5∶1。可接受的血脂水平经常通过饮食控制就可以达
到。在日常的饮食过程中，要减少饱和脂肪酸的摄入
量，甚至需要避免饱和脂肪酸的摄入。饱和脂肪酸常
见于牛奶及乳制品（如奶油、黄油及奶酪等）、肥肉、
馅饼、甜点、饼干、牛角面包、烹饪油、大部分快餐
食品及炸土豆片。

糖尿病

糖尿病是影响很大的危险因素。要控制血糖维持
在4～6mmol/L和糖化血红蛋白（HbA1c）小于6.5。

压力与心脏病

现代生活中，压力是导致心脏病发病风险增加的
一个危险因素。因此，要找方法去减少生活压力及寻
找使身心放松的方式，如冥想。

危险因素之间的相互作用

大部分危险因素之间都是相互影响的。如果两个
以上的危险因素同时存在时，对机体产生的影响要远
大于这些因素单独对机体产生的影响之和。如果只存
在一种危险因素，你患心脏病的概率会很低，不需要
很担心心脏病的问题。医生是为你评估心脏病危险因
素的最佳人选。

降低心脏病发病风险的生活原则

- 不要吸烟。
- 饮酒要少量或不要饮酒。
- 保持理想体重，控制好腰围。
- 避免食用饱和脂肪酸含量较高的食物。
- 最好选择血糖指数较低的食物。
- 要低脂饮食。
- 注意减少咖啡、酒精、香烟、糖及盐的摄入量。
- 要经常锻炼。
- 进行放松训练。

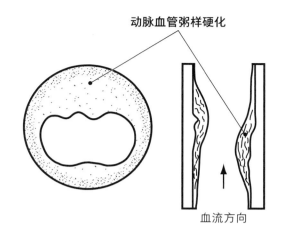

动脉血管纵截面

1.2　胆固醇：如何降低胆固醇

为什么要降低胆固醇？

在澳大利亚，心脏病是头号杀手。主要由动脉粥
样硬化导致，动脉粥样硬化是由于血液中含有过多的
"脂肪"。动脉粥样硬化严重时可能会引起心脏病和脑卒
中。如果胆固醇和甘油三酯在血中含量过高，会引起
动脉血管发生粥样硬化。空腹12小时后，进行特殊的
血液检查，能够检测胆固醇和甘油三酯是否高于正常。

甘油三酯

如果甘油三酯水平高于正常，解决这个问题很直
接很简单，因为甘油三酯增高一般是由肥胖造成的。
而肥胖一般因为饮食中含有太多的热量，尤其是摄入
过多的糖及其他碳水化合物和高热量饮料（如软饮料
和酒类，尤其是啤酒）。降低甘油三酯主要的方法是
将体重降低到理想水平。

胆固醇

胆固醇水平高是个更严重的问题，尤其是当胆固
醇水平很高时，就要降低胆固醇水平。胆固醇是一种
白色的脂类物质。血液中胆固醇水平增高，主要是膳

食不当导致的，膳食中含有大量的饱和脂肪酸，尤其是食用过多的动物食品（所以素食主义者很少有胆固醇高的问题）及反式脂肪酸，反式脂肪酸主要见于加工食品中。尽量不要吃肥肉、加工后的肉类及大部分快餐食品，尤其是油炸食品，像炸土豆条、蛋糕、饼干、甜点等。胆固醇主要有两类——对健康有益的胆固醇高密度脂蛋白和对健康有害的胆固醇低密度脂蛋白。我们主要是要提高高密度脂蛋白水平，降低低密度脂蛋白水平。大部分人可以通过调整饮食来降低血中胆固醇水平。有些人胆固醇水平非常高，仅仅依靠膳食调整无法有效地降低胆固醇，还需要服用药物来降低胆固醇至正常水平。

注意：虽然胆固醇只存在于动物性食品，研究表明有必要减少我们膳食中所有食物的饱和脂肪酸含量（植物性和动物性食品）及降低体重，从而降低血中胆固醇水平。膳食中增加富含淀粉类的食物（如面包、大米及面食等）及富含淀粉和纤维类的食物，又称为复合碳水化合物，也有助于降低血中胆固醇水平。

黄金法则

- 保持理想体重。
- 吃高纤维类的食物。
- 一周至少吃2次鱼。
- 限制食用快餐类食品，一周最多吃一次快餐。
- 避免油炸食品。
- 要经常锻炼，如每周要快走5次，每次30分钟。
- 避免吃肥肉。
- 在两顿饭之间不要吃饼干类食品。
- 大量喝水，少喝饮料。
- 不要吸烟。
- 限制饮酒量。
- 每周最多吃2次奶酪和冰激凌。
- 将低密度脂蛋白水平降低至2.0mmol/L，且保持总胆固醇水平在4.5mmol/L以下。

	避免食用	适合食用
鸡蛋	整个鸡蛋、蛋黄	蛋清
牛奶	全脂牛奶及乳制品——黄油、奶油、奶酪、冰激凌、酸奶、炼乳、全脂豆浆	低脂牛奶、脱脂牛奶及乳制品——松软干酪和意大利乳清干酪、脱脂乳、脱脂酸奶
内脏类食品	动物脑部、肝脏、肉酱、肝泥香肠、肾脏、小牛或小羊的胰腺或胸腺	
海产品	虾类、鱿鱼、鱼卵、鱼子酱、炸鱼条、鱼罐头（如沙丁鱼）	新鲜鱼、扇贝、牡蛎、罐装鱼、龙虾及螃蟹（少量）
肉类	肥肉、培根肉、猪腿肉、香肠、意大利蒜味腊肠、罐装肉、肉饼、肉酱、碎牛肉	兔肉、小牛肉（去掉肥肉）、瘦牛肉块、羊肉和猪肉（适量）
家禽	鸭子、鹅、鸡皮、火鸡皮、鸡肉饼	鸡肉（去皮），火鸡（瘦肉部分，去皮），最好是放养的禽类
烘烤类食物	馅饼、甜点、蛋糕、甜甜圈、饼干、含有奶酪、培根肉、猪腿肉的面包	面包和煎饼（最好是全麦的）、由黑麦制成的薄脆饼干、水果味饼干、家制食品（馅饼等）
快餐食品	炸鸡、炸土豆条、炸鱼、点心、春卷等、热狗、比萨饼、炒饭	
坚果类	干果、坚果、花生酱（如果量非常少，可以吃）	山核桃、榛子、核桃、杏仁、坚果类种子（适量）、花生、腰果、巴西胡桃、夏威夷果
水果和蔬菜		各种各样的蔬菜、水果（很重要）
植物油和动物油	饱和油——猪油、烤油、板油、硬化椰子油、烹饪（硬化）人造黄油、椰子油、棕榈油及蛋黄酱等	多不饱和脂肪酸——某些人造黄油（反式脂肪酸含量不超过0.9%），某些沙拉酱（法式橄榄油）；蔬菜——橄榄、核桃、玉米、大豆、葵花子、红花、棉籽（适量）
烹饪方法	用动物油油炸、油烤	用植物油（参考上述植物油）烘烤、油炸、烧烤、蒸煮等

1.3 健康的饮食指导

有时，我们会因为哪些应该吃，哪些不应该吃产生迷惑。下面的建议来自营养学界的权威部门。这些指导确保人们能给获得充分且平衡的几大营养素——碳水化合物、蛋白质、脂肪、纤维素、维生素及矿物质等。健康的饮食之外还需要运动，如每周快走3次，每次30分钟。

1.膳食要营养

要选择多种多样的食材以确保膳食营养、经济、美味及易于烹饪。

2.控制体重

通过减少脂肪、碳水化合物及酒精的摄入量以保持体重在正常水平。减少每顿饭的摄入量（对第二碗说"不"），并且增加运动量。

3.少吃动物油

要多吃鱼类、禽类及瘦肉。食用肉类时，将肉上的脂肪去掉及将禽类的外皮去掉。要减少黄油及蔬菜和面包上人造黄油的摄入量。做菜时，要少用烹饪油。要减少全脂产品、油炸食物、外卖肉类及快餐食品的摄入量。

烹饪时，要多用单不饱和脂肪（如橄榄油）做饭，少用多不饱和脂肪做饭。

4.少摄入糖

不吃或者减少甜食，如棒棒糖、糖果、软饮料、糖浆、饼干及蛋糕等。减少调料用糖。多吃新鲜水果，少吃罐装水果。

应该增加复合碳水化合物的摄入量，复合碳水化合物包括淀粉和纤维素。多吃全谷类面包，不要用动物油来准备土豆菜肴。

5.多吃面包、谷类、水果和蔬菜

多吃蔬菜水果，包括深绿色蔬菜。多吃全谷类的产品，包括五谷杂粮、面包、米糠麸皮、大米及燕麦。了解复合碳水化合物的营养价值。根据各种水果蔬菜制订营养的正餐。

6.少喝酒

一天的饮酒量不要超过2标准杯。每次饮酒时，要小口喝。在特殊场合下才喝酒，并且一天最多一次。

7.少摄入盐

摄入盐太多会增高血压。在处理半成品时，放入的盐要更少，这些半成品包括罐装蔬菜、肉类、土豆条、咸饼干、调味酱及肉酱等。要认真阅读罐装或带有包装食品的标签，查看食盐含量。烹饪这些食材及在餐桌上吃饭时，需要少放盐。

8.推荐母乳喂养

母乳喂养使人类在生命的开始阶段，可以获得最好的营养。

9.大量饮水

要多饮水，少喝饮料、咖啡、茶、浓缩果汁及酒精等。如果饮用水不够纯净，可以使用过滤器和净化器。

合理膳食

- 不要每天吃肉，如果吃肉，只少量摄入肉类。
- 减少茶和咖啡的摄入量。
- 减少和避免方便食品（方便食品中食盐含量和动物油含量都很高），每周最多吃1次方便食品。
- 每周要至少吃2次鱼，最好每天都要吃鱼。
- 水果对你的健康有好处，早餐时要吃水果。
- 限制奶酪及冰激凌的摄入量。每周最多吃2次奶酪和冰激凌。
- 你平时经常吃的食物健康影响最大，而不是偶尔吃的食物。

注意：避免经常吃体型较大的鱼，因为它们汞含量较高（如剑鱼和金枪鱼）。

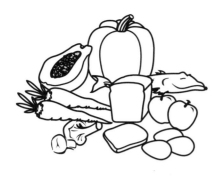

合理膳食

1.4 肥胖：如何理性减肥

为什么要减肥？

如果你超重或者是肥胖，减肥后你的身体会得到很大的改善，自我感觉也会更加良好——自信心会增加，同时会减少患心脏病、脑卒中、糖尿病、肿瘤、膀胱问题、食管裂孔疝、高血压、关节炎，尤其是髋关节和膝盖的发病风险。如果老年时还肥胖，就会造成更多的问题。

成功减肥的两大关键点

• 少摄入使人增重的食物（尤其是脂肪和酒精）。
• 进行锻炼，燃烧掉多余的热量。

如果摄入的热量多于消耗的热量就会变胖，体重增加。请记住：要想保持稳定的体重，热量的摄入与消耗必须相等。

高热量的食物

减少高热量食物的摄入，对于减轻和控制体重很重要。高热量的食物如下。

• 脂肪，如油类、黄油、人造奶油、花生油及某些坚果类食物等。
• 酒精。
• 过于精细的碳水化合物，如蔗糖、蛋糕、软饮料、甜食、饼干及吐司面包等。

黄金法则是尽量避免过于精细的食物——那些含有大量过于精细的糖类和面粉的食物。要多食用含有复合碳水化合物的食物——谷物和蔬菜。

体育锻炼

• 每天要快走20～30分钟，每周至少要快走5次，这种方式能够有效地控制体重。一有机会就多走走。
• 其他锻炼方法，如网球、游泳、高尔夫球、自行车等。这些运动也有利于减肥。要做一些自己喜欢的运动。
• 上下楼时要多爬楼梯，少乘电梯。

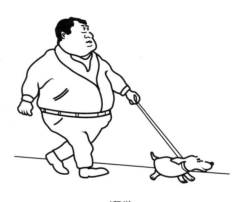

遛狗

做饮食计划有利于减肥！

早餐

• 燕麦片（前一天晚上要在水中浸泡）煮熟后要添加新鲜水果或干果，也可以加入脱脂牛奶或酸奶一起吃。
• 牛奶什锦早餐（自己家里做或从健康食品店购买）——牛奶是脱脂牛奶，可以另外添加水果（新鲜水果或水果干）。
• 全麦面包片切片，然后抹一层咸味酱、酵母酱、无糖柑橘类果酱。
• 鲜橙汁、花茶、红茶或咖啡。

上午茶和下午茶

• 水果或蔬菜片，如胡萝卜、芹菜。
• 鲜榨果汁或鲜柠檬水。

午餐

· 沙拉三明治，全麦或多谷类面包、低脂肉类和蔬菜。

· 饮料参照早餐。

晚餐

· 夏天：瘦肉（热的或冷的均可）、禽类（去掉皮）、鱼类；新鲜蔬菜沙拉；水果块。

· 冬天：瘦肉、禽类（去掉皮）、鱼类；要摄入足够的绿叶菜、红色和黄色的蔬菜及小土豆；水果作为甜点。

减肥秘诀

· 有个切实可行的目标：不要突然节食，但是要做个计划，在6~12个月之内减轻体重，使体重达到理想水平。

· 多吃自然营养的食物，少吃垃圾食物。

· 减少酒精、软饮料及高热量果汁的摄入量。

· 不要在不饿的时候进食。

· 严格控制饮食，坚持锻炼。

· 如果你中度肥胖，减少食物摄入量至平时的2/3。

· 在两餐之间不要吃饼干、蛋糕、馒头等。

· 多吃高纤维食物。

· 每周进行小小地改善，换换口味。

· 必须吃正餐。

· 不要吃第二碗米饭，也不要吃剩菜剩饭。

· 细嚼慢咽——慢慢享受正餐。

· 需要服用减肥药时，应该咨询医生。

1.5 戒烟

吸烟的现状怎么样？

　　每年，大约有20 000澳大利亚人死于吸烟导致的疾病。每天吸烟量超过20支的人中，每5个人中就有

2个会在65岁前去世。

· 肿瘤：吸烟是导致患者发生肿瘤，最终导致死亡的主要原因，尤其是肺癌（86%的肺癌是由吸烟引起）。

· 其他肺部疾病：吸烟可引起慢性支气管炎（吸烟者的咳嗽一般由慢性支气管炎引起）和肺气肿。

· 动脉硬化：吸烟可以引起心脏冠状动脉硬化（心绞痛和冠心病）、脑部（脑卒中）和腿部的血管硬化。

　　女性吸烟者怀孕时会出现问题（包括胎儿过小），不孕的概率会增加，绝经会提前及发生骨质疏松的风险大大增加。

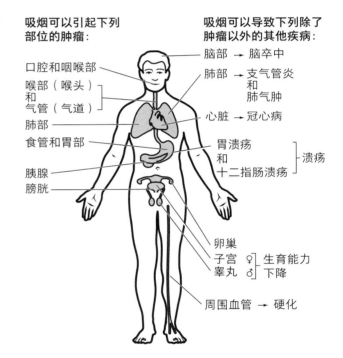

吸烟对机体的不良影响

香烟里含有哪些有害物质？

　　香烟中含有对人体危害最大的物质有焦油、尼古丁和一氧化碳。尼古丁是一种可以导致吸烟者上瘾的有害物质。

戒烟会对身体产生哪些有利的影响？

　　戒烟后，心脏病、肺癌及其他肺部疾病的发生率

会大大降低。戒烟后，吸烟导致的很多有害影响都会得到逆转。有研究显示，戒烟后经过锻炼，肺部功能可以得到很大程度的改善，食欲和嗅觉都会明显改善，性交的乐趣会提高，同时口袋里的钱也增加了。吸烟违背自然规律，是有害健康的。

如何才能戒烟成功？

有些人通过完全依靠自己突然停止吸烟，最后成功戒烟。但是，大部分人戒烟成功是在尼古丁替代物治疗及其他药物的协助下完成的，也有些人戒烟成功除了药物帮助外还需要咨询有关专家的意见，以及与其他戒烟方法共同使用。戒烟时，循序渐进地减少吸烟量（每天吸烟减少量为 3～4 支）是一个不错方法，如果你在 2 周内完全戒烟更好。一个人想完全戒烟成功，可能需要经历多次戒烟的尝试。坚持是戒烟成功的关键。

戒烟后吸烟者会出现哪些不适症状？

戒烟后的前几天，吸烟者会出现焦虑、易怒、紧张、劳累及出汗等间断期症状，出现这些症状是正常的。吸烟者会渴望香烟，但事实上，这些间断期症状是停止吸烟后机体进行自我调整的过程，是从尼古丁上瘾症状恢复到正常状态的一种过程。间断期症状大约会持续 10 天。10 天之后，这些不适症状大多会消失，然后吸烟者会感到精神抖擞。你可以问一下戒烟成功者的感受。

戒烟成功的秘诀有哪些？

- 确定一个确切的戒烟日期。

戒烟后

- 多吃水果蔬菜。
- 柑橘类水果及其他食物有利于降低吸烟者对香烟的渴望。
- 咀嚼低热量的口香糖或糖。
- 增加活动量。
- 避免与其他吸烟者在一起，多与不吸烟的人待在一起。
- 多喝水，避免因戒烟而喝酒上瘾。
- 戒烟时要信心坚定，下定决心，且决心要强烈。
- 要培养能够让忘记吸烟的兴趣爱好。
- 把因戒烟省下的钱攒起来，用这些钱好好地犒劳自己一顿。

戒烟时可以获得相关帮助的机构和渠道有哪些？

有许多视频和书能够帮助吸烟者获得成功戒烟的相关信息。尼古丁替代物（口香糖、水果糖）有利于减轻戒烟后的间断期症状。对于那些无法忍耐间断期症状的吸烟者，可以服用安非拉酮、戒必适等戒烟药物帮助其成功戒烟。必要时咨询有关专家及集体进行戒烟都有助于提高戒烟成功的概率。医生也可以为你提供成功戒烟的好方法。

结束语

不要推迟戒烟——现在就咨询戒烟的相关信息并行动起来吧！继续吸烟有害健康。

第二章　感染性疾病

2.1　细菌性脑膜炎和流行性脑脊髓膜炎

脑膜炎的定义是什么？

脑膜炎是脑膜发炎的现象。脑膜是覆盖于脑部和脊髓的一层薄膜。脑膜感染可以由病毒感染引起——病毒感染引起的脑膜炎更常见；也可以由细菌感染引起，细菌感染引起的感染症状更严重，会威胁生命。一般细菌性脑膜炎是一种在儿童期间常见的感染。虽然任何人都有可能患上细菌性脑膜炎，但是非常年幼的孩子患细菌性脑膜炎后症状最严重，风险最大。

流行性脑脊髓膜炎的定义是什么？

引起流行性脑脊髓膜炎的细菌是脑膜炎奈瑟菌或脑膜炎双球菌。可能引起致死性的感染，尤其是引起刚出生到 5 岁年龄段的孩子，以及 15～24 岁年龄段的人死亡。一般生存在人的鼻腔和咽喉部，有两种主要的类型——B 型脑膜炎奈瑟菌和 C 型脑膜炎奈瑟菌。流行性脑脊髓膜炎主要通过飞沫传播及其他亲密接触方式传播，如亲吻、共用水杯或者患者打喷嚏时在空气中形成飞沫等都能够导致这种传染病在人群中传播。脑膜炎奈瑟菌除了引起流行性脑脊髓膜炎外，还会引起败血症（循环血液发生严重感染），或是同时引起流行性脑脊髓膜炎和败血症。受到病菌感染的人很快就发病，而且可能会出疹子。这些红疹可能会导致误诊，因为这些疹子一开始像痱子，逐渐发展为紫癜（皮肤出血），红疹压之不变色（褪色变白）。早期诊断和用抗生素进行早期治疗对于治愈流行性脑脊髓膜炎至关重要。流行性脑脊髓膜炎如果不治疗，可能导致患者死亡，也可能会导致患者发生永久性的脑部损伤。

流行性脑脊髓膜炎常见的症状体征有哪些？

- 发热。
- 头痛。
- 恶心、呕吐。
- 面色苍白。
- 皮肤出现红疹。
- 患者身体虚弱、劳累。
- 患者易激惹，大声哭叫。
- 嗜睡。
- 颈部僵直。
- 对光敏感。
- 意识状态发生改变，如患者会感到迷茫或发生定向障碍。

一般来讲，患者一开始的症状类似于感冒，这就增加了医生的诊断难度，很难在疾病早期做出正确的诊断。

婴儿患有流行性脑脊髓膜炎时，症状可能不会很明显。但是，3 岁以上的孩子会出现颈部僵直、呕吐、头痛等明显的症状。如果孩子正在使用抗生素，这些症状可能不会很明显。为了做出正确诊断，医生通常需要做脑脊液检查、细菌学检查、免疫学试验。

孩子出现哪些症状时家长应当引起高度重视？

如果孩子出现了下列标志性的症状和体征时，家长要带孩子及时就医。

- 孩子很快变得萎靡不振。
- 孩子皮肤苍白、发冷，尤其是四肢。
- 意识状态发生改变。
- 孩子嗜睡、迷茫或谵妄。
- 心跳加快。
- 呼吸加快、呼吸困难或呼吸有杂音。
- 惊厥。
- 出现红疹，尤其是这些红疹看起来像出血点时。

最好在疾病早期最好进行治疗，因为疾病晚期患者的症状会非常严重，而且治疗会变得更加困难。

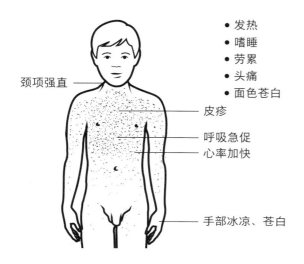

颈项强直

- 发热
- 嗜睡
- 劳累
- 头痛
- 面色苍白

皮疹
呼吸急促
心率加快

手部冰凉、苍白

流行性脑脊髓膜炎的体征

流行性脑脊髓膜炎的治疗方法有哪些？

患者需要入院进行治疗。一开始，医生需要明确诊断，找出引起疾病的病原体。治疗方法是使用大量抗生素，一般是直接通过静脉滴注给药。这种治疗一般会持续超过2周。患者需要绝对卧床休息，最好在一个光线较暗的屋内休息，同时需要大量饮水。患者疼痛时，可以使用镇痛药进行镇痛。必须采取隔离措施，防止该传染病蔓延。

如何预防流行性脑脊髓膜炎？

如果发生持续性感染，尤其是上呼吸道感染，就要去看医生。避免与患有流行病脑脊髓膜炎的患者接触。如果下列人群与患有流行病脑脊髓膜炎的患者有

过接触，应该口服抗生素，预防感染脑膜炎。

- 与患者共同生活在一起，一起用餐的人。
- 在10天前，亲吻过患者或与患者的唾液有过接触。
- 与患者同在一所学校的同一个班级，尤其是与患者分享同一个玩具。

现在有流行性脑脊髓膜炎的疫苗可以注射，但是疫苗并不能够覆盖所有的菌株。关于疫苗接种方面的问题可以咨询医生，他们会给你免疫接种方面的建议。一般会建议婴幼儿和老年人接种嗜血杆菌疫苗和肺炎球菌疫苗，因为嗜血杆菌和肺炎球菌也可能引起细菌性脑膜炎。

2.2　臭虫咬伤

臭虫是什么？

臭虫是一种体型较小，没有翅膀的吸血类的昆虫，长4～5mm，属于节肢动物门昆虫纲，因为感染人类皮肤而臭名昭著。该昆虫纲包括虱子和疥螨。两种经常咬人的臭虫类型是温带臭虫和热带臭虫。

这些臭虫外形为椭圆形，且身体较扁；身形通常较瘦小，易隐藏在小的细缝中，因此很难被发现。它们移动非常快。臭虫又名床虱，就像名字所提示的一样，喜欢驻扎在床上和床上用品中，包括睡袋，到晚上的时候，就寻觅着吸人类的血。臭虫的颜色为锈褐色，饱餐一顿血后，颜色将会变为红棕色。

在哪里容易发现臭虫？

过去，被臭虫侵扰是个很常见的问题，尤其当居住卫生条件不好时，包括环境较差的居住条件。并且像虱子侵扰一样，各行为业的人只要暴露于臭虫，均会受到它们的影响。现在，臭虫成为国际旅行的一个重要问题。臭虫在旅行包中藏匿，随着旅行包在世界

各地旅游，最后它们会在行李、衣服、床被（尤其在床垫的缝合处）、毛毯及家具中安家落户。臭虫最容易在周转率较高的住所中被发现，如酒店、汽车旅馆、招待所、庇护所及自助旅者旅馆等地方。

臭虫的生命周期是怎样的？

臭虫需要经历5个幼虫阶段，才能达到最后的成熟阶段。幼虫需要6~8周才能发育成熟，在每个阶段，至少需要饱餐一顿血才会蜕变到下一个发育阶段。臭虫成熟后，其寿命平均为6~12个月。母臭虫到隐蔽的地方产下卵，然后在10天内将这些卵孵育出来。臭虫有能够刺破人类皮肤，吸食血液的特殊精密的口部结构。晚上的时候，这些臭虫就会出来寻觅食物，吸食人类血液，饱食之后就会退缩到它们的隐身之所。臭虫喜欢住在温暖且二氧化碳较充足的地方，不喜欢脏乱的地方。

被臭虫咬伤的典型特征有哪些？

臭虫可能会在人类的任何部位吸血，但是它们通常会喜欢咬肩部和上肢。臭虫咬痕常见于颈部、肩部、上肢、躯干及腿部等。这些咬痕通常不疼。臭虫咬痕的症状如下。

- 瘙痒，可能会非常痒。
- 较大的咬痕，咬痕会逐渐消退成为一个红点，最后红点会消失。
- 留下连着一串的咬痕，一般咬痕会多于3个（沿着表面的静脉血管纹路咬）。
- 皮肤发红。
- 局部红肿。
- 形成水疱。

如果被咬者在被臭虫咬后发生过敏反应，问题会更严重。因此，临床症状在不同的人之间各不相同。

从臭虫咬后的咬痕中取样，医生就能确定诊断，然后从床垫子上寻找红点。

如何治疗臭虫咬痕？

有用的建议如下。

- 用消毒肥皂清洗臭虫咬痕。
- 要克制住去挠咬痕的冲动。
- 用止痒剂来止痒。止痒剂如下。
——炉甘石洗剂
——麻醉药膏
——糖皮质激素药膏
- 用冰袋敷咬痕部位，有利于消肿。
- 必要时服用镇痛药和抗组胺类药。

如何减少被臭虫撕咬的概率？

应该采取以下措施。

- 彻底清扫、清洗，以及用吸尘器清理床上用品。
- 用温度较高的水清洗床上用品及可能有臭虫的衣物，并且用烘干机将床上用品和衣物烘干。
- 用蒸汽处理毛毯。
- 用吸尘器将床垫处理后，用黑塑料袋将床垫包裹起来，然后尽可能长时间地将床垫暴晒于阳光下。
- 在常见的隐蔽地方喷洒杀虫剂，如墙缝中、壁脚板、木地板之间的缝隙、地毯上及壁纸的缝隙之间等（不要床垫上喷洒杀虫剂）。

专业的防虫人员

可以雇佣有执照的、经验丰富的专业防虫人员处理臭虫。

预防臭虫侵扰

预防臭虫侵扰比较困难。但是，通过认真地清扫屋子，让屋子保持干净，有助于预防臭虫侵扰。将行李或二手的东西，如床上用品或家具拿回家时，要注意不要把这些东西上的臭虫也带回家。

要点

- 臭虫很少会传播疾病。
- 臭虫通常会在床上或床垫上发现。
- 臭虫白天会藏起来，晚上出来活动。
- 臭虫的咬痕是连成一条线的3个以上的点。

- 臭虫的咬痕很大、发红，并且很痒。

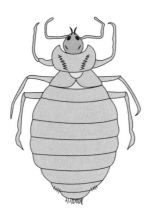

臭虫（显微镜下图像）

2.3 急性支气管炎

支气管炎的定义是什么？

支气管炎又称为"胸部感冒"，是指肺部支气管分支内（气道）的黏膜发生炎症的现象。支气管炎主要累及比较大的气管（称为细支气管）及较小的气管（称为小支气管）。

急性支气管炎是指肺部细小支气管的炎症突然发作，慢性支气管炎是指急性支气管炎反复发作，支气管炎迁延不愈，使炎症持续时间延长，症状比较严重的现象。

导致支气管炎发生的原因有哪些？

大部分急性支气管炎由一种常见的呼吸道病毒感染引起。大部分情况下，支气管炎首先是以上呼吸道起病。然后感染会在体内蔓延，从鼻部、喉部扩散至气管和细支气管。

引起支气管炎的另外一个原因是吸入空气中飘浮的污染物，如化学烟雾、尘土及香烟烟雾等，刺激支气管树，最后引发支气管炎。

支气管炎的症状有哪些？

主要症状是刺激性咳嗽。开始咳嗽时，不排痰或排少量痰。但是，后来会咳出灰色痰或黄色痰，这种痰叫作黏液痰。

其他症状如下。

- 气喘。
- 呼吸困难。
- 发热。
- 胸骨后有压迫感，咳嗽时，这种压迫感会加重。

急性支气管炎的患病率有多高以及哪些人易患急性细支气管炎？

住在污染较重、较冷或潮湿的环境中的人群偶尔会发生急性支气管炎。吸烟者偶然发生急性支气管炎也很正常。健康的人群发生急性支气管炎的概率相对较低。

使急性支气管炎发生风险增加的危险因素如下。

- 吸烟。
- 天气湿冷。
- 居住或工作地区环境污染严重。
- 慢性阻塞性肺疾病。
- 心力衰竭导致肺部疾病的患者。
- 最近患有其他疾病。
- 特定的年龄段——年龄太小或年龄太大。

急性支气管炎的预后怎么样？

健康人患有急性支气管后，至少有85%的人可以不需要治疗，4～8天后可以自己痊愈。

有时急性支气管炎会并发其他肺部细菌感染，尤其是暴露于危险因素的人群。这些人的症状会更加严重，病情会非常严重，不经治疗感染无法得到控制。即使是经过治疗，也需要较长的时间才能痊愈。

急性支气管炎对人体会造成哪些危害？

如果是一个健康不吸烟者患有急性支气管炎，这种情况一般不会对肺造成什么后遗症。但是，尤其对于那些身体比较虚弱的患者，或那些患有其他疾病，又患有急性支气管炎的患者，急性支气管炎会对肺部造成严重危害。这些人群很容易发生并发症，如慢性（持续性）支气管炎和肺炎。

反复发作的支气管炎对于吸烟者和患有肺部疾病的人就是一个值得关注的问题，因为这是非常危险的，可能导致慢性阻塞性肺疾病。

急性支气管性肺炎的治疗方法有哪些？

是否服用抗生素的相关问题

患有急性支气管炎时，不需要用抗生素进行治疗，尤其当你的健康状况非常好的时候。这是因为急性支气管炎是由于病毒感染引起的，不需要特殊的治疗，就会自然痊愈。一般是急性支气管炎并发细菌感染时，才建议应用抗生素进行治疗。

自己治疗急性支气管炎的方法

- 需要在家休息。

- 最好在温暖、通风良好及无烟的屋子里休息。

- 发热时，或胸部感到不适时，可以服用阿司匹林或对乙酰氨基酚（推荐）。

- 要大量喝水。

- 6岁以上可服用非处方止咳药，有助于缓解无谈干咳症状。

- 将热水袋或热水瓶置于胸部，有助于缓解胸部不适感。

- 用含薄荷醇的热蒸汽熏鼻子，有利于使鼻部和气道畅通。

有时，医生会开一些支气管扩张药来缓解患者气喘的症状，一般是雾化剂型。

注意

如果患上急性支气管炎，应该停止吸烟并戒烟。

出现哪些状况时需要去看医生？

- 呼吸越来越急促。

- 发热或寒战。

- 胸部疼痛。

- 面色苍白或咳嗽时，痰中带血。

- 呕吐。

- 其他严重症状。

2.4　慢性支气管炎

慢性支气管的定义是什么？

慢性支气管炎是指肺部细小支气管（气道）发生的一种持续炎症的状态。慢性支气管炎是一个潜在的危险问题，因为一开始慢性支气管炎根本没有症状，很多人并没有意识到他们有慢性支气管炎。反复刺激可能会使这些气管壁变厚或损害重要的气道壁。这样会导致气道产生大量黏液，造成气道狭窄。

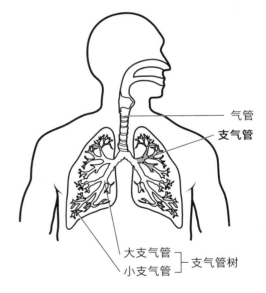

气管、支气管解剖图

慢性支气管炎的症状有哪些？

慢性支气管炎的主要症状是早晨咳嗽伴有黏痰。吸烟者可能会认为他们咳嗽并伴有黏痰很正常，认为吸烟就会有这些症状，但是这根本不是正常现象。因为随着时间的推移，这种咳嗽的频率会越来越高，同时也会咳出更多黏痰。

导致慢性支气管炎的原因有哪些？

吸烟是导致慢性支气管炎的主要原因。

在尘土飞扬的环境中工作的人患慢性支气管炎的风险也会大大增加。空气污染也可以导致患慢性支气管炎的风险增加。

刚开始时，严重感冒或患有流行性感冒时，会加重慢性支气管炎的症状，最后甚至是一个很轻微的感冒都会加重慢性支气管的症状。感冒或其他感染会导致慢性支气管炎症状恶化，尤其在冬季。但是，慢性支气管炎并不是由慢性感染引起的，慢性支气管炎通常是由于长期吸烟刺激引起的。

慢性支气管炎会对人体造成哪些危害？

一旦支气管炎变成慢性，恶性循环就已经形成。慢性支气管炎增加了肺部感染的风险和肺部损害的风险，而肺部感染和肺部损害会进一步加重慢性支气管炎的病情。

最终可以导致严重的永久性肺损伤，称为慢性阻塞性肺疾病或者肺气肿，这些并发症都可能导致心力衰竭。

慢性支气管炎的治疗方法有哪些？

自我治疗

如果你患有慢性支气管炎而且吸烟，你应该戒烟。戒烟是缓解慢性支气管炎症状重要的第一步——戒烟将阻止慢性支气管炎对肺部的进一步损害。戒烟后，肺部可能会恢复正常。不要待在烟雾缭绕的屋内。

如果你在污染比较严重或尘土飞扬的环境中工作，换份工作是个明智的做法。温暖干燥的环境有利于缓解你的病情，最好选择离开湿冷的环境。在温暖干燥的环境中工作，你会感觉支气管炎的症状减轻，而且你对冬天的冷空气和流行性感冒病毒的抵抗能力也会加强。

避免与患有感冒或流行性感冒的人接触，因为任何病毒性的呼吸道感染都有可能加重你的病情，进一步损害肺部。

医疗救助

为了给患者做出最恰当的治疗方案，医生需要知道慢性支气管炎对肺部的损害程度。医生一般采用呼吸量测定法来测定和判断肺部的有效工作程度。如果你有气喘、呼吸困难等症状，或检查表明你的肺活量在下降，医生会给你开一些缓解这些症状的雾化剂，如糖皮质激素或支气管扩张剂等雾化剂。如果你同时并发细菌感染（如果你咳嗽加重，黏痰变成黄色或绿色，这表明肺部可能并发细菌感染），医生会开一些抗生素控制感染。某些患有慢性支气管炎的人可能会并发严重的肺部感染，如肺炎，这时他们需要住院进行治疗，控制病情。

医生可能会推荐患有慢性支气管炎的患者进行肺炎球菌疫苗接种及每年都要接种抗流行性感冒疫苗。你可以参与有关肺部功能恢复的专项活动，缓解呼吸困难的症状，使自己更具有活力，从而使自己从中获益。

医生会帮助你戒烟成功。现在就开始戒烟——在病情变得无法控制之前，一定要戒烟。

2.5　蜂窝织炎

什么是蜂窝织炎？

蜂窝织炎是一种皮肤表层下结缔组织发生细菌性感染的现象。此炎症可累及身上的任何一处皮肤，但是最常见于小腿下部，尤其见于老年人，而且此炎症可能与腿部溃疡有关。蜂窝织炎的一个典型的特点就是，一旦该病突破了皮肤的限制，将会迅速扩散至四周。

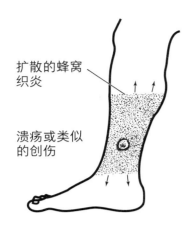

腿部的蜂窝织炎

什么是丹毒？

丹毒是突然发作于面部的一种局部蜂窝织炎。丹毒表现为发热的鲜红色皮疹，常常位于鼻旁或眼下部位且在面部扩散，累及区域形状类似蝴蝶。

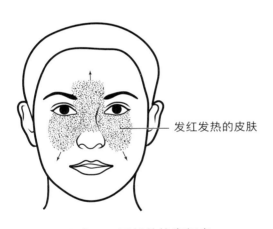

丹毒——面部的蜂窝织炎

蜂窝织炎的病因有哪些？

最常见的致病菌是化脓性链球菌，另一种可能的常见致病菌是金黄色葡萄球菌。

导致患者易受感染的因素如下。

- 任何使皮肤出现破损的外伤，如割伤或擦伤。
- 手术切口。
- 昆虫叮咬或疥疮。
- 溃疡，尤其是小腿下部的溃疡。
- 穿透皮肤的外来异物，如玻璃或金属。

- 皮肤病，如湿疹、银屑病或脚癣。
- 静脉滥用药物。

有时患者并无明显的皮肤破损。蜂窝织炎更容易发生于合并有慢性疾病的患者，如外周血管疾病和静脉曲张、糖尿病，以及艾滋病等。

蜂窝织炎常见的症状和体征有哪些？

症状表现可从轻微到严重不等。

- 某部位皮肤突然变得柔软、肿胀和发红。
- 病变部位皮温升高。
- 全身发热，可能伴有畏寒和大汗。
- 皮肤破溃后排出内部的坏死物质。
- 身体不适（感觉不舒服）。
- 柔软肿大的表浅淋巴结。

蜂窝织炎可在发作最初的24小时内迅速扩散。需要进行血液检查及棉签拭子检测确定病原菌及病原菌对不同抗生素的敏感度（药敏试验）。

如何防止蜂窝织炎的扩散？

此病的致病菌具有较强的感染性，能够通过皮肤间的互相接触或者接触感染病灶进行扩散，尤其是病灶处正排出组织液或脓液时。你需要做到下面几点。

- 用纱布敷料覆盖任何一处伤口和伤口周围的皮肤。
- 经常洗手。
- 将被单和枕套、毛巾、衣服分开清洗。
- 禁止游泳。

如何治疗蜂窝织炎？

只要用对抗生素，一般就能治愈蜂窝织炎。病情严重的患者需要住院治疗。治疗原则如下。

- 休息，包括将患肢尽可能抬高。
- 清洗伤口，并用生理盐水纱布覆盖伤口。
- 温水浸泡患处皮肤。
- 用镇痛药缓解疼痛和发热，如对乙酰氨基酚。
- 在病情严重的时期给予抗生素治疗，常用青霉素或同类抗生素。

什么时候需要寻求帮助？

如果你出现了下列症状，请及时就医。

- 高热或畏寒。
- 蜂窝织炎扩散。
- 蜂窝织炎患处出现水疱。
- 皮肤出现延伸的条形红线（淋巴管炎）。
- 眼睛周围肿胀。
- 疼痛或头痛加剧。
- 整体感觉不佳，包括感到困倦、疲劳或其他不良症状。

2.6 衣原体性尿道炎

什么是衣原体？

衣原体是一种细菌，沙眼衣原体是衣原体中的一种，是引起世界上最常见的性传染性疾病的致病源。衣原体性尿道炎比淋病更常见。

衣原体性尿道炎的症状有哪些？

衣原体性尿道炎通常在与衣原体性尿道炎感染者性交后的2周后就会出现症状，虽然有时候潜伏期可长达3周，也可以短至5～10天。实际上大多数被感染的男性和女性并没有明显的症状和体征。

男性

主要症状（如果存在）如下。

- 排尿液时烧灼感。
- 从阴茎中可能排出（清亮的、白色的或黄色的）分泌物。

有时从阴茎中没有分泌物排出，患者只是感到疼痛。最常见的症状非常轻微，经常被患者忽略。患有衣原体性尿道炎的男性中，大约有40%的人没有任何

症状。

衣原体性尿道炎患者首先会注意到的症状是阴茎的末端会有轻微的刺痛感或烧灼感，通常是在早晨第一次排尿时发现。有时排尿时，阴茎的末端会非常疼，而且排尿后，很快就会有分泌物排出。分泌物开始是非常清亮的，如果衣原体性尿道炎不进行治疗，分泌物的量会增加，且颜色会变成黄色。同时，感染会牵连到前列腺和睾丸。

某些男性患者患有衣原体性尿道炎时，分泌物的量却很少，在内裤上只能发现一些斑点或者只是包皮潮湿些。

女性

衣原体尿道炎女性患者通常没有任何症状（大约70%的女性患者没有症状），但是可能导致阴道分泌物增加。某些女性患者会发现在排尿时有烧灼感或者在性交时有疼痛感。

如果不进行治疗，这种情况经常发生，衣原体尿道炎可能牵连到输卵管。这是导致盆腔感染性疾病最常见的原因，最后导致女性不孕。因为衣原体尿道炎在女性中通常不会引起症状，该疾病又称为"隐形"传染病。

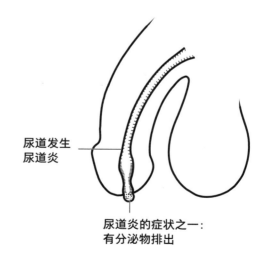

尿道发生尿道炎

尿道炎的症状之一：有分泌物排出

男性支原体性尿道炎

如何诊断衣原体尿道炎？

衣原体尿道炎通常是从感染部位通过拭子取样本

来确诊。男性是从阴茎中的尿道取样，女性从子宫颈和尿道取样。

　　一个比较准确的方法是对尿液样本做核酸检测。现在，建议25岁以下的所有性生活活跃的男性和女性都要做尿液筛检，而且每年都要做。

如何感染上衣原体尿道炎，以及如何传播？

　　衣原体尿道炎主要是通过性交的方式，从一个人传染给另一个人。男性通常是与女性感染者（通常这些女性不知道自己患有衣原体尿道炎）发生性交而感染上。也有可能因为与同性或异性进行肛交或口交的性行为，从而感染上衣原体尿道炎，这种情况比较少见。

衣原体尿道炎治疗方法有哪些？

　　衣原体尿道炎一般需要一个疗程的抗生素进行治疗，抗生素通常是阿奇霉素或强力霉素，单独应用进行治疗，疗程通常为7天。通常情况下，抗生素的疗效非常好。但是，有些人对这些抗生素不敏感，效果不好，另外一些人，使用这些抗生素进行治疗后，有可能会复发。大约1/5的患者治疗时需要超过1个疗程的抗生素进行治疗。

　　一般是男性首先发现症状，去医院进行治疗。但是，他们的性伴侣也最好去医院进行诊断治疗，即使没有症状。治疗期间不要有性生活，直至双方的感染完全得到控制并且痊愈，才能开始性生活。

如何预防衣原体性尿道炎？

　　性交时使用安全套，特别是与新的性伴侣发生性关系时。

要点

- 衣原体性尿道炎是一种常见的性传播感染。
- 衣原体性尿道炎男性有时会表现出某些症状。
- 衣原体性尿道炎女性患者可能会没有症状。
- 衣原体性尿道炎可能会引起女性不育（很少引起男性不育）。
- 可以用抗生素进行治疗，效果较好。

- 只需要一个疗程的药就可以治愈衣原体性尿道炎，但是衣原体性尿道炎可能会反复出现，有时需要多疗程进行治疗。
- 所有的性伴侣均需要治疗。
- 衣原体性尿道炎患者不要与性伴侣发生性关系，直至双方都痊愈后1周，才可以发生性关系。
- 在感染后的3个月再次检测衣原体，看是否有可能再次感染。
- 被感染衣原体的患者有义务通知患有衣原体尿道炎6个月前所有发生过性关系的伴侣。
- 衣原体性尿道炎患者应当通知他的性伴侣做检查，以便及时治疗。
- 安全套在一定程度上能够预防衣原体性尿道炎在性伴侣之间传播。

2.7　感冒

感冒的定义是什么？

　　感冒是指上呼吸道感染，尤其是指鼻部和喉部的感染，因此，感冒又称上呼吸道感染。上呼吸道感染可由多种病毒感染引起。感冒与流行性感冒（流感）完全不同，因为流行性感冒是由更严重的病毒感染引起的。

　　感冒是孩子和成人最常见的疾病之一。

感冒的症状有哪些？

　　常见的症状如下。

- 流鼻涕或鼻塞。
- 喉咙痛。
- 打喷嚏。
- 眼痛。
- 全身感觉不舒服。
- 轻度发热。

其他可能的症状如下。

- 头痛。
- 声音嘶哑。
- 高热，全身疼痛。
- 淋巴结肿大。

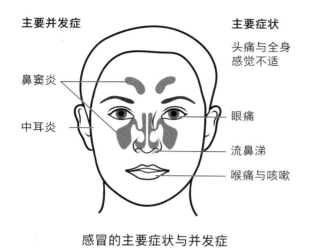

主要并发症

鼻窦炎

中耳炎

主要症状

头痛与全身
感觉不适

眼痛

流鼻涕

喉痛与咳嗽

感冒的主要症状与并发症

为什么会患感冒？

如果你感冒了，那么一定是感染了病毒。其他患感冒的人通过咳嗽或打喷嚏的方式，将病毒播散到空气中，形成气溶胶，而你正好将含有病毒的气溶胶吸入呼吸道内，最后得了感冒。

怎样治疗感冒？

没有专门针对感冒的治疗方法。抗生素对于治疗感冒无效，因为感冒是由病毒感染引起的，而抗生素是用来治疗细菌引起的感染。只有感冒合并细菌引起的感染时，抗生素才有效。幸运的是，人体免疫系统最终能够通过产生抗体对抗病毒。但是，人体需要几天才能产生抗体，所以你需要做一些事情来缓解感冒的症状，同时让你的免疫系统能够更加迅速地产生抗体对抗病毒。你需要做的事情包括：

- 休息：如果你得了感冒，有充足的睡眠和休息非常重要，过多的活动会增加免疫系统的负担。
- 大量饮水——一天要至少饮水 2L。
- 镇痛药：如对乙酰氨基酚和阿司匹林等有利

于缓解感冒症状。这些药物能够退热和控制炎症，是有效的镇痛药。对乙酰氨基酚或阿司匹林成人剂量是每 4 小时服用 2 片（一天最多服用 8 片）。不要给儿童服用阿司匹林（16 岁以下的孩子避免服用阿司匹林）。

- 吸入热蒸汽有利于缓解鼻塞症状。一种方法将开水倒入事先放有薄荷醇的脸盆内，然后把一条毛巾放在头上，用鼻子将水蒸气吸入，用嘴呼出水蒸气。孩子不要使用这种方法，避免烫伤。

- 通常情况下，咳嗽是为了清除肺内对人体有害的物质。如果你是干咳，无法排出肺内的分泌物，你会感到很痛苦，这时可能需要一些药物抑制咳嗽。

- 喝液体状的阿司匹林或柠檬汁可以缓解成人喉咙痛。

- 一些人认为服用大剂量的维生素C有助于感冒患者在较短时间内康复，平均每日摄入 1～2g。

感冒可能会在几天内完全康复，但也有可能会持续 10 天以上。有时候感冒并发上呼吸道细菌感染，可能需要用抗生素进行治疗。然而，一般情况下，治疗感冒不需要用抗生素进行治疗，因为没有必要使用抗生素。普通抗生素并不能够抑制或杀死病毒，也没有证据表明感冒服用抗生素后，恢复时间会缩短。如果你出现了下列症状的任何一种，你应该去看医生。

- 耳痛。
- 胸痛或呼吸困难。
- 鼻子内鼻涕为绿色或你咳嗽咳出大量绿色黏液痰。
- 喉咙痛，但没有其他症状。
- 高热，用对乙酰氨基酚治疗无效。

如何预防感冒？

想一想你是否有得感冒的易感因素很重要。经常锻炼、膳食均衡营养及有足够的睡眠对于保持良好的免疫状态很重要。

要点

- 感冒没有治疗方法，但是可以缓解症状。

- 大多数人在7天内能从感冒中恢复。
- 避免使用抗生素。

2.8 登革热

什么是登革热？

登革热是一种严重的热带或亚热带病毒性疾病，通过蚊子尤其是埃及伊蚊传播。临床表现可从轻微的流行性感冒症状到严重的全身症状不等。登革热是一种可危及生命的出血热，可能导致组织内出血及发展成为登革休克综合征。此病是由Ⅰ、Ⅱ、Ⅲ、Ⅳ这四种病毒亚型中的一种引发的。感染其中一种病毒亚型可使人体产生针对该亚型的终生免疫力，但对其他亚型则没有任何作用。

登革热在东南太平洋广泛传播，是澳大利亚的昆士兰州的地方性传染病。相比于疟疾，有肌肉疼痛和发热症状的旅行归来者更可能患上登革热。从被携带有登革热病毒的蚊子叮咬开始到出现症状，此病潜伏期为5~6天。如果你觉得自己可能患有登革热，请及时就医，因为早期诊断治疗可极大地降低并发症风险，而且有利于限制病毒的进一步扩散。

登革热的症状有哪些？

发热和全身感觉不佳（不适）是主要的临床表现。其他典型症状和体征如下。

- 关节、背部和肌肉的剧烈疼痛（常被称为"骨痛热症"）。
- 剧烈的头痛。
- 眼后疼痛。
- 口中有金属味。
- 咽喉疼痛。
- 厌食，恶心和呕吐。
- 腹部疼痛。

- 发热开始后4天出现皮疹。
- 腹泻。

接下来，常见的表现有严重的虚弱和抑郁。受病痛折磨的患者往往有自杀倾向，需要心理辅导和监督。

登革热有时可进展成为出血热，尤其是十分年轻的患者。此时患者有皮下出血、鼻出血和牙龈出血等症状。如果进展为中毒性休克，将出现十分严重的出血、血压极低（休克），以及可能出现致死性昏迷。

如何诊断登革热？

两项血液检测可用于诊断此病。

- 核酸检测——只需要一个血液样本。
- 登革热特异性抗体检测——需要间隔3周的2份血液样本。

如何治疗登革热？

由于是病毒性疾病，所以并无专门针对此病的治疗方法。不能用抗生素治疗此病。治疗方法主要是对症支持治疗，目的在于减少并发症。建议接受以下治疗措施。

- 休息，包括卧床休息。
- 摄入大量液体。
- 服用对乙酰氨基酚来缓解发热。
- 用对乙酰氨基酚或其他医生推荐的镇痛药缓解疼痛。

禁止服用阿司匹林（因为其具有抗凝作用）、抗生素和皮质激素。

如果出现异常出血（出血热）或晕厥/昏迷（登革休克综合征），将需要住院治疗甚至是住进加强护理病房。

如何预防登革热？

目前尚无针对此病的疫苗，所以如果去登革热流行地区旅游或居住，最好的方法是防止蚊虫叮咬。建议使用含有驱蚊胺或哌啶羧酸异丁酯的驱蚊剂，将驱蚊剂喷洒在衣服和床上，使用蚊帐，以及待在窗户装有防蚊纱窗且有空调的住处。

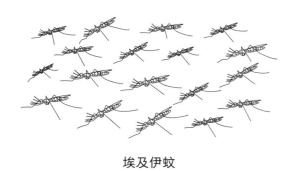

埃及伊蚊

2.9　中耳炎

中耳炎的定义是什么？

中耳炎是指中耳的感染。中耳包括耳膜及耳膜后充满空气的小腔室。小腔室通过咽鼓管与鼻腔后部相连。

导致中耳炎的原因有哪些？

中耳炎通常是由鼻部或喉部的感染发展而来，而鼻部或喉部感染可能是由感冒等疾病引起，这时导致的中耳炎称为急性中耳炎。导致中耳炎的病菌有可能是病毒也有可能是细菌，这些病毒或细菌进入中耳的小腔室，发生感染，使黏液在小腔室聚集，引起耳道红肿堵塞。有时病菌或者病毒是通过破裂的耳膜进入小腔室引起感染。如果是细菌引起的感染，就会在中耳形成脓液。

哪些人易患急性中耳炎？

任何年龄段的人都有可能患急性中耳炎，但是急性中耳炎最常见于孩子。30个人中就会有1位会患急性中耳炎。

急性中耳炎的症状有哪些？

某些人患有急性中耳炎时病情会非常严重，尤其是孩子，会有发热、易怒、恶心及（有时）会出现呕吐的症状，孩子喜欢拉扯自己的耳朵。常见的症状

如下。

- 耳朵内充满了液体/耳朵堵塞。
- 耳痛（某些孩子没有耳痛的症状）。
- 疼痛，也许疼痛会很严重，或有刺痛感。
- 听力有几天会减退。
- 耳内会有分泌物排出——如果鼓膜穿孔（鼓膜穿孔有利于缓解疼痛）。

医生会用耳镜检查你的耳朵，来判断感染是由什么病菌引起的，以及感染的程度，特别是鼓膜。

急性中耳炎会给患者带来哪些危害？

如果急性中耳炎是由病毒引起的，中耳炎给患者带来的危害就会非常小。并发症一般是由于细菌感染引起中耳炎后，治疗不及时造成的。

- 急性乳突炎——感染从中耳扩散到乳突组织。
- 慢性中耳炎——炎症迁延不愈。
- 浆液性中耳炎（胶耳）——在孩子中容易发生，导致耳内有分泌物排出。
- 鼓膜穿孔。
- 听力丧失。

急性中耳炎的治疗方法是什么？

用处理感冒的方法处理急性中耳炎即可，即使用减充血剂、吸入法和（或）抗组胺类药物进行治疗。一般2~3天后，急性中耳炎就会有好转。

一般治疗措施
- 使用镇痛药缓解疼痛。
- 在温暖舒适的屋子里充分休息。
- 使用减充血剂等减轻上呼吸道的阻塞症状。
- 如果鼻塞，局部使用鼻部减充血剂几天。

孩子的处理方法一般与成年人不同。处理方法正确时，孩子的急性中耳炎在48小时内得到很大程度地改善。

镇痛药
孩子应当服用常规剂量的对乙酰氨基酚进行镇痛。成人服用对乙酰氨基酚、阿司匹林或布洛芬进行

镇痛。

抗生素治疗

一般情况下，医生是避免使用抗生素的，在发病的前48小时内，一般是给患者服用镇痛药和减充血剂后，观察患者的病情。如果根据观察，患者需要抗生素进行治疗，医生会给患者5～7天的抗生素用量，直至患者感染症状消失。

随访

对于反复发生中耳炎的患者，或是中耳炎迁延不愈或发展为慢性中耳炎的患者，医生要进行随访，判断中耳炎的恢复情况及有无反复发作的可能等，包括检查鼓膜。医生会用听力计检查患者的听力。

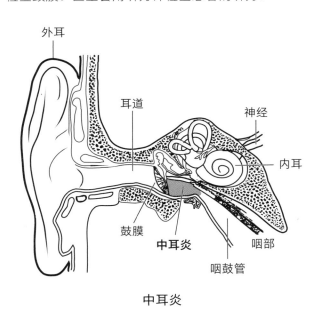

中耳炎

2.10　传染性单核细胞增多症

什么是传染性单核细胞增多症？

传染性单核细胞增多症（或者称为巴尔单核细胞增多症）是一种可引起类似流行性感冒症状的病毒感染性疾病。此病也被称为"接吻病"，因为以前认为此

病是通过口腔传播的，实际上也可通过咳嗽和共享食物传播。病毒可通过血流和淋巴系统在体内扩散，可导致肝脾肿大、淋巴结肿大及发热（因此该病又称为"腺热病"，因为肝脏、脾脏和淋巴结都属于腺体）。

传染性单核细胞增多症的症状有哪些？

从感染病毒开始算起，传染性单核细胞增多症整个病程为4～6周。症状表现类似流行性感冒：发热、头痛、鼻塞、恶心、张口呼吸、咽喉肿痛（患者可能合并有扁桃体炎），以及整体感觉"身心不佳"。患者可能发现自己的颈部、腋窝和腹股沟处可能出现肿大质软的腺体（淋巴结）。不常见的症状有皮疹和黄疸。

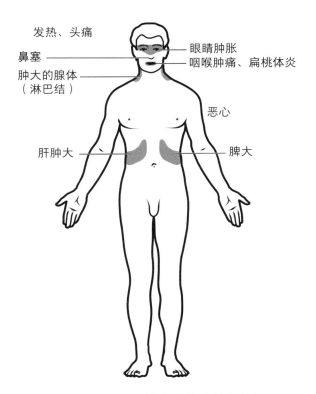

传染性单核细胞增多症的症状和体征

如何诊断传染性单核细胞增多症？

诊断此病最好的方法是做一个血液检查。血液涂片检查也在显微镜下可看到异常的细胞（叫作单核细胞），因此此病被称为单核细胞增多症。

传染性单核细胞增多症的状持续多久？

主要症状一般在发病2～3周内会逐渐消退，但是接下来至少2周内患者可能会感到身体虚弱，缺乏精神，感到有些压抑。某些情况下，身体虚弱感可能会持续好几个月，提示慢性传染性单核细胞增多症可能是慢性疲劳综合征的一个病因。

传染性单核细胞增多症是否常见？

由于大部分传染性单核细胞增多症的患者症状轻微以至于没有引起患者本人注意，或者被误当作一次轻微的感冒发作，因此此病的实际流行范围可能比现有的数据更加广泛。这种情况在儿童中更为常见。儿童和年轻人是最有可能被此病病毒感染的，但是此病常见于15～25岁。大多数人可能在其一生中都会患一次传染性单核细胞增多症。

传染性单核细胞增多症的风险有哪些？

此病并不是一个危险的疾病，但是如果导致肝炎，就会使患者感觉十分难受。此病可能会导致患者慢性疲劳持续长达数月。在感染的第一年，患者有可能复发。然而，最后会痊愈，患者的身体也会恢复正常。

传染性单核细胞增多症的治疗方法有哪些？

因为此病是一种病毒感染性疾病，所以不能用抗生素治疗，只需自行痊愈。

宜做

• 服用对乙酰氨基酚来缓解不适或疼痛（剂量适中），但是当肝脏受累时不能服用此药。

• 休息（最好的治疗），最好是在家里，待在室内。

• 喝足量的液体，如水和果汁；不要与他人共用水杯。

• 用可溶性阿司匹林含漱剂或者30%的葡萄糖溶液缓解咽喉肿痛。

• 清洗被鼻涕和痰液污染的物品，如手帕。

不宜做

• 喝酒或吃油腻的食物。

• 强迫自己继续坚持工作。

• 未经医生许可就试图回归正常的日常生活（一般在疾病发作后4周左右，医生才会建议你这么做）。

• 在身体完全恢复之前就参加一些剧烈的运动，至少需要等到4～6周后，在此之前，腹部受伤可导致肿大的脾脏发生破裂。

• 与他人共用水杯。

最后，在患病期间或疾病恢复期间感到压抑是很常见的，因为此时你可能会有持续的疲劳感和困倦感。

2.11 淋病

淋病的定义是什么？

淋病是由淋病奈瑟菌引起的一种性传播感染。淋病通常累及的部位为尿道，尤其是生殖部位，如子宫颈及男性的尿道。淋病也有可能累及肛门、眼睛或者喉部，这与患者的性行为有关。

淋病的症状有哪些？

淋病的症状在与淋病患者性交后的2～10天出现，但是淋病的潜伏期可能会长达3周。

男性

主要症状（由于尿道炎）如下。

• 排尿时有烧灼感。

• 有脓液样（白色或黄色）分泌物从尿道或者肛门排出或漏出。

• 尿道口周围发红。

首先注意到的症状是排尿时的轻微不适感，如果不进行治疗，随后排尿时会有"刀割样"的疼痛感。接着阴茎头部就会排出脓液。有时，阴茎头不会排出脓液，只是疼痛，或者阴茎部位什么症状也没有。

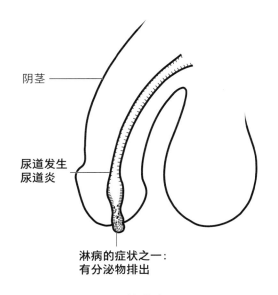

阴茎

尿道发生
尿道炎

淋病的症状之一：
有分泌物排出

男性淋病

女性

女性患有淋病时，很多时候都没有症状，但是可能会有阴道分泌物增加或排尿时疼痛等症状。如果淋病引发盆腔炎症性疾病，可能引起的症状如下。

- 盆腔内部疼痛。
- 下腹部疼痛。
- 不规律的阴道出血。
- 发热及经期不适或经期疼痛。
- 性交时疼痛。

男性、女性均出现的症状

肛交或口交引起的淋病可能没有症状或疼痛感，也有可能肛门附近会有分泌物（肛门附近有潮湿的感觉）。

通过棉签擦拭男性尿道或者女性子宫颈或者检查晨尿来确诊淋病。

淋病是如何在人群中传播的？

只要是性伴侣中的一个感染淋病或者没有使用避孕套，淋病就可以通过阴道性交、肛交及口交的方式在人群中传播，不管是同性性交还是异性性交。

淋病可能带来哪些风险？

- 可以引起女性盆腔炎性疾病，而盆腔炎性疾病有时会导致不育。
- 可能导致关节感染。
- 在男性，淋病可能导致睾丸感染，也有可能引起尿道狭窄（尿道变窄）。

淋病的治疗方法有哪些？

得了淋病后，必须去看医生或去性病门诊就医。只需使用一个疗程的抗生素药物治疗，就可以治愈淋病（通常是通过注射抗生素进行治疗，有时是通过服用抗生素药片或胶囊，这是根据感染部位以及检查结果决定的）。一般2周以后就可以痊愈。

性伴侣也需要进行检查，即使没有症状，甚至是体检时没有发现感染。

在治疗期间，要避免发生性关系至少2周以上，直至（你和你的性伴侣）感染完全控制并痊愈。

如何预防淋病？

性交时使用避孕套，能够有效地预防淋病。性活跃的男性和女性（尤其是那些淋病高危人群，如有多个性伴侣的人群）应当经常去做体检（每年至少要做一次体检）。

要点

- 淋病患者可能没有任何症状，尤其是女性患者。
- 淋病有可能导致女性不孕（男性少见）。
- 通过简单的尿检就可以诊断淋病。
- 用抗生素就能治疗淋病。
- 在淋病治疗期间避免发生性行为，直至淋病完全得到控制且痊愈。
- 性交时使用安全套，能够有效地预防淋病。
- 患有淋病时，应当告知你的性伴侣，让他去做检查，并接受相应的治疗。

2.12　手足口病

手足口病的定义是什么？

手足口病是一种常见的传染病，经常传染给儿童，使患者手部、足部及口部出现水疱。手足口病通常是由萨奇病毒感染引起。手足口病在世界范围内传播，有地区流行趋势。

手足口病的患病率有多高？

手足口病在儿童中很常见，在学校容易传播，夏秋季发生率最高。手足口病虽然一般累及的是10岁以下的孩子，尤其是6个月到3岁的儿童，但是手足口病也有可能累及年龄较大的孩子及成人，尤其是年轻人。

手足口病的症状有哪些？

患者在出现皮疹之前，会有前驱症状（疾病早期），症状如下。

- 不适感，如身体不适。
- 发热，通常是突然发热。
- 喉部疼痛。
- 食欲不佳，厌食症。
- 头痛。
- 易激惹，尤其是儿童。
- 腹部疼痛，某些患者会出现。

出现这些症状1~2天之后就会出现皮疹，皮疹的特征如下。

- 小红点会发展为水疱，最终会成为皮肤溃疡。
- 口腔、牙龈及口腔周围会出现水疱。
- 手指、手掌部位、脚趾及脚底会出现红肿。
- 水疱也有可能出现在四肢、臀部，甚至是生殖器。

注意事项。

- 手足口病一般会持续7~10天。
- 根据临床症状就能做出诊断——一般不需要做特殊检查。
- 皮疹与水痘相似，但是手足口病的皮疹不痒。

- 口腔部位的溃疡非常疼。
- 手足口病与动物的口蹄疫没有关系。

手足口病通过什么方式进行传播？

手足口病主要通过人与人直接接触传播或通过空气中的飞沫进行传播。引起手足口病的萨奇病毒从患者粪便或唾液中排出后会存活几周。萨奇病毒进入人体内，潜伏期为3~6天，这时患者的传染性最强，直至水疱完全消失，传染性才降低。

手足口病严重吗？

手足口病通常不严重。大部分孩子手足口病通常不严重，而且生病时间也较短，一般经过4~6天可以痊愈。口腔附近的水疱可能导致孩子疼痛几天。皮肤水疱和溃疡会很快痊愈，不会留下瘢痕。如果怀孕的女性感染手足口病，通常不会对母亲造成不利，但是会对胎儿造成一些轻微的伤害，尤其在女性怀孕晚期，胎儿可能会患有某些并发症。

孩子患有手足口病时需要休学吗？

在澳大利亚，不推荐孩子休学，因为孩子休学没有什么实际意义。因为孩子发病时，病毒或许已经在粪便中存在几周了。但是理想的情况下，孩子应该待在家里直至水疱结痂后，再去学校。中国，要求孩子休学在家休息，至完全康复。

手足口病的治疗方法有哪些？

手足口病一般病情较轻，完全可以在家进行治疗。让孩子在家安静地休息，直至孩子发热及其他症状消失。

- 发热与疼痛：孩子发热或疼痛时，尤其当孩子发热或口腔疼痛时，可以根据年龄给孩子适合剂量的对乙酰氨基酚。
- 口腔溃疡：孩子吃完饭后，可以用淡盐水给孩子漱口。避免给孩子吃酸性食物以免引起口腔溃疡疼痛。
- 饮食：鼓励孩子多喝水，让孩子吃一些较软的食物，如蛋羹等。

• 卫生：应当注意下列事项。

——家长或幼儿园的工作人员处理完孩子的粪便、鼻腔或口腔分泌物后，或者与孩子破损皮肤接触后，应当认真洗手。

——要认真地并且要分开清洗患者的餐具，以及与患者口腔接触的其他用品，或是使用一次性用品，避免传染病传播。

——要先将奶嘴消毒20分钟后，再将奶瓶奶嘴一起消毒。

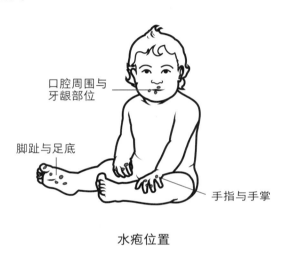

口腔周围与牙龈部位

脚趾与足底

手指与手掌

水疱位置

2.13　甲型肝炎

甲型肝炎的定义是什么？

肝炎，是累及肝脏的一种严重传染病。肝炎，顾名思义，是指肝脏发炎的现象。与其他肝炎不同的是，甲型肝炎主要是通过污染的食物和水，或者处理被粪便污染过的物品，从肠道侵入人体肝脏。

甲型肝炎与乙型肝炎、丙型肝炎有很大不同。

甲型肝炎的症状有哪些？

甲型肝炎患者会因为肝脏无法有效地处理体内色素——胆红素，导致胆红素在体内不断积累，从而使皮肤发黄（黄疸）。甲型肝炎的另外一个症状是尿液颜色加深及粪便变白。在黄疸症状出现前，患者可能会有类似流行性感冒样症状，如食欲不好、恶心、发热及肌肉痛等。某些患有甲型肝炎的人可能从头到尾没有任何症状，尤其是5岁以下的孩子，而有些人可能会有腹痛的症状。一般通过简单的血液检查就能够确诊甲型肝炎。

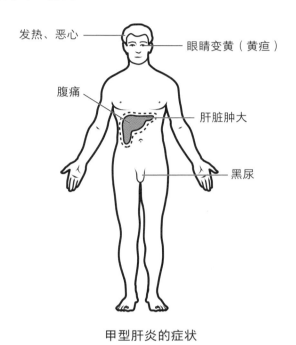

发热、恶心

腹痛

眼睛变黄（黄疸）

肝脏肿大

黑尿

甲型肝炎的症状

甲型肝炎的病情很严重吗？

甲型肝炎的病情通常比较轻微，尤其是孩子患有甲型肝炎时，虽然有些人的症状很严重。甲型肝炎患者一般都能够痊愈。

甲型肝炎是怎样进行传播的？

甲型肝炎病毒存在于肠道中，主要通过亲密接触在人与人之间传播，如接触被甲型肝炎病毒污染的手、毛巾或食物，尤其是被污染的水和海鲜。也就是说，来自甲型肝炎患者或甲型肝炎携带者的粪便里面的病毒进入其他人口中，导致其他人感染甲型肝炎。其他人接触到甲型肝炎病毒，经过15～50天的潜伏期（平均时间28天）后症状才会显现出来。

甲型肝炎患者通常在黄疸出现前的2周到黄疸消失后的1周，传染性最强。

在国外，尤其是在卫生条件较差的第三世界国家，很容易感染上甲型肝炎。在非法分享毒品的群体或者幼儿照顾中心，甲型肝炎经常爆发性传播。

如何预防甲型肝炎？

严格遵守良好的卫生习惯有助于阻止将甲型肝炎传染给与我们有密切联系的人员和家庭成员。这些良好的卫生习惯如下。

- 上完厕所后要认真洗手，并且要用消毒剂进行消毒。同时，也要对卫生间门上的把手进行消毒。
- 要经常清扫浴室和卫生间，尤其是马桶、把手及水龙头。
- 不要用手接触食物。
- 吃饭的时候不要共用餐具。
- 不要让苍蝇接触食物。
- 不要用茶巾擦拭盘子。
- 家庭的所有成员要经常认真地洗手。

注意：正常的餐具洗涤及衣物的热水洗烫，就已经足够将餐具、衣物和床上用品清洗消毒干净。

严格的卫生习惯有助于抑制传染病的传播。饮食行业的工作人员不能同时接触食物和现金。

注射丙种球蛋白

医生可能会建议你家庭的每个成员都要注射丙种球蛋白，这样家里人可以在3个月内不会患上肝炎。在接触肝炎病毒1周内要注射丙种球蛋白。

免疫接种

12个月以上的健康人可以免疫接种甲型肝炎疫苗。通过2～3次注射甲型肝炎合并乙型肝炎的疫苗来对抗甲型肝炎。这种免疫接种通常是终身有效的。

甲型肝炎的治疗方法有哪些？

即使甲型肝炎的病情很轻，也要去医院进行诊断治疗。休息对甲型肝炎的康复很重要，最好卧床休息，直至黄疸开始消退。但是你可以起床去洗澡、泡澡或上厕所。饮食要均衡营养，要摄入大量的水（1天至少要摄入8杯水）。患病期间不要饮酒，直至甲型

肝炎完全康复。如果油腻食物令你反胃，那就避免食用油腻的食物，直至康复。医生可能会建议你停用某些药物（如避孕药）。

2.14　乙型肝炎

乙型肝炎的定义是什么？

乙型肝炎，通常称乙肝是指乙型肝炎病毒导致肝脏发炎的现象。乙型肝炎病毒的传染性极强，传染强度超过艾滋病病毒。

乙型肝炎的现状是怎样的？

乙型肝炎在世界上的某些地方流行，是一种地方性疾病（现在仍然是）。但是，乙型肝炎的患病率在全球范围依然呈增长趋势。

大部分人得了乙型肝炎后都会痊愈。虽然有些人病情会十分严重，而且需要经过很长时间才能够痊愈。有5%～10%的患者会成为乙型肝炎携带者。某些乙型肝炎患者最终会发展为肝硬化或肝癌，最后导致死亡。婴幼儿患有乙型肝炎后，病情会十分严重。

哪些人是乙型肝炎病毒携带者？

乙型肝炎病毒携带者是指通过血液检查发现某些人机体内含有乙型肝炎病毒，这些人恢复后仍然无法将病毒完全清除，但是没有临床症状。病毒携带者可能随时将乙型肝炎病毒传染给他人，损害他人的健康，因此，这些人有责任将自己是乙型肝炎病毒携带者的情况告知牙医、医生及其他可能接触到乙型肝炎病毒的相关人员。医生会告知携带者及其他人如何应对这种情况。

乙型肝炎的症状有哪些？

急性乙型肝炎和慢性乙型肝炎有不同的症状。急性乙型肝炎的症状是流行性感冒样症状及皮肤发黄的

症状（黄疸）。某些急性乙型肝炎患者会有食欲下降、恶心、呕吐、右上腹部疼痛及关节疼痛等症状。慢性乙型肝炎的症状主要是症状出现得较晚，但比较严重。感染乙型肝炎病毒几个月后，才有可能形成慢性乙型肝炎。

某些人感染乙型肝炎后，可能完全没有症状。

乙型肝炎是怎样进行传播的？

乙型肝炎病毒存在于所有机体体液中：血液、唾液、精液、阴道分泌物、乳汁、眼泪及汗液等。乙型肝炎一般是通过破损的皮肤感染了患者的血液、性交或者与患者共用感染的物品（如剃须刀、牙刷、针具及针管等）感染发病。某些活动（如打耳洞及文身）也能导致乙型肝炎的传播。乙型肝炎最常见的传播方式是静脉药物注射，尤其是通过共用的未消毒的针头，以及与乙型肝炎病毒携带者进行无保护措施的性交。乙型肝炎患者中，有30%～40%的原因不明。

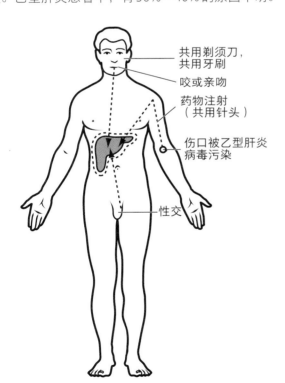

共用剃须刀，
共用牙刷

咬或亲吻

药物注射
（共用针头）

伤口被乙型肝炎
病毒污染

性交

乙型肝炎的传播途径

哪些人易患乙型肝炎？

- 静脉药物注射者。
- 男同性恋者。
- 有多个性伴侣的异性恋或同性恋者。
- 性工作者。
- 监狱的犯人或者其他被限制自由的人。
- 特定种族的人。
- 医疗卫生工作者。
- 母亲为乙型肝炎携带者的孩子（这些孩子的病情较严重）。

乙型肝炎可以治愈吗？

- 乙型肝炎不容易治疗，但是乙型肝炎可以预防。
- 通过良好的卫生习惯和乙型肝炎疫苗来预防乙型肝炎。

良好的卫生习惯

- 不要与他人共用物品如剃须刀及牙刷等。
- 性交时使用安全套。
- 在皮肤有伤口时，不要沾染其他人的血液。
- 不要共用针头。

乙肝疫苗

给孩子进行乙型肝炎疫苗接种是儿童免疫计划的内容。可以和甲型肝炎疫苗一起接种，一般推荐那些可能会同时患有这两种肝炎的人接种联合疫苗。

乙型肝炎的治疗方法有哪些？

乙型肝炎患者和携带者应该严格遵守良好的卫生习惯。膳食要均衡营养，减少酒精的摄入量，酒精摄入量每天不要超过1标准杯。需要治疗药物依赖性。经过一段时间后，大部分成人乙型肝炎患者会完全清除乙型肝炎病毒，但是，大约有5%的患者会发展为慢性乙型肝炎，长时间携带乙型肝炎病毒。

一般需要进行肝功能检查去监控。如果肝功能受损，医生会为患者开一些干扰素和抗病毒药物，如替诺福韦、恩替卡韦或者拉米夫定控制乙型肝炎病毒。现在联合的抗肿瘤药物也可以提高乙型肝炎的治愈率。

要点

- 血液检查检可以判断你是否对乙型肝炎具有免疫力，以及是否是乙型肝炎携带者。
- 咨询医生有关乙型肝炎预防方面的信息
- 如果你患有乙型肝炎时，有义务告知与你有接触的人。

2.15　丙型肝炎

丙型肝炎的定义是什么？

丙型肝炎病毒是通过血液进行传播，进而感染肝脏的一种病毒。丙型肝炎病毒有6种类型（基因型），知道哪种病毒类型引起肝脏而采取相应的治疗措施非常重要。在澳大利亚，1000人中大约有9人血液中含有丙型肝炎病毒。

如何知道自己患有丙型肝炎？

一般通过血液检查血液中的丙型肝炎病毒抗体进行诊断。一般感染丙型肝炎病毒的2~3个月后，血液检查结果才为阳性。

丙型肝炎的病情严重吗？

丙型肝炎一般都比较轻微，但是，丙型肝炎的病情很有可能（大约70%的可能性）会迁延不愈，最终发展为慢性丙型肝炎。这是个严重的问题，因为慢性丙型肝炎可导致肝脏发生肝硬化。

丙型肝炎是如何进行传播的？

丙型肝炎主要是通过血液传播，尤其是共用针头

静脉注射药物时（大部分情况），或文身及在身体上做其他的穿刺活动，可传染上丙型肝炎。

在1990年之前，可能由于输血感染丙型肝炎。但是自从澳大利亚开始对献血者进行丙型肝炎病毒检测后，这种概率大大降低。异性性交或同性性交感染丙型肝炎的概率也很低。同时，日常家庭生活中，以及家庭接触中也不容易感染上丙型肝炎，所以家人朋友不必很担心。但是如果家里人共用剃须刀及牙刷可能造成丙型肝炎病毒的传播。丙型肝炎病毒携带者有责任告知医生、牙医及其他接触者。

丙型肝炎的症状有哪些？

丙型肝炎患者之间的症状不尽相同，很多丙型肝炎患者可能并不表现出任何症状。感染丙型肝炎病毒15~180天后，才有可能出现症状。急性丙型肝炎可能出现流行性感冒样症状及疲惫感、皮肤发黄（黄疸）症状。其他可能的症状包括肋骨疼痛和关节疼痛。病情较为严重的慢性丙型肝炎病情发展缓慢，甚至病毒感染几年后才有可能发展为慢性丙型肝炎。

慢性丙型肝炎会给患者带来哪些危害？

丙型肝炎比其他类型肝炎更容易发展为慢性肝炎。慢性肝炎会使正常肝细胞受到损害，导致肝硬化。肝硬化会导致肝功能受损，有时肝硬化会发展为肝癌。

哪些人为高危人群？

- 静脉药品注射者。
- 性工作者。
- 文身者。
- 监狱犯人（有很高的药物注射的概率）。
- 曾经做过肾脏透析的人。

症状

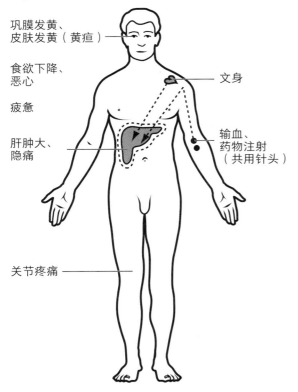

巩膜发黄、
皮肤发黄（黄疸）

食欲下降、
恶心

疲惫

肝肿大、
隐痛

文身

输血、
药物注射
（共用针头）

关节疼痛

丙型肝炎的传播途径

如何防止丙型肝炎的传播？

如果你丙型肝炎病毒测试阳性，需要注意以下事项。

- 不要参加献血。
- 不要与别人共用针头。
- 告知医疗卫生工作人员你感染了丙型肝炎病毒，包括牙医。
- 不要与他们共用个人用品，如剃须刀、牙刷等。
- 用家用漂白剂清洗血迹。
- 用医用纱布包裹伤口。
- 要认真处理带有血迹的用品。
- 要将自己患有丙型肝炎这一事实告知性伴侣，性交时要戴安全套进行安全性交。

丙型肝炎能够治愈吗？

现在有药物能够治疗丙型肝炎，80%的丙型肝炎患者能够痊愈。但是，不同的丙型肝炎类型预后有很

大不同（Ⅰ型丙型肝炎预后最好）。治疗丙型肝炎的药物有不良反应，他们可能需要连续服用12个月以上。目前还没有丙型肝炎的疫苗。丙型肝炎治愈后，不能够获得免疫力，所以患者痊愈后，仍然有感染丙型肝炎的风险，除非采取了预防措施。

丙型肝炎的治疗方法有哪些？

- 如果感觉不舒服，就休息。
- 膳食要均衡营养，要低脂饮食。
- 痊愈前要戒酒，或者少量饮酒；不要抽烟。
- 定期复查。
- 对于合适的患者，可以用干扰素和其他抗病毒药物治疗慢性丙型肝炎。

2.16　生殖器疱疹

生殖器疱疹的定义是什么？

生殖器疱疹是由单纯疱疹病毒（1型或者2型）引起的一种性传染性疾病。生殖器疱疹会在生殖器附近发展为溃疡，这种溃疡非常疼，男性女性均会出现。通过棉签擦拭溃疡后，在实验室进行病毒检查从而确诊。

如何感染生殖器疱疹？

一般是通过阴道性交、肛交及口交等直接接触感染上生殖器疱疹病毒。很少通过身体的其他部位，如通过手指感染生殖器疱疹。没有证据表明通过坐便器、毛巾、泡温泉及洗澡池能传染上生殖器疱疹。

注意：生殖器疱疹是通过直接接触在人与人间传播。

生殖器疱疹的症状有哪些？

第一次发病时，首先生殖器部位会感到针刺样疼痛或烧灼样疼痛，以及患者可能会有类似流行性感冒的症状，接着在生殖器部位可能出现很多水疱，这些

水疱会在24小时后破溃，形成小的、红色及非常疼的溃疡。几天后，这些溃疡会结疤，痊愈。第一次发病时，疱疹会非常疼，大约会持续2周。

男性

生殖器疱疹病毒一般感染男性的阴茎体，但是也有可能感染阴茎头、冠状沟及肛门等部位。

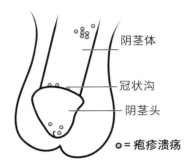

男性生殖器疱疹常见的部位

女性

生殖器疱疹会出现在阴道口以及阴道里，有时会出现在宫颈及肛门附近。

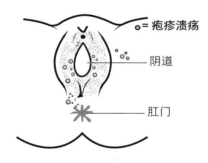

女性生殖器疱疹常见的部位

生殖器疱疹会复发吗？

患者第一次发生生殖器疱疹后，疱疹病毒仍然存在于受累皮肤的相关神经内。第一次发生生殖器疱疹的患者中有一半的人会复发。

幸运的是，生殖器疱疹复发后的症状会相对较轻，复发的频率会逐渐下降，通常疱疹最终会痊愈。复发几个月或者几年后，女性月经、性交、手淫、皮肤过敏以及心理压力过大都有可能增加生殖器疱疹复发的风险。这些疱疹是典型的小的局限性溃疡，在生

殖器或者有时在身体的其他部位出现（如臀部、大腿和肛门处）。如果女性在怀孕期间患生殖器疱疹，这将会是一个很烦并很危险的问题。如果你之前患过生殖器疱疹，需要提前告知产科医生。

患有生殖器疱疹后应该采取的措施有哪些？

如果你认为可能患有生殖器疱疹，及时就医。患有生殖器疱疹时，不要发生性关系，因为患病期间发生性关系，可能会将该性病传染给你的性伴侣。

生殖器疱疹的治疗方法有哪些？

• 生殖器疱疹没有治愈的方法，但是经过治疗，症状可以得到有效的控制。

• 尽可能休息和放松。热盐浴能够缓解症状。

• 医生可能会开一些专门针对生殖器疱疹的抗病毒药物来缓解病情。如果在感染生殖器疱疹的第一天就服用这些药物，疗效最显著。局部用药是无效的。

• 冰袋冷敷或者热敷可以有所帮助。

• 对乙酰氨基酚等镇痛药或抗炎类药物能够缓解生殖器部位的疼痛感。

• 如果排尿时疼痛，泡在热水浴缸中排尿可缓解疼痛。

• 保持生殖器的溃疡部位干燥，用酒精消毒或用吹风机吹干，可缓解病情。

• 洗完生殖器部位后擦干，不要管生殖器上的皮疹；不要刺破生殖器上的水疱。

• 要穿宽松的衣物，内衣要穿棉质的。不要穿太紧的牛仔裤。

如何预防生殖器疱疹？

在发病期间，禁止性行为才能够有效地阻止生殖器疱疹的传播。如果你不确定是否患有生殖器疱疹，性交时请使用避孕套。性交完，立即用肥皂和清水清洗你的生殖器部位。如果你或你的性伴侣曾有过生殖器疱疹的病史，性交时请使用避孕套。可以服用抗病毒药物预防或减少生殖器疱疹复发的概率。如果你患有生殖器疱疹时，一定要让你的性伴侣知道。

2.17　单纯性疱疹

单纯性疱疹的定义是什么？

单纯性疱疹是由于一种皮肤感染单纯疱疹病毒（HSV-1）引起的疱疹，主要有两种类型的感染。

- 口腔附近，嘴唇上的单纯性疱疹。
- 生殖器疱疹，一般通过性交传染。

这一节主要讲嘴唇上的单纯性疱疹。

单纯性疱疹的症状有哪些？

单纯性疱疹是一种常见的感染，又称为"热病性疱疹"。单纯性疱疹首先出现的症状是感染部位出现瘙痒和刺痛感，通常是在嘴唇的边缘或口腔、鼻部或下巴周围的皮肤。很快就会出现水疱，然后水疱会破裂形成创面，这个创面会结痂，10天左右痂会脱落痊愈。单纯性疱疹患者通常会感觉浑身不舒服，伴有发热和劳累感。某些人只是偶尔会发生单纯性疱疹，但有些人会经常发生单纯性疱疹。

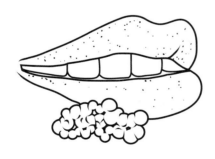

单纯性疱疹

如何感染单纯性疱疹？

最开始的感染可能源自儿童期感染上单纯性疱疹病毒。在孩子的牙龈或口腔内部出现疼痛性水疱。然后，病毒就扎根在支配皮肤或眼睛的神经中，等待着下一次发病的机会。单纯性疱疹可能会发生在皮肤的任何部位及眼睛里。下列危险因素可能会增加单纯性疱疹发病的风险。

- 过度暴露于太阳光之下。
- 被风吹得太多。

- 感冒、流行性感冒及类似的感染。
- 宿醉。
- 各种原因导致的发热。
- 激素水平变化，如月经期间。
- 机体压力增大。
- 心理压力增大。

单纯性疱疹在人与人之间传播吗？

单纯性疱疹具有传染性，会在人与人之间传播的单纯性疱疹病毒存在于患者的唾液中，因此，家庭成员共用饮品和餐具、牙刷或亲吻等有可能导致单纯性疱疹在家庭成员中传播。因此，要养成良好的卫生习惯，以及用纱布将水疱等覆盖，可以减少传播单纯性疱疹的概率。

如果你患有单纯性疱疹，请不要亲吻婴儿，这点非常重要。

单纯性疱疹可能会累及眼睛（这时病情会十分严重）及机体其他部位。

单纯性疱疹会给人体带来很大危害吗？

单纯性疱疹通常不会对人体带来很大危害，但是如果患者患有皮肤湿疹的同时又患有单纯性疱疹，患者将会觉得非常难受。单纯性疱疹病毒有可能感染眼睛，可以引起角膜上形成非常严重的溃疡。

免疫力低的患者，如癌症患者或艾滋病患者。如果患有单纯性疱疹时，问题会非常严重，所以需要特别注意。患者病情严重时，可以用抗病毒药物进行治疗。

单纯性疱疹的治疗方法有哪些？

没有专门针对单纯性疱疹的治疗方法，大部分单纯性疱疹一般几天后就会痊愈。疱疹应当通过以下方式保持干燥，包括使用碘伏、医用酒精，以及用含有薄荷醇的酒精消毒（最好用）。这样可以缓解疱疹部位的瘙痒症状，而且可以保持疱疹部位清洁干燥。

如果你感到单纯性疱疹在进行性发展，可以用冰块敷疱疹部位，每小时敷5分钟，12小时后疱疹就会缓解。也可以用抗病毒药膏涂抹疱疹部位，缓解病情，但是必须在疱疹早期使用药膏才有效果。单纯性疱疹病情严重时，需要服用抗病毒药物进行治疗。

不要用手指抠结痂，不要刺破水疱。

如果持续发热，疱疹部位有发脓的现象或者眼睛发炎，要及时告知医生。

如何预防单纯性疱疹发生？

易患单纯性疱疹的人群不要过度暴露于阳光下或风中。如果你不能避免过度暴露，在唇部边缘和以前发生过单纯性疱疹的部位涂抹SPF30+防晒霜或氧化锌药膏来防护。

2.18　带状疱疹

带状疱疹的定义是什么？

带状疱疹是由水痘–带状疱疹病毒引起的急性感染性皮肤病。herps zoster（带状疱疹）这个术语来自希腊语herps（蔓延）和zoster（条带）。shingles（带状疱疹）这个术语来自拉丁语cingere（包围）或cingulum（条带）。带状疱疹可能会导致皮肤发生水疱及疼痛。

患者是如何感染带状疱疹的？

与出水痘的患者接触，可能会感染带状疱疹。但是，通常情况下是曾经患过水痘的患者痊愈后，水痘带状病毒会潜伏在大脑或脊椎神经根处（一般是潜伏多年）后激活引起的。潜伏的病毒一般在患者压力增大或随着年龄增长免疫力降低时就会被激活。病毒激活后就会增殖，沿着神经扩散，从而导致病毒定植部位的神经疼痛。

带状疱疹一般好发于哪些部位？

带状疱疹几乎可以发生在机体的任何部位，但是

通常好发于胸部、腹部及脸部的右侧或左侧。

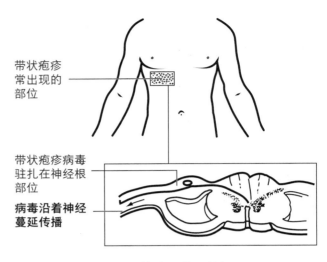

病毒沿着神经蔓延传播

带状疱疹的症状有哪些？

患者患有带状疱疹，除了感觉不舒服，有时还会有发热的症状。主要的症状是皮肤处出现水疱和神经疼痛。

疼痛

- 疼痛的症状可轻可重。

- 一般是烧灼样疼痛，但是有可能是刀割样疼痛的感觉。

- 在皮肤水疱出现前就会有疼痛，等皮肤水疱消失后，疼痛还会持续1～4周。疼痛可能会持续几周。

- 随着时间的推移，疼痛会缓解。

皮疹

沿着神经分布会出现一簇一簇的皮肤水疱，这种水疱非常痒，而且容易破裂。水疱一般7天以后会消失，但是会留下瘢痕或者是色素沉着。

哪些人易患带状疱疹？

带状疱疹是一种较为常见的传染病，且任何年龄段的人都有可能得这种病。50岁以上的人群更容易患带状疱疹。有时在水痘流行期间，孩子也有可能患带状疱疹。

带状疱疹具有传染性吗？

带状疱疹具有传染性，但是传染性非常低。孩子一般是接触过患有带状疱疹的患者后，才有可能发生水痘。很少是因为接触过带状疱疹患者，而直接患上带状疱疹。一般是人们接触患者水疱中的液体才感染带状病毒，造成带状疱疹的传播。

带状疱疹痊愈后会复发吗？

带状疱疹痊愈后，可能会复发，但是复发的概率很低。发生一次带状疱疹后，你将获得长久的免疫，就不太可能再次发生带状疱疹。

有关带状疱疹的谬论

带状疱疹是一种对人体健康威胁较大的疾病，或患有带状疱疹的患者可能会发疯，这些认识都是错误的。另外一个谬论就是，如果患者的带状疱疹发展到身体的两侧，患者就离死不远了，这个说法纯粹是胡扯。

大部人患者的带状疱疹的症状都很轻，而且预后非常好。

带状疱疹的治疗方法有哪些？

对于这种病毒感染，没有专门针对性的治疗方法。但是，发生带状疱疹时，你应该立即去看医生，可以得到早期治疗，缓解病情的发展及水疱会较快痊愈，减少疼痛发生的概率。当你患有带状疱疹时，应该采取以下措施。

- 要尽量多地休息。
- 要服用一些普通的镇痛药，如阿司匹林、对乙酰氨基酚等。
- 不要给予皮肤水疱过多的处理措施，这样可能引起水疱感染。涂抹炉甘石液能够缓解水疱瘙痒疼痛症状，但是去除痂皮会非常疼。含有薄荷醇的火胶棉或胶原蛋白效果比炉甘石液的效果要好。
- 现在的抗病毒药物治疗带状疱疹的效果非常好，尤其是治疗病情较严重的带状疱疹。抗病毒药物一般是皮肤水疱出现的3天内，医生会给患者开具后让患者服用。

疱疹后神经痛的概念是什么？

疱疹后神经痛是指患者皮肤疱疹消失后，出现的一种神经性烧灼痛或针刺样疼痛，这种现象在发生过带状疱疹的老年人及脸部的神经更常见。疱疹后神经痛可能会持续好几个月，但是，现在有特定的药物能够缓解或者治疗这种神经痛。

2.19　人类免疫缺陷病毒感染与艾滋病

艾滋病（AIDS）的定义是什么？

艾滋病，又名获得性免疫缺陷综合征（AIDS）。

A 是 acquired 的缩写，意思是艾滋病是后天获得的一种疾病，不是先天的、遗传的疾病。

I 是 immune 的缩写，意思是机体的免疫系统。

D 是 deficiency 的缩写，意思是机体无法正常运转。

S 是 syndrome 的缩写，意思是一系列症状与体征的集合。

导致艾滋病的原因是什么？

艾滋病是由一种人类免疫缺陷病毒（HIV）感染导致的，主要攻击人类的免疫系统，尤其是一种叫作 CD_4 的白细胞。感染 HIV 后，一开始的症状是急性腺热或流行性感冒样症状，很快这些症状就会消失。但是艾滋病的潜伏期为3个月到20年（平均潜伏期为10年）。潜伏期过后，大约30%的 HIV 感染者会全面爆发艾滋病，40%的感染者会患有轻微的艾滋相关性疾病，另外30%的人仍然健康，虽然他们都感染了 HIV。这些没有发病的人称为抗体阳性者。这些人虽然没有发病，很健康，但是他们却能够将 HIV 传染给别人。另外，与抗体阳性者进行非性接触是安全的，而且抗体阳性者不会对普通民众造成危害。

人们是怎样感染 HIV 的？

HIV 通过精液、血液及阴道分泌物进行传播。

- 与 HIV 感染者性交时，没有采取保护措施。人们很少会因为口交而传染 HIV。男性之间的肛交被认为是高风险的传播方式。
- 含有 HIV 的血液进入人体（可以通过输血、静脉药物注射者共用针头等方式）。
- 人工授精。
- 垂直传播：感染 HIV 的母亲（在怀孕期间将病毒传染给胎儿，出生时感染 HIV，或者在婴儿出生后，母乳喂养让婴儿感染上 HIV）。

HIV 就是通过上述几种途径进行传播，没有其他的传播途径。目前没有证据表明 HIV 可能在公共场所（如厕所、游泳馆等）传播，也没有证据表明与 HIV 感染者握手、亲吻、拥抱、蚊子叮咬以及共用餐具等就可以感染。

HIV 可以通过阴道、直肠或伤口（包括唇部或口腔的伤口）等感染。

HIV 感染后的症状有哪些？

大部分人感染上 HIV，一般是没有什么症状，但是当患者艾滋病继续发展时，可能会出现下列一种或多种症状。

- 长时间感到疲惫。
- 不明原因的体重减轻。
- 反复发热或盗汗。
- 食欲下降。
- 持续性腹痛。
- 持续性咳嗽。
- 颈部、腹股沟或腋窝淋巴结肿大。
- 皮肤出现罕见的肿块或其他印记。
- 口腔内反复出现鹅口疮。
- 口腔溃疡。

"抗体阳性"是什么意思？

抗体阳性是指人体血液中出现了 HIV 的抗体，表明被检查者在某个时间段已经感染过 HIV。抗体阳性并不意味着检查者已经患有艾滋病，但是却表明被检查者体内携带 HIV，通过性交或接触血液等方式，可能会将 HIV 传染给他人。可以通过专门的实验室检查来检测这种抗体。一般情况下，人体感染 HIV 6 ~ 12 周后才能够检测出 HIV 抗体，这个结果不会通过电话告知患者。如果查出这样的结果将会令患者压力很大，所以建议与医生或者咨询师进一步讨论治疗方案。

如何监控 HIV 阳性者的身体状况？

一般是通过 CD$_4$ 细胞计数来判断机体的免疫状态。血液中 HIV 的含量可以通过病毒滴度实验检查（血液中病毒的数量）。

当病情进展时，CD$_4$ 细胞的数目将持续下降，HIV 毒滴度将上升。这些检测可以帮助医生决定什么时候开始治疗。

艾滋病能够被治愈或者治疗吗？

目前，还没有明确的治疗方案，但是已经可以治疗了。有几种抗病毒药物来抑制 HIV，这些药物包括齐多夫定和拉米夫定。

现在，通过三种抗病毒药物联合使用，能够让艾滋病患者的寿命几乎达到正常。但是，药物的耐药性是个问题，尤其是不按照医嘱服药的患者。目前，还没有 HIV 疫苗。

输血与献血是否有感染 HIV 的风险？

人们输血感染艾滋病的概率非常低。自从 1985 年以来，澳大利亚相关医疗机构在给患者输血前，都要对所献的血进行 HIV 抗体检测，所以，人们通过输血感染艾滋病的概率很低。

什么叫安全性交？

"安全性交"是指在发生性交行为时，精液、阴道分泌物以及血液并不会进入性交双方的体内。性交行为包括相互接触、抚摸、身体与身体摩擦及互相手淫等。在阴道性交、口交或肛交时，正确使用避孕套，能够降低感染上 HIV 的风险。在性交时，可以使用 K-Y 凝胶和卢氏润滑剂等水性润滑剂，少使用凡士林这类会降低安全套的防护效果的油性润滑剂。

HIV 感染者有这些责任感

HIV 携带者有责任有义务告知自己的性伴侣及其他有风险 HIV 的相关人员（包括医务工作人员）自己携带 HIV 的情况。

可以向医生、性健康诊所及当地艾滋病委员会咨询有关艾滋病的相关信息。

2.20　HIV 暴露后预防

什么是 HIV 暴露后预防（post-exposure prophylaxis，PEP）？

是指健康人在暴露于 HIV 病毒源后，所采取的以预防 HIV 感染为目标的紧急治疗。

方法为在暴露于可能携带 HIV 的感染源后 72 小时内服用两种或三种抗逆转录病毒药物。此方法不是为了治疗 HIV，而是为了预防感染。

已经证明，此方法可显著降低医护人员被针扎破皮肤而感染 HIV 的风险，有效率达 80%。研究表明此方法对性交时感染 HIV 也有一定效果。但是，有效率高并不意味着可以在性交时不采取安全措施，或在使用医疗设备时不小心谨慎。

谁应该考虑接受 HIV 暴露后预防？

在单次高危事件中有暴露于 HIV 感染源的情况发生的任何人都需要接受此预防。高危事件包括插入性性交或被沾着携带或可能携带 HIV 的患者血液的中空针头刺破皮肤。

最好是能与一位健康专家讨论此事，如能评估相关风险（最好是 HIV 暴露的风险）的医生或护士，附近的性行为健康门诊或性传播感染门诊。如果风险评估较高，将推荐采取 HIV 暴露后预防，但是如果风险评估较低，则可能需要将出现抗逆转录病毒药物不良反应的风险考虑进来，权衡利弊。

健康中心的工作人员比较特殊（职业相关），在下述情况下暴露于可能携带 HIV 的患者时，需要接受 HIV 暴露后预防。

- 被吸取血液的针头刺破或割破皮肤。
- 工作人员眼睛或口腔内溅入外来血液或其他体液。
- 外来血液或其他体液溅到工作人员皮肤伤口处。

然而，这些情况下 HIV 感染健康中心工作人员的风险很低，每 200～300 次案例中会有 1 次感染。

如果决定要接受 HIV 暴露后预防应遵循哪些步骤？

血液检测和拭子检测 HIV 及其他病毒感染，如乙肝病毒和丙肝病毒等，以建立一个基准线（即确认被暴露者在暴露导致感染之前有无相关病毒感染）。

一般医生会根据你的情况开具两种或三种药，一共 1 周的剂量。约 1 周后需要进行一次随访，以评估一周以来的效果以及决定下一步的治疗。在 6 周内，你将被要求去门诊进行反复检查。在暴露发生的 3 个月后，医生将会确定最终检测结果。在性行为中采取安全措施永远是十分重要的。

抗逆转录病毒药物治疗相关信息有哪些？

抗逆转录病毒药物治疗十分昂贵，并且在中国属于严格管控的药物，并不是所有医院都能够提供。

尽管药物是安全的，但仍有可能发生诸如头晕、恶心、乏力、厌食、多梦、头痛、腹泻和抑郁等不良反应，使得治疗难以持续。就算出现了这些不良反应，还是必须坚持按原计划每天服用药物直至 4 周。

要点

- HIV 暴露后预防是紧急情况下的预防性治疗，与紧急避孕药性质不同。
- 必须在高危接触暴露后 72 小时内开始 HIV 暴露后预防。

- HIV暴露后预防包括持续服用两种或三种抗逆转录病毒药物28天。
- 潜在暴露发生3~6个月后需要做进一步检查。
- 必须一直坚持在性行为中采取安全措施。

2.21　流行性感冒

流行性感冒的定义是什么？

流行性感冒又称为流感，是由病毒引起的呼吸道感染。引起流行性感冒的病毒是一种非常微小的微生物，甚至在普通显微镜下都无法观察到。引起流行性感冒的病毒有好几种，这些病毒具有较高的突变性。当人体对流行性感冒病毒具有免疫力的时候，病毒就会发生突变。但是不管这些病毒怎么突变，所导致的疾病都是类似的。

流行性感冒的症状有哪些？

在流行性感冒流行期间，患者出现下列8个症状中的6个时，我们就可以诊断患者患有流行性感冒。

- 突然起病（12小时内）。
- 发热。
- 干咳。
- 僵直或者寒战。
- 肌肉痛。
- 患者感到身体虚弱。
- 缺少上呼吸道感染症状。
- 与流行性感冒患者亲密接触过。

这些症状可能就出现在咽喉疼痛、头疼、流鼻涕和打喷嚏之后。

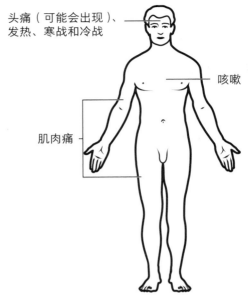

头痛（可能会出现）、发热、寒战和冷战　咳嗽　肌肉痛

流行性感冒的主要症状

人们是如何感染流行性感冒的？

流行性感冒通过咳嗽、打喷嚏等（称为飞沫传播）在人与人之间传播，最后导致流行性感冒流行。流行性感冒病毒进入鼻腔、喉部，也有可能进入肺内，传染性非常高。

流行性感冒与感冒的区别是什么？

很多人将感冒（感冒的发生率更高）误认为是流行性感冒，但是流行性感冒是一种更严重的呼吸道感染，一般可以使患者严重到卧床休息的地步。流行性感冒会引起肺部感染，导致全身疼痛；而感冒一般只是引起上呼吸道感染，导致流鼻涕、打喷嚏及喉痛等。

流行性感冒会给人体带来哪些危害？

流行性感冒给人体带来的最主要的风险是可能会累及肺部，导致支气管炎或者导致更严重的疾病（如肺炎）。流行性感冒导致支气管炎和肺炎的风险较低，一般是营养状况较差或身体状况较差的人（尤其是肺部有问题的人）、老年人及吸烟量较大的人群，流行性感冒后易患支气管炎和肺炎。

虽然流行性感冒引起的病情比较严重，但是不会对人体带来严重的后果。但是，新出现的流行性感冒类型可以引起致死性的肺炎。患者患有流行性感冒后心情低落是比较常见的问题。死亡事件偶有发生。

流行性感冒的治疗方法有哪些？

像其他病毒感染一样，流行性感冒患者一定会经历流行性感冒的自然历程。但是，通过适当的治疗方法可以缓解流行性感冒症状和流行性感冒并发症。流行性感冒症状严重时，可以服用抗病毒药物来缓解病情。如果病情恶化，要及时看医生或去医院进行治疗。

自我处理方法

- 休息：就像腿折了需要休息一样，得了流行性感冒也需要休息。你一有流行性感冒症状，就应当立即去休息，直至病情好转和退热。

- 使用镇痛类药物：可以使用镇痛类药物，如复方可待因片及布洛芬等抗炎类药物缓解疼痛。镇痛类药物及抗炎类药物的镇痛效果要比阿司匹林要好。但是，患者可以根据自己的情况选择合适自己的药物。如有的患者只有服用阿司匹林或扑热息痛才能缓解疼痛。要注意你是否对某些特定的镇痛药物过敏。

- 液体：患有流行性感冒时，你可能会丧失大量体液，尤其是当发热时。所以，要大量饮水（每天至少饮8杯）。

- 一些特殊的治疗方法：任何能够缓解流行性感冒症状的方法都是好方法。新榨柠檬汁与蜂蜜的混合物能够很有效地缓解流行性感冒症状。有些人发现喝点混有果汁的白兰地或威士忌能够缓解流行性感冒症状。

流行性感冒的症状一般会持续3~4天，有时持续的时间会更长。如果你担心流行性感冒会引发并发症，可以咨询医生。医生可能会为你开一些抗病毒类的药物（如扎纳米韦和奥司他韦）。一般常规性的抗生素对治疗流行性感冒无效，一般用抗生素治疗流行性感冒的并发症。有些人发现每天服用1~2g维生素C有助于流行性感冒的康复。

流行性感冒的预防措施有哪些？

某些人接种流行性感冒疫苗后，效果非常好。但是，接种流行性感冒疫苗不能保证接种者都获得免疫力，因为引发流行性感冒流行的病毒可能会突变。接种流行性感冒疫苗对于高危人群有意义。高危人群包括糖尿病患者、慢性肺部疾病和心脏病患者、年龄大于65岁的老年人、孕妇及特殊职业（如与人群接触量大或与患者经常接触的人群），他们患流行性感冒的风险增加。

2.22　迷路炎

什么是迷路？

迷路即内耳，是一个小的骨性腔室，其结构与蜗牛的壳相似，位于内耳深部。内耳迷路腔室包括由半圆的通道构成的迷路，通道中包含有液体。每个耳朵内都有一个内耳迷路，能够感觉、控制和维持身体平衡。

迷路炎是指内耳迷路里的半圆通道发生炎症，迷路炎又称为内耳炎。

导致迷路炎的原因有哪些？

引起迷路炎最常见的原因是病毒感染，一般是从鼻部或喉部的病毒感染，沿着咽鼓管进入中耳，最后进入内耳，引起内耳感染。这种感染最终引起迷路感染，影响了整个迷路的功能。

其他比较少见的原因如下。

- 内耳细菌感染。

- 头部受伤。

迷路炎的症状有哪些？

- 眩晕是迷路炎的主要症状：你会感觉眩晕得很厉害，周围的事物在你眼前迅速旋转。

- 眼睛不自主地运动：眼睛缓慢地向左或向右移动，然后再跳回到正常位置。
  - 恶心或呕吐得厉害（有时）。
  - 暂时性的听力丧失（有时）。
  - 耳鸣：耳内有声响（有时）。
  - 失去平衡感：尤其是患者容易向患侧摔倒。

注意事项如下。

  - 症状通常是突然发作。
  - 头部的任何动作都有可能加重眩晕的症状。
  - 通常会有流行性感冒样的前期症状。

哪些危险因素能够增加迷路炎的发生风险？

- 最近患有病毒感染性的疾病，尤其是呼吸道的病毒感染。
  - 慢性中耳炎持续性蔓延。
  - 毒性药物的累积。
  - 压力增大。
  - 吸烟。
  - 宿醉。
  - 食盐量摄入太多。
  - 某些特定的药物，尤其是阿司匹林。
  - 心血管或心脑血管疾病。

迷路炎的患病率有多高？

迷路炎的患病率较低。但是每年1000人中，有1~2人会患有迷路炎。任何人都有可能患有迷路炎，但是成人更容易发生。

迷路炎的预后怎么样？

迷路炎是一种自限性的疾病（迷路炎可以自然痊愈），甚至不需要治疗，5~7天后就可以自然痊愈。但是，迷路炎也有可能需要几周才能逐渐康复。

迷路炎的患者该怎么做？

患者如果眩晕较为严重，应当立即去看医生。如果你无法去医院，可以将医生请到家里进行治疗。医生会用耳镜对你的耳朵进行检查，询问你最近是否有过呼吸道感染的病史等问题。

迷路炎的治疗方法有哪些？

适当减少活动

你应该在安静的环境下卧床休息直至眩晕症状缓解，并且能够没有危险地移动。头部尽量不要有动作。迷路炎开始时症状感觉很凶险，但是很快症状就会缓解。然后慢慢恢复日常活动。尽量避免以下的危险活动，例如，开车、攀爬、在危险的机器面前走动，直到症状消失后的1周。

药物

要服用一些抗恶心的药物，可以口服、肛门栓剂或注射用药。还有患者还需要服用镇定剂或抗组胺类药物缓解症状。

饮食

强烈推荐低盐饮食，至少4周。

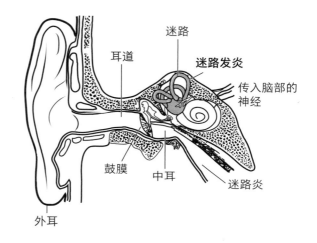

迷路炎

2.23　喉炎

喉炎的定义是什么？

喉炎是指喉部的炎症，是一种相对病情较为轻微的传染病。喉部位于气管的上方，喉部的后方与气管连接。声带位于喉内部。喉炎表现出来的症状要比实际情况严重得多，因为发生喉炎时，会对声音产生影响。有两种类型的喉炎。

- 急性喉炎——短期。
- 慢性喉炎——长期。

引起喉炎的原因有哪些？

引起喉炎的原因通常是季节性的病毒感染，这种季节性病毒感染同样可能导致感冒或喉痛。喉部感染能够引起喉部的内膜（包括声带）发生炎症和水肿。有时候，喉炎只是其他感染引起来的一种症状，如咽炎或流行性感冒。喉炎也有可能是由于吸烟、过敏及用嗓过度刺激喉部导致。很少会因为细菌感染或肿瘤引起喉炎。

喉炎的症状有哪些？

喉炎的主要症状是声音沙哑，声音沙哑一般会持续几天，甚至可能会导致失声。低声说话或耳语都能够导致喉部疼痛。其他症状包括流行性感冒样症状、咳嗽、轻度发热、喉后部发痒及疲倦等，喉结部分经常出现疼痛。

哪些危险因素可能加重喉炎的症状？

可能加重喉炎症状的因素有吸烟、宿醉、受到污染物（包括烟尘）、空调系统和极冷天气的刺激。喉炎时，持续性说话或用嗓子同样能够加重喉炎的症状。

喉炎的预后怎么样？

病毒感染引起的喉炎可以自然痊愈，一般需要3～14天才能够痊愈。如果喉炎持续的时间超过14天，那么你需要去医院做一下检查。声音嘶哑会持续几天，即使炎症已经完全清除。如果你有呼吸困难的问题，需要立即去看医生。但是，如果喉炎是哮吼症候群的一种症状，此时的喉炎在孩子身上就可以引起严重的问题，但是这种情况很少会出现在成人身上。

喉炎的治疗方法有哪些？

如果你患有喉炎，明智的做法是待在家里休息，尤其是让你的嗓子休息。包括不要长时间说话，不要唱歌，说话的声音不要太高也不要大吼，尽量少用嗓子。如果有什么问题，用笔写下来。嗓子休息时间越长，恢复地越快。

大部分情况下，喉炎不需要治疗。

其他有利于喉炎恢复的方法

- 要戒烟及避免二手烟。
- 不要饮酒。
- 要大量补液，尤其是大量饮水，即使是喉炎会导致吞咽困难。
- 雾化吸入——一天2次或更多次，每次5分钟，有利于缓解喉炎不适症状。可以雾化吸入或含片缓解喉炎。
- 洗热水澡有利于缓解病情。

如果你感觉很不舒服，可以服用一些非处方药品，如对乙酰氨基酚、阿司匹林或咳嗽糖浆缓解不适症状。有些人发现用阿司匹林的液体漱口有利于缓解喉炎的不适症状。

抗生素的使用

一般不会使用抗生素治疗喉炎，因为喉炎一般是由病毒感染引起的，而大多数抗生素无法消灭病毒。有时，喉炎也有可能由细菌感染引起，虽然这种情况极少见。这时，医生会根据诊断，为患者开一些抗生素进行治疗。

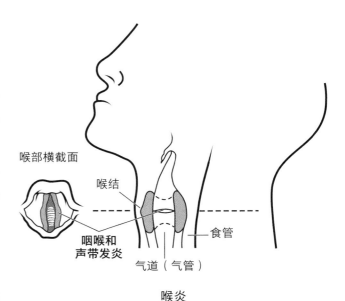

喉炎

2.24 头虱

什么是头虱?

头虱是一种非常小的昆虫,寄生在人类的头发上,通过吸取头部皮肤中的血液生存。头虱没有翅膀,只能在人类头上爬来爬去。母头虱会产卵(即"幼虱"),这些卵会黏附在头发上,一般 6 天后就能孵育出来,大概 10 天就能成年,头虱的整个寿命约为 1 个月。头虱不会传播疾病。

头虱是如何在人群间传播的?

头虱通过人与人之间头对头的接触进行传播。如通过拥抱、坐在一起或工作时,离得非常近的时候都有可能导致头虱在人与人之间传播。当然,头虱也有可能通过共用梳子、刷子、头上饰品、毛巾或枕头传播,尤其是在家庭内部成员之间。孩子是家庭中最容易感染头虱的,但是任何年龄段的人,任何行业的人都有可能感染头虱。头虱在居住较拥挤的生活环境中更常见。

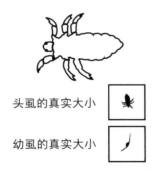

头虱的真实大小

幼虱的真实大小

成年头虱

人们感染头虱的症状有哪些?

头虱经常引起头皮发痒,但是感染上头虱的人经常是没有症状的。人们经常把头发上的白点误认为头皮屑。

不像头皮屑,黏附在头发上的幼虱不能被梳掉。有时候,这些幼虱也会黏附在眼睫毛和眼睑上。

如何诊断人们是否感染上了头虱?

在头皮上发现头虱幼虱是判断人们是否感染头虱

的唯一方法。可以通过使用一种专门的梳子将头发上的头虱或幼虱弄下来,进而进行判断。

- 用特制的梳子将护发素梳到光滑、柔顺的干头发上。
- 然后,用梳子梳头发,将梳下来的东西收集到纸上或其他物品上。
- 检查纸上或其他物品上是否有异物,是否有头虱和幼虱。
- 要将头发的每个部分至少梳 2 次。
- 如果发现幼虱或者头虱,要给患者进行治疗。

头虱的治疗方法有哪些?

局部使用杀虫剂

治疗头虱最好的方法是在头皮上使用二氯苯醚菊酯或含有除虫菊酯、增效醚的洗发水,这两种方法对消灭头虱和幼虱都非常有效。马拉硫磷也可以用来杀灭头虱和幼虱,尤其当头虱和幼虱对二氯苯醚菊酯产生抗药性的时候。根据杀虫剂包装上的说明书使用杀虫剂。如果这些药物能够非常有效地杀灭头虱和幼虱,就没有必要将头发剪短。含有杀虫剂的洗发水用在湿头发上,而杀虫剂药水则用在干头发上。

杀虫剂药水应当用于头部的哪些部分?

应将杀虫剂药水应用于头部的全部头发上。

方法

- 用少量的水与杀虫剂配制,然后用配制后的杀虫剂溶液涂抹于头发上,并将头发理顺。
- 然后将理顺的头发要放置至少 20 分钟(或是根据药品说明书上的指示完成该步骤)
- 然后将头发彻底洗干净(避免接触眼睛)。
- 7~10 天以后重复一次上述步骤。

使用时间

每周都需要涂抹一次杀虫剂,连续涂抹 2 周。两次用药应该足够将全部的头虱和幼虱全部清除。

用特制的梳子梳头

当头发湿的的时候,用细齿的特制金属梳子可以将幼虱清除掉。将头虱和幼虱梳到卫生纸上收集起来。

睫毛和眉毛

如果睫毛或眉毛上有头虱，涂抹厚厚的凡士林，每天涂2层，总共涂8天。

要点

- 头虱与不讲卫生及卫生习惯差没有关系。

- 普通的经常性的洗发并不能预防或者将头虱去掉。

- 如果家里有一个人有头虱，家里其他成员都要检查，如果发现有头虱或幼虱，就要开始进行治疗。

- 头虱主要来自家里，而不是学校。

- 用热水洗枕巾或将枕巾放到温度较高的烘干机中烘干，这样可以将枕巾上的头虱或幼虱杀死。

- 用温度较高的水（60℃左右）浸泡梳子和刷子10分钟，确保梳子和刷子上没有头虱或幼虱。

- 另外一个有效的治疗方法是将普通的护发素涂抹于梳得顺畅的干头发上，然后用细齿的特制金属梳子梳头发，每3天梳1次，连续梳3周，或者直到7天都没有活的头虱发现为止。

- 如果用杀虫剂治疗头虱或幼虱，治疗后的2~3天用洗发水洗头，再用杀虫剂治疗头虱。

- 治疗头虱后没有必要休学。

- 所有用于消灭头虱或幼虱的药物都是有毒的，但是根据说明书用于消灭头虱或幼虱的特制液体是安全的。所有用于消灭头虱或幼虱的药物使用时应避开眼睛和保存时应放置于孩子够不着的地方。

2.25　阴虱

什么是阴虱？

阴虱病，是由阴虱（或者蟹虱）寄生导致的。阴虱一般寄生在耻区的体毛上，很少在腿部、腋下的毛发上和胡子的部位发现。阴虱依附在阴毛部位，以吸

食人类血液为生。在儿童身上，可以在孩子的眼睫毛或额头前的头发上发现阴虱。母阴虱一般将幼虫生产在毛根部。阴虱的寿命约为3周。

阴虱一般不会轻易离开人的身体，必须使用二氯苯醚菊酯来去除阴虱。

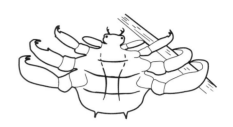

以螃蟹的姿势黏附在阴毛上
（阴虱的实际大小为1~2mm）

阴虱如何在人与人之间传播？

阴虱主要通过人与人之间的亲密接触传播，尤其是在性交过程中传播。儿童与阴虱感染较严重的父母接触后也有可能被传染。也可以通过接触有阴虱的人的毛巾、睡衣及床上用品传染。

感染阴虱的症状有哪些？

一般情况下，感染上阴虱没有什么症状，但是，阴虱叮咬的部位可能有感染或者发痒。阴虱叮咬后的部位可能看到红点，在阴毛处也有可能闻到发霉味。

如何诊断患者是否感染阴虱？

诊断方法是直接检查下腹部部位，查看毛发根部是否有阴虱或阴虱的幼虫。可能会看到阴虱像螃蟹一样横着走，但通常看到在阴毛上有铁锈色的斑点。

如何治疗阴虱？

局部用药

这种治疗方法是用1%的二氯苯醚菊酯药膏或者清洗乳液涂抹下腹部。涂抹药膏时，要先将下腹部清理干净后擦干。其他局部杀虫剂也能够有效地杀死阴虱，如马拉松硫磷。不要在房屋周围或者屋外使用杀虫剂。

应当在哪些部位治疗阴虱？

- 全身（从脖子到脚趾）都应该使用药物治疗

阴虱，包括会阴（会阴部位是指阴道或阴囊与肛门之间的部位）和肛门部位。

- 应用杀虫剂治疗阴虱时，要严格按照说明书的操作步骤进行。

- 将药膏集中涂抹于身体上毛发较重的地方。头皮和眼睫毛部位不要涂抹药膏。

- 涂抹完药膏后，第二天早上再将药膏洗掉。

- 如果阴虱或阴虱的幼虫出现在眼睫毛上，不要使用杀虫剂；用凡士林涂抹于眼睫毛部位（一天2次，连续8天）能够清除这个部位的阴虱和阴虱的幼虫。

注意事项如下。

- 将阴毛剃掉，有利于摆脱掉阴虱或幼虫，但是这种方法不是最有效的方法。

- 用特制的细齿梳子梳阴毛能够去掉阴虱的幼虫。

治疗次数

涂抹完药膏后或梳完阴毛后7～10天后还需要重复一次。有时还需要进行第3次治疗。

持续性瘙痒

治疗后，阴虱叮咬的部位可能还会持续性的瘙痒。这时，要去看医生，医生会开一些止痒的药物。

衣物和床上用品

患者治疗阴虱2天期间所使用过的毛巾、床上用品及内衣可以用洗衣机正常清洗，需要用热水清洗，然后在太阳底下晒干。

接触人员

性伴侣及家庭成员必须全部接受治疗，即使没有症状。如果父母阴虱严重，儿童也有可能感染阴虱。不要与别人亲密接触，直至你、你的性伴侣以及与你接触的人员全部接受治疗，将阴虱清除干净。

有阴虱的患者患其他性病的风险高于没有阴虱的人群，所以建议成年人需要检测是否患有其他性传播疾病。

2.26 疟疾

疟疾的定义是什么？

疟疾是指由疟原虫这种寄生虫引起的一种热带和亚热带传染病。引起疟疾的疟原虫有4种类型，包括间日疟原虫、卵形疟原虫、三日疟原虫和恶性疟原虫。间日疟原虫和恶性疟原虫是引起疟疾常见的疟原虫，而恶性疟原虫引起的疟疾最凶险。

疟疾是如何在人群中传播的？

疟疾是通过母按蚊进行传播的。蚊子叮咬患有疟疾的患者后，会将含有疟原虫的血液吸食到自己体内，这些疟原虫在按蚊体内繁殖。当这个按蚊叮咬另外一个人时，会将成千上万的疟原虫注射到被叮咬者血液中。这些疟原虫会进入被叮咬者的肝脏内，然后定居繁殖。还有一些不常见的传播方式是通过垂直传播和输血传播。

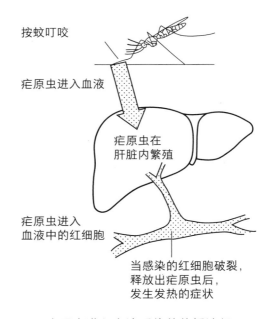

按蚊叮咬

疟原虫进入血液

疟原虫在肝脏内繁殖

疟原虫进入血液中的红细胞

当感染的红细胞破裂，释放出疟原虫后，发生发热的症状

疟原虫进入血液系统的传播途径

疟疾患者的症状有哪些？

人们最开始被叮咬后没有症状。但是1～4周后就会出现下列症状（类似流行性感冒样症状）。

- 头痛。

- 疲惫和劳累。

- 肌肉痛。

- 恶心。

12～24小时后会突然发热，伴有下列症状。

- 突然发生发冷和寒战。

- 发热伴呼吸急促。

- 大量出汗。

疟疾的一个发病周期是2～3天（根据引起疟疾的疟原虫类型）。疟疾的发病周期是由于大量疟原虫周期性的释放到血液中引起的。

其他症状包括咳嗽、腹泻以及腹痛等。

疟疾的症状在孩子身上特别严重。

间日疟原虫和卵形疟原虫可能会在人体内潜伏几年，几年后就会激活，从而引起症状。

疟疾的患病率有多高？

疟疾在热带地区的发病率极高，据估计，每年的病例数可达500百万人。过去30年来，由于去疫源地旅游人数的增加及随着移民和难民定居澳大利亚人数的增加，使澳大利亚的疟疾患者数急速上升。疟疾是导致归国旅游者发热最常见的原因。每年，疟疾引起全球100多万人死亡。

疟疾会给患者带来哪些危害？

由于疟原虫破坏了大量的红细胞，因此，疟疾患者可能会发生贫血。恶性疟原虫导致的疟疾具有致死性，这是因为恶性疟原虫导致的疟疾会攻击机体的全部器官，最终导致机体休克，引起患者死亡。恶性疟原虫也有可能导致一种致死性的症状，叫作脑部疟疾，可导致患者发生癫痫发作、昏迷，最终导致患者死亡。

如何预防疟疾的发生？

去疟疾重灾区（如非洲、亚洲及南美洲等地方）时，预防被按蚊叮咬以及服用抗疟疾类药物，能够有效地预防疟疾的发生。

- 避免被按蚊叮咬的方法：要穿长的、宽松的及颜色浅的衣服，这些衣服上要有防按蚊的药物（驱蚊胺效果最好）；傍晚或晚上避免外出（特别是在乡村地区）。睡在屏蔽室或带有蚊帐的屋里，蚊帐上要喷洒防按蚊的药物。避免使用古龙香水、香水或剃须液。

- 服用抗疟疾类药物：在去疫源地之前及在疫源地时连续服用抗疟疾类药物超过4周，能够很好地预防疟疾的发生。医生会根据你去的疫源地（包括对氯喹产生抗药性的疫源地）开一些适合你的抗疟疾类药物。

消灭蚊虫繁殖的地区也是个预防疟疾的好方法。也可以用蚊香及蒸发蚊香的设备来驱赶按蚊，从而达到预防疟疾的目的。

如何治疗疟疾？

包括静脉注射药物在内的抗疟疾类药物能够有效地治疗疟疾，大部分患者可以通过该方法得到治愈。因为疟疾可能会威胁到患者的生命，早期住院治疗非常重要。需要做特殊的血液检查来确诊患者是由哪种按蚊引起的疟疾。可能会暴露于疟疾危险因素的人群如果出现疟疾的症状，如头痛、与流行性感冒相似的突然发热等，应当立即就医。如果不治疗，患者的疟疾症状可能会持续几年，恶性疟疾除外。恶性疟疾发作过一次后，就不会再次发作。

2.27 传染性软疣

传染性软疣的定义是什么？

传染性软疣是指由传染性病毒引起的一种小的、实质性的疣状赘生物，这种赘生物可能出现在机体的任何部位。一般学龄期的孩子最容易得传染性软疣。成人也有可能患传染性软疣，一般常见于生殖器部位，大腿内侧及腹部，是一种常见的性传播感染。

传染性软疣的原因有哪些？

传染性软疣一般由痘病毒引起。传染性软疣具有传染性，一般通过直接接触在人与人之间传播，有时候也可能通过间接方式在人与人之间传播痘病毒。孩子一般是接触家庭成员或者是与感染了传染性软疣的孩子一起游泳或洗澡时感染传染性软疣。洗澡时玩的玩具也有可能传染传染性软疣。接触性传染性软疣的潜伏期为2~26周。人们可能通过抓痕或接受皮质醇激素治疗而感染痘病毒。免疫力低下的人，如HIV感染者，容易患传染性软疣。

传染性软疣的症状和体征有哪些？

传染性软疣是一种小的，质地较结实，白色或珍珠似的赘生物，形状如圆顶样。每个赘生物的中间有一个直径为3~5mm的小坑，有时小坑的直径可达到10~20mm。那些赘生物内含有奶酪样的液体，赘生物可能是实质性的，更常见的是各种各样的形式。这种赘生物不疼也不痒，但是如果存在于眼睑，可引起眼睛敏感的症状。有些人发现赘生物有些瘙痒。

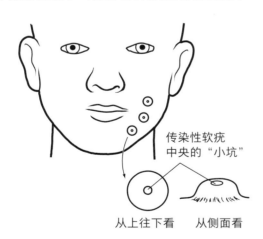

传染性软疣中央的"小坑"

从上往下看　从侧面看

传染性软疣的一般外形特征

孩子患传染性软疣一般出现在哪些部位？

孩子患有接触性传染性软疣时，软疣可以出现在孩子身体的任何部位，但是软疣更常见于脸部、躯干、腋窝及腘窝。虽然软疣可能会在全身范围内分布，但是一般倾向于集中某个区域。

传染性软疣的并发症有哪些？

传染性软疣并不是个很严重的问题，但是可能引发皮肤炎和细菌性感染。如果软疣较大，还有可能留下瘢痕。HIV感染者可能会出现很多软疣，而且很难被清除。

传染性软疣如果不治疗的话，这些软疣会在几周内迅速增大，1年后，软疣还会持续出现。但是，当机体的免疫力提高到最终能够抵抗病毒，这些软疣就会全部消失。一般需要6~24个月软疣才能消失，也有可能需要很多年。

传染性软疣的治疗方法有哪些？

预防传播传染的措施

不要抓挠软疣，不要与别人共同游泳或洗桑拿。不要与其他孩子一起洗澡，也不要与其他人共用洗澡毛巾、洗脸毛巾或者衣物。抓挠软疣可以将病毒传播到身体其他的皮肤。

专门针对性的治疗方法

医生有101种不同的方法来治疗传染性软疣，但是却没有一种非常"神奇"的治疗方法，而且也不是所有的患者都需要治疗。一般不建议使用一些疼痛的方法（如将软疣挑掉），也不建议将孩子身上没有并发症的软疣切掉（10岁以下的孩子都没办法忍受痛苦的方法去掉软疣）。医生会采取各种治疗方法来增强患者的免疫力，从而治疗传染性软疣。如果传染性软疣面积较大就用乙酸铝（醋酸铝溶液，配制比例为1：30），或麦草治疗药膏来治疗，一天2次。对于面积较小的软疣，用消毒后的针从侧面（皮肤的侧面）将软疣打开个口，然后每天涂抹2.5%过氧化苯溶液或10%聚乙烯吡咯酮碘（碘伏），治疗效果较好。可以用敏感性较低的纸质胶带覆盖住软疣，且只能用纸质胶带（如微孔或布基胶带），可以用简单但保守的方法进行治疗，每2天更换胶带。

另一种方法是应用液氮去除软疣，然后用干纱布覆盖2周（成人用这种方法效果较好）。用0.1%的咪喹莫特药膏涂抹软疣部位，每周3次，这种方法对于治疗传染性软疣也很有效果。最有效的方法是医生用注射器或刮器将软疣去掉。如果软疣发炎，最好不要使用抗生素和皮质醇激素。接触软疣后一定要洗手。

学龄期的孩子患有传染性软疣还可以继续上学，只需要用纱布包裹住软疣，就可以与其他孩子共同玩耍。

2.28 咽炎

咽炎的定义是什么？

咽炎是指咽部的感染和发炎。咽部是喉部的一部分，位于舌头后方，在扁桃体和咽部之间。

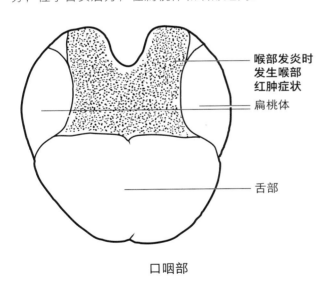

喉部发炎时发生喉部红肿症状

扁桃体

舌部

口咽部

导致咽炎的原因有哪些？

导致咽炎的最常见的原因是病毒感染，这种病毒感染也有可能导致感冒，而咽炎只是感冒的一个症状，也有可能是这种病毒感染直接引起咽炎。细菌和真菌感染也是导致咽炎的可能原因之一。也有可能是由于吸烟、喝酒或过度使用嗓子（在噪音较大的背景中大声说话）等刺激导致咽部发炎，也有可能由于口交传播性病而导致咽部感染。患有其他各种疾病（如糖尿病、艾滋病等），以及身体状况不好的人也易患咽炎。

咽炎的症状有哪些？

根据是急性咽炎（突然发作）还是慢性咽炎，咽炎会有不同的症状。急性咽炎的症状更严重。咽炎的症状包括下列几种，严重程度在不同的患者中有所不同。

- 咽部疼痛。
- 咽部肿大，有包块。
- 吞咽困难。
- 发热（病情较严重的咽炎会有发热的症状）。
- 咽部出现红肿现象。
- 可能会出现肌肉痛。

咽炎的患病率有多高？

咽炎的患病率很高，是一种很常见的疾病。到目前为止，咽炎是引起咽部疼痛最常见的原因。平均每个人每年都会因为咽炎去看一次医生。一般是工作时间长以及劳累过度的人易患咽炎。

咽炎的预后怎么样？

咽炎最常见的症状是喉部会非常疼痛，一般持续时间为2～3天，然后很快痊愈。但是，如果是细菌感染引起的咽炎，持续时间会比较长，而且患者会发热，身体感觉极不舒服，这时需要去看医生。

咽炎的治疗方法有哪些？

一般治疗

- 休息。
- 不要吸烟。
- 患者患咽炎期间，要吃流食或较软的食物。
- 要大量饮水：每天至少喝8杯水。
- 要规律服用阿司匹林或对乙酰氨基酚（每次吃2片，一天吃4次）进行镇痛。儿童要吃对乙酰氨基酚进行镇痛，不要服用阿司匹林（16岁以下的孩子禁止使用阿司匹林进行镇痛）。

• 可以使用含片以及漱口药缓解症状：禁止使用有局部麻醉效果的含片或漱口药。

• 漱口有利于缓解症状：用淡盐水漱口效果非常好。

去看医生

医生如果通过检查发现咽炎是由于细菌感染引起的，而且症状比较严重，就会给你开一些抗生素进行治疗。需要强调的是，咽炎大部分情况下是由于病毒感染引起的，抗生素对于治疗咽炎没有太大的效果。

2.29 肺炎

肺炎的定义是什么？

肺炎是指由于细菌感染或病毒感染，导致肺部组织发生炎症的现象。如果肺炎累及一个肺叶或某个区域，称为大叶性肺炎。如果引起局部弥漫性肺炎，称为支气管性肺炎。肺炎可能累及一个肺或双侧肺（如果双侧肺均被累及，有时被称为双侧肺炎）。如果肺炎是由其他细菌引起，而非一些典型性的细菌引起的，称为非典型性肺炎。肺炎又可分为医院获得性肺炎和社区获得性肺炎。

导致肺炎的原因有哪些？

导致肺炎的原因包括患者吸入化学物质（如吸入各种液体、烟雾及氯气等有毒气体）。

然而，一般情况下，肺炎是由微生物感染引起的。肺炎的种类如下。

• 病毒性肺炎，如流行性感冒引起的肺炎。

• 细菌性肺炎，如肺炎双球菌、嗜血杆菌、葡萄球菌。

• 支原体引起非典型性肺炎。

• 耶氏肺孢子虫引起的肺炎（是艾滋病的一种症状）。

病菌进入肺部后，当机体免疫力下降，无法将这些病菌清除时，病菌就会在肺组织内进行繁殖。

哪些人易患肺炎？

任何年龄段的人都有可能患肺炎，即使是非常健康的人。但是儿童和超过65岁的老年人得了肺炎后症状会比较严重，能够增加肺炎发病风险的危险因素如下。

• 新生儿和婴儿。

• 对疾病的抵抗力下降，如心脏病、肿瘤、慢性肺部疾病。

• 吸烟。

• 各种原因引起的身体状况下降。

• 免疫力下降，如感染HIV或者服用某些药物。

• 居住环境拥挤，卫生条件差。

• 酒精依赖。

• 住院治疗疾病，包括住院进行大型手术。

肺炎的症状有哪些？

常见的症状

• 咳嗽伴咳痰。

• 发热，可能伴有寒战。

• 呼吸短促。

• 疲惫。

可能出现的症状

• 胸部憋闷或胸部疼痛。

• 全身疼痛。

如何诊断肺炎？

医生是通过用听诊器听诊患者胸部、X线片及痰液培养来诊断患者是否患者肺炎。

肺炎会给患者带来哪些危害？

在世界范围内，肺炎是引起死亡最常见的原因。肺炎主要影响第三世界国家营养不良的儿童。在这些国家，营养不良的儿童得了肺炎，无法得到充分的医疗救助。

肺部并发症包括胸膜炎（肺部表面覆盖的那一层

膜发炎）、胸腔积液及肺脓肿。

但是，大部分肺炎患者经过1~2周的治疗后就会痊愈。

肺炎的治疗方法有哪些？

在家治疗

如果你的肺炎不严重，而且总体感觉良好，这时你可以在家接受治疗。

- 休息很重要。
- 要大量摄入液体。
- 服用医生开的抗生素，尤其针对细菌性肺炎。

医生最好根据痰液培养确定是哪种细菌感染，以及根据药敏实验结果给患者开敏感的抗生素。其他类型的肺炎也可以用抗生素进行治疗，包括流行性感冒引起的肺炎。流行性感冒引起的肺炎除了使用抗生素进行治疗，还需要用比较新的抗病毒药物进行治疗。

- 肺炎患者还可以使用对乙酰氨基酚等镇痛类药物或者布洛芬等抗炎药物进行治疗。
- 不要使用抑制咳嗽的药物治疗肺炎。

住院治疗

建议中等及严重程度的肺炎患者住院进行治疗。用抗生素进行治疗时，对抗生素不敏感的患者及身体状况较差的患者也需要住院进行治疗。由某些病菌引起的肺炎进展非常快，如由流行性感冒引起的肺炎病情恶化可危及生命，这类患者需要立即住院接受治疗。

如何预防肺炎的发生？

- 不要吸烟——吸烟会损害肺组织。
- 如果肺部出现感染，要引起足够的注意，必要时去看医生，尤其是当你还有其他身体问题时。
- 预防接种如下。

——流行性感冒，每年秋季要进行流行性感冒疫苗接种。

——肺炎球菌，建议65岁以上的老年人及易患肺炎的高危人群进行预防性肺炎球菌接种。

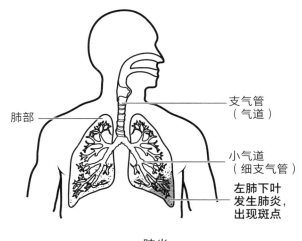

肺炎

支气管
（气道）

肺部

小气道
（细支气管）

**左肺下叶
发生肺炎，
出现斑点**

2.30　狂犬病

什么是狂犬病？

狂犬病是一种十分严重的病毒感染性疾病，患者往往通过被携带狂犬病毒的动物咬伤或抓伤而被感染，尤其是野生动物，如野狗、猴子、蝙蝠和狐狸等。一旦进入血液，狂犬病毒就会攻击神经系统，尤其是大脑，进而可能导致患者死亡。

世界范围内，狂犬病每年大约导致50 000人死亡，多见于拉丁美洲、非洲和亚洲，这些地方是狂犬病毒流行区。可以通过注射灭活的狂犬病毒疫苗来保护高危人群。

工作与怀疑携带狂犬病毒的动物有关的人员，以及去狂犬病流行但又没有足够医疗资源的偏远地区旅行的人，都需要接受灭活狂犬病毒疫苗接种。

狂犬病的症状和体征有哪些？

前驱症状是指在此感染性疾病全面爆发攻击患者之前所显现出来的较为明显的症状。大多数感染狂犬病毒的患者前驱症状多在感染后1~2个月出现。然而，前驱症状也可能在感染5天内迅速出现，或感染长达1年后才出现。

前驱症状如下。

- 被咬的伤口有疼痛和瘙痒感。
- 全身不舒服——感觉不在状态。
- 头痛。
- 乏力。
- 咽喉肿痛。
- 轻微发热。
- 咳嗽。
- 恶心、呕吐。
- 泪液或唾液分泌增多。
- 异常行为，如烦乱、坐立不安和易怒。

2～10天后，患者就会出现典型的狂犬病发作症状。可能表现为麻痹性的"早瘫性狂犬病"合并四肢无力和感觉缺失等瘫痪症状，或者表现为凶猛的"狂暴型狂犬病"，由狂犬病毒诱发的脑炎（脑部炎症）所致。

患者可能在喝水时感到咽部剧烈疼痛（典型症状）。尽管十分干渴，患者依然害怕喝水，这被称为"恐水症"。患者还有可能对气流十分敏感（气流恐惧症）。

狂犬病的治疗方法有哪些？

治疗被咬伤的患者——给卫生工作者的建议

- 在患者被咬伤后立刻用肥皂水或苯扎氯铵清洗伤口10分钟以去除所有动物唾液。
- 一般要使伤口保持开放（不要缝合）。
- 用清洁的绷带覆盖伤口。
- 如果有症状发作，立刻将患者送到医院救治。
- 接种狂犬病疫苗（如果患者之前未接种过该疫苗）。
- 尽快注射狂犬病毒免疫球蛋白（被动免疫，根据患者具体情况以及咬人动物的免疫接种情况而定）。

注意：应该打电话给当地的动物控制中心的管理员，让他们来抓住咬人的动物。如果在抓捕过程中动物死亡，当地的病理学医生可检查动物脑组织和其他组织。

狂犬病的临床治疗

除了狂犬病毒免疫球蛋白，其他支持治疗包括加强对患者呼吸道的监察和护理，吸氧和控制癫痫发作。一般需要在人为控制下诱导患者进入昏迷状态。

预防

旅行者和国际援助工作者应采取措施预防被动物咬伤，尤其是在有或可能有狂犬病病毒存在的国家。

预防措施主要是狂犬病疫苗接种，推荐下述人群进行预防性接种。

- 将要去狂犬病活动地区旅行，以及在这些地区停留超过1个月，甚至是在高危区域短暂停留之后，这些人均建议接种疫苗。
- 因职业需要必须与患狂犬病的动物接触的人，如动物园的管理员、检疫站工作人员、兽医、野生动物管理员，以及蝙蝠管理员。
- 与狂犬病患者接触的卫生中心工作人员。
- 在实验室进行狂犬病毒相关实验的研究员。

一般要注射三次疫苗，有效率接近100%。对长期处于高风险中的人，接种疫苗后1年需要1次加强免疫，然后每3～5年需要再次加强。

即使是被患有狂犬病的动物咬伤之后，此疫苗依然有预防效果，因此，对一般旅行者来说，不推荐常规接种此疫苗。即使被咬伤前接种过此疫苗，也需要在被咬伤后再次接种疫苗。

要点

- 狂犬病是一种病毒性脑炎，通过被狂犬病毒感染的动物的唾液传播。
- 一旦感染，狂犬病几乎都是致命的。
- 狂犬病毒暴露后预防措施包括仔细清洗伤口，以及接种狂犬病毒疫苗和注射狂犬病毒免疫球蛋白。

2.31　癣

癣是什么？

　　癣是一种真菌感染皮肤导致的一种状态。真菌感染皮肤的表层，导致皮肤表层出现鳞屑以及瘙痒的症状。典型的癣是一种红色环状或红斑样。癣通常见于躯干部位。当然除了红色环状，癣还有其他形状。引起癣的真菌主要是皮肤癣菌，主要有3种类型的皮肤癣菌感染皮肤引起癣。真菌喜欢在高温或者温暖潮湿的地方生长，主要的症状是引起瘙痒和刺痛。

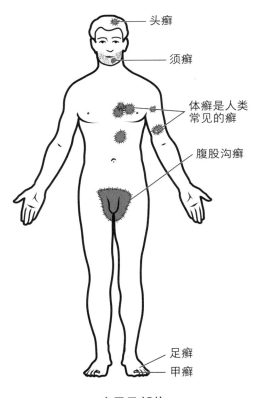

癣累及部位

癣菌是如何在人与人之间传播的？

　　真菌几乎存在于世界的各个角落。人们可能会被动物（嗜动物性皮肤癣菌），其他人（嗜人类性皮肤癣菌）感染，或是从土壤中感染癣菌。一般来讲，来自动物（如宠物猫狗）的癣菌更具有传染性，导致的皮肤癣将更严重。豚鼠头部皮肤是癣潜在的传染源。

　　人与人之间接触是皮癣传播的常见途径。真菌感染者通过接触毛巾、鞋袜、更衣室、淋浴室等，将真菌传染到这些物品上，再通过这些物品传染给接触这些物品的人。因此，接触这些物品增加皮肤癣在人与人之间的传染风险。

　　可能会增加皮肤癣传染风险的危险因素如下。

- 拥挤的居住环境。
- 学校。
- 共同洗浴的地方。
- 与动物亲密接触。

癣的类型有哪些？

- 头癣：导致头皮出现斑秃，以及头屑。头发可能在头皮表面发生断裂，从而在头皮上留下黑点。一般儿童容易得头癣，而且很难痊愈，一般由小孢子癣菌引起。小孢子癣菌常见于猫狗身上。

- 体癣：常见于躯干和四肢部位。体癣一般是先出现在躯干上，形状为小的、红色圆形斑块。体癣会引起瘙痒且有鳞屑产生。斑块会逐渐向四周扩展，会扩展到直径约为25mm。随着斑块的扩大，斑块的中央会逐渐痊愈，使斑块在皮肤上留下红色环状的印记。1～2周之后红色环状周围会出现其他斑块，有时这些斑块会迅速向周围扩展。

- 腹股沟癣：又称为洗衣癣或股癣。腹股沟癣是年轻男性腹股沟部位一种常见的癣，一般多发生在运动员身上。

- 足癣：一种常见的皮肤癣，一般位于脚趾之间的缝隙中，会产生一种浸渍后的鳞屑，可能会有异味。足癣可能会延伸到足底部。

- 甲癣：甲癣主要累及脚趾和手指，使其变厚，有色素沉积，且较脆，边缘容易裂开。

- 须癣：可能导致胡须部位瘙痒和肿胀。

　　通常是通过将皮肤、毛发或指甲上的鳞屑取下来，在显微镜下进行观察，然后培养，最后做出诊断。

癣的并发症有哪些？

癣的并发症包括甲癣导致的指甲坏死，毛发浓密部位的脓癣，以及癣病变部位的继发性细菌感染（如蜂窝织炎）。

癣的治疗方法有哪些？

通常使用局部药物进行治疗，例如克曲马唑或特比萘芬。每天2次，持续4周。还有许多其他的方法可以用来消除一些患者不太严重的癣，可以与医生讨论治疗方案。对于更严重的感染，如头癣、须癣及甲癣，口服的药物通常是必不可少的。

控制和治疗癣的一些原则

- 注意个人卫生，尤其是足部卫生。
- 保持皮肤干燥。
- 如果怀疑宠物身上带有癣菌，及时让兽医检查。
- 如果儿童身上发现癣，休学直至身上的癣清除干净再去上学。
- 如果头发及指甲发生癣感染时，要将头发和指甲剪短。
- 如果有人感染癣后，不要与其共用头上饰品、毛巾、床单、梳子及刷子等。
- 避免与感染癣的人接触。

2.32 疥疮

疥疮的定义是什么？

疥疮是指由一种称之为疥螨的螨虫引起的皮肤感染现象，传染性较高。疥螨是一种节肢动物，一般在皮肤下面挖洞以便母疥螨产卵。母疥螨产卵后就会死亡然后卵子就会孵化出小疥螨，最后会将感染区域扩

大。疥螨的寿命大约只有30天。疥螨可能会引起过敏性皮炎。

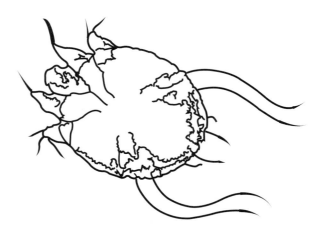

成年疥螨的外形（实际大小为0.5mm）

疥疮是如何在人与人之间传播的？

疥螨一般是通过人与人之间的亲密接触（人之间皮肤与皮肤的接触，包括性交行为）进行传播的。疥螨也可以通过被疥螨污染的衣服或床上用品传播，虽然这种传播方式较少见。全部家庭成员都有可能感染疥螨。居住环境太拥挤或性交混乱也有可能导致疥螨的传播。疥螨可以离开人类身体存活24～36小时。

疥疮的症状有哪些？

- 剧烈瘙痒，会引起皮肤抓伤。
- 出现红色且突出皮肤表面的皮疹。

当周围的环境较为温暖，而且在晚上时，瘙痒会变得更加剧烈。抓挠会引起皮肤破损，引起脓疮和结痂。瘙痒可能会持续2～3周，这种皮肤过敏反应可能会导致湿疹。

疥疮通常会发生在哪些部位？

疥疮通常会发生在手部和腕关节部位。其他常见的部位包括男性生殖器部位、臀部、肘部、腋窝、腰部、女性乳头部位、足部及踝关节部位等。

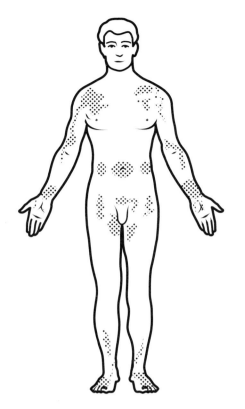

疥疮通常分布的部位

疥疮的诊断方法有哪些？

一般是通过皮肤表面突出的、非常瘙痒的皮疹做出诊断。在皮疹部位一般很难发现体型较小的螨虫，但是在皮肤较深的部位，即螨虫挖的小洞里，就有可能发现。这些疥螨挖的小洞像小的波浪线，可以将这些疥螨挖出来，放在显微镜下进行观察。

疥疮的治疗方法有哪些？

局部用药

• 所有年龄段的人都可以通过局部用药来进行治疗（除了6个月以内的婴儿）：用5%的二氯苯醚菊酯药膏进行涂抹。

• 6个月以内的婴儿：25%的苯甲酸苄酯溶液，使用时要用水稀释。

应该将药膏或药物溶液涂抹到哪些部位？

应该药膏或药物溶液涂抹到全身，从下巴处向下涂抹，一直涂抹到脚底及脚尖部位（甚至是生殖器部位也要涂抹）。要确保指甲下面也涂抹上药膏，皮肤褶皱的部位、手指及脚趾之间的缝隙、生殖器部位等部位全部涂抹上药膏。注意不要将药膏涂抹到眼睛、鼻子及口腔当中。

如何涂抹药膏？

首先，应当洗个热水澡（水不要太烫），用干净的毛巾将全身擦干。然后用刷子将药膏刷遍全身。在涂药的过程中，不要揉眼睛，也不要洗手。涂抹完药膏后，穿上干净的衣服。药膏在身上的持续时间至少要8～12小时（通常药膏需要在身上过夜）。或者如果涂抹药膏8小时，治疗效果不好，还要再一次涂抹二氯苯醚菊酯药或苯甲酸苄酯，药膏在身上的持续时间要达到24小时，然后再洗澡。

涂抹药膏的频率

为了取得最好的治疗效果，1周内涂抹2次，但是涂抹前应当咨询医生。

衣服和床上用品

第二次涂抹完药膏和洗完澡后，将枕头套、床单、睡衣、内衣等全部清洗干净，和平常一样洗即可，要用热水洗且要和别的衣物等分开。将洗完的衣物和床上用品晾晒到太阳底下。

要点

• 患者治疗的同时，家里人也要全部进行治疗，即使他们还没有发生瘙痒的症状（家庭成员涂抹一次药膏就可以了）。家庭成员之间要分开用毛巾、刷子等洗漱用品。

• 患者的性伴侣也需要进行治疗。

• 患者痊愈后，还会瘙痒很长一段时间；患者还需继续治疗，应当去看医生，医生会给患者开一些止痒类的药物。

• 向枕头、床垫、椅子、汽车坐垫、婴儿车及其他表面较软的物品上喷洒杀虫剂。

2.33　鼻窦炎

鼻窦炎的定义是什么？

鼻窦炎是指鼻窦黏膜发生炎症的现象。鼻窦位于鼻腔的附近，是一些含气的空腔结构。在这几个鼻窦中，鼻窦炎容易累及的部位是额窦（额窦是指位于眼睛上方额头部位的鼻窦）、蝶窦（两眼之间的部位）及上颌窦（颊骨部位）。上颌窦是最常见的感染部位。

鼻窦炎可分为急性鼻窦炎（突然起病）和慢性鼻窦炎（持续时间较长）。

导致鼻窦炎的原因有哪些？

导致鼻窦炎最常见的原因是病毒引起的上呼吸道感染。首先病毒感染鼻部，然后感染从鼻部扩展到鼻窦部。鼻腔部的黏膜与鼻窦部的黏膜相连。鼻窦部黏膜肿胀阻塞从鼻窦到鼻部的通道的开口，易于引发继发性的细菌感染（一般是鼻部的正常菌群），会使鼻窦炎的症状加重。

引起鼻窦的其他原因还包括过敏物质刺激鼻部发生过敏反应、严重感冒、吸烟、鼻部异物或者是患者没有将鼻腔塞住就跳入水中，这些原因均可以引起鼻窦炎。

鼻窦炎的症状有哪些？

鼻窦炎的症状与不同部位的鼻窦感染有关。鼻窦炎的症状如下。

- 感冒导致鼻塞会导致鼻窦炎症状恶化，以及有黄绿色分泌物排出。
- 感觉头内部的压力增加，头部感到憋闷。
- 患者身体症状很不好。
- 发热。
- 鼻部有分泌物排出。
- 一只眼睛或两只眼睛的上方头部疼痛。患者早上醒来或弯腰时，疼痛症状加重。
- 说话有鼻音，鼻部吸气或出气有困难。
- 会发生鼻后滴流，可能会化脓（鼻腔后部可

能会有脓液）。
- 脸颊疼痛，疼痛的性质程度与牙痛相似。
- 鼻部出血（偶尔）。

鼻窦炎的治疗方法有哪些？

自己处理的方法

通常情况下，如果是病毒感染引起的鼻窦炎，那么患者可以自愈。在鼻窦炎的早期阶段，可以采取以下的治疗措施，包括休息、蒸汽吸入、服用阿司匹林或对乙酰氨基酚以及减充血剂（可以服用药片或者鼻腔吸入）。要经常将鼻腔内的分泌物用纸巾处理干净，并要妥善处理纸巾。

去看医生

主治医生会建议你最好使用减充血剂来缓解鼻窦炎的症状。

抗生素治疗

只有发生细菌感染时，才采用抗生素进行治疗。

鼻窦炎的并发症有哪些？

鼻窦炎通常能够自己痊愈，如果主治医生认为有必要，会给你开一些抗生素，从而促进鼻窦炎痊愈。如果黏液和脓液在鼻窦部位堆积，而且不能够有效地被排出，这时需要手术治疗，进行手术引流。如果鼻窦炎迁延不愈，会形成慢性鼻窦炎。

慢性鼻窦炎

有时，鼻窦炎并没有痊愈，鼻窦还有部分堵塞的情况，就有可能会出现一些轻微的症状，这些症状如下。

- 头部有憋闷感。
- 鼻腔不通。
- 鼻腔一直有液体排出，引起患者不适。
- 脸颊部位疼痛。
- 牙痛。
- 口臭。
- 身体感觉不适。

治疗慢性鼻窦炎的方法与治疗急性鼻窦炎的方法

相似，但是需要在医生的监督下使用鼻部吸入药物以及减充血剂。这是因为长期使用这些药物可能会对鼻窦和鼻腔造成损害。医生可能会为患者开一些喷雾剂型的鼻部类固醇类药物，缓解鼻窦部位的炎症症状。

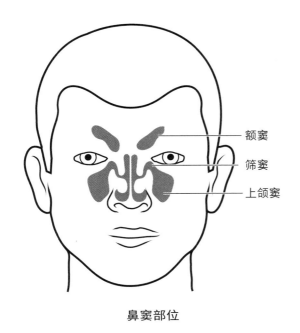

鼻窦部位

2.34　梅毒

什么是梅毒？

梅毒是由梅毒螺旋体引起的性传播疾病。二战后，梅毒在人类社会中十分少见。但近年来，梅毒开始重新出现威胁公众健康，尤其是在发展中国家和某些原著民群体中。在HIV阳性患者，此病是一种机会性感染。

梅毒如何传染？

梅毒通过健康人与携带有梅毒螺旋体的人进行性交传染。梅毒螺旋体通过患处的皮肤接触传播。病菌侵入皮肤上磨破的一个伤口，或侵入口腔内、阴道内、直肠内或尿道内潮湿柔软的黏膜。当受暴露者出现皮肤破溃或皮疹等症状时，就意味着很可能被传染了梅毒。

避孕套可以显著降低性行为传播梅毒的风险。梅毒也可以在女性怀孕过程中通过母婴传播传染给宝宝，以及通过血液制品传播，尤其是输血时。

梅毒的症状和体征有哪些？

最初，主要的症状或体征表现为无痛性破溃（硬下疳）或性接触部位的溃疡。然而，不是所有人都能注意到这一症状，并且可能意识不到他们已经感染了梅毒螺旋体。

典型梅毒分为三期，分别为一期、二期和三期。

一期梅毒

这是梅毒的第一阶段，在性接触10～90天后出现，表现为梅毒螺旋体入侵部位出现硬下疳。男性患者硬下疳常位于阴茎、肛门或口腔内。女性患者常位于阴道口或外生殖器。皮肤破溃往往是无痛的，皮下质地较硬，且具有极强的传染性。如果硬下疳出现在不容易被看到的部位，那么梅毒可以在患者毫不知情的情况下传染给其他人。大约4周后，硬下疳会痊愈并且消失，但是梅毒螺旋体感染仍会传染给其他人。

二期梅毒

梅毒的第二阶段起始于皮肤破溃2～4个月后，持续约数周。大约75%的患者全身出现一种非瘙痒性扁平红疹，甚至手心和脚底也会有。患者可能会注意到自己的肛周、腹股沟和腋下会出现肿大的淋巴结。其他可能的症状有发热、全身乏力，以及脱发。与第一阶段相似，当红疹出现时，梅毒具有极强的传染性。

三期

数周后，红疹会消失，如果一直未接受治疗，此阶段无任何症状表现。此时，仅能通过血液检查发现是否患有梅毒。大约1/3的患者会进展成为晚期梅毒，此时患者大脑和心脏可能会严重受损。

如何诊断梅毒？

在医生根据上述症状做出初步诊断后，有数种检查方法可以确诊。包括在硬下疳处用棉签拭子取样置于显微镜下观察或进行DNA检测。也可以通过血液检测测定梅毒螺旋体抗体滴度。

梅毒的治疗方法有哪些？

青霉素依然是可供选择的药物之一，对青霉素过敏的患者也可用其他抗生素治疗。治疗后需要复查血液，以确认感染是否被彻底清除。

需要注意的是，在皮肤破溃和红疹消退之前禁止性生活，最好是在完成治疗至少1周后再开始。

性伴侣也需要治疗吗？

患者近数月以来的所有性伴侣均需要接受医生检查。向自己的性伴侣告知实情是患者应该负起的责任。

2.35 破伤风

破伤风的定义是什么？

破伤风是指由细菌感染引起的一种致命性的疾病。破伤风会导致令人痛苦的肌肉强直及呼吸困难。引起破伤风的细菌是破伤风梭状芽孢杆菌，该细菌通过伤口（一般由破伤风梭状芽孢杆菌污染的物品）进入患者体内，在破损死亡后的皮肤或肌肉内繁殖，产生一种攻击脊髓神经的毒素，而脊髓神经主要支配人体肌肉，从而引起肌肉强直和呼吸困难。

患者是如何感染上破伤风的？

破伤风杆菌一般存在于土壤、尘土及肥料中。破伤风杆菌一般是在尖锐的物体刺入皮肤后，进入人体内，这些尖锐的物体包括刺、物体碎片、钉子及类似物。需要注意的是破伤风不具有传染性，不可能在人与人之间进行传播。

破伤风的症状有哪些？

破伤风杆菌进入人体后，经过2~3天的潜伏期

（潜伏期的时间可能会持续几个月）后，患者可能会出现下列症状。

- 肌肉出现强直，一般从下颌和颈部开始。
- 张口比较困难（牙关紧闭）。
- 吞咽困难。
- 呼吸困难。
- 四肢、脊椎及腹部肌肉会出现强直性疼痛。
- 发热和脉速。
- 心律失常。

破伤风会导致哪些并发症？

10%的破伤风患者会死亡。

破伤风患者即使给予重症监护，也有很高的致死率，一般会由于呼吸肌麻痹及心脏衰竭死亡。

哪些人群是破伤风的高危人群？

只要是对破伤风没有免疫力，或是没有近期接种破伤风杆菌疫苗者，均是破伤风的危险人群。但是一般下列人群才是破伤风的高危人群。

- 糖尿病患者。
- 工作时与土壤、马等接触较多的人。
- 静脉注射药物者。
- 居住环境拥挤或卫生条件较差的人群。
- 受伤的人群，如烧伤、皮肤溃疡、手术伤口，以及有创骨折等。
- 在受破伤风杆菌污染的环境中出生的婴儿。
- 贯穿伤，如钉子、物体碎片及其他异物导致的贯穿伤。
- 挤压伤。
- 动物咬伤。
- 去过非洲、亚洲或者南美洲部分地区旅行的人。

破伤风在包括澳大利亚这样的发达国家很少见，这是因为在发达国家有非常完善的疫苗接种体系。

如何预防破伤风？

免疫接种

预防破伤风的关键方法是预防性接种疫苗，一般

进行联合疫苗接种。接种的方法如下。

- 一般是在儿童出生后的第2、4、6个月及4岁时接种。

- 10年后，即儿童在中学时（大约在儿童15岁时）需要进一步接种加强针。

- 外伤时要进行破伤风疫苗接种。

- 受伤时接种破伤风疫苗（如果离加强针接种的时间超过5年时，需要接种疫苗）。

- 必要时，需要增加一针疫苗（如果过去有遗漏过疫苗）。

避免伤口受到污染

在可能有破伤风的环境中工作时，注意注意做好防护，能够降低患破伤风的风险。如在花园工作时需要戴上手套。

处理"可能会感染破伤风杆菌"的伤口

如果你有受伤，伤口就有可能会感染上破伤风杆菌，这时要及时进行处理治疗。要用肥皂和清水及时清理干净伤口，同时在伤口及伤口附近使用消毒剂。可能会感染破伤风杆菌的伤口包括做与泥土、土壤、肥料、唾液和其他外界物体相接触的工作导致的伤口及刺伤、弹伤、挤压伤、烧伤等。

如果你怀疑你对破伤风的免疫力下降，可以打一针加强针，注射破伤风免疫球蛋白提高你对破伤风杆菌的免疫能力。免疫球蛋白可以作为抗毒素中和破伤风毒素。

破伤风的治疗方法有哪些？

破伤风一般需要住院在重症监护室进行治疗。治疗方法如下。

- 使用抗生素。

- 注射破伤风抗毒素（免疫球蛋白）。

- 生命支持治疗，如使用人工呼吸机。

2.36　足癣

足癣的定义是什么？

足癣，又称为运动员脚，是指真菌导致足部皮肤感染的一种状态。引起足癣的真菌又称为癣，一般在脚趾之间或脚趾下方的皮肤上繁殖，尤其在靠近外侧的两个脚趾生长。有时，癣还可以累及到脚掌皮肤上。癣甚至可以扩展到趾甲部位，引起趾甲颜色改变（变成灰黄色）及变厚。这种癣还可以感染腹股沟部位的皮肤，尤其是男性的阴囊部位，这种癣称为"股癣"。

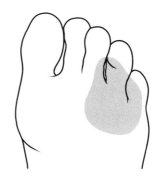

足癣最常见累及的部位

足癣的症状有哪些？

足癣最常见的症状是脚臭和脚痒。患有足癣的部位皮肤会变红、松弛以及感觉有瘙痒。出汗和水分会使脚底皮肤表面变白和松软。

足癣的患病率有多高？

足癣非常常见，患病率极高。但是很多人的足癣并不是很严重，一般不用去看医生。男性的患病率高于女性。

足癣严重吗？

足癣一般不严重，不会对人体造成危害。

足癣的治疗方法有哪些？

自己处理

- 要尽量保持足部干净与干燥。

- 泡澡或淋浴后，要认真地将足部擦干净。

- 不要与别人共用擦脚毛巾。
- 可以用吹风机将足部吹干。
- 将足部擦干或吹干后，向足部喷洒或涂抹抗真菌药物，尤其要在趾头之间涂抹抗真菌类的药物。
- 每天要用干纸巾或纱布将足部脱屑的皮肤去掉。
- 接触过足部后要洗手。
- 要穿轻便的袜子，吸汗好、棉质或木质等自然的材质，以便让空气自然流通和减少出汗。不要穿化纤类等合成材质的袜子。
- 每天勤换袜子和鞋子。
- 如果有可能，穿凉鞋、带孔的鞋等通气良好的鞋子。
- 不要光脚走路，但是如果在家休息，要尽可能地将足部暴露在阳光下。
- 在公共冲洗的地方穿人字拖鞋。
- 洗完澡后，需要清洁喷头、浴缸及卫生间。

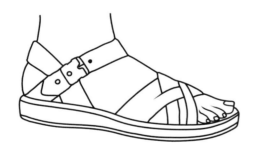

穿透气性好的凉鞋，使脚保持干燥

药物治疗

传统的方法是使用茶树精油、卡斯特兰尼涂剂、复方苯甲酸软膏、托萘酯等药物治疗足癣，这些药物治疗轻度的足癣依然很有效。但是，效果最好的药物是抗真菌类的药膏或溶液，如克霉唑、咪康唑或者特比萘芬等。这些药膏要在擦干脚或吹干脚后轻轻地涂抹，一天2～3次，一般需要连续涂抹2～3周。

如果足癣症状比较严重和顽固，医生会根据你的情况开一些其他的药物。

2.37 扁桃体炎

扁桃体是什么？

扁桃体是指位于喉部后面两个相对着的柔软的淋巴组织，是小的、扁圆形的组织。扁桃体是人体免疫系统的一部分，能够产生抗体和淋巴细胞，抵抗侵入口腔的病菌。

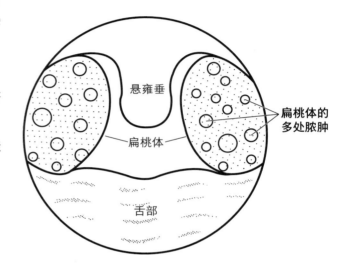

喉部与两侧的扁桃体

导致扁桃体炎的原因有哪些？

病毒或细菌会突破扁桃体的防御，导致扁桃体红肿痛，经常会伴有大量黄痰。导致扁桃体炎最常见的原因是病毒感染。扁桃体炎可能是传染性单核细胞增多症的一个体征。

扁桃体炎经常会伴有咽炎，而咽炎多由咽喉部感染引起。

扁桃体炎的症状有哪些？

- 喉痛。
- 吞咽时疼痛。
- 发热。
- 呼吸困难。
- 两侧下颌骨下方的淋巴结肿大。
- 嗜睡。

- 肌肉疼痛。
- 扁桃体上会出现白点或黄点。
- 呕吐（有时会有）。

儿童扁桃体发炎时，可能会出现拒绝进食，经常会有腹痛的现象，但也可能不会出现喉痛的症状。

主治医生可能会用棉签取喉部的痰液，然后送实验室做检查，明确是哪种细菌或病毒引起扁桃体发炎。根据实验结果，医生会开一些抗生素（如果需要的话）进行治疗。

扁桃体炎可能引起的并发症有哪些？

- 慢性扁桃体炎或反复发作的扁桃体炎。
- 扁桃体炎症可能会扩展到鼻部、鼻窦部或耳部。
- 发生喉部脓肿，称为扁桃体脓肿。
- 风湿热：如果是链球菌感染引起扁桃体炎，而且没有经过充分的治疗，会引起风湿热。

扁桃体炎的治疗方法有哪些？

运动

如果你精力允许，要尽量地活动。但是，如果你感到身体不适或发热，要尽量多休息。

饮食

如果你的喉咙很痛，需要吃流食，包括冷饮、奶昔及蛋白含量较高的流食。吃一些冰激凌有利于缓解病情。在患扁桃体炎期间，不要吸烟，不要吃太烫的食物和喝太烫的水和饮料。

药物治疗

- 镇痛药物：服用对乙酰氨基酚或布洛芬有助于缓解喉部疼痛。
- 针对细菌感染使用抗生素：如果患者不对青霉素过敏，而且扁桃体炎不是由于病毒引起的感染，如传染性单核细胞增多症，通常选择青霉素做为抗生素治疗扁桃体炎。如果是由链球菌感染引起的扁桃体炎，经过青霉素治疗大约2天后症状就会开始改善。但是，仍然需要继续使用青霉素（或医生开具的其他抗生素）继续进行治疗，大约还需要治疗10天，以便完全清除链球菌。链球菌会引发风湿热和肾小球性肾炎。然而，很多患者的扁桃体炎是由病毒感染引起，一般不需要抗生素进行治疗。

- 病毒感染：治疗方法主要是支持治疗，针对发热和疼痛进行对症的处理。

扁桃体切除手术的适应证有哪些？

医生一般不愿意采用切除扁桃体的方法治疗扁桃体炎。因为扁桃体是人类重要的免疫器官，在机体抗感染方面发挥着重要作用。偶尔的扁桃体发炎或扁桃体肿大不是手术切除扁桃体的手术指征。但是，如果扁桃体变成机体慢性感染的源头或者在1年内扁桃体引发多次严重的感染，这时就有必要手术切除扁桃体。

儿童的扁桃体炎问题

大部分儿童在入学前及在刚开始上学时，都曾发生过扁桃体炎。因为这时候的扁桃体通常较大而且抵御感染的能力还没有完全发育成熟。这时候的扁挑体炎主要是病毒引起的。

对于大部分儿童来讲，急性扁桃体炎需要及时准确的治疗。随着儿童不断长大，发生扁桃体炎的频率会越来越低；只有在特殊的情况下，才建议患者将扁桃体切除。

2.38　结核病

结核病的定义是什么？

结核病，是指由结核杆菌这种细菌引起的一种比较严重的慢性传染病。结核病一般会累及肺部。但是，结核病也会累及身体的其他部位，如肾脏、骨骼及大脑等。

患者是如何感染上结核病的？

结核病通常是通过空气传播，造成人与人之间的传染。患者通过咳嗽或打喷嚏等将含有结核杆菌的飞沫排到空气中，其他人呼吸到这些被结核杆菌污染的空气，从而感染结核病。只有那些处在活跃期的肺结核患者才能将结核杆菌传染给别人。在大部分情况下，人们暴露于患者排出的结核杆菌的环境中，一般不会感染上结核病，因为人体对结核杆菌有自然的免疫力。但是，有10%～20%会感染肺结核，这种情况下感染的肺结核称为原发性肺结核。原发性性肺结核一般好发于免疫系统较弱的患者身上。然而，这些免疫系统功能较弱的大部分结核杆菌只是在肺部定植，不活跃。只有10%的免疫力较弱的人才有可能最后变成活跃的肺结核。

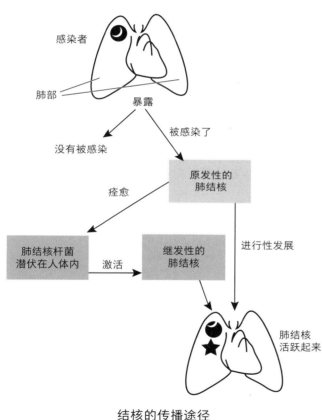

结核的传播途径

哪些人是结核病的高危人群？

- 新生儿和婴幼儿。
- 超过60岁的老年人。
- 艾滋病患者及HIV携带者。
- 慢性疾病患者。

- 居住环境拥挤，卫生条件不好。
- 宿醉者或药物依赖者。
- 来自结核病疫区的移民或逃难者。

结核病的症状有哪些？

- 早期阶段症状如下。
——一般没有症状。
——流行性感冒样症状。
- 第二阶段症状如下。
——患者身体状况不好。
——感到疲惫与劳累。
——有轻度发热的症状。
- 晚期阶段症状如下。
——体重减轻。
——夜间盗汗。
——持续性咳嗽至少3周，包括痰中带血。
——呼吸急促。

儿童结核病

一般是患有肺结核的大人咳嗽，会将结核杆菌传染给儿童，让儿童感染上结核病。有些儿童可能完全正常（没有症状）——这种情况称为隐性结核病。然而，随着结核杆菌在儿童体内活跃起来，这些儿童中可能会有些人最后变成活跃性结核病，可能会有第二阶段以及晚期的结核病症状。

结核病的患病率有多高？

结核病是全球范围内的一种常见的传染病，虽然，澳大利亚在40～50年前肺结核的患病率极低，但是，避难者及暴露于结核杆菌的人群的增多使得澳大利亚的结核病问题也变得越来越严峻。结核病每年导致全球300万人死亡。

如何预防结核病？

需要建立及保持健康的生活方式。膳食要营养均衡，经常运动锻炼；要经常户外活动，从而保持健康的身体，有利于从根本上预防结核病。现在有抗结核病疫苗，被称之为卡介苗。一般给高危人群且结核杆菌皮肤检测阴性的人群接种。现在，结核病疫苗接种不再是一个常规的疫苗接种项目。

检测结核病的检查方法有哪些？

检测结核病的检查方法是一个简单的皮肤检测方法——结核菌素试验。一般是通过做结核菌素试验来判断你是否接种过卡介苗（阴性结果）或是否感染过结核杆菌（强阳性反应）。然后，再做诊断性的检查，包括胸部 X 线片、痰液培养（查看痰液中是否含有结核杆菌）及专门的血液检查。

结核病的治疗方法是什么？

在医生的监督之下，进行全程的联合用药进行治疗。前 2 个月一般是联合 4 种抗生素进行治疗，后 4 个月一般是联合 2 种抗生素进行治疗。有时，一个疗程的治疗时间可能会超过 6 个月。治疗结核病的一个重要难题是在治疗的过程中，结核杆菌产生的耐药性问题。因此，在治疗的过程中需要专业的医生全程督导。患者患有结核病时应当及时地治疗，因为如果不治疗，患者会在 2 年内死亡。基于适当休息之上的健康生活方式是痊愈结核病的基础。

2.39　病毒感染

病毒感染的定义是什么？

病毒感染是指由病毒引起的感染症状。病毒是一种非常微小的微生物，比细菌要小得多，一般在显微镜下才能观察到。在显微镜下，病毒看起来像一个晶体。病毒是引起感染最常见的原因，但是病毒引起的感染通常并不严重。我们一般通过简单的休息和对症处理，就能够最终痊愈。

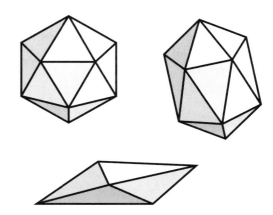

病毒放大 115 000 倍后常见的外形特征

病毒感染的例子有哪些？

病毒通常会引起上呼吸道感染，如感冒和咽炎（喉痛）。病毒还会引起流行性感冒、肠胃炎（尤其是儿童）、麻疹、风疹、流行性腮腺炎、水痘、传染性单核细胞增多症、带状疱疹、单纯性疱疹等。致死性的病毒感染引起的疾病包括脑炎、流行性出血热（如埃博拉病毒感染引起）、脊髓灰质炎、艾滋病、黄热病、禽流感及急性呼吸窘迫综合征等。

病毒感染的典型特征有哪些？

* 病毒感染引起的一般性疾病虽然会导致人体不适，但是一般情况下，病情不会很严重。

* 病毒感染引起的症状包括患者整体上感觉不适、发热、疼痛（包括头痛）。

* 病毒感染引起的疾病具有"自限性"，即病毒感染引起的疾病在一般情况下，可以自己痊愈。

* 患者机体可以通过产生抗体来对抗病毒。

* 病毒感染引起的严重并发症非常少见，但是病毒感染可能会导致脱水，尤其是儿童，脱水是一个很严重的问题。同时，我们必须注意脑炎（脑部发生炎症），引起流行性腮腺炎和麻疹的病毒也可以引起脑炎。

病毒感染的治疗方法有哪些？

* 要注意休息，从而提高机体免疫力，将病毒清除。

• 发热和疼痛时，需要服用镇痛类药物（对乙酰氨基酚、布洛芬或阿司匹林）以缓解症状。要给16岁以下的儿童服用对乙酰氨基酚来缓解症状，不要服用阿司匹林。

• 摄入足量的液体，尤其是儿童。儿童要大量饮水。

• 发生上呼吸道感染症状时，要用减充血剂来缓解症状。

为什么不用抗生素治疗病毒感染引起的疾病？

常规抗生素用药一般用来治疗细菌导致的感染。抗生素对于病毒感染导致的症状一般没有效果。因此，通常对病毒感染导致的疾病，医生一般不建议使用抗生素进行治疗。

但是，患者在病毒感染期间，机体的抵抗力可能会下降，细菌就会趁虚而入，会导致中耳炎、鼻窦炎、支气管炎、肺炎及皮肤炎症等问题。鼻部会排出黄绿色的分泌物或黏液，或者咳出黄绿色的痰，中耳或喉部会排出脓液，这时需要用抗生素来治疗继发性的细菌感染。

某些病毒感染引起的疾病（如流行性感冒、疱疹、乙型肝炎、丙型肝炎、艾滋病等），需要用专门的抗病毒药物进行治疗。

发生哪些情况时需要去看医生？

如果发生下列情况时应当去看医生。

• 如果发生病毒感染性疾病，经过治疗，病情没有改善或是48小时后病情恶化。

• 儿童病毒感染时，拒绝喝水。

• 持续性呕吐。

• 呼吸困难。

• 持续性头痛。

• 眼睛畏光。

• 颈部强直。

• 面色苍白与嗜睡。

• 服用镇痛药后，疼痛没有缓解。

• 耳部、鼻部或皮肤处有脓性分泌物排出或咳痰。

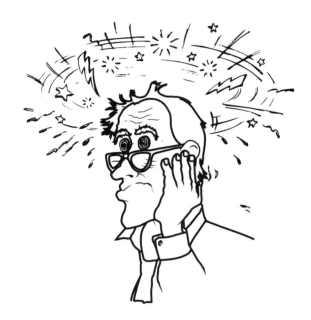

虽然感染的时间较短，但是患者很痛苦

2.40 疣

疣的定义是什么？

疣是指由人乳头瘤病毒引起皮肤感染，皮肤上长出赘生物的现象。人乳头瘤病毒总共有100种不同的类型。人乳头瘤病毒一般侵犯的部位是皮肤，通常是通过小的伤口进入机体，导致皮肤细胞快速地增殖。乳头瘤病毒通常是通过接触赘生物脱落的皮肤进行传播。

人乳头瘤病毒常见的类型

常见的疣的外形为小的、硬的、肉色的赘生物，表面呈菜花样结构。疣可能长在身体的任何部位，但是疣最常见于手部、足部、面部和膝盖部位。疣通常是无痛的。

足底疣（乳突状疣）是一种长在足底的疣，当走路时就会将乳状疣压扁，非常疼，就像走路时足底有石子的感觉。

　　肛门疣和生殖器疣通常通过性交行为传播，而且这些类型的疣通常增殖得非常快。通常是由不同种类的人乳头瘤病毒引起。

疣的患病率有多高？

　　疣在儿童和青少年身上较常见，但是在成人身上较少见。5个学龄期儿童中，就有1个患有疣，疣在12～16岁的学龄期儿童中最常见（2年的患病率可达到65%）。

疣不进行治疗可以自己痊愈吗？

　　是的。很多人患有疣，即使没有经过治疗也可以自己消失痊愈。但是，足底疣、肛门及生殖器疣需要经过较长的时间才可以痊愈。因此，建议患有这些类型疣的患者，要及时看医生。对于严重的疣感染，或已经持续2年以上的疣感染，应立即采取治疗。

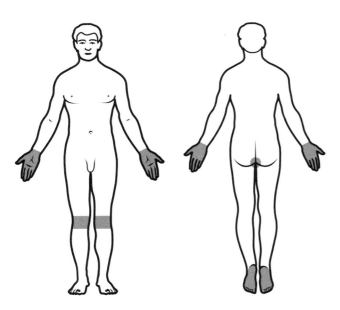

疣会出现的常见部位

疣感染的治疗方法有哪些？

　　发生疣感染时，一般不需要急于给予治疗。但是，建议患者先自己采取治疗措施。选择一种合适的治疗疣病的药膏规律涂抹，如水杨酸和乳酸（两者的浓度均为17%）就可以用来治疗疣。不要用治疗疣病

的药膏治疗面部和生殖器部位的疣，因为这两个部位的皮肤太敏感了。肛门疣和生殖器疣需要由专业的医生进行治疗。

常见的疣

- 用温热的肥皂水浸泡疣。
- 用浮石将皮肤表面突出的疣的赘生物摩擦掉。
- 使用医生开具的涂抹药膏或涂抹液，但是，这些药膏或药液只能涂抹在疣上，不要涂抹在皮肤上。可以用凡士林涂抹疣周围的健康皮肤以保护皮肤，这是一个好方法。

　　注意事项如下。

- 要每天重复上述的治疗方法。
- 在两次用药期间，将松弛的死皮小心地去除掉。

足底疣病

医生先用无毒刀片将足底疣的赘生物削掉（这个操作不要自己在家里完成），然后用治疗普通疣的方法进行处理，浮石的使用也很重要。在治疗6周后医生会查看足底疣病的恢复情况，足底疣病的恢复是一个极其缓慢的过程。

其他方法

　　有些疣经过上述处理措施后，仍然没有痊愈，这些疣非常顽固。因此，医生可能会采取其他的方法来处理疣。其他方法包括用液态氮、电灼法或用强有力的粘剂将疣处理掉。大部分的疣对于上述的处理方法都会奏效，而且一般不会留下瘢痕。

2.41　生殖器疣

生殖器疣的定义是什么？

　　生殖器疣（过去有时也称之为性病湿疣或花柳病）是指叶样的赘生物，较软。一般是一簇一簇的，生长在外生殖器上或其周围。生殖器疣在性交活跃的

青少年和成人中较常见。生殖器疣不像手部和其他部位的疣（这些部位的疣较硬），生殖器疣较软，刚长出来的时候是一簇一簇的，较细，不像葡萄那样是一串一串的或像菜花样的结构。

生殖器疣的症状有哪些？

在男性的阴茎末梢、女性的阴道开口处及男性和女性的肛门处均可发现赘生物。生殖器疣一般不会引起像疼痛或瘙痒这样的刺激症状。

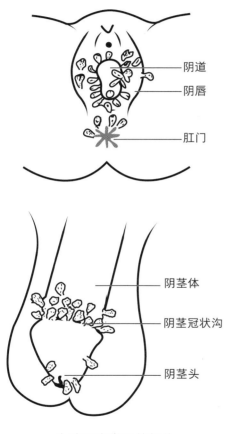

生殖器疣常见的部位

导致生殖器疣的原因有哪些？

生殖器疣是由人乳头瘤病毒中的某些类型引起。人乳头瘤病毒可以导致各种类型的疣。生殖器疣通过人与人之间亲密的接触在人群之间轻松地传播。生殖器疣一般是通过性行为传播，所以生殖器疣是一种性传染性疾病。

但是，并不是所有的生殖器疣患者都是通过性接触的方式传染的。有些患者可能是通过手指上的疣传染到特别潮湿的阴道部位。卫生条件差、居住环境拥挤及营养不良都会增加患生殖器疣的风险。性伴侣多、有其他性传染性疾病及性交时不戴避孕套都可以增加患生殖器疣的风险。

儿童会发生生殖器疣吗？

是的。儿童也会发生生殖器疣，但是，儿童发生生殖器疣的概率非常低。如果儿童发生生殖器疣，应该考虑儿童被性侵的可能。

生殖器疣会给患者带来哪些危害？

虽然某些类型的人乳头瘤病毒与女性宫颈癌的发生有关。但是引起女性宫颈癌的人乳头瘤病毒与引起生殖器疣的人乳头瘤病毒并不是同一个类型。一般认为，引起生殖器疣的人乳头瘤病毒并不会导致宫颈癌的发生风险增加。子宫颈图片检查是医生对女性进行的一项常规检查。性交时，戴避孕套及采取其他防护性的避孕措施并不能完全预防人乳头瘤病毒的传染。医生在检查时，一般还会检查患者是否患有其他性病，因为在很多情况下，其他类型的性传播疾病和生殖器疣联系密切。

如何预防生殖器疣？

生殖器疣的传染性非常强，所以生殖器疣患者在患病期间，要避免一切性行为。即使痊愈后发生性行为，也需要戴避孕套。不要抓挠生殖器疣，要经常清洗生殖器部位和保持该部位干燥，要形成良好的卫生习惯，这些都非常重要。生殖器疣患者要通知他的性伴侣，让其性伴侣去医院做检查，最好去专科门诊去做检查治疗。

生殖器疣的治疗方法有哪些？

生殖器疣甚至不需要治疗，最后可以痊愈。但是，生殖器疣会令患者感觉很不舒服，需要及时治疗。根据疣的大小及数量，确定治疗生殖器疣的最佳方案。可以通过化学或物理治疗（如通过电灼法和液氮冷冻法）去除生殖器疣。疣的数量较少时，最简单的方法是使用足叶草毒素药物进行治疗，一周治疗2次。现在新的化学药物是咪喹莫特药膏，主要作用是加强机体免疫能力，这种药物目前的价格比较高。一般是医生开处方，一周需要涂抹3次。

如果这些治疗措施会导致局部不适，盐浴可以缓解不适。即使经过充分的治疗，生殖器疣痊愈后仍然有可能会复发，但是可以被再次治愈。

患有生殖器疣的患者需要专业人士给予专业的建议和支持，以解决这种较为尴尬的问题。所以，及时与医生沟通并其谈论你的感受，对于治疗生殖器疣至关重要。后续的随访也很重要。

通过预防性的接种人乳头瘤病毒疫苗，能够有效地预防生殖器疣。建议9岁以上的男性和女性都接种人乳头瘤病毒疫苗。

2.42　百日咳

百日咳的定义是什么？

百日咳，又称儿童百日咳，是一种传染性非常强的疾病，主要累及的部位是肺部。

导致百日咳的原因有哪些？

百日咳是由一种叫作百日咳鲍特菌的特殊细菌引起的。百日咳鲍特菌感染的部位是肺部，导致肺部气道产生大量黏液，使气道（支气管）发生堵塞。百日咳主要是通过飞沫传播，患者通过咳嗽、打喷嚏或者与他人密切接触，将百日咳鲍特菌传染给他人。

哪些人易患百日咳？

所有年龄段的人都能够患百日咳。但是，百日咳最常见于儿童，尤其是2岁以下的婴幼儿。老年人易患百日咳，主要是因为随着年龄的增长，老年人的免疫力逐渐减弱。

百日咳的患病率有多高？

在一些没有免疫接种规划的国家，以及没有对百日咳获得免疫力的人群，百日咳是一种极为常见的传染病。大约有80%的没有通过接种获得百日咳获得免疫力的儿童都会发生百日咳——通常在儿童5岁生日前。获得免疫力的人群发生百日咳的概率非常低。

百日咳的症状有哪些？

在不同的阶段，症状稍微不同。

第1阶段：卡他性鼻炎或流鼻涕阶段——早期阶段的症状与感冒的症状相似。早期阶段的主要症状是流鼻涕、流眼泪、轻度发热及干咳等。早期阶段一般持续1～2周，然后症状会恶化。这与感冒不同。

第2阶段：阵发性咳嗽阶段——这个阶段会发生阵发性的咳嗽，咳嗽会越来越严重，直至阵发性咳嗽会持续1分钟以上。咳嗽停止后，随着患者大量吸入气体，会发出"咳咳咳"的声音。由于患者在咳嗽期间无法吸入氧气，导致患者缺氧（窒息），患者的面部可能会变成暗红色，会发紫。患者咳嗽完，经常会发生呕吐。这个阶段平均持续时间为4周。

第3阶段：恢复阶段——在这个阶段，患者咳嗽和呕吐的频率会逐渐降低，病情的严重程度会逐渐减轻。在这个阶段，患者会持续咳嗽几个月。

什么叫免疫接种的百日咳？

儿童接种疫苗后，没有获得足够的免疫力，这些儿童仍然有可能感染上百日咳，但是症状会比较轻。这些儿童仍然会咳嗽并发出熟悉的类似声音，但是咳嗽一般只持续几周。

百日咳会给患者带来哪些风险？

百日咳会给儿童带来危险，尤其是出生后6个月以下的儿童。儿童越小，百日咳给儿童带来的风险越大。

百日咳会给儿童带来一些并发症。

- 肺炎，有可能会损害肺组织。
- 剧烈咳嗽可能会导致儿童脑出血。

- 脑部发生炎症（脑炎）。
- 窒息与缺氧。

如何诊断患者是否患有百日咳？

医生可以根据患者的症状，尤其是儿童咳嗽的性质来初步判断儿童是否患有百日咳。医生通过血液检查及鼻部或喉部分泌物的检查就可以确诊。

百日咳的治疗方法有哪些？

根据百日咳的严重程度，采取不同的治疗方法。

一般的处理方法

- 通常是在家治疗。
- 在患病期间，要大量喝水，膳食要均衡营养。
- 家里要通风良好，有助于百日咳痊愈。
- 情绪要保持平静，不要波动得太大，要远离烟尘。
- 不建议儿童服用止咳药物——对于治疗百日咳无效。

抗生素治疗

一般是给予患者7天疗程的抗生素，从而阻止传染的扩散。但是，抗生素并不能改善患者的病情或治愈患者。如果咳嗽时间超过3周，一般不建议患者应用抗生素进行治疗。

住院治疗

一般来讲，出生后少于6个月的婴儿，以及年龄大点但是病情严重的儿童，需要住院治疗。因为这些儿童有缺氧和窒息的危险。

休学

患有百日咳的学龄期的儿童需要休学在家，直至至少使用抗生素5天之后。

如何预防百日咳？

预防百日咳的最好的方法是进行百日咳疫苗接种。在澳大利亚，百日咳疫苗（与白喉和破伤风疫苗联合接种）接种是国家免疫接种规划的一部分。儿童在出生后的第2、4、6个月进行接种及在儿童4岁时和15~17岁接种加强针。

百日咳疫苗，包括针对成人的新疫苗，一般来讲是安全的，但是接种疫苗后，会有一些轻微的不良反应。如感染的部位疼痛以及接种疫苗后有发热的症状。

如果有人接触过百日咳患者，不管此人的免疫状态如何，建议此人服用7天的抗生素预防性治疗。同时，建议患者在开始咳嗽的3周内，服用抗生素进行治疗。

2.43 蠕虫

蠕虫感染仍然比较普遍，尤其在热带和亚热带国家。现在有多种蠕虫，包括常见的蛲虫（又称为线虫类或蛲虫病）、蛔虫（蛔虫可以非常大）、钩虫和鞭虫等。治疗蠕虫的方法几乎是一样的。这节将会重点讲解蛲虫。

蛲虫

蛲虫是一种白色的小蠕虫，大约1cm长。蛲虫常见于儿童，尤其是学龄期儿童，虽然成人也有可能感染上蛲虫。蛲虫的宿主一般是人类，而且能在人与人之间传播。没有证据表明儿童或成人是被家里宠物身上感染的。一般还是用手抓挠臀部，手感染蛲虫后，然后儿童将手放到嘴里，最终使儿童感染蛲虫。儿童也有可能通过间接的方式感染蛲虫，如通过食物、灰尘和接触其他被蛲虫污染的物品。

蛲虫的生命周期

蛲虫一般是通过污染的食物，或者是手接触过被蛲虫污染的土壤，进入体内。蛲虫是以卵的形式进入人体肠道。蛲虫卵在肠道内孵化，大约2周后，母蛲虫在人类肛门附近产卵。然后这些卵孵化成小蛲虫。产出的卵或孵化的小蛲虫会刺激肛门附近的皮肤，使肛门和肛门附近的皮肤瘙痒，使得患者去抓挠这些部位。经常在晚上的时候，患者没有意识地去抓挠。这样，儿童的手指就沾染上虫卵，儿童吮吸手指或者没有洗手就吃饭时，就有可能引起蛲虫感染。儿童通过污染家里的食物、床单、毛巾等，使得家里其他成员均感染上蛲虫病。

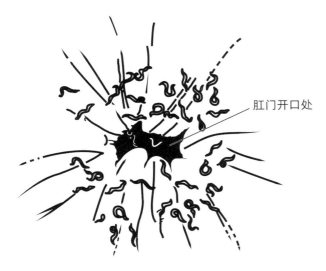

肛门开口处

肛门附近的蛲虫显示图

蛲虫病的症状有哪些以及如何做出诊断？

蛲虫一般不会引起感染者生病。蛲虫病最典型的症状是肛门及肛门附近有瘙痒现象。但是，在很多情况下，蛲虫感染者一般没有症状。蛲虫病可能出现的症状有厌食症（食欲下降）、身体有轻微的不适、易激惹及阴部有瘙痒。一般是通过观察肛门附近蛲虫的形态来做出诊断（在显微镜下，蛲虫像一条小的白色的线）。一般是在晚上观察，晚上时，母蛲虫会出来在肛门附近产卵。最好在蛲虫感染者睡着的1小时后用手电筒进行查看。也有可能在蛲虫感染者的粪便中看到蛲虫。最有效的诊断方法是取得蛲虫和蛲虫卵的样本，在病理实验室进行观察。蛲虫卵样本的取得方法是早晨一起床，就用胶带粘肛门附近的皮肤，从而收集虫卵。

蛲虫病的治疗方法有哪些？

一般治疗

• 全家都养成良好的卫生习惯是治疗蛲虫病的关键。

• 每次去完厕所后，抚摸过宠物或吃饭前，都要用肥皂和温水将手彻底洗干净。

• 要将指尖剪短，因为虫卵易在指甲内藏匿。

• 儿童在晚上睡觉时要穿睡衣睡裤，不要穿睡袍。

• 蛲虫感染者要每天早晨都要淋浴洗澡。

• 每天都要用很烫的水清洗蛲虫感染者的床上用品、睡衣、内衣、玩具，并且持续几天。

• 蛲虫感染者的房间每天都要用吸尘器进行清扫，以便除去虫卵。

• 要用消毒剂经常清理坐便器。

• 不要让儿童吃掉在地上的食物。

药物治疗

蛲虫病感染者通常需要服用噻嘧啶、阿苯达唑、甲苯咪唑等，这些药物通常单独服用即可。2～3周后需要再次服用一次。如果药物治疗效果不好，那么感染者全部家庭成员均需要治疗，即使家人没有被诊断为蛲虫病。医生有时会为感染者开一些止痒药膏进行止痒。

第三章　眼科疾病

3.1　睑缘炎

睑缘炎的定义是什么？

睑缘炎是指眼睑的边缘发生慢性炎症的现象。睑缘炎可累及眼睑、眼结膜（眼睛的白色部位）及睑板腺（可润滑眼睛）。

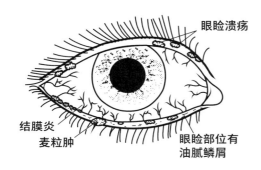

睑缘眼

睑缘炎的症状和体征有哪些？

睑缘炎的常见症状为眼睑边缘持续性红肿和产生鳞屑。其他的症状如下。

- 眼睑或眼睛部位出现持续性疼痛的现象。
- 眼睑边缘有油腻性的物质产生。
- 眼睑周围有头皮样的鳞屑产生。
- 睫毛脱落。
- 眼睑上出现小的溃疡。
- 眼睑部位会出现结痂和出血（如果严重）。
- 眼睛有刺激症状（由眼睑部位的鳞屑引起）。
- 感觉"眼睛里有东西"。
- 眼睛有沙粒感、灼烧感、瘙痒和干涩感。

- 眼睑部位有分泌物产生，导致患者睡觉时分泌物将眼睫毛粘到一起。
- 对光敏感。
- 眼睑和眼结膜红肿。

引起睑缘炎的三大主要原因或三种类型是什么？

- 脂溢性眼睑炎：与脂溢性皮炎有关。
- 酒糟鼻性眼睑炎：与面部酒糟鼻有关。
- 金黄色葡萄球菌性眼睑炎：由金黄葡萄球菌感染引起。

睑缘炎的并发症有哪些？

除了金黄色葡萄球菌性眼睑炎的感染症状，眼睑炎的并发症如下。

- 睑缘炎（眼睫毛发生感染）。
- 睑板腺囊肿。
- 眼结膜炎。
- 眼结膜（眼睛的白色部分）发生溃疡或角膜（眼睛上覆盖的非常清亮的膜）发生溃疡。
- 眼睫毛脱落。
- 眼睑处形成瘢痕。
- 眼睫毛生长方向错误（如倒睫毛）。

睑缘炎的预后怎么样？

睑缘炎是一种慢性炎症，一般在短时间内很难痊愈。病情得到控制后，有时经过6~12个月后会痊愈，但是有复发的倾向。

睑缘炎的治疗方法有哪些？

- 眼睑的良好卫生习惯对于治愈眼睑炎很关键。眼睑部位的痂皮和其他残余物要用棉棒蘸温水、弱的碳酸氢钠溶液或婴儿洗发水稀释10倍后的溶液轻轻地进行清洗和清除。根据睑缘炎病情的严重程度，一天可以清洗1~2次。另外一个处理办法是用纱布蘸温水或盐水轻轻擦拭眼睑部位20分钟，然后休息60分钟，然后再擦拭眼睑。

• 定制的眼睑擦拭：这个新的技术就是用已经准备好的清洁眼睛，pH平衡的擦拭器从里到外的擦拭眼睑。这个仪器使用起来相对较贵，但是不需要使用药物，也比较节省花费。使用完这个仪器后需要用清水冲洗眼睛。

• 用去屑洗发水控制鳞屑性的皮脂溢症状。

• 用眼睑润滑剂，来缓解眼睛干涩的症状（如人造眼泪）。

• 眼睛部位就不要化妆。

• 停止戴隐形眼镜，直至痊愈。

药物治疗

• 用纱布擦拭完眼睑后，可以短期使用皮质醇类激素软膏，缓解症状。

• 如果眼睑部位发生感染，可以用抗生素软膏涂抹在眼睑边缘部位，控制感染。

• 主治医生可能会开含有皮质醇类激素和抗生素软膏。

• 发生眼睑脓肿或酒糟鼻时，医生会开一些口服抗生素控制感染症状。

3.2　结膜下出血

眼睛充血的概念是什么？

眼睛充血是指眼睛非常红，像是眼球表面被血液覆盖。眼睛发生感染，眼睛受到外力碰撞发生外伤，以及结膜下出血都可能导致眼睛充血。结膜下出血是引起眼睛充血最常见，也是最主要的原因。

结膜下出血的概念是什么？

结膜下出血是指眼结膜发生少量出血的现象。眼结膜是指眼球前部的一层类似塑料包裹膜的一层薄薄的组织，眼结膜像一层透亮的薄薄的皮肤。眼结膜覆盖眼睛的白色部位（巩膜）和眼睑的内层部位，但是不覆盖眼睛的中央部位（角膜）。在结膜和巩膜之间有细小血管，只要其中的一个小血管破裂，血液就会在结膜和巩膜之间蔓延。这种出血称为结膜下出血。

结膜下出血的症状和体征有哪些？

结膜下出血通常没有症状。结膜下出血最明显的体征是眼睛的白色部位及巩膜部位出现暗红色的血液累积物。这种血液累积物不会引起疼痛感，不痒，不会影响视力，并且不会对机体造成不良影响。常见的情况是，患者自己都没有发现自己有结膜下出血而是被别人指出来。你有可能会发现出血区域有轻度肿胀的症状。

导致结膜下出血的原因有哪些？

大部分情况下，导致结膜下出血的原因不明——结膜下出血只是"意外突然发生"。事实上，眼睛周围的血管比较细和脆弱，很容易出血，尤其在老年人中容易出现。眼睛部位的轻伤就可以导致结膜下出血，如某个物体撞到眼睛后就会导致结膜下出血。眼压突然增高也可以导致结膜下出血，如咳嗽、打喷嚏或呕吐会导致眼压增加。百日咳的患者经常会发生结膜下出血。服用降低血液凝固性（抗凝药物）的药物也可以增加出血的风险。

结膜下出血会给患者带来哪些风险？

虽然结膜下出血看起来很可怕，但是结膜下出血并不是一个严重的问题。医生能够对结膜下出血做出确定的诊断。如果头部受到非常严重的伤害后，出现了类似结膜下出血的症状，可能是另外一种疾病，需要引起重视，及时进行诊断和治疗。

结膜下出血的预后怎么样？

结膜下出血一般在2~3周后，会被机体逐渐吸收干净。出血部位的颜色会由暗红色，逐渐变为棕色、黄色或绿色，然后消失。结膜下出血一般没有并发症。

高血压会引起结膜下出血吗？

高血压患者出现结膜下出血非常少见。一般是血压正常的人群会发生结膜下出血。结膜下出血一般与高血压无关。出现结膜下出血时，医生会为你测血压，主要是确认结膜下出血与血压是否增高无关。

血液病会引起结膜下出血吗？

是的。全身性的出血性疾病（如血友病）有时会引起结膜下出血，因为血友病能够轻易地导致血管出血。如果医生怀疑结膜下出血是由血液病引起的，就会为你安排相关的血液检查。

如何治疗结膜下出血？

结膜下出血没有特殊的治疗方法。滴眼药和药物都不能够缓解症状。热敷对于缓解症状无效，但是也不会造成伤害。结膜下出血最好的治疗方法是靠自己痊愈。

如果你发生下列情况，要及时去看医生。

- 最近都没有测血压。
- 怀疑受伤是导致结膜下出血的原因（凿子或锤子的金属物质砸到头部，造成结膜下出血）。
- 你除了结膜下出血外，还注意到身体其他部位存在异常出血或瘀斑。

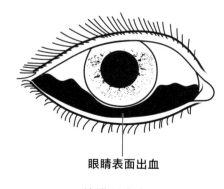

眼睛表面出血

结膜下出血

3.3　白内障

白内障的定义是什么？

白内障是指眼睛中原本清亮的晶状体逐渐变得模糊的现象。人类的晶状体是一种小的、玻璃样的物体，位于眼睛前方，是一个凸透镜。通常情况下，晶状体是透亮的，允许光线通过，进而将光线聚合在眼睛的后方（其作用机理与放大镜的机理相似）。当眼睛内出现白内障时，光线无法正常地通过晶状体，进而影响视力。白内障可能会出现在一只眼睛中，也可能两只眼睛都出现白内障。两只眼睛都有白内障问题，可能是一只眼睛先发生白内障，然后另外一只再发生，也可能两只眼睛同时发生白内障。白内障并不是肿瘤的一种类型。人们过去起这个名字，是因为这种疾病像一个瀑布屏障一样挡住了人们的视线。白内障患者认为他们的视线被水模糊了，看东西时，像是隔了一层有雨水的窗户看周围的事物。

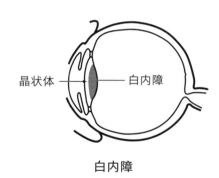

晶状体 —— 白内障

白内障

白内障的症状有哪些？

白内障的症状与晶状体中发生模糊的部位以及模糊的大小有关。白内障唯一最显著的症状是视力严重下降。

视力下降主要表现在下列几个方面。

- 阅读发生困难。
- 视力模糊。
- 很难以认出对方的脸。
- 看电视出现困难。

- 开车有问题，尤其在晚上开车时。
- 在强光下，看东西的视力严重下降。
- 能够看见光周围的光晕。

白内障的发生是一个进行性的过程。在早期阶段人们并不会意识到他们的视力正在衰退，某些白内障患者视力只是受到轻微的影响。白内障患者的眼部并不会出现疼痛、不适、红肿、发痒或眼睛流泪等症状。

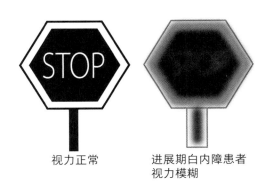

视力正常　　　进展期白内障患者
　　　　　　　视力模糊

导致白内障发生的原因有哪些？

年龄增长是导致白内障最常见的原因。长期暴露于太阳光的紫外线下能够加速白内障的进展。

下列人群发生白内障的风险较高。

- 糖尿病患者。
- 有眼疾者。
- 曾经眼睛受过伤。
- 使用类固醇激素者（局部使用或口服）。

用眼过度或在较暗的灯光下看书并不会导致白内障。

哪些人易患白内障？

任何年龄段的人都有可能发生白内障，但是白内障在老年人中最常见。65%的人在他们50多岁的时候会患白内障。超过80岁的老年人患白内障概率极大增加。男女患病率一样，而且风险相同。白内障具有家族聚集性。

如何诊断白内障？

一般是在患者检查眼睛时发现内障，然后由专业的眼科医生确定白内障的位置和严重程度。

白内障的治疗方法有哪些？

服用药物并不是治疗白内障的有效方法。有时，针对晶状体开一些药物能够缓解症状。手术治疗是唯一有效的治疗方法，虽然白内障手术是一种精密的手术，但是白内障手术非常安全有效，且成功率非常高。大约超过95%的白内障患者做完手术后可改善视力。

预防

戴太阳镜，尤其要戴环绕型的且能够过滤紫外线的太阳镜，这样也许能够预防白内障的形成。

什么时候合适做白内障手术？

并不是一有白内障就需要做手术。当白内障给人们的生活带来不适及问题时就需要做白内障手术。年龄大并不是做白内障手术的禁忌证，任何年龄都可以做，不论年轻还是年老。

白内障手术会涉及哪些程序？

白内障手术通常是一种小手术，全部程序下来总共需要4～5小时。可以在全身麻醉和局部麻醉的条件下进行，选择全麻还是局麻，请与主治医生讨论。白内障手术通常是一个非常精密的手术，但非常安全，一般不会给患者带来伤害。眼科医生会用非常小且精密的设备在患者的眼睛前方做一个小切口，然后将患者的晶状体取出，然后将人工晶状体放到原来晶状体的位置。新的晶状体就会代替旧的晶状体行使功能，而且新的晶状体可以一直使用下去。

3.4 睑板腺囊肿

睑板腺囊肿的定义是什么？

睑板腺囊肿，是眼睑部位小的、无痛性的囊肿。睑板腺囊肿一般位于眼睑的边缘，内含有油类物质。

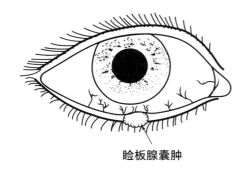

睑板腺囊肿

前面观

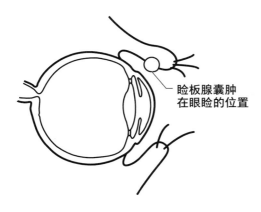

睑板腺囊肿
在眼睑的位置

从横断面来看

导致睑板腺囊肿的原因有哪些？

导致睑板腺囊肿的原因是睑板腺堵塞。睑板腺位于眼睑内膜的下面。睑板腺产生油性液体，使眼睑处于光滑状态。如果睑板腺的开口处堵塞，油性液体无法排出，就会在腺体内堆积，最终肿胀形成囊肿。

睑板腺囊肿的症状有哪些？

• 肿块——睑板腺囊肿的主要症状是在眼睑部位出现肿块，使患者眼睛看起来极难看。

• 产生刺激症状，患者总是感觉眼睛里有异物。

• 眼部有轻微疼痛的症状。

• 部分视野受到遮挡——睑板腺囊肿一般不会影响视力，但是大的囊肿会遮挡部分视野。

睑板腺囊肿会给患者带来哪些危害？

睑板腺囊肿不是个严重的问题，通常不会给患者带来什么危害。但是，睑板腺囊肿会发生感染。发生感染后，眼睑部位会变得更红、更肿，而且会非常

疼。如果睑板腺囊肿最终破裂，脓液引流到体外的话，上述症状就会消失。否则，就需要将睑板腺囊肿切开，将脓液排出。

睑板腺囊肿的治疗方法有哪些？

睑板腺囊肿的治疗方法有多种.

• 不用管睑板腺囊肿，让其自然痊愈。小的睑板腺囊肿一般不需要处理，几个月后小的睑板腺囊肿就会消失。可以用手指按摩眼睑部，沿着眼睑的边缘方向按摩。按摩有利于排空睑板腺囊肿内堆积的物质。

• 用蒸汽熏眼睑。可以直接用热水瓶中热水（放置5～10分钟后的开水）的水蒸汽熏眼睑。熏眼睑时，患者要闭上眼睛，时间为10～15分钟（熏的时候，要注意不要被烫伤）。这种方法可以与按摩的方法同时使用。

• 热敷法。将毛巾等泡在热水中（但不要太烫），然后用热毛巾热敷眼睑部位几分钟。热敷时，要稍微用劲，但力气不要太大，力量要适当。毛巾的热度及适当的压力就足够让睑板腺囊肿内的物质排出。这种方法有利于缓解眼睑部位的刺激症状，有利于睑板腺囊肿的痊愈。

• 将睑板腺囊肿刺破。用消毒后的针非常小心地从眼睑内部刺破睑板腺囊肿，有利于睑板腺囊肿的痊愈。但个人不要尝试这样做。一旦刺破睑板腺囊肿，睑板腺囊肿内的物质排出，睑板腺囊肿就会消失痊愈。热敷及按摩后，可以用这种方法来治疗睑板腺囊肿。

• 小型手术。如果睑板腺囊肿的大小长到豌豆那么大，引起刺激症状，就需要通过做手术来治疗睑板腺囊肿。一般在局麻下进行手术，具体的操作方法是在眼睑内侧做一个小切口，将里面的物质全部挖出，然后将睑板腺囊肿刮干净。

• 抗生素软膏。如果睑板腺囊肿有感染的迹象，医生会为你开抗生素软膏，控制睑板腺囊肿的感染症状。

睑板腺囊肿治愈后会复发吗？

一般来讲，睑板腺囊肿治愈后不会复发。但是，

有些人的睑板腺囊肿治愈后还是会复发，或有其他新的睑板腺囊肿长出来。每天早晨淋浴后，通过热敷、按摩等方法可能可以预防睑板腺囊肿的复发。

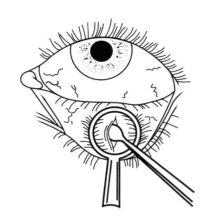

睑板腺囊肿切开手术

3.5 色盲

色盲的定义是什么？

色盲是用来形容某些人无法将某些颜色鉴别开来的现象。色盲意味着某些人不能看到某些颜色，或无法辨别出某些颜色，或是看的颜色与别人看到的颜色不同。事实上，完全的色盲，即患者看到的所有东西都是灰色的，这种色盲极为少见。很少色盲患者对所有的颜色都色盲。最常见的情况是部分色盲，即色盲患者在区分红色与绿色、蓝色与黄色有困难，尤其在灯光较暗时。

这种色盲现象最先被科学家约翰·道尔顿发现并解释（他本人也存在色盲现象），因此色盲也被称作"道尔顿症"。

色盲的症状有哪些？

开始的时候，家长会发现大于4岁的儿童，在辨别不同颜色方面存在问题，儿童不能够通过颜色来区分某些物品。色盲的儿童在区分绿色、黄色、橘黄色和红色4种颜色上存在困难。这些儿童在灯光较暗的环境中很难区分出上述几种颜色，尤其是难以区分红色与绿色，有时会将色盲称为"夜盲"。在灯光充足的情况下，儿童能够正确地区分上述几种颜色，视力正常。因此，人们通常不会意识到儿童有色盲症，除非对儿童进行视力检查。需要强调的是，在不同的色盲患者中，患者的严重程度是不一样的。

哪些人易患色盲？

色盲是一种遗传性的疾病，尤其是红绿色盲。色盲是通过男性X染色体传染给下一代。20个男性中，就会有1个是色盲患者，而300个女性中，才会有1个是色盲患者。女性色盲的概率非常低，除非她的母亲的X染色体上携带有色盲基因，她的父亲是色盲患者。

导致色盲的原因有哪些？

眼睛后方称之为视椎细胞的视网膜细胞中含有一种感光物质，这种感光物质能够对光线中的红光、绿光和蓝光做出反应。视椎细胞能够对光线中最亮的光做出反应，让我们看清楚物体的细节。对于色盲患者来讲，他们部分或完全缺少感应这些颜色的感光物质。

如何诊断色盲？

医生和眼科专家会通过使用专门设计的图案来测试患者，其中一种图案是爱色丽色觉测试法。建议所有的儿童，尤其是男性儿童在上学的早期，都要常规做一下该测试，尤其是那些有学习困难的儿童。

色盲的并发症有哪些？

色盲是无法治愈的，或者是没有针对性的治疗方法。但是，色盲症并不会对生活造成很大的影响。色盲症患者通常都知道自己患有色盲，已学会如何应对这一情况。其中的一个例子，就是红绿色盲患者通过位置来辨别红绿交通灯。在某些国家，政府积极采取措施，将不同颜色的交通灯用不同形状都表示出来，方便色盲患者。很多红绿色盲患者能够获得驾照，但是，他们不能成为专业的司机，或者是他们开车的范围受到限制（如色盲患者不能在晚上开车）。

某些职业（如飞行员），就需要正常视力的人员。受到限制的职业还包括电工，因为电工与不同颜色的电线及警示灯打交道。

3.6　结膜炎

结膜炎的定义是什么？

结膜炎是指眼结膜发炎的现象。结膜是指覆盖在眼睑内侧及眼球上（除了角膜部位）薄薄的透亮的一层组织。结膜炎很常见，尤其是 5 岁以下的儿童。

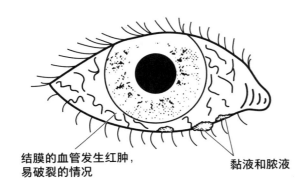

结膜的血管发生红肿，易破裂的情况

黏液和脓液

结膜炎

导致结膜炎的原因有哪些？

- 细菌感染。
- 病毒感染。
- 对某些物质敏感（如过敏性鼻炎）。

细菌感染是引起结膜炎常见的原因。通常是接触被细菌污染的手指、污染的洗脸毛巾等物品导致结膜发生感染。当你的免疫力下降时（如当你发生重感冒、呼吸道感染导致泪管堵塞），更容易发生结膜炎。

结膜炎的症状有哪些？

细菌感染（通常是两眼）

- 眼睛白色部位，即巩膜有发红和疼痛的症状。
- 眼部有黄色脓液排出，导致眼睛部位有黏黏

糊糊的感觉。
- 在睡眠过程中，分泌物可导致上下眼睑发生粘连现象，所以结膜炎患者醒来后，难以睁开眼睛。

病毒感染

- 眼部出现红痛症状。
- 只有少量的分泌物排出。

病毒引起的结膜炎通常与上呼吸道感染有关。病毒性结膜炎（又称"红眼病"）通常会在某些区域流行。病毒性结膜炎的病情会持续 2～3 周，传染性极强。因此，有必要将感染者隔离起来，避免传染给他人。

过敏性结膜炎

- 眼睛的巩膜部位有瘙痒和发红的症状。
- 眼睛内有沙砾的感觉。
- 没有分泌物产生。

三种类型的结膜炎都可能会有刺激和流泪症状。

只要眼睛暴露于过敏物质，过敏性结膜炎的症状就会持续存在。

结膜炎的治疗方法有哪些？

患有结膜炎时，要及时去看医生。有时，引起结膜炎的原因可能是异物。如铁屑、昆虫或者某些污染物进入眼睛，而你没有意识到。

医生可能会根据你的情况，开一些抗生素或抗过敏的滴眼液等，应当根据医进行治疗。感染状况一般在 48 小时内就会得到控制。如果效果不好，没有得到控制，需要及时告知主治医生，尤其是当你的视力变模糊时。

注意

- 不要直接用手接触眼睛。
- 要经常洗手。
- 不要使用化妆品。
- 用一次性纸巾轻轻地擦拭分泌物。

用盐水清洗眼睛

如果你的眼睛里仍然有分泌物，说明你使用抗生素后，仍然没有控制住感染，而且眼内有分泌物存在

时，抗生素也无法发挥应有的作用。所以，要用淡盐水轻轻地将眼内的分泌物清洗掉，这对于结膜炎的痊愈很重要。最好用温盐水清洗眼部。淡盐水的配制方法是1勺食盐溶解在500ml的开水中，然后冷却至温水，用来清洗眼部。用这种方法清洗完眼部后，再滴眼药水。

另外一种方法是将食盐加到温水中。然后用盐溶液清洗眼睛的边缘，需要你向上看，眨一眨眼睛，这样就能用盐水将眼睛清洗干净。

休学

感染性的结膜炎传染性极强，所以儿童患有结膜炎时，只要是眼睛部位有分泌物排出，最好在家休息。

3.7　眼干燥症

导致眼干燥症的原因是什么？

眼干燥症是一种常见的疾病，一般是由于泪腺产生的眼泪减少所致。眼泪能够润滑和保护眼睛。某些人患眼干燥症，就像某些人患皮肤干燥症一样。随着年龄的增加，产生的眼泪也会逐渐减少。

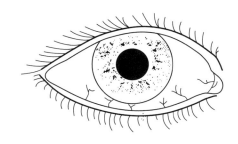

眼睛发红、干涩、刺激症状以及针刺感

其他引起眼干燥症的原因如下。

- 风湿性疾病，如风湿性关节炎、干燥综合征。
- 停经。
- 某些特定的药物，尤其是 β 受体阻断药。

- 环境干冷，风大，天气不好，使用空调。
- 用电脑时间过长。

哪些人易患眼干燥症？

眼干燥症最常见于老年人。通常情况下，中年人中就有人开始患眼干燥症，尤其是停经后的女性。但是，青少年甚至儿童也有眼干燥症。眼睛大的人通常易患眼干燥症，因为眼睛大的人比一般人暴露于风、热、冷的环境以及空调的程度要大。

眼干燥症的症状有哪些？

眼干燥症除了眼部感觉较干涩以外，其他症状如下。

- 眼部有烧灼感或针刺感。
- 瘙痒，尤其在眼角部位。
- 刺激症状——瘙痒感或砂砾感。
- 眼睛容易疲劳。
- 眼睛发红，如眼睛充血。
- 感觉眼睛里有东西。
- 有黏性分泌物。

有眼睛发红和有黏性分泌物症状的眼干燥症患者可能会被误诊为结膜感染。睡觉会使眼睛发干的症状加重，这是因为睡眠时眼睛快速移动。眼干燥症患者醒来时，经常会感到眼部有烧灼感，而且他们很难佩戴隐形眼镜。

哪些简单的检查可以诊断眼干燥症？

将上下眼睑撑开，暴露眼球持续20秒。这样可以引起眼干燥症的症状，如眼睛烧灼感、刺痛或眼睛干涩等。

眼干燥症会给患者带来哪些危害？

眼干燥症一般不会给患者带来严重的问题，尤其是在视力方面，但眼干燥症患者患睑缘炎的概率会大大增加。早期诊断与治疗很重要。如果眼干燥症症状加重，眼睛疼痛或眼干燥症导致视力出现问题时，应当积极就医。

眼干燥症的治疗方法有哪些?

眼干燥症没有针对性的治疗方法。对于单纯性的眼干燥症,通常是使用眼药水来缓解症状。某些患者也许需要终身使用眼药水来缓解症状。主要有三种眼药水可以用来缓解眼干燥症的症状。

· 润滑眼药水:通常在白天使用,一天4次,每次1～2滴,或在需要时滴眼药水。这类眼药水包括利奎芬、泪滴药水(teardrops)、妙莲眼药水、量滴人工眼药水、爱尔康泪然人工泪液、右旋糖酐羟丙甲纤维素滴眼液、羟丙基甲基纤维素眼药水。

· 润滑凝胶或软膏:一般在睡觉时使用。这类眼药膏包括泪膜眼药膏等。

· 刺激眼泪生成药水:这类眼药水用法与润滑眼药水相同,而且效果非常好。

用干净的水浸润眼睛能够缓解眼干燥症的症状。建议眼干燥症患者要经常眨眼睛。如果供热导致家里干燥,建议使用加湿器,有利于缓解眼干燥症症状。

滴眼药水的方法

滴眼药水时可以平躺或坐着,背部靠住沙发,头要仰起来,将下眼睑向下移动,将一滴眼药水滴到下方眼角处(要确保滴嘴没有碰到眼睛或手部不被污染)。然后,闭眼,用手指轻轻按压下眼睑内侧的眼角处,避免眼药水快速流干。

3.8　飞蚊症与闪光感

飞蚊症与闪光感通常情况下一起发生。飞蚊症与闪光感是指在我们的视野中出现的一种不正常的视觉感应。一般情况下,飞蚊症与闪光感并不严重,只是个让人觉得很烦的小问题。

飞蚊症的定义是什么?

飞蚊症是指黑的、小的、各种形状的物体出现在患者视野中,并在视野中飘荡的现象。飞蚊症中的物体有各种形状,但是较常见有圆点、椭圆形黑点或缠绕不清的线状。这些黑点或黑线会飘过来飘过去,就像蚊子在眼前飞舞或者是蜘蛛网。飞蚊症在背景较为清晰干净的情况下更为明显,例如,患者看床单、白纸、白色墙壁或蔚蓝的天空时,飞蚊症的症状就比较明显。

飞蚊症患者会感觉到白色的床单上有昆虫或黑点,可能会尝试将这些昆虫或黑点去掉。

闪光感的定义是什么?

闪光感是指在夜晚或灯光较暗的环境下有快速的光线闪过的现象。晚上醒来时,出现闪光感将特别明显。闪光感一般持续时间为几秒,但也有可能会持续几分钟。闪光感可能会时而发生,时而不发生地持续几周、几个月甚至是几年。

导致飞蚊症与闪光感的原因有哪些?

眼睛内部充满了凝胶样物质,这种物质称之为玻璃体。玻璃体会向各个方向移动、膨胀、收缩。玻璃体的各种运动可以影响位于眼睛后方称之为视网膜的感光物质。如果玻璃体对视网膜产生牵拉作用,就有可能出现闪光感。如果玻璃体内形成一些块状物质,在玻璃体内飘动,我们就会感受到飞蚊症。

哪些人易患飞蚊症与闪光感?

随着年龄的增长,人们会逐渐患上飞蚊症与闪光感。55岁以上的人群飞蚊症与闪光感较常见。近视的人以及眼部做过手术的人(如白内障手术)更易患飞蚊症与闪光感。

飞蚊症与闪光感的预后怎么样?

飞蚊症与闪光感一般随着时间的推移会逐渐改善,症状会逐渐消失,有时这些症状的消失需要几个月,某些患者的飞蚊症会持续几年。

飞蚊症与闪光感会给患者带来哪些风险？

如果玻璃体收缩，使玻璃体与视网膜脱离，这种现象称为玻璃体后脱离。至少有一半的人会发生这种现状。在这个过程中，就会产生飞蚊症与闪光感。然而，有时玻璃体与视网膜粘得非常紧，如果玻璃体收缩时，就会将一部分视网膜撕裂下来，这种现象称为视网膜撕裂。这会造成少量出血，导致较为严重的飞蚊症。

当发生视网膜撕裂时，就会有液体漏出，产生压力，推动视网膜向眼睛后方移动，这种现象称为视网膜脱落。视网膜脱落是个比较严重的问题，因为视网膜脱落可导致部分盲或者全盲。

飞蚊症与闪光感给患者带来危险的体征是什么？

如果飞蚊症持续存在，没有必要担心。但是，如果突然发生闪光感并同时发生较为严重的飞蚊症，就有必要检查视网膜。

发生飞蚊症与闪光感后该怎么办？

如果你有飞蚊症与闪光感，首先应当让专业的眼科医生做以下眼科检查。用药水散瞳后，检查视网膜，确保没有发生视网膜撕裂。视网膜撕裂可能会导致视网膜脱落。然而，一般检查后不会发现大的问题。所以你应该明白过段时间，飞蚊症与闪光感就会自己痊愈。

12个月内可以不需要再进行检查，除非产生了新的飞蚊症和闪光。

应对飞蚊症与闪光感的原则。

• 如果出现新的飞蚊症与闪光感，尤其是视野发生改变，要及时告知主治医生。

• 偶尔患有飞蚊症与闪光感的患者，每年要做一次眼部检查。

飞蚊症与闪光感的治疗方法有哪些？

大部分飞蚊症与闪光感患者不需要进行治疗。平时戴太阳镜，尤其在开车时，有利于缓解症状。

• 治疗飞蚊症的方法：在一些异常的情况下，

尤其是发生大面积持续性的飞蚊症，影响视力，对开车、读书、写字等会造成严重问题的时候，需要做玻璃体切除术治疗飞蚊症。

• 治疗视网膜撕裂的方法：主要用激光的治疗方法来治疗视网膜撕裂。

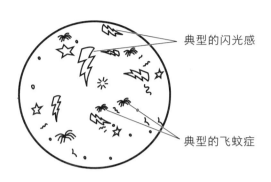

飞蚊症与闪光感

3.9　眼内异物

眼内异物的定义是什么？

持续存在于眼球表面或眼睛里任何物体均称为眼内异物，如灰尘、金属或锯末等。这些异物进入眼睛中的最主要的原因是风将灰尘吹入患者眼睛内；磨金属器具时，金属屑溅入眼睛里；切割木头或钻木头时木屑溅入眼睛里。

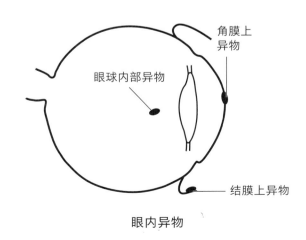

眼内异物

眼内异物的种类有哪些？

· 角膜上异物：是指位于眼球表面的透明角膜上的异物。

· 结膜上异物：是指位于眼球表面的结膜上的异物，尤其是眼睑下方的异物。

· 眼内异物：是指位于眼睛内部的异物（这种类型的异物会给患者带来严重的危害）。

眼内异物会有哪些症状？

眼内异物的主要症状是眼部疼痛或眼部不适、眼睛流泪、视力模糊、眼球白色部分发红。这些症状可能会在异物一进入眼内就会发生，但是更常见的是，经过8小时后才出现上述症状。眼球内部进入异物引起的症状很严重，但是令人奇怪的是，眼球内刚开始进入异物时症状会很轻微。如果你怀疑眼球内进入异物，为了安全起见，最好去看医生。

哪些人眼内容易进入异物？

任何人眼内都有可能进入异物。但是，相对而言年轻人眼内最容易进入异物。从事制造业和修理服务业的人员（如锅炉制造修理工、木匠及其他制造业工作人员），他们有很大的风险会出现眼内异物。

眼内异物可能会给患者带来哪些危害？

会对患者带来危害最大的是眼球内异物。如果你不怀疑眼球内有异物时，可能会遗漏掉眼球内异物。通常是通过行X线片来诊断眼球内异物。

角膜上的金属异物给患者带来的主要问题是金属摩擦角膜，造成角膜部位产生黑点以及在角膜部位造成瘢痕，进而会影响患者的视力。

眼内异物可能会引起感染，这是个较麻烦的问题，尤其当你用污染的眼药水滴入眼部后。

如果异物进入眼内应该怎么做？

应当尽早去看医生取出异物。

异物进入眼内的治疗方法是什么？

异物进入眼内后，医生一般会检查患者的眼部和

视力。医生首先会确定异物的位置（有时，在医生检查异物时，异物其实已经离开眼部，但是患者仍然觉得眼部有异物）。由于眼睛对疼痛很敏感，医生通常是给患者用局部麻药后，才会取去异物，这样患者在医生取异物时，不会感觉很难受。

一般是用棉棒取异物，如果异物嵌在角膜内，需要用针将异物挑出。

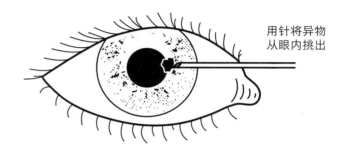

用针将异物从眼内挑出

用针取出眼内异物

将异物从眼部取出后的后续治疗是什么？

如果将金属异物从角膜上取出后，一般需要滴些眼药水，要根据医嘱规律滴眼药水。

在取出异物的眼部要覆盖眼罩。用眼罩覆盖眼部这一点很重要，这是因为覆盖眼罩有利于角膜异物取出后，促进伤口的愈合。一旦局麻的药效过了以后（大约5分钟），患者会感到眼部有不适感。这时患者可以服用阿司匹林或对乙酰氨基酚这些药来缓解不适感。

要依据医生要求的复诊的时间以及相关情况进行复诊。将异物取出后，眼睛至少需要48小时才能够痊愈。

如何预防异物进入眼内？

要佩戴护眼罩，最好是佩戴较为合适且两侧有护翼的塑料眼睛。走路时，不要靠近或站在正在进行钻孔作业或打磨作业的工作人员附近。在风较大或尘土飞扬的地区，要佩戴护眼罩。

3.10　青光眼

青光眼的定义是什么？

青光眼是一种常见较为严重的眼部疾病，一般是由于眼球内部压力增高所致。眼球内的高压力会造成细小血管以及神经纤维的损伤。眼睛的排出系统堵塞造成眼球内压力的增高。青光眼具有家族聚集性。在澳大利亚，青光眼是导致眼盲的第二大原因。

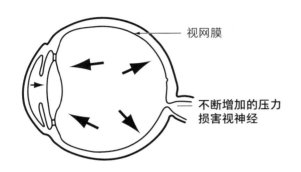

眼内不断增加的液体压力

青光眼的主要类型是什么？

- 急性青光眼：急性青光眼是指突然发生的青光眼，一般会引起患者疼痛。
- 慢性青光眼：慢性青光眼是一种较为常见的青光眼，发展进程缓慢，很多患者甚至感觉不到自己患了青光眼。

青光眼的症状有哪些？

急性青光眼

急性青光眼的症状包括视力模糊，看到灯光周围有彩虹样光晕，眼部有疼痛感（有时这种疼痛感会非常剧烈），恶心、呕吐及眼部会发红。

慢性青光眼

刚开始时，慢性青光眼一般没有症状。最开始发现的症状是双眼的外视野减少。你可能会感觉到你的视野不够宽。如果不进行治疗，视野会逐渐地变窄，最终导致眼盲。

青光眼的发病率有多高以及哪些人易患青光眼？

任何年龄段的人都有可能患上青光眼。但是，一般是年龄越大，患上青光眼的风险越大。大部分患者是在40岁以后，才患上青光眼。超过65岁的人群患青光眼的风险会非常高，大约20个人中就会有1个患青光眼。在75岁以上的人群中，大约10个人中就会有1个患青光眼。

青光眼的危险因素包括家族史、年龄增加、近视及糖尿病等。

青光眼可能会给患者带来哪些危害？

青光眼如果不进行治疗，最后会导致患者全盲。如果早期进行诊断治疗，能够完全治愈。

如何诊断青光眼？

一般是进行常规的眼部检查和用专业的医疗器械（将器械放在眼睛表面）检查眼球内部液体的压力。这是一种简单的无痛检查方法，这种检查方法是一种筛检方法，一般由医生尤其是眼科专业的医生做筛检用的检查。

如何能够早期诊断出青光眼？

如果你认为你眼部有问题，要及早去看医生。这些眼部问题如下。

- 频繁换眼镜，也无法改善你的视力。
- 视力模糊。
- 侧面视野丧失。
- 反复出现眼部疼痛。
- 眼睛无法适应暗环境。
- 发现光周围有光晕。

要经常做眼部检查（例如，35岁以后的人群都要常规进行眼部检查，尤其是60岁以后的人群每2～3年要做一次青光眼检查）。如果你的近亲家属中有人患青光眼，你应该尽早做青光眼检查。

治疗慢性青光眼的方法有哪些？

青光眼只能控制，不能完全根除。一般用专门的眼药水能够降低眼球内部液体的压力，用来治疗青光眼。也可以使用口服药物、激光治疗、手术方法来治疗青光眼。眼药水一般需要每天滴2~4次，需要终生滴眼药水。如果你有哮喘症状，滴眼药水时要注意，也许有的眼药水不适合你。

要点

- 青光眼是一种常见的眼部疾病——40岁以上的人群，大约80个人中，就会有1个患有青光眼。
- 青光眼会导致视野部分丧失或全盲。
- 如果能够早期发现诊断，就能够有效地控制住病情。
- 青光眼开始时，可能会没有症状。
- 如果眼部出现问题时，要及时去看医生，进行检查。

3.11　黄斑变性

什么是黄斑？

黄斑，位于视网膜（视网膜位于眼睛的后部）中央，是非常重要的一个区域。黄斑在视神经附近。黄斑表面紧紧地覆盖着数百万的对光很敏感的神经细胞。黄斑区能够感受到光（光经过晶状体，进行聚焦到达黄斑），然后将光信号转化为神经信号，神经信号传入视神经，最终到达大脑。大脑将神经信号转化为具体的图像信息。

黄斑变性的定义是什么？

随着年龄的增加，人们就会有黄斑变性的问题。血液供应不足会导致黄斑变性。视网膜下面小的血管狭窄，会造成视网膜变性，导致中央视野模糊。如果黄斑变性是在老年人身上发生，这就表明黄斑变性与年龄有关。黄斑变性主要有2种类型。

- 干性黄斑变性（90%黄斑变性患者都是这种类型）：干性黄斑变性病情进展较缓慢。一般是经过多年后才会发展为干性黄斑变性。
- 湿性黄斑变性：湿性黄斑变性一般是由于视网膜下方的新生血管流出血液或其他液体。这种类型的黄斑变性比干性黄斑变性的病情要严重得多，这是因为湿性黄斑变性可能会导致瘢痕组织的形成。

年龄相关性的黄斑变性的患病率有多高？

在澳大利亚，年龄相关性的黄斑变性较为常见，是导致眼睛全盲的主要原因。年龄相关性的黄斑变性一般发生在年龄超过50岁的人群，尤其发生在年龄超过65岁的人群。在年龄超过50岁的人群中，100个人中，就会有15个人有黄斑变性的早期症状，但是，100个人中只有1个或2个人有严重的黄斑变性症状。

导致年龄相关性的黄斑变性的原因有哪些？

导致年龄相关性黄斑变性的具体确切原因不明。

到目前为止，已经知道的导致年龄相关性的黄斑变性的主要危险因素如下。

- 年龄增加。
- 膳食差或营养不良。
- 吸烟。
- 家族史。

年龄相关性的黄斑变性的症状和体征有哪些？

- 中央视野变得模糊不清（这是最开始出现的体征）。
- 视野扭曲。
- 把直线看成波浪线。
- 很难记住别人的脸。
- 中央视野有盲点（或模糊点）。

年龄相关性的黄斑变性一般是逐渐发展的，一般不会给患者带来疼痛感。通常是双眼同时受累或是先后受累。如果患者发生年龄相关性的黄斑变性，不进行早期检查治疗，最终会导致严重的视力受损。如果双眼均受累，患者就不能够进行读书以及其他的需要较好视力的活动了。最终患者的中央视野会完全损害，但是周围视野不受影响。

如何诊断年龄相关性的黄斑变性？

主要是根据患者下列的相关资料进行诊断，相关的资料如下。

- 患者典型的病史。
- 专科医生检查患者的视网膜的检查。
- 阿姆斯勒网格测试：患者会将直线看成曲线。
- 荧光血管显影术（医生将染液注射到患者静脉内，进行血管显影）。

如何治疗年龄相关性的黄斑变性？

没有任何一种治疗方法能够完全停止或逆转干性黄斑变性的进程。但是，可以用激光光凝术治疗方法终止湿性黄斑变性的进程。佩戴眼镜会改善视力。

如何预防年龄相关性的黄斑变性？

可以采取下列措施来预防年龄相关性的黄斑变性。

- 膳食要均衡营养，膳食中要富含抗氧化剂的食物。
- 要保持健康的生活方式。
- 不要吸烟。
- 要避免阳光过多的照射，尤其是年轻人要佩戴质量好的太阳镜。

注意：如果你被诊断出患有年龄相关性的黄斑变性，你最好去参加年龄相关性的黄斑变性的相关支持机构，这有利于控制病情。

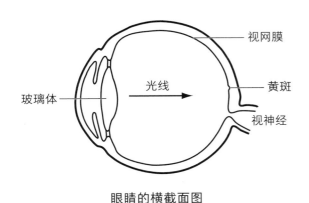

眼睛的横截面图

阿姆斯勒网格测试

3.12　睑腺炎

睑腺炎的定义是什么？

睑腺炎，又称麦粒肿，是指眼睫毛根部的感染导致眼睑末端出现红肿疼痛的肿块的一种现象。

睑腺炎的症状有哪些？

睫毛根部的感染经过几天后，会出现睑腺炎的症状，睑腺炎进展后会出现如下症状。

- 眼睑末端出现红肿疼痛的肿块。
- 肿块随着病情的进展会变得更加疼痛和红肿。
- 在眼睑长出眼睫毛的部位会有黄色的脓液。
- 有睑腺炎的眼睛有刺激和眼睛流泪的症状，同时患者感觉眼睛中有异物感。

导致睑腺炎的原因是什么？

患者发生睑腺炎，可能并没有什么明显的原因。细菌进入眼睫毛的根部进行繁殖，形成称之为脓疱的脓肿。引起睑腺炎常见的细菌有金黄色葡萄球菌，这种细菌正常存在于健康皮肤上。

金黄葡萄球菌在正常的情况下，不会引起炎症，但是如果皮肤破损后，可能会引起皮肤的感染，而毛囊更容易发生感染。金黄葡萄球菌感染眼睫毛根部导致睑腺炎的可能途径是患者用手抠完鼻子后，又用手揉眼睛。

睑腺炎的预后怎么样？

将睑腺炎上的皮肤弄破后，脓疱中的脓液最终会从脓疱中排出，眼睛的症状就会明显改善。有时，机体的免疫力较强的话就会清除感染，不用将睑腺炎上的皮肤弄破，睑腺炎也能够自己痊愈。另外一种较为严重的情况是，炎症扩散到整个眼睑部位，导致眼睑发炎，使眼睑红肿。

睑腺炎也有可能发生播散，由一个脓疱变成多个脓疱。

但是，睑腺炎不会对眼睛，也不会对眼睑造成损害。睑腺炎可能只是一种"一过性"的感染。大部分睑腺炎都是"一过性"的炎症。

睑腺炎的治疗方法是什么？

治疗睑腺炎的方法有很多种。

• 不需要治疗：患者不用管睑腺炎，脓疱上的皮肤会自己破溃，脓液流出，然后睑腺炎就会自己痊愈，恢复正常，不会留有瘢痕。患者需要注意，不要让病情恶化。如果睑腺炎的病情恶化，需要涂抹抗生素软膏进行治疗。

• 热敷：用湿热的毛巾热敷睑腺炎部位，有利于缓解眼部的不适症状，同时抑制炎症扩散。用干净的擦脸毛巾或其他毛巾放到热水中（水不要太烫，以免引起患者不适感或烫伤），然后用湿热的毛巾热敷即可。热敷时，患者要闭上眼睛，热敷力气适中，直至热毛巾冷却，时间大概是10分钟，然后用另外一块毛巾继续热敷。热敷一天要至少进行4次。最好是睑腺炎患者自己给自己进行热敷。

• 抗生素治疗：如果采用上述两种方法睑腺炎都不能被清除，或者不能够控制感染，那么就需要在眼睑部位涂抹抗生素软膏，或口服处方类抗生素控制感染。

• 镇痛类药物治疗：可以服用对乙酰氨基酚或其他的镇痛类药物缓解疼痛。

• 排脓：用消毒后的针将脓疱的顶端刺破，让脓疱中的脓液排出，一般是让医生操作。

• 将眼睫毛剪掉：如果脓疱非常大而且已经成熟，可以将导致睑腺炎的眼睫毛剪掉，有利于脓液的排出。

重要提示：不要挤压眼睑炎的脓疱。

如何预防睑腺炎的传染？

• 不与他人共用洗脸毛巾。

• 不要挤压、触碰、挑或揉眼睑炎脓疱。

• 将热敷用过的毛巾用纸包裹后，扔到垃圾桶里。

• 接触完感染的眼睑后，记住要洗手。

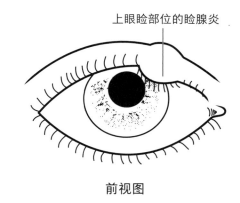

前视图

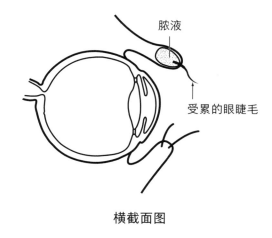

横截面图

3.13　溢泪症

什么是眼泪？

眼泪是指由水、盐类、蛋白质及黏液构成的混合液体。泪腺一直在不停歇地产生眼泪，以便使眼睛处于湿润和健康状态，洗刷掉进入眼睛的尘土和其他物质。泪腺产生的眼泪一般通过细小的导管进入眼睛，然后通过两个的细小导管的开口（眼角处的小点）排出，眼泪最终到达比较大的集合管，这个集合管称为鼻泪管。因此，眼泪最终到达鼻部，通过咽喉，进入消化道。

哪些人易患溢泪症？

任何年龄段的人都有可能患有溢泪症，但是，婴幼儿及年龄超过60岁的老年人最容易出现溢泪症。溢泪症可能累及一只眼也可能累及双眼。溢泪症可分为急性溢泪症和慢性溢泪症。急性溢泪症是指由于情绪激动或某些异物（如沙粒、昆虫、木屑或过敏物质）进入眼睛，摩擦眼睛造成眼部眼泪突然增加，这种溢泪症是暂时性的。慢性溢泪症是指溢泪症现象持续时间较长，给患者带来的问题较复杂，可能需要手术治疗。

溢泪症的症状有哪些？

溢泪症的症状如下。

- 眼睑处经常充满泪水。
- 过多眼泪导致视力模糊。
- 眼睛发红，有刺激症状。
- 泪点处会有黏液或脓液状分泌物排出。
- 内侧眼角处会有感染发炎，伴有疼痛的肿块。

以上某些溢泪的症状是由眼泪排出受阻引起的感染导致的。

导致溢泪症的原因是什么？

导致溢泪症的两大原因是泪液排出系统出现问题导致眼泪排出受阻；另外一个原因是眼泪产生太多。有时产生溢泪症的原因不明。

泪液排出系统出现问题

导致泪液排出系统堵塞的主要原因包括：

- 眼泪排出系统不成熟，尤其是鼻泪管发育不成熟。鼻泪管发育不成熟在婴幼儿较常见，婴幼儿的鼻泪管一般比较狭窄。一般会随着儿童长大，鼻泪管

的管腔会逐渐变大，到儿童出生后6～12个月就能得到解决。

- 泪液排出导管随着年龄的增加，逐渐变窄。轻微的感染、鼻窦炎、泪液排出导管萎缩、外伤导致的瘢痕及其他因素均可以导致泪液排出导管变窄。
- 上述原因导致泪点发生堵塞，造成溢泪。
- 眼睑发育畸形可导致溢泪症（如眼睑外翻）。

泪腺产生的眼泪过多

导致眼泪产生过多的原因如下。

- 物理性刺激（如抓挠眼部及花粉、尘土或砂砾进入眼部刺激眼睛产生大量泪水）。
- 眼干燥症状，反馈性地引起眼部产生大量眼泪，但是这些眼泪的质量较差。
- 化学刺激（如烟、雾、洋葱等物质刺激眼睛产生大量眼泪）。
- 结膜感染——感染性结膜炎。
- 眼睑内翻：眼睑内翻导致眼睫毛倒长，刺激眼睛，使眼睛产生大量眼泪。
- 冷空气或空调吹出来的冷气刺激眼睛产生大量眼泪（在车里时要注意不要吹太多冷气）。
- 过敏导致炎症——过敏性结膜炎。
- 缺乏睡眠。
- 眼睑发炎（如眼睑炎）。
- 由于长时间的近距离工作，导致眼睛过度疲劳（如阅读和缝纫等）。

溢泪症的治疗方法有哪些？

眼泪排出问题

医生可能会做一个小手术，解决眼泪排出问题。

- 婴幼儿鼻泪管的堵塞问题一般通过用手指按摩就可以解决。如果手指按摩鼻泪管部位无法解决，可以通过找到鼻泪管不通的部位，用注射器来疏通。
- 如果是眼睑内翻造成的溢泪，可以通过小手术解决。
- 成人可以用探针将堵塞的或较窄的导管管腔扩大，或可以通过手术重塑导管或重新建立眼泪排出

导管。

各种刺激引起的眼泪产生过多问题

解决各种刺激引起的眼泪产生过多问题的治疗原则是针对病因进行治疗。医生可以做以下处理。

- 将刺激眼泪大量产生的倒长的眼睫毛去掉。

- 用抗生素治疗感染（同时使用眼药水）。

- 用抗组胺类药或眼药水治疗过敏。

- 将眼睛内的砂砾或其他异物去掉。

- 眼干燥症要滴眼药水（润滑型的眼药水）来缓解症状。

第四章　骨骼肌肉疾病

4.1　腰痛

导致腰痛的原因

腰痛通常是由腰部的肌肉或韧带劳累所致，但是，更为严重的下腰痛一般是由于脊椎的很多关节受到损伤导致的。这些关节包括关节面和关节盘，关节受损后，会压迫关节后方的组织或神经根，可能引起坐骨神经痛（疼痛向大腿放射）。脊椎部位关节的损伤通常是由于患者过度向前弯曲造成的，尤其是做提重物的重体力劳动易导致脊椎部位关节损伤。

不要在直腿的情况下做任何与弯腰有关的工作。你的腰部一旦有问题，腰痛就会时不时发生，因此，要注意保护腰部。

如何护理腰部？

在做任何工作时，一旦腰部不适就要调整姿势。活动和睡觉时，要注意自己的姿势，避免过度劳累。最好是做一些有利于增强脊柱和腹部周围肌肉的运动。腰痛很容易复发。

运动与锻炼

在板球、高尔夫、壁球、帆船、举重和骑马等运动中，注意不要做突然转身这种扭转动作，以及不要让肌肉突然负担太多的压力。如果你有时间和机会，可以多走路、慢跑（不要在硬地上）、游泳等有利于腰部的活动。

坐姿

不要坐太长时间，尤其是不要较长时间开车。良好的坐姿应该是膝盖高于臀部，且背部要直。坐的时候，背部不要背负东西，注意姿势。

睡姿

睡觉时，枕头不要太高，要侧卧。不要仰卧睡，也不要俯卧睡。床上的垫子软硬度要适合，首选垫子应当较为结实、较硬。放松很重要的。

提东西

提的东西不要超过10kg。提的时候要蹲下，且要保持腰部为直立。提东西要利用膝盖和腿部（不要使用腰部）的力量将东西提起来，不要弯下腰把东西提起来。注意要保持腰部直立，不要向前弯，也不要向后弯。

体重

超重或肥胖会增加你腰部的负担，所以，你要注意减肥，尽可能使自己的体重保持在理想体重范围内。经常锻炼有助于保持理想体重。

保持运动

腰部要经常活动，所以保持腰部运动是改善早期损伤最重要的方法。

腰部突然疼痛时的处理措施

腰部受伤时，尽可能活动，多锻炼，使腰部尽可能正常活动。如果腰部肌肉痉挛，疼痛得严重，需要躺在表面较硬的床上。

干家务活

干家务活时，手要尽量往前伸，和自己的腰保持较远的距离，从而使腰部保持直立，不要弯下腰进行作业。干活时，手和膝盖不要离得太近。

弯腰

弯下腰系鞋带、穿鞋时要注意。做这些动作时，将脚放在凳子、椅子或盒子上，这样你的身体与足部就会非常近，做上述动作时，不必弯下腰就可以完成。

不要向前直接弯曲双腿去完成上述动作，一旦你之前经历过腰痛，做以上的这些动作不好好注意，腰痛很容易复发，所以一定要仔细保护好自己的腰。

| 正确姿势 | 错误姿势 |

坐、躺、搬东西、弯腰时的注意事项

缓解疼痛的方法

推荐的镇痛药物是对乙酰氨基酚，以及你可以买到的非处方镇痛类药物，最好不要使用麻醉效果特强的药。有关使用哪些镇痛药物以及如何使用，请咨询主治医生。

腰部运动

根据医生的建议，做些可以缓解腰部疼痛的运动。一天可以做几次，从而缓解腰部疼痛。可以做一些拉伸运动，以增强身体的柔韧性。普拉提练习对腰部恢复帮助很大。

4.2　腘窝囊肿

腘窝囊肿的定义是什么？

腘窝囊肿，又称贝克囊肿，是指膝关节后方的腘窝部位出现较为明显的肿块。"囊肿"这个词事实上用的并不准确，这是因为腘窝囊肿并不是真正的囊肿，而是一种滑膜囊充满液体的现象。该滑膜和膝关节之间相通，二者之间有液体的流通。滑膜囊是指位于腓肠肌两个头之间含有液体的囊，能够缓解骨骼肌肉处的压力，减少关节周围组织之间的摩擦。英国的外科医生——威廉·贝克首次对该滑膜囊进行描述，因此根据该医生的名字命名。

引起腘窝囊肿的原因是什么？

腘窝囊肿中充满了称之为滑液的油性液体，该液体由膝关节产生。膝盖部位的任何炎症，尤其是膝关节炎或膝关节的损伤，都会导致膝关节产生大量液体，该液体会流向滑膜，导致滑膜内充满油性液体。

导致腘窝囊肿常见的原因如下。

- 骨关节炎。
- 类风湿关节炎。
- 外伤或膝盖受伤（如软骨撕裂伤）。
- 膝关节或膝关节附近组织发生感染。
- 儿童关节炎。
- 系统性红斑狼疮。

有时患者没有明显的原因就发生腘窝囊肿，尤其是儿童。

哪些人易患腘窝囊肿？

任何年龄段的人，任何性别的人都有可能患腘窝囊肿。患腘窝囊肿的两个年龄高峰期是 4～7 岁的儿童和 35～70 岁的人群，最常见于 55～65 岁。人们在 55～65 岁时最容易患腘窝囊肿是因为这时人们易患膝关节炎。

腘窝囊肿的症状有哪些？

腘窝囊肿患者可能没有任何症状，可能患者都没有意识到自己患有腘窝囊肿。但是，通常会在膝关节的后方发现较软的肿块。

腘窝囊肿的症状如下。

• 腘窝囊肿通常看不见，但是，当患者站起来时腘窝囊肿最明显。

• 持续性疼痛。

• 在膝关节后方有压力感。

• 当腿部绷直时，感觉腘窝有饱满感和紧绷感。

• 膝盖会有滴答的声音。

• 膝关节后方的肿块会移动（肿块的形状会发生变化）。

• 肿块在一定范围内移动。

如何诊断腘窝囊肿？

通常是医生在给患者体检时发现。医生用手电筒照射充满液体的肿块，即透光检查方法发现腘窝囊肿。该囊肿可以通过超声波检查（最好）或 MRI 或 CT 检查来确诊。

腘窝囊肿可能会有哪些并发症？

事实上，腘窝囊肿通常不会自己消失，如果腘窝囊肿不进行治疗，可能会有一些并发症。

• 腘窝囊肿最终会破裂，破裂后患者会感到疼痛。腘窝囊肿会导致腓肠肌发生肿胀，以及从腓肠肌到踝关节部位发生瘀斑。

• 腘窝囊肿会有血液渗入。

• 腘窝囊肿会向下，即向腓肠肌扩展。

• 感染。

所有的并发症都会导致膝关节后方的疼痛加剧。

腘窝囊肿的治疗方法是什么？

如果腘窝囊肿没有任何症状，而且囊肿也较小，一般会先观察，不需要治疗。儿童出现这种情况较多见，一般会随着时间的推移自己消失。否则，医生应当治疗导致腘窝囊肿的感染等膝关节发炎的问题（如可以用抗炎类药物治疗关节炎，或用手术方法治疗软骨撕裂伤）。休息、冰敷、软组织治疗、物理治疗都有助于腘窝囊肿的康复。可以将可的松激素注入膝关节内缓解腘窝囊肿的症状，将腘窝囊肿中的液体排空也是个好办法。可以用消毒后的针刺入滑膜囊将液体排出。对于更严重的病情，可以在关节窥镜下或者直接打开关节腔进行治疗。医生会和你讨论治疗方法。

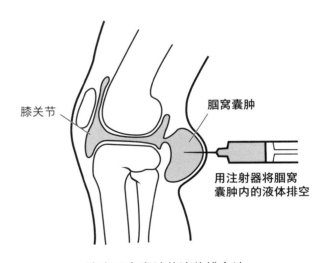

治疗腘窝囊肿的液体排空法

4.3 拇囊炎

拇囊炎是指在足部跗关节部位的外侧缘 V 型骨质的突出部分上出现的一种发炎的囊肿（充满了液体）。

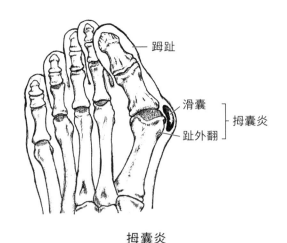

拇囊炎

导致拇囊炎的原因是什么？

导致拇囊炎的一个常见的原因是踇外翻，踇外翻是个足部的小问题。踇外翻（Hallux valgus）中的"Hallux"是踇趾的医学术语，"valgus"是向外弯或向外扭曲的医学术语。如果踇趾生长成熟后或由于各种原因导致其与第二个趾头发生重叠，就会导致踇外翻，向外撇的度数超过10°。

下列原因可导致踇趾外翻。

• 足部畸形家族史——足部关节畸形是由于基因遗传造成的。

• 踇趾关节处有关节炎。

• 穿得鞋不合适——通常是较窄的，鞋的前方是尖头的，以及高跟鞋等易导致足部脚趾间发生挤压。

踇外翻会导致踇趾发生哪些问题？

踇外翻中突出的骨质超出了足部正常的直线范围，突出的骨质就会形成肿块，我们将这个肿块称为拇囊炎。外翻的踇趾可能会压过第2个趾头，甚至可能会压过第3个趾头，导致趾头发生问题，可能会引起第2个趾头成为锤状趾。

拇囊炎与鞋的内侧发生摩擦，使突出部分的皮肤变硬变厚形成老茧。

拇囊炎会有哪些并发症？

如果压力一直存在，尤其是鞋比较紧时，可以导致形成含有液体的囊，该囊称为黏液囊。如果该囊发生感染和红肿，称为黏液囊炎。黏液囊可能会发生感染，尤其是糖尿病患者，黏液囊发炎是一个很严重的问题。相互重叠的皮肤最终会破裂，形成溃疡。

受累的关节很有可能发展为骨关节炎（磨损性关节炎）。踇外翻导致足部的相关机制发生变化，最终会导致足部疼痛和僵直。

足部除了足部囊肿易发生角化和形成老茧外，其他多个部位也易发生角化和形成老茧。

拇囊炎的患病率有多高？

拇囊炎是一个非常常见的问题，但是大多数人的拇囊炎问题不严重，一般不会被这个问题所困扰。女性发生拇囊炎的概率是男性的3倍，这可能反映出女性更容易出现足部问题。拇囊炎具有家族聚集性。

脚趾囊肿会发生在其他部位吗？

脚趾囊肿可以发生在其他部位，如脚的另外一侧小脚趾，如果小脚趾侧也有突出的骨质，就有可能导致小脚趾周围出现拇囊炎，这种症状称为小趾囊炎。小趾囊炎也会发生角化或形成老茧。

拇囊炎的治疗方法有哪些？

拇囊炎最好的治疗方法是预防及选择鞋袜时要注意。易发生踇外翻的人群要注意足部卫生，这对于预防拇囊炎的发生很重要。

自我治疗措施

• 要确保鞋子非常舒适，要给足部留有足够的空间，不对足部造成挤压。

• 要在拇囊炎周围贴上较厚的环形的粘着垫。

• 上床睡觉时，首先用泡沫橡胶垫将踇趾与其他脚趾头分开。

• 要穿对足弓有支撑作用的鞋垫，以缓解前脚的疼痛感。

• 对于黏液囊炎，患者要将旧鞋的前方开一个小洞，然后穿这双带有小洞的鞋子直至炎症痊愈。

• 用防腐干燥剂涂抹患处，如甲基化酒精可能是有帮助的。

专业性治疗

• 足部医生可能会针对拇囊炎提供专业化的诊疗措施，这些治疗措施包括治疗拇囊炎引起的皮肤问题。

• 一般不需要用药物进行治疗，除非黏液囊发生了感染。

• 拇囊炎如果病情严重时，且日常的足部护理无法改善病情时，一般需要手术治疗，手术治疗的效果很好。但是，最好进行保守治疗，选择手术治疗要谨慎。

4.4　大转子滑膜炎和肌腱炎

大腿上方臀外侧区域发生炎症是导致中年人出现行走困难最常见的原因。臀外侧滑膜炎和肌腱炎发生在大腿骨的转子部位。转子是大腿上方最向外突出的部位。臀外侧滑膜炎和肌腱炎又称为（或者更准确地称之为）大转子疼痛综合征或大转子痛。大转子上有肌腱将臀部肌肉连接到股骨的大转子上，以及大转子上有一种吸收震动的组织，称之为滑膜。大转子上的肌腱和滑膜易发炎，就像肩关节和肘关节部位的肌腱和滑膜易发炎一样。

大转子滑膜炎和肌腱炎的定义是什么？

大转子滑膜炎和肌腱炎是指大转子上的滑膜和肌腱发生局部炎症（分别称之为滑膜炎和肌腱炎），导致该区域出现疼痛的现象。医生很难将滑膜炎和肌腱炎区分开来。如果有必要，还需要做特殊的X线检查。大转子滑膜炎和肌腱炎可能会同时出现，而且这两种炎症可能会被误诊为髋关节的骨关节炎。

哪些人易患大转子滑膜炎和肌腱炎？

虽然年轻人和老年人都有可能患大转子滑膜炎和

肌腱炎，但是，一般好发于中年女性，尤其是走路、慢跑、干农活、运动量（如网球运动等）过多的中年女性。

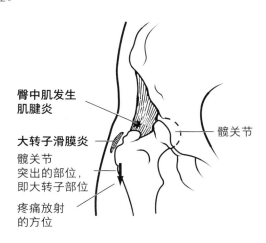

大转子骨膜炎和肌腱炎

大转子滑膜炎和肌腱炎的症状有哪些？

大转子滑膜炎和肌腱炎的主要症状是臀外侧疼痛，这种疼痛可能会向下放射，直至足部。这种疼痛是一种持续性的疼痛，且非常严重，可能会伴随患者终身。滑膜炎疼痛的特征是晚上疼痛，患者会发现晚上躺下后，侧卧压住患侧的滑膜时，会非常疼痛。

典型的特征如下。

• 一般是45～50岁的中年女性或年龄更大的女性容易发生大转子滑膜炎和肌腱炎。

• 一般是臀外侧疼痛，疼痛会向下侧的膝盖放射，直至足部。

• 晚上休息侧卧时疼痛加剧。

• 爬楼梯时会疼。

• 从一个坐得很深的椅子上起来的时候很疼。

• 上车和下车时都很疼。

• 两只腿交叉的时候会很疼，尤其是发炎侧在上面的时候。

• 疼痛导致跛行。

• 当行走、骑行或者长时间站立时，疼痛会加剧。

超声检查可以明确诊断。

导致大转子滑膜炎和肌腱炎的原因有哪些？

导致大转子滑膜炎和肌腱炎的主要原因是由于走路过度或其他运动过度，使滑膜区域摩擦次数过多。走路时，采用脚趾向内的走路方法，即"内八字步"法，能够增加发生大转子滑膜炎和肌腱炎的风险。引起大转子滑膜炎和肌腱炎的常见原因是保持腿部直至弯腰取东西，且腰部保证直立，使得背部的臀肌过度紧张。体重超重或肥胖也会增加患大转子滑膜炎和肌腱炎的风险。

大转子滑膜炎和肌腱炎的治疗方法有哪些？

大转子滑膜炎和肌腱炎患者首先要做的就是停止或减少引起大转子滑膜炎和肌腱炎的活动，如运动锻炼、长距离的走路或农活。走路时，要采用脚趾向外的走路方法，即"外八字步"法，能够减少发生大转子滑膜炎和肌腱炎的风险或缓解大转子滑膜炎和肌腱炎的症状。你应当学会以及形成少弯腰的习惯，需要弯腰完成一些任务时，要先弯膝关节，再弯腰。睡觉时，不要用患侧进行侧卧位睡觉，要睡在羊皮制成的毯子上睡觉，睡觉时要在臀部下方放置小枕头。如果疼痛突然发作，用冰袋冷敷可以缓解疼痛。必要时，可以服用对乙酰氨基酚缓解疼痛。

有利于缓解大转子滑膜炎和肌腱炎最好的运动是进行膝关节—胸部运动，以拉伸臀中部的肌肉，每次做10分钟以上，或者在床边做腿部拉伸动作（增加踝关节部位的力量有助于缓解症状）。对于严重且持续性的疼痛，主治医生会建议在滑膜部位注射局部镇痛药和可的松激素的混合药物以缓解疼痛。很少需要通过手术治疗去掉滑膜或修补肌腱。

按摩

手上涂镇痛类软膏（如万金油或类似药物），然后用力按摩臀外侧，或用空瓶子（如750ml左右的塑料饮料瓶子）装满水，在臀外侧滚动，每天按摩5~10分钟。

4.5 腓肠肌拉伤

腓肠肌急性拉伤或撕裂伤的定义是什么？

腓肠肌急性拉伤或撕裂伤是指小腿部位的腓肠肌的内侧（中间）肌肉突然受伤的现象。一般是由于踝关节突然拉伸，如脚尖突然用力等。腓肠肌主要有两部分构成，由跟腱将腓肠肌连接到根骨上。在跟腱与肌腹混合的地方很容易发生肌肉损伤。

肌肉拉伤的临床症状轻重不一。有的症状会非常轻微，中度症状的患者只能踮着脚尖向前跛行，而症状严重时，患者根本没办法走路。

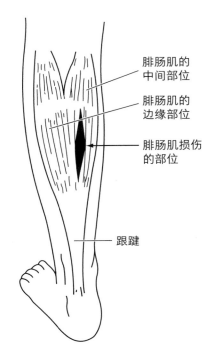

腓肠肌的中间部位
腓肠肌的边缘部位
腓肠肌损伤的部位
跟腱

腓肠肌拉伤示意图

哪些人腓肠肌易拉伤？

中年男性或女性做一些超过腓肠肌负荷的活动时，易导致腓肠肌拉伤。过度劳动或锻炼也会发生腓肠肌拉伤，这是一种过度使用性拉伤，在中年人群中特别明显，特别是在玩网球的时候（称为"网球腿"），甚至是一些形体运动员也会发生腓肠肌拉伤。老年人也会发生腓肠肌拉伤，尤其是老年人走在高低不平的路面上时。

腓肠肌拉伤的症状有哪些？

急性腓肠肌拉伤当时的症状

腓肠肌急性拉伤时，患者会感到小腿部突然出现非常剧烈的针刺疼痛感或撕裂感，然后会感到拉伤的腓肠肌部位有烧灼伤。

腿部的力量会突然丧失，患者可能会突然摔在地上。

腓肠肌急性拉伤后一段时间的症状

- 根据腓肠肌急性拉伤的程度，疼痛程度不一，有轻微疼痛，也有剧烈疼痛。
- 脚后跟无法着地。
- 踮起脚尖走路可以减轻疼痛。
- 拉伤的腓肠肌会出现肿痛和变硬的症状。
- 拉伤的腓肠肌部位可能会有瘀青。

注意：任何拉伸腓肠肌的动作都有可能会引起疼痛。

导致腓肠肌拉伤的原因是什么？

腓肠肌拉伤是由于腓肠肌突然被过度拉伸所致，例如，患者从站立姿势突然足部抬起。患者打网球时，突然向前扑或由下蹲姿势突然向前扑或类似的动作都可以导致腓肠肌急性拉伤。

腓肠肌拉伤可能会给患者带来哪些危害？

腓肠肌拉伤不是个严重的问题。不需治疗，如果护理恰当，一般会痊愈。腓肠肌的痊愈部位会形成瘢痕组织，使肌肉的收缩能力下降。如果有瘢痕组织的腓肠肌被过度拉伸，可能会导致腓肠肌反复性拉伤。

腓肠肌拉伤的治疗方法有哪些？

腓肠肌拉伤时的紧急治疗方法

- 腓肠肌拉伤的48小时内，应采取RICE（休息、冰敷、按压及将腿部抬高）方法进行治疗。
- 腓肠肌拉伤后，立刻冰敷，冰敷时间为20分钟。如果患者清醒，每2小时冷敷一次（冰袋外边可包裹上绷带）。

- 从脚趾到膝关节下方均要使用弹性较好的弹力绷带，或是直接将弹力绷带包裹在腓肠肌上。
- 对于更严重的腓肠肌拉伤，患者需要使用拐杖。
- 每隔4~6小时患者就可以服用对乙酰氨基酚来缓解疼痛。
- 在腓肠肌拉伤的前几天，不要做增加血流的活动，如洗热水澡、腿部揉搓、按摩及举重类的活动。

腓肠肌拉伤续后的治疗方法

- 腓肠肌拉伤48小时后，患者可以开始活动，如走路。
- 如果疼痛不严重，可以正常地使用腿部，即患者可以正常走路。人们一般能很快地从腓肠肌小的撕裂伤中恢复。
- 腓肠肌拉伤后的3~4周内，活动量要适量减少。
- 走路时，两脚后跟均抬高有利于缓解腓肠肌拉伤后的不适感。

运动

- 尽可能早的开始动作较温柔的拉伸运动，力度不要太大，腓肠肌感到紧张即可。

物理治疗

理疗师可能会指导患者做一些动作较轻微的拉伸性按摩，然后再让患者逐渐增加运动量。

4.6　腕管综合征

腕管综合征的定义是什么？

腕管综合征是指一个非常大的神经——正中神经——通过腕关节部位的腕管时，由于正中神经受到挤压，引起手部疼痛的症状。

腕管是由强韧的膜在一组腕骨形成的拱形状自然结构内形成一种管状结构。这个膜形成管状结构的目的是让很多肌腱、动脉、神经从腕骨中有序地通过。如果这个膜增厚，就会加大对肌腱、动脉、神经等的压力，尤其是会对感觉神经造成挤压。

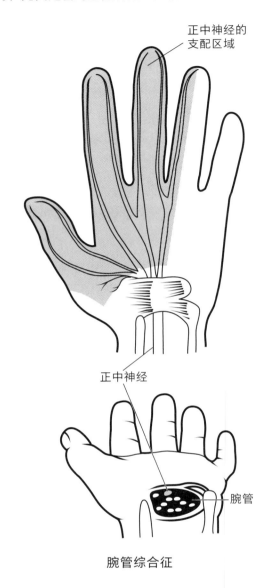

腕管综合征

哪些人易患腕管综合征？

腕管综合征是一种非常常见的疾病，尤其是中年女性和怀孕的女性易患腕管综合征。一般认为腕管综合征是由于体内激素水平变化引起，激素变化可能引起腕管部位的膜增厚及腕管部位的液体增加。做体力活动较多的人群（如农民）易患腕管综合征。有时，某些疾病（如类风湿关节炎）也有可能引起腕管综合征。腕管综合征有家庭聚集性。

腕管综合征的症状有哪些？

腕管综合征的症状是手的大部分出现针刺疼痛感和处于麻木状态。疼痛感可能会从腕部放射到上肢部位。可能会受累一只手或双手。手部的疼痛感和针刺感通常在晚上会加重，这种疼痛感和针刺感会导致患者从沉睡中醒来。可以将疼痛感和针刺感的手放到床边，然后甩手、摇手或者搓手都能够缓解这些不适感。温度较高（如将手放到温暖的被窝中或用热水洗手）可能会加重手部的疼痛和针刺感。手部肌肉无力是很常见的。

正中神经传导的诊断判断方法有哪些？

有时，正中神经是否受到压迫没办法明确地诊断出来，因此需要特殊的仪器来确诊正中神经是否受到压迫（尤其是正中神经是否受到损伤）。

腕管综合征可能会给患者带来哪些危害？

腕管综合征不是个很严重的问题。如果腕管综合征不进行治疗，可能会导致正中神经支配的拇指、示指和中指发生麻木、功能永久性受损及功能下降。

腕管综合征的治疗方法有哪些？

有时，腕管综合征不需要治疗就会自然而然地痊愈，而对于某些人来讲，则需要口服药物才能够缓解症状。对于怀孕的女性来讲，晚上用夹板固定腕部有利于缓解腕管综合征的相关症状。孩子一旦出生后，怀孕女性的腕管综合征相关症状就会自然而然地消失，不需要进行治疗。晚上用夹板固定腕部能够有效地缓解症状，尤其适用于年龄稍微大的人群。

如果可能，让手掌休息4周对腕管综合征会很有帮助，所以值得一试。

向腕管注射可的松激素能够在很大程度上缓解腕管部位的不适感，而且效果的持续时间也较长，这种治疗方法尤其适合类风湿关节炎引起腕管综合征的患者。

但是，大部分腕管综合征患者需要做一个小手术缓解正中神经的压迫症状。手术方法是将腕管上强韧的膜切开，腕管内的空间就会大大增加，就会缓解腕管内正中神经的压迫症状。手术的效果非常好，做完手术后，症状就会立刻缓解。

4.7 拇指腱鞘炎

拇指腱鞘炎的定义是什么？

拇指腱鞘炎是指拇指的腱鞘发生炎症的现象。拇指腱鞘炎受累的拇指腱鞘主要是支配拇指的向外动作（离开手部），这些动作包括伸开手掌将较大的物品搬起来。瑞士的外科医生福力兹·德·奎尔万（Fritz de Quervain）首先对拇指腱鞘炎进行介绍和描述，因此拇指腱鞘炎又称为德奎尔万病。

拇指腱鞘炎又称为洗衣女病，因为在过去，拇指腱鞘炎在洗衣女及拧衣服的女性中很常见。拇指腱鞘炎也称为移民女工拇指病，是因为很多移民女性在工厂的装配线上用钉枪从事相关工作，这些女性很容易患拇指腱鞘炎。

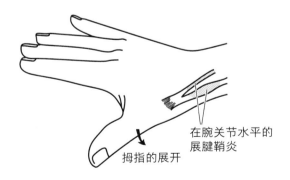

拇指腱鞘炎的部位

导致拇指腱鞘炎的原因有哪些？

导致拇指腱鞘炎的原因是拇指的展腱鞘受到过度的摩擦和刺激所致。

刺激导致腱鞘外层的组织（相当于胳膊外面的袖子）水肿，使腱鞘的移动更加困难，这样就导致腱鞘水肿和变形。

哪些人易患拇指腱鞘炎？

• 任何成年人都有可能患拇指腱鞘炎，但是一般多见于中年人，一般是40～50岁的中年人最容易患拇指腱鞘炎。

• 长时间从事快速重复性工作的人群易患拇指腱鞘炎，例如，在装配线上使用钉枪的工作人员，尤其是那些不习惯该工作的工作人员。

• 长时间用手洗大量衣服的工作人员。

• 长时间从事用拇指发力的重体力劳动的工作人员。

拇指腱鞘炎的症状有哪些？

• 在腕部的拇指侧的疼痛会越来越严重。

• 患者伸展拇指时会感到疼痛，尤其是向外展开拇指时。

• 使用大拇指和手部时，疼痛会加剧，尤其是用手抓着物品和转动腕部时。

• 腕部运动时，患者会感到疼痛。

• 患者捏东西时，会感到疼痛。

• 患者会有写字困难的症状。

• 疼痛开始于腕部，可能会放射到前臂。

• 有时在使用拇指干活时，患者会感到拇指部位有"较硬"的摩擦感觉和声音。

• 偶尔展开拇指取一些东西时，尤其是展开拇指的动作，患者会感到有些卡。

• 因为拇指和手腕疼痛、肿胀，所以活动困难（如用手捏某个东西时）。

如何诊断拇指腱鞘炎？

医生根据患者拇指的展开功能确诊拇指腱鞘炎，也可以用超声检查帮助做出诊断。

拇指腱鞘炎的治疗方法有哪些？

• 减少或避免从事使拇指压力增加和紧张的工作，从而缓解拇指腱鞘炎的症状。

• 医生会建议你用夹板将拇指固定至少4～6周，

使拇指得到休息，从而缓解症状。你可以定制一个夹板，将拇指和手腕固定，不让拇指和手腕活动。

• 患者可以口服抗炎药物来减轻炎症症状，进而缓解疼痛。

• 在腱鞘周围的空间内注射氢化可的松，通过减少腱鞘周围的炎症和肿胀，减轻拇指腱鞘炎的症状。

• 有的患者尽管仍然从事正常的日常活动，但是，拇指腱鞘炎的症状会自己缓解。

• 如果患者症状严重，采取上述措施后，症状仍然没有得到明显改善的时候，就需要通过手术方法来改善症状。

4.8　膝关节运动

膝关节部位的运动锻炼是为了帮助股四头肌较弱的人增强功能。任何膝盖问题尤其是髌骨的问题（膝盖）都有可能引起股四头肌功能衰退。膝关节发生问题后，膝关节的肌肉和发达的股四头肌（用于走路、爬楼梯和跑步）的收缩功能就会衰退，膝关节的功能进而也会衰退。如果经常做锻炼，一天做几次锻炼，膝关节以及膝关节肌肉和股四头肌的收缩力就会加强，且稳定性也会增强。做练习1和其他3项练习中的任何一个就足以使膝关节以及膝关节肌肉和股四头肌的强度和稳定性恢复到正常状态。

动作1：提高股四头肌紧张度

要垂直地坐在沙发上，腿向前伸直。缓慢地、下意识地将膝关节伸直，从图示中可以看出，动作从（b）的放松位置变换到（a）位置，从而收紧腿部的肌肉；然后将膝关节用力恢复到原来的位置（b）。然后数2下，再彻底放松肌肉。你可以每天这样做几次，直到把这种训练变成一种习惯。

当你处于站姿或坐姿时，同样可以训练加强股四头肌力量的锻炼。也可以试着整个人仰躺着，将大腿向上抬起3cm远离地面，然后再缓慢放下。

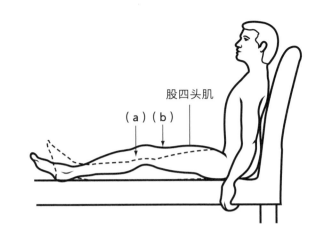

股四头肌

（a）（b）

动作2：抬腿

从训练1的位置开始训练，将膝盖伸直，然后将整条腿向上抬升，抬升到位置（a），向外伸展到位置（b），然后向中间运动，到达中间位置后，继续运动，到达图中的位置（c）后将腿放下，放在位置（d）休息。

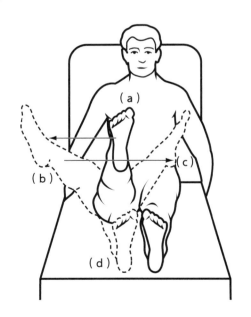

（a）

（b）

（c）

（d）

动作3：腿部交替伸直弯曲

坐在沙发上的边缘，膝盖下垫上一个垫子，腿部要自然下垂（a）。然后将其中一个膝盖的绷直（b），与此同时另外一个膝盖要弯曲，使其腓肠肌紧紧地靠住沙发（c）。然后，再缓慢而下意识地改变位置使弯曲的膝盖变直，而另外一个伸直的膝盖要弯曲，使其腓肠肌紧紧地靠住沙发。

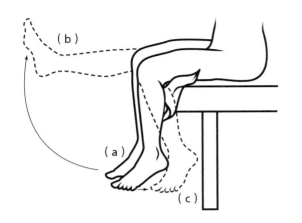

动作4：空中骑自行车

平躺，臀部和膝盖弯曲，然后用腿部做骑自行车运动。老年人和腰痛的患者谨慎做此动作。

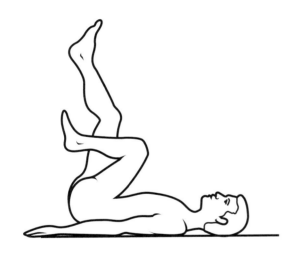

4.9　腰部运动

腰部运动的目的是加强支撑脊柱的多种肌肉的收缩力，尤其是加强腹部肌肉和脊柱的伸肌。

脊柱和腹部的肌肉对脊柱的支撑作用比其他支撑物的支撑作用要重要得多。如果你有慢性背部疼痛的问题，可以做腰部运动。坚持运动3个月后，就可以大大缓解背部疼痛的症状。

腰部运动指导原则

• 要在垫子上或铺有较厚毛毯的地板上进行腰部运动。

• 腰部运动每天要至少2次，每次不少于5分钟。

• 每个动作之间要适当休息。

• 6个腰部运动动作，能够做到2～3个就足够了。

• 不要使自己过度劳累。

• 腰部运动开始时可能会有点不舒服，所以开始时运动量不宜过大，只需重复2～3次即可。

• 如果锻炼时发生疼痛与某个动作有关，就停止锻炼。

随着肌肉伸展能力和肌肉收缩能力的增强，腰部运动将会更加自然、享受和愉快。

用夹板固定腰椎

通过使用腹部和脊柱周围的肌肉学会保持腰椎在一个固定的位置，这是锻炼腹部肌肉和脊柱周围肌肉的好办法。

• 平躺，一只手置于颈部下方，两侧膝盖要弯曲。

• 收腹，轻轻抬起臀部，腰部着地，保持这个姿势数到6，然后放松。这个动作重复10次。

注意：游泳是改善腰部功能的理想运动。

动作1：后仰

站直，两脚分开，宽度与肩膀宽度一样，手放在腰部，手指指向后方。缓慢地吸气、呼气。呼气后，尽量向后弯曲，弯曲的过程中，要注意手要一直放在腰部，腿要绷直。保持腰部弯曲的姿势5秒，然后恢复到开始的姿势。这个动作重复5次。

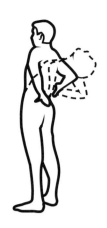

动作 2：仰卧单腿抱膝

平躺，一条腿弯曲，用手抓住膝盖的下方位置，头部向前弯曲，使前额接近膝盖，保持这个动作 5 秒。然后用另外一条腿继续进行练习。

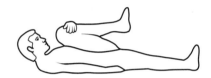

动作 3：抬腿

平躺，将一条腿部完全伸直，尽量使其抬高，然后另一条腿重复这个动作。重复这个练习直到稍微感到疼痛即可。

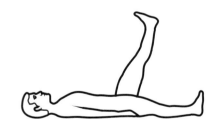

动作 4：直腿摆动

平躺，双臂展开，尽可能将一条腿抬高，抬高的过程中要保持腿部绷直。然后将绷直的腿从一侧摆到另外一侧，要摆动到你摆动腿的那侧腰部感到疼痛，对改善腰部疼痛症状非常有效。然后保持这个动作 5 秒。重复 5 次。

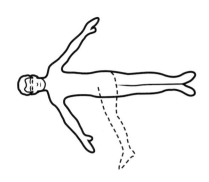

动作 5：双腿滚动和单腿扭转

（a）双腿滚动：当你做这项练习时，让其他人压住你的肩部，效果会更好。平躺，两腿悬空，然后两腿左右滚动。滚动到一侧时，保持 5 秒，然后滚到另外一侧，保持 5 秒。重复这个动作 5 次。

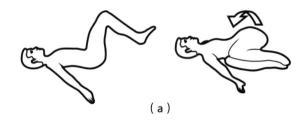

（a）

（b）单腿扭转：将腰部疼痛侧的腿进行弯曲，然后将腿扭转到对侧，头扭转的方向与腿扭转方向相反。可以用手加强将腿扭转到对侧的力度。

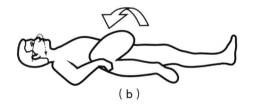

（b）

4.10　颈部运动

如果你有颈部疼痛和僵硬的问题，就需要做颈部运动，缓解颈部疼痛和僵硬等不适感。因为做颈部运动能够缓解颈部僵硬的关节（颈部共有 35 个关节）以及加强颈部控制运动的肌肉的收缩力。

如果某项运动或某个动作会导致疼痛，你就应该停止该运动。在运动前，要保持头部在中间的位置上，同时要收下巴。

每天做颈部运动 2～3 次。早起就可以做动作 1 和动作 2。你可以在任何地方（例如，可以在办公室，或是在车里，遇到堵车时）做颈部练习（除了练习 4）。

动作 1：颈部扭转

平躺在床上或地板上等表面较稳的平面上，然后用力扭动颈部（动作不要太快）到一侧，保持 3 秒，然后将头部扭到另外一侧。重复上述动作 5 次。

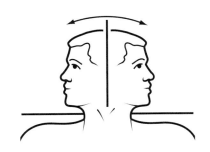

动作 2：头部按压手部

平躺，将两手放到头部下方，十指交叉，两前臂紧贴头部。然后头部使劲向下压交叉的十指，放松。重复上述动作 5 次。处于坐姿时，也可以做该项练习。

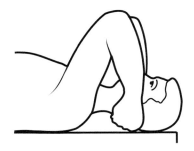

动作 3："鸟式动作"

坐直，收下巴，向前伸下巴，往回收下巴，其动作与鸟的动作很相似。可以重复该动作 5 次。

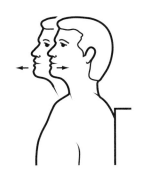

动作 4：抵抗侧弯

侧卧，将头部放置在较小的、结实的枕头上。头部和颈部应该在一条直线上。深吸一口气，屏气，使劲向下压枕头，持续时间为 7 秒，然后呼气，放松。重复上述动作 3 次。如果该侧感到疼痛时，就用另外一侧侧卧，重复此动作。

做此动作时，侧卧的位置应该是你颈部疼痛的那侧，这一点非常重要，这样有利于缓解颈部的疼痛。

此动作可以用来做俯屈（面部朝下）、拉伸（仰卧）和旋转（仰卧）练习。

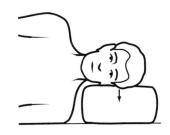

动作 5：抵抗颈部侧弯

坐直，收下巴，保持颈部直立。右手抓住头部左侧，且右手位于左耳上方（左侧颈部疼痛，就做该练习，其动作如下图所示），将左手位于背后。向下压头部，直至头部感到不适。然后深吸一口气，屏气，头部抵抗右手的按压 7 秒（身体有向左运动的趋势）。呼气，放松，用左手按压头部右侧，练习方法同上。重复 3～5 次（如果右侧颈部有问题，就用左手按压头部右侧）。

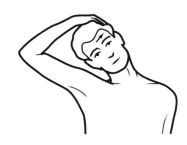

动作6：抵抗颈部旋转

在椅子上坐直，收下巴，颈部向左侧扭转，直至颈部不适。将右手放置颈部的后部，左手放置在下巴处（左侧颈部有问题就做该练习，其动作如下图所示）。然后深吸一口气，头部用劲向右侧扭转，这时右手用劲抵抗头部向右侧扭转的动作。放松、呼气，适当用劲扭转头部向左侧。重复3～5次（如果右侧颈部有问题，就把左手放置颈部的后部进行训练）。

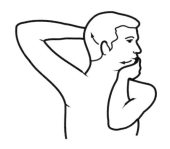

4.11　肩部运动

肩部疼痛和肩部活动受限主要是由于肩部主要关节的肌肉或肌腱发生炎症所致。肩部或肩部的主要关节肌肉或肌腱的炎症可以自己痊愈，但是痊愈的过程很缓慢。肩部疼痛可能会导致肩部活动受限。但是随着肩部活动，肩部活动受限的问题会得到缓解。该项运动就是用来缓解肩部活动受限问题的。

动作1：上肢旋转

首先身体一侧向前弯曲，上肢自然下垂，做顺时针和逆时针的旋转运动。

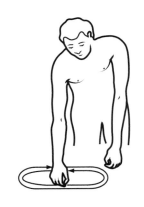

动作2：肩部拉伸

患侧肩部的手指横跨胸部接触对侧的肩部，用指尖接触对侧的肩部（a），用健侧的手部轻轻地向上按压患侧的上肢肘部至肩膀（b）。

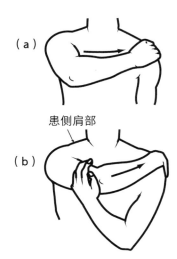

动作3：肩部向后伸展

将两手交叉放于脑后，向后伸展两个肘部。你可以站立或仰卧做肩部向后伸展训练。

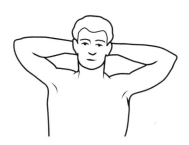

动作4：双上肢上下摆动

平躺，五指并拢弯曲，掌面朝上（a）。用健侧的上肢将患侧的上肢抬起，使患侧手掌到达头部上方

（b）。将上肢返回到原位（a），再次用健侧的手将患侧的上肢抬起，进行训练。

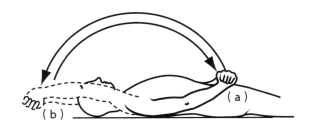

动作5：用毛巾摩擦背部

当肩部疼痛或僵硬缓解后，可做该项动作。将毛巾放置到健侧肩部，用健侧的手抓住身体前面的毛巾一端，用患侧的手抓住身体后面的毛巾另一端。然后，拉动毛巾，就像是擦干背部的动作。

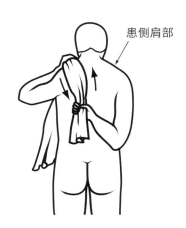

患侧肩部

4.12　胸椎运动

胸椎疼痛

取坐位时，背部弯腰时间较长的人，尤其是学生和打字员，很容易发生背部胸椎疼痛问题。长时间抱东西或举东西的人群（如哺乳期的女性）也容易发生背部胸椎疼痛的问题。胸椎疼痛的症状包括肩胛骨之间的部位疼痛（典型的症状）及可能发生深度呼吸困难。有时患者胸前部可感觉疼痛。

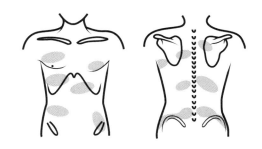

胸椎疼痛的部位分布图

有两大原因可导致胸椎疼痛。

- 姿势不佳导致的脊椎韧带发生持续性过度紧张。
- 肋骨与脊柱连接部位的关节发生僵硬或关节出现增生等——通常是由于各种损伤所致，包括持续性的上举动作以及摔倒导致的外伤等。

如何预防胸椎疼痛？

采取良好的姿势可以有效地避免与预防胸椎疼痛。

- 保持头部直立的姿势。
- 做扩胸运动——每天要尽量多地做扩胸运动。
- 上班取坐位时，要注意姿势。椅子的后背要结实。

运动

选择至少2个适合自己的动作来缓解胸椎疼痛，每天训练2~3次，每次的运动时间大约为5分钟。

动作1：肩部收缩

取站位或坐位，将两手向后摆动的同时，使头部向后伸展，使两肩胛骨并拢。

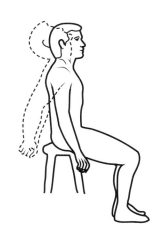

动作2：背部弯曲

取俯卧位，尽量向上提升肩部，保持这个姿势10秒，然后放松。

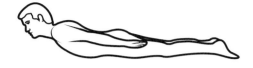

动作3："海豹"训练

取俯卧位，提高腰部，双手撑地，然后左右摇摆躯干，使背部有紧绷感。

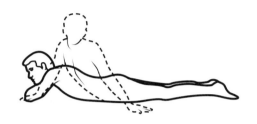

动作4：扫帚把拉伸与扭转

将一个长棒子（如扫帚把）置于颈后，抓住棒子两侧（如下图所示），然后最大程度地左右扭转身体。此动作是锻炼上侧背部最好的练习方法。

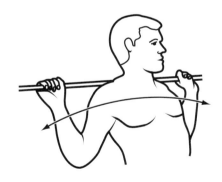

动作5：背部拉伸

像猫一样拉伸背部，向腹部弯曲，如图所示（a）。用膝盖和肘部支撑你的身体。如果你需要锻炼脊柱的上半部分，你需要将肘部向前移以及胸部向下移（b）。如果你需要锻炼背部的下半部分，即腰部，用膝盖和手部做该项练习。吸气时，隆起背部，使劲呼气时，压低背部。

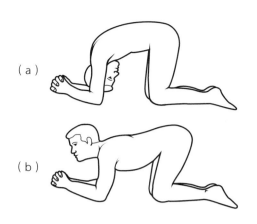

4.13　纤维肌痛综合征

纤维肌痛综合征的定义是什么？

纤维肌痛综合征是指主要累及机体软组织（肌肉、肌肉包膜及韧带）的慢性疼痛。主要覆盖从颈部到膝盖的较广范围。过去纤维肌痛综合征又被称为纤维组织炎和软组织风湿病。纤维肌痛综合征的一个特征是，不是急性疾病，而是慢性疾病，这就意味着纤维肌痛综合征的持续时间至少为3个月。纤维肌痛综合征经常断断续续发作，通常会持续几年。每一个患有纤维肌痛综合征的患者都有自己的一系列症状。

导致纤维肌痛综合征的原因有哪些？

导致纤维肌痛综合征的原因不明。现在所知的是中枢神经系统产生的某些化学物质到达软组织，使这些软组织对疼痛的敏感性增加。某些不容易发现的严重疾病、外伤及其他损伤不会引起纤维肌痛综合征。纤维肌痛综合征具有遗传倾向。

血液检查和X线检查经常是没有诊断帮助的。

哪些人群易患纤维肌痛综合征？

各种类型的人群都有可能患有纤维肌痛综合征，这个病影响了全球2%～5%的人口。一般是30～60岁的人群易患纤维肌痛综合征，尤其是30多岁和40多岁的人。女性发生纤维肌痛综合征的风险是男性的6倍。

纤维肌痛综合征常见的症状有哪些?

• 如图所示的部位会发生疼痛,尤其是颈部、肩部和背部。

• 如图所示的部位会发生僵直,并且在胳膊和腿上有刺痛。

• 如图所示的部位一碰就会发生疼痛,称之为"激发点"。这些部位对触碰、冷热都非常敏感

• 容易疲惫。

• 睡眠有困难。

• 对纤维肌痛综合征会产生各种不良的情绪反应。

注意:人与人之间的疼痛程度不同,以及某个人在不同的时间段疼痛程度也会不同。

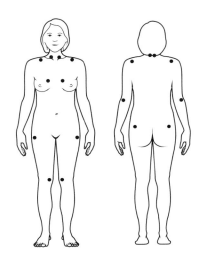

纤维肌痛综合征疼痛的常见分布点

加重纤维肌痛综合征的危险因素有哪些?

• 压力大。

• 疲劳和工作负担过重,包括重体力劳动。

• 环境湿冷。

• 活动量过大。

• 其他肌肉骨骼疾病如类风湿或骨关节炎。

纤维肌痛综合征预后怎样?

纤维肌痛综合征虽然可能会比较严重,而且持续的时间较长,但是纤维肌痛综合征经常可以得到缓解。某些人的纤维肌痛综合征不需要治疗就可以自然缓解。而某些人则会反反复复,在很长时间内病情时而加重

时而缓解,甚至在几年内都是这种情况。纤维肌痛综合征虽然会使患者感到很不舒服,但是这种疾病不会对患者的生命造成威胁。患者应对纤维肌痛综合征的比较好的方法,就是像应对耳鸣(耳朵内经常有响动)那样应对纤维肌痛综合征。当一个人忙着做其他事情时,就会被那些有趣的事情分散注意力,纤维肌痛综合征就不会那么明显,患者也就不会感觉到不适。

纤维肌痛综合征的治疗方法有哪些?

有很多治疗纤维肌痛综合征的方法,但是没有一种能够专门针对纤维肌痛综合征特别有效的方法。纤维肌痛综合征治疗的目标是缓解疼痛和僵直症状的自我管理。建议是不要采用多种治疗方法进行治疗,尤其是物理疗法并不能够很有效地缓解症状。

自我治疗方法

患者自己应当尽量了解能够加重纤维肌痛综合征的病情的因素(如压力增加、情绪化、运动量较大及劳累等),然后尽量避免暴露于这些危险因素。可以尝试一些适合患者自身的方法缓解纤维肌痛综合征的症状。

• 患者要暴露于比较热的环境当中,例如,患者可以泡热浴、洗热水澡、用热水袋或用热水敷纤维肌痛综合征的部位,缓解纤维肌痛综合征的症状。

• 放松疗法。

• 做一些较愉快的事情分散注意力,使患者自己不要太关注纤维肌痛综合征。

• 做练习,能够非常有效地缓解纤维肌痛综合征。

• 与姿势有关的练习(例如,瑜伽、太极等运动)。

• 水疗法。

某些膳食疗法的疗效还未证实,但是患者应当避免一些干扰睡眠的物质,例如,咖啡因和酒精等。

支持疗法

大部分纤维肌痛综合征患者需要做放松练习项目以及康复练习项目,才能有效地缓解纤维肌痛综合征症状,如走路、游泳和骑自行车运动等。经验丰富的治疗医生能够帮助纤维肌痛综合征患者出色地完成这些项

目。纤维肌痛综合征患者参加纤维肌痛综合征的相关性组织有利于患者完成放松练习项目及康复练习项目，从而有效地缓解纤维肌痛综合征地相关症状。

药物治疗

现在单靠一种药物不能够有效地缓解所有患者的纤维肌痛综合征症状，但是，根据患者自身的情况，可以通过使用多种药物来缓解症状。医生可能会根据你自身的情况开某些药物来缓解症状。

4.14　痛风

痛风的定义是什么？

痛风是关节炎的一种，由尿酸结晶在足部、手部关节以及某些大关节部位沉积导致。这些关节附近的组织会发生炎症，然后炎症会触发这些关节部位比较敏感的神经末梢，引起关节部位的剧烈疼痛。

尿酸是机体产生的一种废物，主要来源于含有嘌呤的蛋白质的降解。尿酸一般随着尿液排出体外。如果肾脏不能够有效地处理体内的尿酸，就会造成尿酸在体内积累，引起痛风。

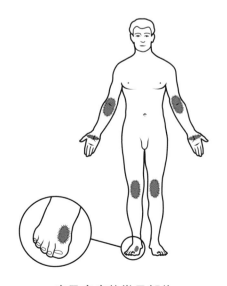

痛风疼痛的常见部位

痛风的症状有哪些？

痛风的主要症状是剧烈疼痛。疼痛的部位常见于手部或足部，尤其是踇趾的根部。有时候，痛风会累及其他关节，如肘关节或膝关节等。

疼痛通常是没有预警的突然发生，痛风通常是在早晨发生。疼痛发生时，关节疼痛非常严重，严重到关节无法承受床单的重量。受累关节的皮肤经常会发生红肿、发亮和皮肤干燥等。痛风第一次发生时通常只会累及一个关节，持续时间为几小时到几天，通常是2～3天。持续的时间与采取治疗的开始时间有关。有些人一生中仅仅只发生一次痛风。

哪些人群易发生痛风？

几乎每个人都有可能发生痛风，因为所有的人都有可能产生大量的尿酸，超出肾脏处理的能力。但是，痛风明显具有遗传倾向，而且男性更容易发生痛风，尤其是年龄在30～60岁的男性。

它是人类已知的最古老的疾病之一，一些著名的受害者包括亚历山大大帝、忽必烈、米开朗基罗、马丁·路德·金、艾萨克·牛顿、亨利八世、约翰·韦斯利、弗朗西斯·培根和本杰明·富兰克林都曾被痛风困扰。

哪些因素可能会增加痛风的风险？

与人们想象或认为的不同，年龄大或暴饮暴食不一定会导致痛风的发生。过度热衷于营养丰富的食物及大量饮酒可能会使那些患痛风的高危人群发生痛风。肥胖和高血压会增加痛风的发病风险。某些药物，尤其是利尿剂（液体型的药物）、受伤、手术、脱水、节食和饥饿都会增加痛风的发病风险，但是大量饮酒（尤其是啤酒和红酒）是导致痛风的主要危险因素。

痛风可能会给患者带来哪些危害？

痛风是一种可以治愈的疾病。如果不进行治疗，会引起肾脏方面的疾病，如肾结石。

痛风的治疗方法有哪些？

急性痛风发作的治疗方法

急性痛风发作时，越早治疗，效果越好。急性痛风发作，需要及时联系医生，以便采取最恰当的治疗方法（秋水仙碱或者其他的抗炎药物）和使用合适的镇痛药物。急性痛风发作时，不建议服用阿司匹林缓解症状。

急性痛风发作时，卧床休息对于有效地缓解症状很重要。热敷或冰敷痛风累及的关节能够在某种程度上缓解痛风症状。使用床上支架或类似的物品将床上用品支起来，减轻床上用品对足部的压力。

由于痛风的发作可能只会发生一次，根据"治疗适当原则"，除了采取上述措施，不需要采取进一步的治疗措施。如果痛风反反复复发生，就需要服用药物来防止痛风的发生，也许需要终身服用药物。

治疗原则

应当做

- 限制富含嘌呤食物的摄入，尤其是内脏食品（如肝脏、脑部、肾脏及羊或牛的胸腺等）、海鲜食品以及罐装鱼类（如沙丁鱼、凤尾鱼及鲱鱼）、野味和猪肉等。
- 减少酒精的摄入量，尤其是啤酒和红葡萄酒。
- 减少或停止摄入蔗糖、含有果糖的碳酸饮料和果汁。
- 正常饮食，膳食要营养均衡。
- 要大量饮水，每天要至少摄入 2L 水。
- 保持理想体重，不要突然节食。
- 要穿合适、舒服的鞋。
- 要经常进行锻炼。

禁止做

- 睡觉时考虑令人烦恼的事情。
- 运动锻炼过度。
- 过度暴露于寒冷环境。
- 大量饮酒（经常性的大量饮酒，已经形成习惯，如一天的饮酒量达到标准量的 2 倍）。
- 喝碳酸饮料和含有大量糖分的饮料，以及含有果糖的果汁。

4.15　股后肌群肌肉受伤

股后肌群的定义是什么？

股后肌群是指位于大腿后方的收缩力较强的肌肉群。运动员的股后肌群发育得非常好。股后肌群包括半腱肌、半膜肌、股二头肌。肌肉必须通过跨过关节方式相互连接，才能具有相应的功能，使得关节能够伸展和弯曲。大腿部位的相关关节是指髋关节和膝关节。

股后肌群中 3 种肌肉向上附着于骨盆中的突出部位——坐骨结节。坐骨结节可被称之为"臀部骨头"，这是因为你可以在臀部的下方感觉到坐骨结节。坐骨结节下方的两个附着点是肌肉的肌腱附着在胫骨和膝关节下方腓骨的两个部位。股后肌群的功能是在人们在走路或者跑步时，使腿部向后弯曲，推动机体向前运动。人们是通过髋关节的伸展运动来实现走路或跑步的。股后肌群的另外一个主要功能是使膝关节弯曲。

股后肌群通常会发生哪些类型的损伤？

当肌肉过度拉伸时，就会发生从轻度拉伤到肌肉完全撕裂伤的损伤。大部分情况下，股后肌群常见的受伤部位是肌肉肌腱复合体处——肌肉和肌腱的连接处。

股后肌群受伤类型主要如下。

- 1 级——轻度拉伤。
- 2 级——肌肉肌腱复合体处的中度拉伤。
- 3 级——肌肉的完全撕裂伤。

在某些情况下，拉伤可能使肌肉和肌腱从骨头上撕裂下来，损伤通常是在坐骨结节部位的撕裂伤。这种撕裂伤可能导致骨头的某个部分从骨头上分离出来。

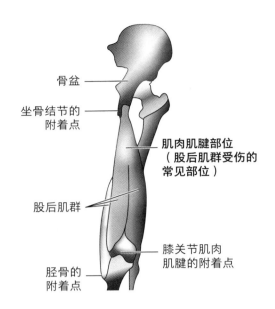

骨盆

坐骨结节的
附着点

肌肉肌腱部位
（股后肌群受伤的
常见部位）

股后肌群

膝关节肌肉
肌腱的附着点

胫骨的
附着点

显示股后肌群受伤部位的后视图

哪些运动可能会导致股后肌群受伤？

　　涉及跑步的任何运动都有可能会经常引起股后肌群受伤。肌肉过度拉伸或人们跑得太快时（如全速奔跑，跑步时向前倾倒，以及其他形式的全速移动等），都会拉伤肌肉。较常见的一个例子就是，在跑步的过程中捡球就会引起股后肌群拉伤。

导致股后肌群拉伤风险增加的因素有哪些？

- 运动前未充分热身。
- 年龄增长。
- 股后肌群曾经受过伤。
- 肌肉的柔韧性较差。
- 坐骨神经上的压力较大（如腰椎间盘突出）。
- 在奔跑的过程中肌肉由于压力过大，引起肌肉疲劳。

股后肌群拉伤的症状有哪些？

- 股后肌群拉伤时，大腿后方会突然发生剧烈的疼痛或刺痛（疼痛程度根据损伤的程度）。
- 肌肉在拉伸或运动时会有疼痛感。
- 碰触受伤区域时有疼痛感。
- 受伤区域有肿胀和淤青的症状。
- 患者会出现跛行。

　　患者出现股后肌群拉伤时，可能能够继续活动，也有可能无法继续活动。

股后肌群拉伤的治疗方法有哪些？

　　大部分股后肌群拉伤可随着时间的推移自然痊愈。但是，如果想尽快恢复股后肌群拉伤，使其在较短的时间内恢复到完全正常的状态，就需要专业治疗医生指导，进行针对性的康复训练。运动员股后肌群拉伤后，进行的康复治疗就是以快速完全康复为目标的。

　　股后肌群拉伤后，立即开始治疗很重要，尤其在受伤发生的48小时内开始治疗。治疗方法是服用镇痛类药物缓解疼痛以及使用拐杖，避免对肌肉造成进一步或者程度更严重的损伤。避免洗热淋浴、热水泡澡、按摩、饮酒及过度运动。

　　股后肌群拉伤治疗应当遵循"RICE基本原则"，其原则如下。

　　Rest（休息）：患者一旦发生股后肌群拉伤，就应当停止活动，立即休息。

　　Ice（冰敷）：患者发生股后肌群拉伤后，可用冰袋冷敷拉伤部位。在患者股后肌群拉伤后的前2~3天内冰敷，每隔3小时敷一次，每次20分钟。

　　Compression（按压）：用弹性绷带紧绷受伤部位以减少受伤部位的出血。

　　Elevation（抬高）：抬高患侧腿。

　　患侧腿的早期活动对于股后肌群拉伤的早期恢复很重要。患侧腿的早期活动涉及在理疗师或内科医生的监督指导下，腿部开始轻微的拉伸运动，以及随后肌肉拉伸的训练。

　　如果股后肌群拉伤较严重，其严重达到3级，需要用特殊的方法进行外科手术修补。

　　股后肌群拉伤后会发生股后肌群的反复性拉伤，这种情况较常见，因此，接受专业化的康复很重要。股后肌群拉伤后康复，直至能够开始体育活动的时间长短不一，这与股后肌群拉伤程度有关。1级股后肌群拉伤需要的时间为1~2周，而3级股后肌群拉伤需要的时间是12周以上。

4.16　髋关节：骨关节炎

骨关节炎的定义是什么？

　　骨关节炎是一种关节退行性的疾病，随着年龄的增长，关节磨损增加，就有可能发生骨关节炎。随着年龄的增长，关节中骨头末端较为光滑的软骨（软骨可以保护骨头不受损伤）会逐渐磨损。软骨的过度使用、受伤或其他原因会造成软骨裂开或者软骨剥落。这时关节的接触面就会变得粗糙，关节就会变得僵直，然后就会发生炎症。当患者运动时，就会感到疼痛和活动受限。髋关节疾病最常见的形式就是骨关节炎。

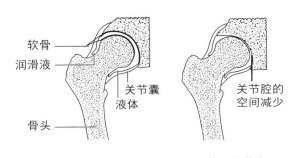

正常髋关节的正常解剖结构　　髋关节骨关节炎

髋关节是如何发生骨关节炎的？

　　髋关节发生骨关节炎最常见的原因是，随着年龄的增加，髋关节部位的软骨磨损增加，就会引起髋关节骨关节炎。但是，很多人根本没有意识到他们患有骨关节炎，因为骨关节炎的发生是一个缓慢逐渐的发展过程，这种骨关节炎称之为原发性骨关节炎。发生骨关节炎的另外一种情况是有髋关节病史或髋关节受伤的人群发生骨关节炎，我们将这种形式的骨关节炎称为继发性骨关节炎。一出生时髋关节就有问题的儿童，就容易患继发性骨关节炎。例如，儿童出生时髋关节发育不良且未进行充分治疗，先天性的髋关节脱位，股骨头坏死等。髋关节发生过骨折或出现过脱臼会增加患者早期髋关节骨关节炎的发生风险。

哪些人群易患髋关节骨关节炎？

　　年龄的增长会增加髋关节骨关节炎的发生风险，尤其是其他关节有骨关节炎或髋关节有过其他问题的人群。髋关节部位受到压力较大的人群，例如，从事重体力或从事体育活动项目的人群更容易发生髋关节骨关节炎。男性和女性都有可能会发生髋关节骨关节炎，且发生的风险无差别。超重或肥胖会增加髋关节骨关节炎的发生风险。一般在中年的时候会出现症状。

髋关节骨关节炎的症状有哪些？

　　• 髋关节骨关节炎刚发生时，会随着活动量的增加，疼痛加重，患者休息时，疼痛会缓解。

　　• 髋关节骨关节炎发展到后期，疼痛一般在晚上以及休息后发作。

　　• 髋关节会发生僵直，尤其是早上醒来起床的时候髋关节会出现僵直的问题。

　　• 髋关节骨关节炎会逐渐出现跛行。有的患者疼痛还不是很明显时，就已出现跛行。

　　• 髋关节骨关节炎患者通常感到腹股沟部位疼痛，但也有可能在膝关节（尤其是膝关节）、大腿或臀部感到疼痛。

　　患者刚开始发生髋关节骨关节炎时，关节僵直或疼痛可能会比较轻微，患者一般不会注意到。两侧髋关节都有可能发生骨关节炎，一侧髋关节先发生，另一侧髋关节随后发生。一般通过X线检查诊断髋关节骨关节炎。

髋关节骨关节炎可能会给患者带来哪些风险？

　　髋关节骨关节炎会影响患者正常行走，使患者上下楼梯发生困难及对患者其他的日常活动造成不利的影响。髋关节骨关节炎会增加患者摔倒的风险。患者需要决定是否需要做一个大手术来缓解上述的症状。

髋关节骨关节炎的治疗方法有哪些？

　　髋关节骨关节炎没有治愈的方法，但是有很多方法能使患者拥有正常行走的能力以及使患者能够自理。

膳食

超重者或肥胖者要减肥，保持理想体重，以减少髋关节不必要的磨损。

运动

注意充分休息与适当运动（如走路和游泳）。避免进行加重疼痛的运动。如果疼痛较为严重，建议休息。

理疗

理疗有助于缓解大腿部位的肌张力，缓解髋关节僵直，维持患者正常行走的能力。水疗也有利于缓解髋关节骨关节炎病情。

行走的辅助工具

髋关节骨关节炎患者穿的鞋要合脚，走路时使用拐杖有利于减轻髋关节的压力，缓解髋关节疼痛。

药物治疗

髋关节骨关节炎患者出现疼痛时，建议患者服用对乙酰氨基酚进行镇痛。主治医生可能会为你开一些非甾体抗炎药。如果你有胃溃疡或消化不良的问题，要告知主治医生，因为非甾体抗炎药会加重胃溃疡或消化不良等胃部疾病。建议不要过量服用这类药物，服用的量能够缓解症状即可。某些患者可以短疗程的服用非甾体抗炎药，服用时间是2～4周，然后停止服用一段时间。当疼痛复发时可以再次服用非甾体抗炎药。现在新的非甾体抗炎药对胃部造成的不利影响较小。

手术治疗髋关节骨关节炎的效果怎么样？

某些患者疼痛非常严重或无法正常行走，而且保守治疗效果不佳时，可以考虑进行手术治疗。最常见的手术治疗方法是髋关节置换术。置换的材料越好、医生的经验越丰富，治疗效果越好。髋关节置换术现在已经非常成熟，大约90%的髋关节置换术非常成功。由于髋关节置换术的成熟，没有必要再继续忍受髋关节骨关节炎给患者带来的不适感。

4.17　膝关节前侧疼痛

膝关节前侧疼痛的定义是什么？

膝关节前侧疼痛是指膝关节的前侧部位——髌骨及髌骨周围出现疼痛。引起膝关节前侧疼痛的常见原因是髌骨软骨软化。髌骨软骨软化又称髌骨股骨综合征。髌骨软骨软化是一种较为轻微的疾病。其他原因也会引起膝关节前侧疼痛，但是髌骨软骨软化是引起膝关节前侧疼痛最常见的原因。同时，我们需要区别髌骨软骨软化与膝关节炎。髌骨软骨软化是涉及体育运动最常见的问题之一。因此，膝盖骨软骨软化又称"慢跑者膝盖""跑步者膝盖"或"骑自行车者膝盖"。

膝关节前侧疼痛是如何发生的？

导致膝关节前侧疼痛的基本原因是膝关节多次过度弯曲。例如，从事体育运动、爬楼梯过度及在丛林徒步旅行时，尤其是在高低不平的丛林中，膝盖会多次过度弯曲，最终引起膝关节前侧疼痛。膝关节前侧疼痛患者通常没有外伤史，但是可能会有摔倒时髌骨直接用力着地的经历。髌骨下方的软骨面过度磨损导致软骨软化、碎裂，有时伴有炎症。那些髌骨形状异常或髌骨位置异常的人发生髌骨软骨过度磨损的风险大大增加。

哪些人群容易发生膝关节前侧疼痛？

任何年龄的人群都有可能发生膝关节前侧疼痛，但是青少年和年轻人更容易发生。这个年龄段发生膝关节前侧疼痛与活动量较大有关。

膝关节前侧疼痛的症状有哪些？

膝关节前侧疼痛的主要症状是膝前方疼痛，有时在膝深部也有可能感觉到疼痛。疼痛是突然发生，然后逐渐加重。

患者进行下列活动时疼痛会加重。

- 上下楼梯时。

- 跑步时（尤其是下坡时）。

- 在崎岖不平的道路上走路时。
- 下蹲时。
- 久坐。

膝盖弯曲时，会经常听到开裂音（称为关节运动时骨摩擦音）、咔嚓声或发噔音等。有时，膝关节会脱位。膝关节发生肿胀的情况比较少见。

电影院膝

靠走道座位的人喜欢将腿伸到走道，当坐立较长时间后，弯曲膝关节，就会在膝关节感到弥散性疼痛，有时把这种现象称为"电影院膝"。

膝关节前侧疼痛预后怎么样？

膝关节前侧疼痛的预后非常好。患者只要根据医生比较简单的指导进行治疗，就可以完全康复。专业运动员如果想恢复到原来的运动水平，就需要更加专业的指导。一般不需要手术治疗。膝部X线检查结果通常是正常的。

膝关节前侧疼痛时的处理方法是什么？

处理膝关节前侧疼痛的关键方法是停止加重病情的各种活动，如跑步、骑自行车或过度爬楼梯、肌肉强度加强训练，尤其是股四头肌的训练。通过缠绕的方法、矫形器或矫正鞋来矫正髌骨或足部生物力学上的异常畸形，这对于缓解膝关节前侧疼痛很重要。主治医生可能会为你推荐运动方面的医学专家，帮助你恢复。

急性炎症

膝关节发生急性炎症时，休息和冰敷可以缓解炎症。有时急性炎症患者需要短疗程服用非甾类抗炎类药物。患者也可以选择服用阿司匹林或对乙酰氨基酚来缓解疼痛。

缠绕方法

如果髌骨不在中间位置，缠绕住髌骨有利于缓解疼痛。

肌肉训练

主治医生或治疗师会为你提供最适合的训练方法。对于问题比较简单的膝关节前侧疼痛，简单的股四头肌训练就能够非常有效地缓解疼痛等症状。

股四头肌训练

紧绷大腿前侧的肌肉5秒（将腿部抬高到髋关节高度，紧绷足面的同时，使膝关节伸直），参照图（a）。用手接触股四头肌感到股四头肌为紧绷状态，然后放松，参照图（b）。股四头肌的紧绷放松练习每2小时至少做6次，直至形成习惯。患者坐位、站立或平躺都可以做该训练。

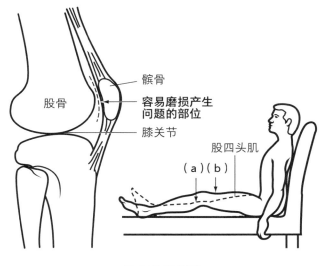

股四头肌训练

4.18　膝关节炎

膝关节炎的定义是什么？

膝关节炎是一种随着年龄增长，以病理性改变为基础的疾病。

关节部位的骨头末端覆盖有一层光滑的软骨，可以保护骨头末端，这层软骨称为关节软骨。这层关节软骨随着年龄的增长，磨损程度会逐渐增加。如果关节使用过度、受伤或有其他问题，会导致关节软骨开裂和剥脱等问题。关节表面就会变得粗糙，关节变得僵直，关节内发生炎症。最终，患者活动时就会感到疼痛，活动受限，关节周围的肌肉得不到有效的活动，肌肉出现萎缩。

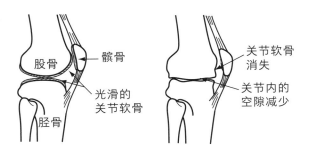

| 正常的膝关节 | 膝关节骨关节炎 |

膝关节部位是如何发生骨关节炎的？

导致膝关节炎最常见的原因是随着年龄的增长，膝关节部位的软骨过度磨损。因为膝关节部位的软骨磨损是一个极其缓慢的过程，因此很多人根本不会注意到软骨磨损问题。

然而，早期有膝部受伤史的人群也很容易发生膝关节骨关节炎。例如，体育运动时导致膝部受伤，尤其是导致十字韧带或半月板损伤。从事使膝部承重过大工作的重体力劳动者也容易发生膝关节骨关节炎。

哪些人易患膝关节炎？

任何人只要活得够长都有可能患膝关节炎。人们一般在中年或中年以后出现膝关节炎症状。增加膝关节炎发生风险的危险因素如下。

- 肥胖。
- 膝关节变形（如 "X" 型腿、"O" 型腿等）。
- 膝部有受伤史。
- 职业的原因造成膝部过度受力（如铺地工）。

膝关节炎的症状有哪些？

膝关节炎的主要症状是膝关节疼痛逐渐增加及膝关节僵直。长时间休息后膝关节僵硬会更加明显，尤其是患者坐在沙发上，膝盖处于大约直角弯曲状态较长时间后。

膝关节炎其他症状如下。

- 随着活动的增加，疼痛加重。例如，患者长时间的走路、站立、下蹲、做农活和做家务等，会使膝关节的疼痛加重。
- 上下楼梯时，膝关节会感到疼痛。
- 在弯曲膝关节时，会感到膝关节部位有 "咔嚓" 的声音（骨摩擦音）。
- 膝关节肿胀。
- 膝关节弯曲受限。
- 跛行。

膝关节炎可能会给患者带来哪些危害？

膝关节炎通常不会给患者带来很严重的问题。很多患者自己能够终身应对膝关节骨关节炎带来的不适。膝关节炎给患者造成一个主要问题是活动受限，因此，患者要注意安全，避免摔倒。

膝关节炎的治疗方法有哪些？

没有哪种方法能治愈膝关节炎，但是有很多方法可缓解症状，使患者能正常活动及独立生活。

膳食

保持体重在理想范围内，避免体重过重增加膝关节的负重，给膝关节造成不必要的磨损。

运动

要处理好休息与运动（如散步、骑自行车及游泳等）之间的平衡关系。如果有些运动或活动会使疼痛程度加重，就需要停止这类活动或运动。

注意保暖

通常情况下，环境温度较高时，患者的膝关节疼痛与僵直就会得到缓解。患者可以使用热水瓶、泡热水澡和使用电热毯，使膝关节疼痛与僵直等症状得到缓解。不要暴露于太冷的环境当中。

理疗

理疗有利于改善肌肉紧张度，使关节僵直及活动受限等症状得到改善。股四头肌锻炼也能缓解膝关节炎的有关症状。

其他治疗方法

没有非常令人信服的证据证明中草药能有效缓解膝关节炎症状，但是很多人发现针灸能缓解疼痛。葡萄糖胺，特别是葡萄糖胺和软骨素这种存在于自然界中的物质，能在某种程度上缓解膝关节炎症状。用这种方法治疗时，请咨询主治医生。

行走辅助工具

走路时，穿合适的鞋及使用拐杖有利于缓解膝关节疼痛。

药物治疗

如果采用上述方法，疼痛仍然不能够得到缓解，患者需要服用对乙酰氨基酚。主治医生可能会给你开一些非甾体抗炎药治疗关节炎，这类抗炎类药物需要在饭后服用。如果药物能够有效地缓解疼痛，建议患者短期服用非甾体抗炎类药，时间为2～4周，然后停止服药。当患者再次感到疼痛或关节僵直时，再服用药物。

如果你有胃溃疡或消化不良等消化系统方面的问题，要告知主治医生。现在市场上有一批新药，对胃部造成的不良反应要小很多。

关节腔内注射

当你觉得非常痛苦的时候，医生可能会向膝关节腔内注射一种氢化可的松类的液体，但是却不能经常这样操作。现在有种特殊的润滑液可以注射到膝关节。

外科手术治疗膝关节炎的前景怎么样？

医生和患者一般都要尽量避免采用手术的方式来治疗膝关节炎，但是如果外科手术能够彻底地解决炎问题，那么应该采取手术方法治疗膝关节炎。患者没有必要忍受不必要的痛苦。膝关节置换术的效果非常好。如果你的膝关节炎严重到走路只能跛行，就有必要做膝关节置换术，可在很大程度上缓解疼痛，而且缓解很彻底。

4.19　颈部疼痛

导致颈部疼痛的原因有哪些？

引起颈部疼痛的常见原因是颈部受伤，如颈部突然用力扭伤和小的机动车事故。其他的原因还包括头部受到撞击（如拳击运动和摔跤比赛等）、头部撞到较硬的物体上或摔倒时头部撞到地上等。患者经常早上醒来的时候会感到颈部剧烈疼痛，这时患者会经常觉得是睡觉的时候着凉了。事实上是患者在睡觉时，长时间保持颈部姿势不良造成的。颈部疼痛主要是颈椎关节受到损伤造成的，很少是因为颈椎间盘的问题。年龄较大的人群，颈椎可能会发生关节炎。

颈部疼痛的症状有哪些？

颈部疼痛的主要症状是疼痛和僵直。同时颈部疼痛会放射到头部、眼部与耳部周围、肩部和上肢。颈椎的问题也有可能导致颈部针刺样的疼痛，可能放射到上肢。

颈部疼痛的预后怎样？

颈部疼痛一般不严重，一般痊愈得比较快而且比较彻底。物理治疗的效果非常好，治疗方法包括运动、按摩、颈部活动等。但是，颈部疼痛具有顽固性和反复性，所以建议要经常规律地进行颈部活动。

颈托缓解颈部疼痛的效果怎么样？

颈托可在短时间内有效地缓解颈部疼痛，但是颈托佩戴一次的时间不宜超过7～10天，而且在晚上睡觉时将颈托去掉。戴上颈托后，颈部能够活动而且能够自然地运动。

颈部疼痛患者应当做的事项以及禁止做的事项有哪些？

为了避免颈部疼痛的进一步恶化，患者活动时要遵循下列原则。

禁止做

- 仰望的时间太长（例如，颈部疼痛的患者给

禁止做的事项

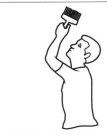	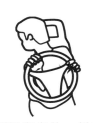	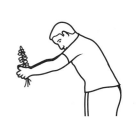	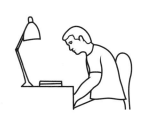
仰望的时间太长	向颈部疼痛的一侧扭头（例如，司机开车扭头）	向前伸长脖子	低头工作、看书或学习时间太长

应当做的事项

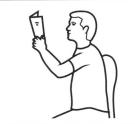	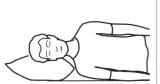	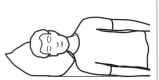	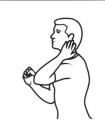
保持颈部正确姿势，颈部要保持直立状态	睡觉用的枕头要结实、稍硬，而且枕头要低	睡觉时，颈部疼痛侧要接触枕头	按摩可缓解颈部疼痛

屋顶刷油漆）。

- 向颈部疼痛的一侧扭头（例如，司机开车扭头）。
- 患者向前伸长脖子。
- 患者低头工作、看书或学习时间太长。
- 对颈托过度依赖。
- 睡觉时使用太高的枕头。

应当做

- 读书、打字及其他需要低头做的工作，患者需要保持颈部正确姿势，颈部要保持直立状态。
- 要注意保持正确姿势：记住要收下巴。
- 睡觉用的枕头要结实、稍硬，而且枕头要低，或者使用专门治疗颈部疼痛的枕头。
- 睡觉时，颈部疼痛侧要接触枕头。
- 采用按摩的方法缓解颈部疼痛，使用镇痛类软膏按摩颈部，一天3次。

专业治疗

主治医生可能会给你开一些镇痛药（如阿司匹林、对乙酰氨基酚或其他镇痛类药物），短期内可以

缓解颈部疼痛，尤其是颈部疼痛患者伴发关节炎时。

几个疗程的颈部运动治疗能够缓解颈部僵直以及加强颈部肌肉收缩能力，是治疗颈部疼痛的最好方法。

为了缓解颈部疼痛，强烈建议邀请具有专业技术的治疗医生为你活动颈部的关节和肌肉等。

4.20 尺骨鹰嘴滑囊炎

尺骨鹰嘴滑囊的定义是什么？

滑囊是指位于骨质突出部位的顶部，含有液体的囊。滑囊由于离皮肤较近，因此滑囊易受到损伤。滑囊能够起到缓冲的作用，可以保护骨头。尺骨鹰嘴突滑囊是指位于鹰嘴突顶部的滑囊。鹰嘴突是尺骨的重要组成部分，位于肘部的后方。鹰嘴突滑囊使肘关节

处于光滑状态，但是你很少能感受到它的存在。

尺骨鹰嘴突滑囊炎的定义是什么？

滑囊炎是指滑囊发炎的现象，能够引起滑囊肿胀和滑膜内液体增加。滑囊炎的肿块通常较软，就像一个小的柔软的羊毛做的小绒球，为一个高尔夫球的大小。

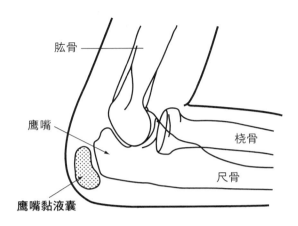

肘关节部位解剖图，尺骨的最上方有个黏液囊

导致尺骨鹰嘴滑囊炎的原因有哪些？

导致尺骨鹰嘴滑囊炎最常见的原因是反复的程度较小的受伤。尺骨鹰嘴滑囊炎经常被称为"学生肘""煤炭工人肘部""修理工肘"及"卡车司机肘"等。导致尺骨鹰嘴滑囊炎的原因如下。

• 鹰嘴部位慢性长时间的摩擦和压力导致持续性的小损伤。例如，学生学习时，肘部持续性的摩擦桌面，煤炭工人、修理工人、铺地工人等职业人群经常用肘部爬行的工作性质。

• 损伤，例如，鹰嘴部位受过一次严重的损伤。

• 关节炎，包括类风湿关节炎、痛风及假性痛风等，会导致关节附近的软组织发炎。

• 其他不明原因（称为特异性原因），有些患者会不明原因地出现尺骨鹰嘴滑囊炎，虽然有可能是患者自己受了轻微的损伤，但自己忘了。

尺骨鹰嘴滑囊炎可能会给患者带来哪些危害？

在患有尺骨鹰嘴滑囊炎之前，患者滑囊内可能会有出血。

尺骨鹰嘴滑囊上的皮肤破损，可能会增加尺骨鹰嘴滑囊发生感染的风险。细菌感染时，这种情况被称为化脓性滑囊炎。如果化脓性滑囊炎不及时进行治疗，会给患者带来很大的问题。

尺骨鹰嘴滑囊炎的症状有哪些？

尺骨鹰嘴滑囊炎常见肘部后方出现柔软的肿块，肿块可能是无痛的，也有可能非常疼痛，但是不会影响肘关节的活动。在柔软的滑膜上可能会感到较小较硬的肿块。如果滑膜发生感染，肿块会有红肿热痛的症状，而且患者本身也会感觉很不舒服。

如何诊断尺骨鹰嘴滑囊炎？

医生一般通过肉眼观察肘部进行诊断，不需要其他检查方法。如果怀疑鹰嘴发生骨折，需要做 X 线检查。如果怀疑患者鹰嘴部位有感染、关节炎、痛风及类风关节炎等，需要做 CT 扫描、血液检查等检查。

尺骨鹰嘴滑囊炎的治疗方法有哪些？

治疗尺骨鹰嘴滑囊炎最恰当的方法是避免肘部过度地摩擦。例如，如果工作性质会使肘部过度摩擦。如果尺骨鹰嘴滑囊炎患者工作时需要摩擦肘部，要使用肘部护垫。

如果尺骨鹰嘴滑囊炎症状较轻，鹰嘴部位的肿胀不影响肘关节的活动，一般不需要治疗。如果滑膜炎导致的肿块较大，可以用注射器引流，并且可以向鹰嘴滑囊内注入皮质激素。可以用这种方法反复治疗尺骨鹰嘴滑囊炎。如果鹰嘴滑囊炎持续存在，需要手术将滑囊肿块切除。治疗时应注意患者患有尺骨鹰嘴滑囊炎的同时，又有感染、痛风、类风湿关节炎等。

如果患者是严重撞伤导致的尺骨鹰嘴滑囊炎，需要经典的"RICE方法"来处理。RICE方法主要是 rest（休息）、ice（冰敷）、compression（用绷带缠紧）及 elevation（肘部抬高）。

4.21　骨关节炎

风湿性关节炎的定义是什么？

风湿性关节炎这个常见的术语会使很多人感到很害怕和担忧。

风湿病是一个比较模糊的概念，主要是指关节和肌肉疼痛的症状，因此风湿病这个术语应当少用。

关节炎是指关节部位的炎症，但是关节炎的类型有100多种。其中最为严重的关节炎是类风湿关节炎，但较少见。最常见的关节炎是骨关节炎，但是通常不会很严重，某些骨关节炎患者只是有轻微的不适感。

骨关节炎的定义是什么？

骨关节炎是指随着年龄的增长，关节不断磨损导致的一种状态。骨关节炎又称为退行性关节病变。

骨关节炎是由于覆盖于关节表面的光滑软骨逐渐磨损。光滑的软骨磨损后会导致关节表面粗糙、关节僵直以及最终可能形成炎症。

X线检查可以用来确诊骨关节炎，而其他检查方法可能会得出阴性结果。X线检查结果显示40岁以上的人群中，90%以上的人至少有一个或多个关节出现骨关节炎。

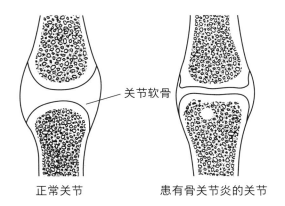

骨关节炎是由起保护作用的软骨被磨损所致

骨关节炎是如何发生的？

关节软骨磨损最常见的原因是年龄的增加导致的正常磨损，但是，很多人从来没有注意到软骨受到严重磨损。

早期关节受过伤害（如运动时导致的伤害），或关节承受压力过大（如纺织工的手指及芭蕾舞演员的足趾承受很大压力）的人群也容易发生骨关节炎。

骨关节炎主要累及承受重量较大的关节，如脊椎、膝关节及髋关节等，另外，拇指根部及手指末端的关节也是骨关节炎易发生的部位。

骨关节炎的症状有哪些？

不同患者的症状严重程度各不相同。骨关节炎的症状通常是关节疼痛、肿胀及僵直。关节僵直的症状通常在早晨较为严重。患者过度运动及长时间运动后，疼痛都会加重。例如，患者走路时间较长时疼痛会加重。骨关节炎会导致患者活动受限，影响患者的正常生活。

骨关节炎严重吗？

骨关节炎一般不严重，不会危及患者的生命。骨关节炎不会导致患者的关节变形及跛行。但是某些严重的关节炎可能会导致关节变形，导致患者跛行，虽然这种较为严重的关节炎较少见。

骨关节炎的治疗方法有哪些？

尚无治愈方法，但是有很多治疗方法能够缓解骨关节炎的症状，让患者活动自如，生活自理。如果患者关节疼痛及僵直十分严重，可以通过手术治疗来缓解以上的症状。

膳食

保持体重在理想范围内，以减少关节不必要的负担。没有证据表明哪种特殊的食物能够增加或减少骨关节炎发生的风险。

运动

要处理好休息与运动（如散步、骑自行车及游泳等）之间的平衡关系。但是如果某些运动会增加关节疼痛的症状，就停止该项活动。

热处理

用热水瓶、泡热水澡或用电热毯使关节部位保持较高的温度，有助于缓解关节疼痛和僵直。不要让关节暴露于过冷的环境中。

行走辅助工具的应用

使用鞋垫、穿合适的鞋及使用手杖等有助于缓解膝关节、髋关节和足部的不适。

药物治疗

对于轻微的骨关节炎，患者可以服用阿司匹林、布洛芬及对乙酰氨基酚等缓解疼痛。主治医生可能会为你开一些治疗关节炎类的药物，但是服用这些药物后，需要选择最适合药物。治疗关节炎类的药物需要与饭同食。葡萄糖胺这种存在于自然界中的物质，特别是和软骨素一起，能在一定程度上缓解膝关节骨关节炎的疼痛症状。

注射药物：向膝关节内注射润滑剂，能够缓解膝关节疼痛和僵直症状，很多患者都可以采取这种方法进行治疗。

特殊设备

特殊设备能提高生活自理的能力。现在有很多设备能够提高生活自理的能力，这些设备包括帮助人们煮饭、打扫及其他家务，而且不是很昂贵。你可以和有设备的人们、理疗师及职业治疗师讨论这些问题。

4.22　佩吉特骨病

佩吉特骨病的定义是什么？

佩吉特骨病是指骨骼的正常生长更新机制受到破坏导致的一种骨病变。骨细胞一直处于一种不断更新的状态。但是佩吉特骨病患者新骨生成的速度比旧骨头破坏的速度要快，且新产生的骨组织比旧骨头要柔软和脆弱得多，因为佩吉特骨病患者新产生的骨组织内充满了血管和纤维组织。受累的骨头会变大、畸形，更加脆弱。发病原因尚不清楚，但目前认为是病毒感染所致。

佩吉特骨病的患病率有多高及哪些人易患佩吉特骨病？

佩吉特骨病很常见。在西方国家，40岁以上的人群中，100个人中大约有2个人患佩吉特骨病。佩吉特骨病的发病率会随着年龄的增加而增加，在80岁以上的人群中，10个人中至少有1个人会患佩吉特骨病。但是，只有1/10的佩吉特骨病患者会出现问题，影响健康与生活。

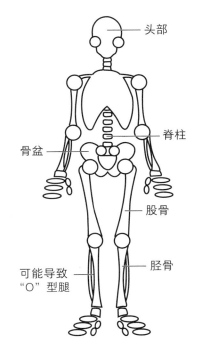

佩吉特骨病常累及的部位

男性和女性都有可能患上佩吉特骨病，但是男性的患病率通常是女性的2倍。佩吉特骨病的发病原因现在还没有完全被解释清楚。安格鲁撒克逊人、来自英格兰北部的人更容易患佩吉特骨病。

佩吉特骨病具有一定的遗传倾向。有家族病史的人群患佩吉特骨病的风险高于没有家族病史的人群。

佩吉特骨病常累及哪些骨？

佩吉特骨病最常累及的骨分别为骨盆、股骨、胫骨、颅骨、脊柱、肱骨及锁骨等。

佩吉特骨病的症状有哪些？

并不是所有的佩吉特骨病患者均会有症状（10～20个佩吉特骨病患者中只有1个患者会有症状）。骨疼痛（通常是脊柱和腿部）是患者最常见的症状，但疼痛通常比较轻微，这种疼痛是一种钝痛，好发于晚上。其他症状包括关节疼痛和关节僵直（尤其是髋关节和膝关节）、行走困难、"O"型腿、耳聋和头痛（如果头部受累及）。

佩吉特骨病的体征有哪些？

佩吉特骨病累及的骨头会发生变形，引起"O"型腿或头部颅骨增大（帽子变得小，戴不上去）。患者走路时为蹒跚步态。受累及骨上方的皮肤可能会有发热的体征。

通过特殊的血液检查和X线检查，很容易诊断佩吉特骨病。

佩吉特骨病会可能给患者带来哪些风险？

受累及的骨很脆弱，易折断，但很少会形成肿瘤。头部颅骨增大时压迫神经，会导致患者耳聋。骨内血管增多，血流增多会导致机体整体血流量增加，最终会导致心衰竭或高血压。

哪些患者应当接受治疗？

一般患者不需要治疗，尤其是没有症状的老年人。较为年轻的患者或有症状的患者，尤其是腿部和脊柱部位有症状的患者需要接受治疗。

佩吉特骨病的治疗方法有哪些？

一般治疗方法

• 膳食要营养健康，尤其是要大量摄入各种各样的水果蔬菜、全麦面包和麦片。

• 在疼痛发作期间，要保证足够的休息，但是要保持正常的活动。

• 疼痛时，可服用镇痛类药物，如对乙酰氨基酚。

• 运动，在物理治疗师的指导下进行运动，这对于保持关节的活动度很有帮助。

药物治疗

过去没有专门针对佩吉特骨病的治疗方法，现在至少有3类药物可以治疗佩吉特骨病。二磷酸盐类药物目前效果最好，可以口服，也可以通过注射给药。主治医生可能会给你推荐最适合的药物，并说明可能会出现的不良反应。这些治疗佩吉特骨病的新药前景都非常好。

4.23　跖筋膜炎

跖筋膜炎是导致足底疼痛的常见原因。跖筋膜炎又称为"警察脚"或"慢跑者脚"。跖筋膜炎导致足底疼痛的部位通常位于足底，且离脚后跟的距离约为5cm。

跖筋膜炎可能累及一侧或双侧脚后跟。

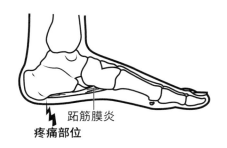

跖筋膜炎的解剖结构

导致跖筋膜炎的原因有哪些？

跖筋膜炎是指连接到跟骨较长的跖筋膜发生炎症。这种情况与网球球员肘部常见炎症的发生情况相似。其中一个常见的原因是足底筋膜受到过度磨损，例如，患者跑步起步时过快。有时候，足部骨刺会刺激形成跖筋膜炎，但一般不严重。

鞋不合脚一般不会导致跖筋膜炎。

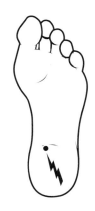

跖筋膜炎最常见的部位

哪些人易患跖筋膜炎？

跖筋膜炎一般发生在40岁以上的人群中，尤其是这些人刚开始进行跑步运动时易导致跖筋膜炎。男性女性均会发生跖筋膜炎。从事需要长时间站立或行走工作的人群易患跖筋膜炎，如巡逻的警察。

年轻人，如运动员和士兵，也易患跖筋膜炎。

跖筋膜炎的症状有哪些？

跖筋膜炎的症状是当患者长时间保持坐姿或者早上起床后，走得第一步或站起来走得第一步，脚底会非常疼痛。接着走起来后，脚底疼痛症状会缓解。但是，一天内走路或站立过多后，疼痛又会加重。休息可缓解疼痛，站起来走路疼痛会加重，爬楼梯也会加重疼痛。

脚底疼痛部位一碰就疼，但是疼痛在可以忍受的范围内。

X线检查可以看到跖骨头上有个小骨刺，但是这个骨刺不是进行手术治疗的指征。

跖筋膜炎的预后怎么样？

跖疼痛一般可以在18个月后自然缓解，最后消失。有时这种疼痛在6个月后就可以消失。跖筋膜炎不是很严重的问题。

跖筋膜炎的治疗方法有哪些？

长时间走路或站立后的休息对于缓解跖筋膜炎的症状很重要。

冷热交替治疗

先将脚放入热水中，再将脚放入冷水中30秒，整个过程共15分钟，每天2次。也可以购买足浴按摩机来进行该项治疗。

鞋垫

标准的治疗方法是鞋内放鞋垫或穿拖鞋，缓解脚后跟的压力。鞋垫的材质最好是海绵或吸水海绵橡胶，该鞋垫应当垫高脚后跟1cm。与跖疼痛部位接触的鞋垫部位剪一个圆洞，使疼痛部位不接触鞋垫接触。最合适的鞋垫是针对跖筋膜炎专门设计的鞋垫（称为矫正鞋垫）。这种鞋垫根据脚型制作，与脚弓和脚跟相符。如果患者的病情非常严重，还需要使用非弹性的胶带束缚足部以缓解症状。

运动

治疗跖筋膜炎最好的办法是经常进行拉伸练习（每天3次）。促进其恢复的一种运动方法是用脚面接触横杆或者墙面，保持膝盖笔直，数20下，然后轻轻放下。接着抬起脚后跟，让其脚后跟接触横杆，保持膝盖笔直，数10下，轻轻放下。做该项练习3次。

药物注射

如果疼痛影响你的生活（一般跖疼痛会影响生活2~3个月），主治医生会给你注射药物来缓解疼痛，药效一般能持续几周。但是，注射药物后，患者一般会有不适感，一般不建议通过注射药物用来缓解疼痛。

体外超声波治疗

体外冲击波超声波疗法，治疗2个月，可以非常有效，特别是治疗慢性跖筋膜炎。

4.24　石膏固定技术

如果你的四肢使用了石膏绷带，你需要遵循下列原则，使石膏绷带保护患肢，不至于影响患肢的恢复。这些重要的原则如下。

- 做石膏绷带时，你需要躺 _____ 小时。
- 在接下来的 48 小时内，你需要抬高患肢（患肢的高度最好高于心脏水平）。
- 动一动你的手指或脚趾。
- 明天或其他时间进行石膏绷带复检。预约时间 _____ / _____ / _____，_____ 点。
- 7～10 天后再次进行复检。

石膏绷带护理的一般原则

- 经常动一动除患肢关节以外的其他关节（如肩关节、肘关节、手指关节、脚趾关节、髋关节及膝关节等），这样做有利于减少患肢的水肿。
- 避免将石膏绷带弄湿。如果石膏绷带湿了，需要立即将其弄干。可以用吹风机将石膏绷带吹干。在上班时间，需要 24 小时之内找医生做一次检查。
- 需要淋浴或泡澡时，用塑料袋将石膏绷带包裹，并避免弄湿。
- 不要自己拆除、切割石膏绷带或自行调整石膏绷带。
- 不要在石膏绷带下方放置任何物品拉扯石膏绷带。
- 如果石膏绷带变软、变松或损坏，应当在 24 小时内让医生帮助处理。

缓解疼痛的方法

通过下列方法可以缓解疼痛。

- 将患肢抬高。
- 服用对乙酰氨基酚等镇痛药（服用镇痛效果不是很强的镇痛药）。
- 做其他感兴趣的事情分散注意力。

如果疼痛非常厉害，说明患肢肿胀得很严重，需要立即去看医生。

上肢

如果是上肢打了石膏，需要将手部抬高，尽可能高于对侧的肩部水平。胳膊可以用枕头支撑或用吊索吊起来。

下肢

如果是下肢打了石膏，需要抬高床尾，将缠了石膏绷带的下肢放在枕头或垫子上。你可以躺下，也可以坐起来，只要腿部抬高即可。

其他原则

- 刚打上石膏绷带时会痒几天，但几天后发痒症状就会减轻。
- 如果是腿部骨折，需要使用拐杖，最好在休息 48 小时后再使用。
- 石膏绷带要 2 天后才会干，所以在这 2 天内要非常小心。
- 2 天内不要用打石膏绷带的腿站立。
- 如果有异味从石膏绷带内传出，或有异物排出，要及时去看医生。

患肢肿胀带来的问题

如果骨折的部位发生肿胀，会使石膏绷带变得非常紧。如果发生了下列情况，应当立即去看医生或去医院急诊。这些情况如下。

- 手指或脚趾肿得非常厉害。
- 手指或脚趾发青或发紫。
- 手指或脚趾感觉丧失或有麻木感。
- 将患肢抬高后，紧绷感没有缓解。
- 无法移动手指或脚趾。

4.25　风湿性多肌痛

风湿性多肌痛的定义是什么？

风湿性多肌痛（polymyalgia rheumatica，PMR）是指老年人肩部和髋关节部位的肌肉发生风湿性炎症的现象。"poly" 意思是 "很多"，"myalgia" 是指 "肌肉痛"，所以"polymyalgia"是指"多个肌肉出现疼痛的现象"。

大部人随着年龄的增加，多多少少会经历疼痛，这种疼痛一般不会造成严重的问题，服用镇痛类药物后通常会缓解。但是，风湿性多肌痛与上述疼痛不同。

风湿性多肌痛是如何发生的？

风湿性多肌痛一般是逐渐发生，但在很多患者是突然发作，疼痛症状持续1~2周。有时感冒类疾病发生后，风湿性多肌痛会随之而来。有些患者上床睡觉的时候，感觉还很好，但是第二天早上醒来，多个肌肉就非常疼痛，而且还有僵硬感。

导致风湿性多肌痛的原因有哪些？

具体确切的原因不明。到目前为止，专家仍然没有找到导致风湿性多肌痛的根本原因，但是，他们认为机体的免疫系统对自身的肌肉发生免疫反应，导致肌肉发生炎性反应，风湿性多肌痛是一种自身免疫病。

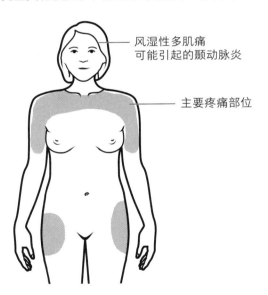

风湿性多肌痛可能引起的颞动脉炎

主要疼痛部位

风湿性多肌痛的疼痛部位

哪些人易患风湿性多肌痛？

年龄较大的人易患风湿性多肌痛，通常是60~70岁的老年人，50岁以下的人较少患风湿性多肌痛。男性和女性都易患风湿性多肌痛，但是女性患病率更

高。风湿性多肌痛几乎只影响高加索人，尤其是居住在北欧的人。这似乎与他们居住在较冷的环境中有关。

风湿性多肌痛的症状有哪些？

主要症状如下。

- 每天早上起床后，多处肌肉有疼痛感和僵硬感。
- 肌肉疼痛，尤其是肩部、颈部和大腿部肌肉疼痛。
- 长时间取坐位或静止不动，肌肉会发生僵硬现象。
- 上下楼梯困难。
- 感觉不适和疲劳。
- 入睡困难。
- 原因不明的体重下降。

日常问题如下。

- 下床困难。
- 从椅子上起身困难。
- 梳头困难。
- 穿外套困难。
- 长时间开车困难。
- 感到沮丧和抑郁，风湿性多肌痛患者不会有肌肉萎缩或关节炎等症状。

如何诊断风湿性多肌痛？

医生首先根据病史做出诊断，早期做出诊断比较困难。没有专门诊断风湿性多肌痛的检查方法，但是可通过红细胞沉降率诊断，有助于医生判断出疾病的进展情况。风湿性多肌痛很容易和服用他汀类药物治疗高胆固醇症导致的肌肉痛相混。

风湿性多肌痛会给患者带来哪些风险？

风湿性多肌痛的症状会随着时间的推移而消失。但是风湿性多肌痛会导致动脉炎，包括颞动脉炎（颞动脉炎）。颞动脉炎可能导致风湿性多肌痛患者眼睛全盲，所以要特别注意这种情况。

风湿性多肌痛的治疗方法有哪些？

用皮质醇类激素治疗风湿性多肌痛和颞动脉炎的效果非常好。患者服用皮质醇类激素后1～2天之内，患者的症状就会得到很大程度的缓解。一般需要连续服用几个月的皮质醇类激素，从而有效地治疗风湿性多肌痛。风湿性多肌痛可能在2～3年后症状缓解。控制风湿性多肌痛需要的激素剂量较小，虽然仍会产生不良反应，但是不良反应较小。主治医生会跟你讨论这些问题，以及采取措施来控制这些不良反应。

自我治疗措施

• 采用热疗法进行治疗风湿性多肌痛，如热敷疼痛的肌肉部位。

• 轻轻地按摩颈部和疼痛的肌肉。

• 可以服用阿司匹林、对乙酰氨基酚等镇痛作用较弱的镇痛类药物缓解疼痛。

• 膳食要营养健康，不需要特殊的膳食。

• 不要过于疲惫，精神压力不要太大。

如果发生下列情况应立即去看医生

• 视力减退。

• 搏动性头痛。

• 高热。

• 咀嚼肌疼痛。

• 其他原因不明的症状。

4.26 类风湿关节炎

类风湿关节炎的定义是什么？

类风湿关节炎是指关节发生的一种自身免疫病，通常累及较小的关节。很多人误认为类风湿关节炎是一种很严重的疾病，会严重影响正常生活。实际上，类风湿关节炎不是一种很严重的疾病，通过药物治疗就可以控制病情。类风湿关节炎不具有传染性。但是导致类风湿关节炎的确切原因不明，尽管很多人认为类风湿关节炎是机体免疫系统对自身关节攻击造成的。类风湿关节炎没有治愈的方法，但是有很多方法能够控制病情。

类风湿关节炎的症状有哪些？

类风湿关节炎的症状在不同的人之间会有很大差异，并且同一个人在不同的时间段，症状也有可能不同。类风湿关节炎患者的共同症状如下。

• 小关节的疼痛和僵硬，特别是手腕、手部和足部的关节（会累及手掌的掌指关节、拇指或足趾；也会累及较大的关节，如膝关节、肩关节、踝关节以及颈部关节等，但是这种情况较少见）。

• 疲劳或持续性疲惫。

• 早晨关节僵硬。

总而言之，主要的症状是小关节出现疼痛、僵硬和肿胀。

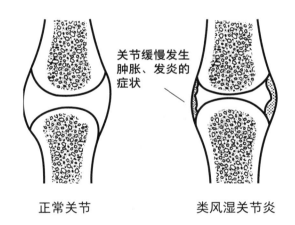

关节缓慢发生肿胀、发炎的症状

正常关节　　　　　　类风湿关节炎

如何诊断类风湿关节炎？

医生对患者进行检查后，怀疑患者患有类风湿关节炎时，通常需要做其他检查来确诊，包括手部X线检查及特殊的血液检查等。

类风湿关节炎的患病率如何？

100个患者中大约有2个人患有不同程度地类风湿关节炎。女性更容易患类风湿关节炎。大部分患者的发病年龄在40～60岁，但是任何年龄段的人群都有可能患该病。大部分患者病情不会非常严重，而且也不会长时间患病，所以不会对患者造成严重的影响。只有10%的患者症状比较严重。

类风湿关节炎可能会带来哪些风险？

类风湿关节炎病情严重时，累及的关节肿胀和变形，导致关节部分脱位或完全脱位，患者会感到严重不适，影响其正常生活。如果是膝关节或足部关节受累，会给患者行走造成极大不便，严重影响其行走能力。肌肉肌腱严重受损的话，肌腱可能会断裂。另外一个值得关注的问题是颈部关节受累，颈部的相关动作就会非常危险，可能会导致患者瘫痪。

类风湿关节炎能够增加心血管疾病的发病风险。

类风湿关节炎的治疗方法有哪些？

运动

通过走路和游泳等运动方式健身，对于缓解类风湿关节炎的病情很有效。许多当地机构和理疗师会建议类风湿关节炎患者进行游泳或其他在热水中的运动来缓解患者病情。要经常进行室内锻炼，防止肌肉萎缩。主治医生会对相关的锻炼做相应的指导。

休息

休息对于缓解病情很重要，根据你自己的情况安排休息。要处理好休息与运动之间的平衡关系。如果运动导致疼痛应该引起注意，要适当地减少运动量。当关节发生肿胀时应该休息。

关节活动

受累及的每个关节每天都要得到充分的活动，关节处于活动状态，减少关节的僵硬感。活动关节时，要轻轻地连续地进行，动作不要过快，以免损伤关节和肌腱。

冷热处理

对于僵直的关节，用热水瓶、温水或热烤都有助于缓解其僵直症状。早上起床后，患者可以用电热毯包裹僵直的关节或洗热水澡来缓解症状。有时可以使用冰敷或用冷水处理受累关节，可缓解症状，例如，当关节疼痛发热时，可以采用该方法。

膳食

类风湿关节炎患者不需要特别的饮食。食物不会导致类风湿关节炎，也不能治愈类风湿关节炎。但是，营养均衡的膳食，包括充足的膳食纤维和鱼类，能够促进健康，并且使人感觉良好。要保持体重在理想范围之内以减轻关节的负担。

鱼油（富含omega-3）对于缓解病情非常有益。

药物治疗

现在有很多镇痛类药物和抗炎类药物能够有效地治疗类风湿关节炎。其中重要药物有病情缓解药，尤其是甲氨蝶呤。医生可能会让你先试几种药物，最后才能确定最适合你的药物。现在，有越来越多效果较好的新药推向市场了。

手术治疗

如果类风湿关节炎症状非常严重，例如，某个关节的炎症非常严重，就需要通过手术将发炎的滑膜去掉。在疾病晚期，可能需要用人工关节置换严重受损的关节。

戒烟

强烈建议类风湿关节炎患者戒烟。

4.27　坐骨神经痛

坐骨神经痛的定义是什么？

坐骨神经痛是一种神经痛。坐骨神经是一根较粗大的神经（和成人的小指大小差不多），主要是控制腿部，尤其是足部。坐骨神经的走向是从脊柱到达臀部，然后进入腿部后方。

导致坐骨神经痛的原因有哪些？

坐骨神经痛主要是由压迫造成的，通常是椎间盘突出压迫腰部后方的神经根，造成坐骨神经痛。椎间盘突出是指部分椎间盘突出造成其他部位拥挤，导致相关部位受压迫。

　　关节炎或椎间盘空隙减少会导致通道变得狭窄。因此，坐骨神经痛也有可能是由神经根在通过脊柱旁边的通道时卡在通道里引起的。这时神经可能变得异常敏感而且可能会水肿了。这种情况在老年人中常见。

　　另外一个较为少见的原因是神经周围有出血，导致神经压迫。血小板含量低的人群易发生出血。

坐骨神经痛的症状有哪些？

　　坐骨神经痛的患者经常在臀部、大腿、小腿、腿的外侧、踝关节和足部等部位感到烧灼样疼痛或瘙痒。坐骨神经痛并不会导致整条腿疼痛。坐骨神经痛通常导致的疼痛是引起腿的外侧疼痛，一直延伸到踝关节。疼痛从轻微到剧烈，程度不等。小腿和足部可能会感到针刺样疼痛或麻木。

　　打喷嚏、咳嗽、上厕所或提东西时，疼痛通常会加重。

坐骨神经痛可能会给患者带来哪些危害？

　　大部分坐骨神经痛患者在6～12周内，症状会逐渐缓解。有时对神经的压迫很严重，使腿部无力，尤其是足部，从而无法行走。如果发生这种情况，一般需要通过手术来缓解。

　　椎间盘突出一般不会造成腿部严重的无力、麻木和大小便失禁。当出现这种情况时，需要立即就医。

坐骨神经痛的治疗方法有哪些？

休息

　　如果疼痛突然发生，且非常剧烈，疼痛不缓解，你需要躺下休息2～3天。应当在较硬的垫子上或地板上休息。然而，如果疼痛不严重，应尽可能多活动。

　　急性期过后，你应当恢复日常活动。避免长时间提重物、弯腰和坐在柔软的椅子上休息。

药物治疗

　　主治医生会根据你的情况，开一些镇痛类药物和抗炎药，缓解疼痛和神经周围的炎症。

运动

　　如果条件允许，可以通过运动来缓解症状，游泳是一项非常好的运动。医生会为你推荐适合的运动。

控制体重

　　超重会增加脊椎压力，以及压迫神经。保持理想的体重有助于减轻脊椎压力和神经压迫。

其他治疗方法

　　主治医生会建议你做一些腰部拉伸和活动练习以及硬脑膜外注射等以加快痊愈的速度。有些人发现电刺激和针灸有助于坐骨神经痛的缓解。

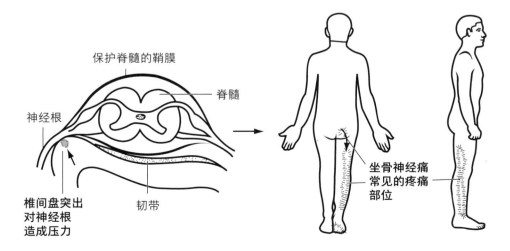

神经根压迫造成疼痛的部位

4.28 肩周炎

肩周炎的定义是什么？

肩周炎是指肩关节部位疼痛、僵直，导致患者肩部活动受限。有的患者肩周炎很严重，根本没有办法移动。因此，肩周炎又称为"凝肩"，与温度无关。

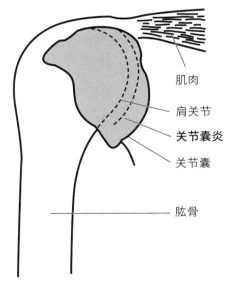

肩周炎

肌肉
肩关节
关节囊炎
关节囊
肱骨

导致肩周炎的原因是什么？

导致肩周炎的确切原因不明。现在我们清楚的是肩周炎是因为肩关节内部有炎症和粘连发生。粘连的纤维样的组织结构像蜘蛛网一样，一般在炎症发生的10天内发生，很快会占据肩关节空间。肩周炎常突然发生，没有任何预兆，没有肩部受伤史或过度使用肩部的经历。但是，肩部受伤，例如，从高处跌落时肩部着地，可能会引起肩周炎。肩部被迫一段时间不能活动，例如，脑卒中后也有可能会发生肩周炎。

哪些人易患肩周炎？

任何年龄段的人都有可能发生肩周炎，但是，一般是中年女性和年轻的运动员多发。糖尿病患者也容易患肩周炎。

肩周炎的症状有哪些？

肩周炎的主要症状是肩部疼痛和僵直，开始症状较轻，但症状会进行性加重。肩周炎可分为4个不同的阶段。

1.肩周炎开始阶段。肩部疼痛，尤其是夜间疼痛，但是肩部活动不受限。

2.肩部活动开始受限期。肩周炎患者肩部休息时感觉疼痛，肩部活动逐渐受到限制。

3.肩部活动完全受限期。肩周炎患者肩部在白天和晚上均疼痛；活动结束及开始活动时，患者肩部疼痛。

4.肩部活动受限解除期。患者肩部逐渐能够活动，活动时肩部疼痛减轻。

肩周炎非常疼，一般可能会放射到上肢和颈部等部位。患者做某些日常活动时疼痛会加重，如穿衣服、脱衣服及梳头发等时。一般是通过X线检查确诊。

肩周炎的预后怎么样？

肩周炎的恢复过程极其缓慢。但是，即使不经过治疗，肩周炎也可以痊愈。可能需要2年或更长的时间肩周炎才能痊愈，平均需要约18个月。大约1/3的患者在患病3年后肩部活动会受限，但不会影响患者正常的生活。

肩周炎的治疗方法有哪些？

治疗肩周炎时，不需要特别的治疗方法，只需要服用镇痛类药物，等待肩周炎痊愈即可。这是一种常见的治疗方法，尤其是症状较轻的肩周炎患者可以采用这种治疗方法进行治疗。对于肩部剧烈疼痛的肩周炎患者，应当使用强效镇痛药来缓解疼痛，尤其是肩部疼痛严重影响睡眠时。

有效的治疗肩周炎的治疗方法如下。

- 肩关节内注射皮质醇类激素。
- 服用皮质醇类药。
- 用盐溶液清洗肩关节内部。
- 通过手术或使用关节腔镜，清除粘连，释放肩关节内的空间。

　　理疗，在理疗师的指导下进行肩部练习，有助于肩周炎的恢复和痊愈，尤其是当患者的病情处于肩部活动受限解除期的时候。当患者处于肩部活动开始受限期和肩部活动完全受限期两个时期时进行肩部练习，肩部会非常疼痛，患者根本没办法忍受。

4.29　肩关节肌腱炎

肩关节肌腱炎的定义是什么？

　　肩关节肌腱炎是引起肩部疼痛最常见的原因。肩关节肌腱炎是指涉及肩部活动的三大肌腱发炎肿胀的现象。这三大肌腱起始于肩胛骨，到达肱骨，像手指一样抓住肱骨，这三大肌腱称为肩关节肌腱。三大肌腱收缩时，主要作用是旋转上臂，抬起上肢。

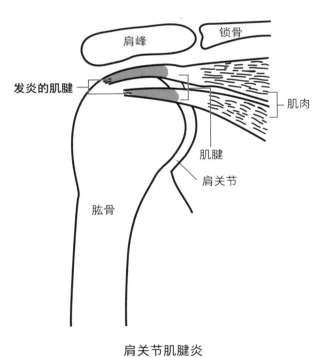

肩关节肌腱炎

导致肩关节肌腱炎的原因有哪些？

　　肌腱的工作原理像滑轮，肌腱在一个十分狭窄的空间内活动，这种索状结构在肩峰下活动，导致肌腱持续性磨损，发生炎症和肿胀。肌腱肿胀会引起肩部活动受限和疼痛。肌腱在肩峰下的磨损称之为撞击综合征。肩部拉伸力过大，例如，肩部突然被拉了一下，摔倒时手部着地时肩部受到冲击，以及在车底作业时突然受到冲击。有时，肌腱部位会发生钙化，钙化部位看起来像牙膏，患者活动肩部时非常疼。

哪些人易患肩关节肌腱炎？

　　任何年龄段的人都有可能患肩关节肌腱炎。但是一般是年轻人，尤其是经常使用肩部的运动员，常见于游泳运动员和需要做投掷动作的运动员。

肩关节肌腱炎的症状有哪些？

　　肩关节肌腱炎的主要症状是肩部和上臂疼痛。不同的患者轻重程度不同，这与肩部肌腱炎的程度有关。患者在穿衣、脱衣、梳头和肩部扛东西时，疼痛会加重。从一侧将上肢抬起，超过肩部高度，通常会导致患者肩部疼痛。会影响做头部以上动作的运动员，例如，投掷、游泳、球拍运动中用头顶球等。用普通的X线检查肩部，检查结果通常是正常的（除非肌腱炎部位有钙化的现象），但是用特殊的超声波检查就能够确诊肩关节肌腱炎。

肩关节肌腱炎的预后怎么样？

　　肩关节肌腱炎病情严重时，恢复过程极其缓慢，一般需要1~2年的时间才能痊愈，但是肩关节肌腱炎能够自愈。肩关节肌腱炎患者能够进行正常的生活。肩关节肌腱炎较为严重的患者，经常会有肌腱钙化、滑囊炎及肌腱撕裂等并发症，这些患者恢复的过程极其缓慢。

肩关节肌腱炎的治疗方法有哪些？

　　大部分肩关节肌腱炎患者需要用保守方法进行治疗。保守治疗方法主要包括尽量避免加重病情的活动，以及采用热敷或者冷敷的方法（该方法能在很大程度上缓解疼痛）缓解肩关节疼痛。限制肩部活动也有利于缓解疼痛。用镇痛类软膏按摩肩关节可以缓解病情。对于疼痛更严重的患者，可以向关节腔内注射皮质类固醇和局部麻醉药来缓解。建议在理疗师的监督指导下进行肩部锻炼，以加强肩部肌肉的强度以及使肩关节稳定。有时，需要通过手术治疗减轻肩关节内的压力，从而缓解病情。

4.30　脊椎炎

脊椎炎的定义是什么？

脊椎炎是指骨关节炎导致脊柱变硬、僵直的疾病。脊椎炎又被称为脊柱退行性疾病。最常累及的部位是颈部（颈椎病）和腰部（腰椎病）。

导致脊椎炎的原因有哪些？

脊椎部位持续性磨损以及关节受伤都可以导致关节炎，尤其是关节面部位。椎间盘是一种较软的橡胶样结构，主要起到缓冲脊椎之间作用力的作用。随着年龄的增长，椎间盘会萎缩，然后变硬、僵直，缓冲作用降低，导致关节及关节软组织周围的冲击压力增加，引起关节僵直。这在背部使力的重体力劳动者（如体力劳动者和农民），以及那些发生严重意外事故的人（如发生交通意外的人群）中常见。年龄越大，越容易发生脊椎炎。

脊椎炎的症状有哪些？

很多病情较轻的脊椎炎患者没有症状，常见的症状是颈部以及腰部的脊椎出现疼痛和僵直，尤其是早上一醒来或活动之后，如干修剪花木或刷油漆类的工作。

颈椎炎

颈椎炎可引起颈部疼痛、头痛及颈部和头部周围组织的疼痛。颈椎炎还会引起颈部僵直，使患者扭头发生困难（如司机倒车困难）。颈椎炎较严重的患者头部会感到很沉重。

腰椎炎

腰椎炎常见的症状是腰部出现僵直和疼痛，不能随意活动（如不能向前弯腰）。而且疼痛会放射到臀部和腿部，这种症状比较常见。长时间走路可能会导致腿部后方发生疼痛，但是，由于关节炎引起骨组织过度生长，脊柱内空间较狭窄（椎管狭窄）导致的问题相对少见。这种情况需要手术加以治疗。

脊椎炎的治疗方法有哪些？

运动能够有效地缓解症状，过度活动却能加重病情，要处理好轻中度活动与休息之间的平衡关系。活动强度应当根据每个患者的情况，以及患者在不同的时间段做出相应调整。脊椎炎患者根据理疗师的监督指导运动及服用药物后，生活质量会得到提高。脊椎炎的不适症状会随着时间的推移逐渐改善，但关节僵直的症状不会得到明显的改善。

运动

经常锻炼颈部和腰部有利于缓解脊椎炎症状。主治医生或理疗师会为你提供适合的运动方案，但是推荐做缓慢、轻柔、舒展的动作，游泳及水疗有助于缓解关节僵硬的症状。

药物治疗

规律服用药性较弱的镇痛类药物，如布洛芬及对乙酰氨基酚（推荐）能够缓解疼痛。主治医生可能会为你开一些抗炎类药物，可以适当服用。

膳食

现在没有证据表明某些特定的食物能够加重或减轻病情，虽然某些人发现减少乳类食品的摄入有利于缓解病情。膳食要营养均衡，遵循低脂、富含复合碳水化合物类饮食的原则，以保持理想的体重。体重超重会加重脊椎炎的病情。

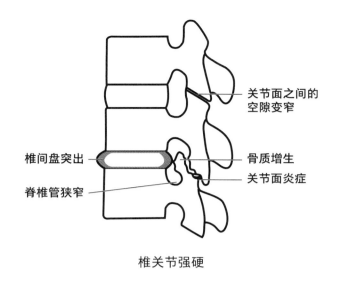

关节面之间的空隙变窄

椎间盘突出

骨质增生

脊椎管狭窄

关节面炎症

椎关节强硬

4.31　运动损伤急救

肌肉拉伤

运动之前没有热身，或没有做足够多的赛季前训练，过度拉伸（拉伤或撕裂）肌肉容易发生肌肉拉伤。

处理肌肉拉伤的原则是"RICE"。

休息（rest）：肌肉拉伤后，不要做拉伸等运动。就地休息使拉伤的肌肉软组织放松。

冰敷（ice）：在患者拉伤的前48小时内，每2小时敷一次，每次敷20～30分钟。

加压包扎（compression）：用绷带缠紧受伤的肌肉至少48小时。

抬高患肢（elevation）：将患肢放置在凳子或椅子上（或是用吊索将患肢吊起来），直至完全消肿。

- 如果肌肉拉伤严重，要立即就医。

- 肌肉拉伤休息几天后，患者可以进行适当的拉伸练习。拉伸前用红外线灯或热水袋加热拉伤部位。然后伸展上肢或下肢5次，轻度收缩肌肉。每天做该项练习2次，连续14天。

- 不要着急做运动，直至疼痛和肿胀完全消退及肌肉完全康复，这时你可以随意地移动肢体，不会有任何不适感。

注意事项如下。

可以多次使用的纱布类的冷敷绷带，绷带可以放置在冰箱中制冷（至少需要2小时）。推荐运动员常备既可以热敷又可以冷敷的敷袋。

腿部肌肉撕裂伤

当腿部肌腱拉伤或其他腿部肌肉拉伤时，患者需要平躺，将膝盖伸直。将患肢抬高到感觉到拉伤的位置，持续大约30秒。每天做该项练习2次，连续14天。

然后再做一些运动强度稍大的拉伸肌肉练习。将1.5kg的重物绑到踝部，然后趴下，腹部着地，抬高腿部（弯曲膝关节），使其脚后跟与臀部接触。该项练习重复5～10次。如果这种锻炼强度导致疼痛就停止做该项运动。如果没有引起疼痛，就坚持做该项练习，每天重复2～3次，持续2～3周，然后逐渐将重物的重量增加到5kg。

在腿部肌肉恢复期间，也可以游泳健身。

关节扭伤

运动最常见的另一种损伤是关节扭伤。关节扭伤是指运动时，肌肉、韧带或两者承受的压力过大，超过正常的承受范围导致的一种损伤。关节扭伤最常见的部位是膝关节、踝关节、腕关节等。这些关节扭伤后会出现肿胀，移动关节时，患者会感到疼痛。一般不会有瘀伤，即使有瘀伤也不会很明显。治疗关节扭伤的急救原则又称"RICE"原则。

休息（rest）：患者关节扭伤后，立刻停止运动，进行休息，减少患者扭伤部位的移动，减轻疼痛，加速痊愈。患者要使用拐杖以减轻受伤关节部位承受的重量。

冰敷（ice）：用冰敷扭伤关节有利于消肿，缓解疼痛和关节僵直。可以使用能够多次使用的敷袋，也可以用毛巾包裹冰块进行冰敷。不要将冰块直接接触皮肤。一般扭伤后48小时内冰敷，每3小时冰敷一次，每次20分钟。

加压包扎（compression）：用弹性绷带包裹扭伤部位。要包裹得结实，但也不要太紧，需要注意力度。

抬高患肢（elevation）：将患肢放置在凳子或椅子上（腿部、膝关节及踝关节扭伤）或者将上肢吊在吊索上（肩关节、上肢及腕关节扭伤），直至水肿消退。

应该避免什么？

在急性损伤期（至少48小时内），应避免加热，包括热水浴、热摩擦、按摩、酒精及过度活动，来阻止血流早期进入损伤部分。

注意事项如下。

大部分关节和肌肉轻度损伤，一般通过治疗后，能够很快痊愈。如果没有在短时间内痊愈，或是关节和肌肉损伤较严重，需要立即就医，让医生做出诊断并进行相应的治疗。

4.32 踝关节扭伤

踝关节扭伤的定义是什么？

连接踝关节的韧带损伤后会导致踝关节扭伤。踝关节是体育运动中最常见的扭伤部位，所以也被称为"滚动的脚踝"。踝关节扭伤时，韧带组织过度拉伸，导致拉伤和出血。一般这种拉伤比较轻微，只是韧带上少量的纤维组织被拉裂，有时候可能是整个韧带拉断。

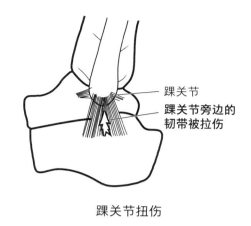

踝关节

踝关节旁边的韧带被拉伤

踝关节扭伤

导致踝关节扭伤的原因有哪些？

导致踝关节扭伤的原因是足部突然向内弯曲，导致踝关节外侧的韧带过度拉伸，过度拉伸的韧带就像撕开的一张纸或其他材质的东西。有时候，足部突然向外弯曲时，也有可能导致踝关节内侧的韧带拉伤。

踝关节扭伤的症状有哪些？

踝关节扭伤的症状与韧带的拉伤程度有关。一般是扭伤部位水肿、疼痛和淤血，症状有轻有重。如果是韧带完全撕裂，踝关节就会变形，而且很不稳定。

踝关节扭伤的发生概率有多大？

踝关节扭伤是一个非常常见的问题。每50个咨询的患者中就有1位向医生咨询有关踝关节扭伤的问题。

踝关节扭伤的治疗方法是什么？

对于踝关节轻度扭伤，患者可以完全自己处理。但是，对于踝关节重度扭伤的患者，就需要进行X线检查。这是因为踝关节重度扭伤时造成骨折或韧带完全撕裂。有时踝关节扭伤后的不适感会很快缓解，但是疼痛也有可能持续3~4天，这时建议患者去看医生。主治医生可能会采取专业的方法进行治疗。

自我处理措施

自己处理的原则是"RICE"原则。

休息（rest）：踝关节扭伤时，患者应当尽可能地多休息。如果踝关节扭伤严重，患者需要使用拐杖以减轻负荷。

冰敷（ice）：踝关节扭伤时可以冰敷，或者将踝关节浸泡到冷水中进行消肿和缓解疼痛。可以使用反复利用的敷袋，或用毛巾包裹住冰块进行消肿。不要用冰块直接接触皮肤。一般是扭伤后48小时内就要冰敷，每3小时冰敷一次，每次20分钟（冰袋可以用绑带包裹）。

加压包扎（compression）：用弹性较好的绷带严密包裹踝关节，但不要太紧。

抬高患肢（elevation）：将患肢放在凳子或椅子上，直至水肿消退。

避免热疗（扭伤后48小时内）、饮酒和过度运动。

运动锻炼

踝关节扭伤后，早期进行运动锻炼能够预防踝关节发生永久性的僵直。每小时都要进行锻炼，到感到不适为止。患者要做下列练习，每个练习至少要做10次。

- 要用力拍打踝关节附近的足部，上下拍打。
- 向内向外旋转足部的同时，足部与腿部要有正确的姿势和正确的角度。
- 将以上练习结合起来，使足部缓慢地进行转圈练习（先顺时针，然后逆时针）。

镇痛药

可以服用镇痛类药物缓解疼痛，尤其是在晚上。单独服用对乙酰氨基酚，或对乙酰氨基酚与可待因联合服用，一般就可以缓解踝关节扭伤导致的疼痛。

走路

建议踝关节扭伤的患者不要长距离行走。走路时，要穿合适的鞋，且踝关节不要使劲。尽量像平时那样走路，避免长时间站立。光脚在沙滩上进行走路练习能够促进踝关节尽快康复（一般是踝关节扭伤后2~3天，可以光脚在沙滩上进行走路练习）。

踝关节扭伤的预后怎么样？

大部分踝关节扭伤预后非常好，一般1~6周内踝关节可以完全康复。但是对于韧带完全撕裂的严重损伤，康复的时间较长，可能需要打石膏，需要4~6周的时间才能康复，也有可能需要通过手术进行治疗。

预防

健康专家可能会建议你使用捆扎带和踝关节固定器来防止曾经扭伤的脚踝复发。加强训练也有助于降低复发风险。

4.33　颞下颌关节功能障碍

颞下颌关节功能障碍的定义是什么？

颞下颌关节（temporomandibular joint，TMJ）功能障碍是指下颌骨（颌骨）运动异常。颞下颌关节位于耳部前方。颞下颌关节功能障碍通常是由于牙科问题和头部损伤后导致的下颌骨不一致引起，但是很多情况没有明显的原因。颞下颌关节功能障碍与磨牙和咬合不齐、不良的食物咀嚼方式以及肌肉紧张有关系。类风湿关节炎等一些发病率较低的疾病不会引起颞下颌关节功能障碍。

颞下颌关节功能障碍的症状是什么？

颞下颌关节功能障碍的症状是位于耳部前方的颞下颌关节有不适感或疼痛，尤其是在吃东西的时候。颞下颌关节功能障碍可能会导致面部、颈部和头部疼痛。下颌骨运动时，会发出"咔嚓、咔嚓"的声音。

颞下颌关节功能障碍是一个很严重的问题吗？

颞下颌关节功能障碍不是个很严重的问题，但是个很烦人的问题。幸运的是，经过治疗可很快痊愈。

颞下颌关节功能障碍的治疗方法是什么？

先用较简单的方法进行治疗，如果效果不好，可以选择相对较贵的、复杂的方法进行治疗。

颞下颌关节功能障碍引起下颌疼痛的治疗方法

颞下颌关节功能障碍引起急性症状时，患者需要让颞下颌关节尽量多休息，且遵守下列原则。

- 吃饭时，嘴不要张得太大，其大小不要超过大拇指的宽度，要把吃的食物切成小块。

· 不要用前面的牙齿咬任何食物——用体积较小的尖牙咬食物。

· 避免食用需要长时间咀嚼的食物，例如，硬皮面包、较硬的肉类以及没有煮熟的蔬菜等。

· 颞下颌关节功能障碍期间，不要嚼口香糖。

· 要经常练习张口，张开下颌成弧形样运动。不要向前伸下巴，也不要向后伸下巴。

· 不要牙关紧闭——上下嘴唇接触即可，上下牙齿要分开。

· 尽可能用鼻部呼吸。

· 睡觉时，下颌不要吃力，尽量要采用仰卧的姿势睡觉。

· 尽量使自己的生活节奏放缓，使自己放松，使面部和下颌部位的肌肉放松下来。

颞下颌关节功能障碍后续治疗

一旦颞下颌关节功能障碍的急性期症状缓解后，最好要通过一些运动锻炼来加强和控制颌关节的肌肉。开始锻炼的时候，患者会感到不适，但是锻炼大约2周后，颞下颌关节功能障碍的问题就开始改善。

"嚼木头"练习

· 找一个大约15cm长，直径为1.5cm的棍子。比较理想的是扁圆形的木匠铅笔。

· 将棍子或木匠铅笔放置在唇角处，尽量往后移动，使磨牙能够咬住棍子或木匠铅笔，下颌向前伸。

· 有节奏地上下咬棍子或木匠铅笔，持续2～3分钟，一天至少练习3次。

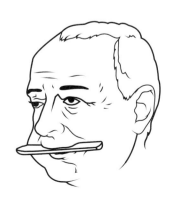

4.34　网球肘

网球肘的定义是什么？

网球肘（又称为肱骨外上髁炎或肘部发炎）是指在肱骨和其外上髁的总伸肌腱附着部位出现发炎的状态。不仅仅是网球运动员会出现肱骨外上髁炎，其他人也会出现这种疾病。常见于高尔夫球手、木匠、砖瓦匠、小提琴及家庭主妇等，尤其是35～55岁的人群。网球肘是一种过度运动引起的损伤。

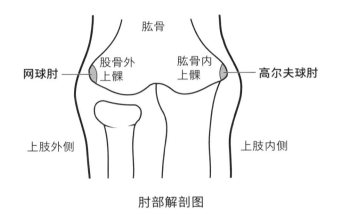

肘部解剖图

引起网球肘的原因是什么？

网球肘是手臂反复多次动作、过度使用的结果，例如，打高尔夫球、打网球、使用螺丝刀固定东西、拧干衣服、提水或泥瓦工砖盖房等都会导致手臂过度使用。网球运动员反手运动，尤其是动作有问题时，过度的手腕动作会导致肱骨外上髁炎。当球冲击网拍的力量大于肌肉的承受能力，会导致手臂承受的压力过大，导致肘部损伤。这种压力开始时不会引起疼痛，可能会引起韧带的小范围内撕裂伤。当撕裂伤开始痊愈时，撕裂伤的范围会扩大、会有炎症发生及瘢痕组织形成，这时患者会感到疼痛。

网球肘的症状是什么？

网球肘的症状是肘部向外的突出部位（肱骨外上髁）疼痛，包括休息时发生钝痛。有些患者疼痛是持续性的，会影响睡眠。

前臂在抓东西或提东西时，会感到疼痛，例如，在倒茶、转动操作杆、熨烫衣服和打字时，患者都会感到前臂疼痛。患者的握力往往感觉到很弱，甚至是很简单的活动，如取玻璃杯、握手及刷牙等，都有可能导致前臂疼痛。

网球肘的治疗方法是什么？

网球肘非常顽固，治疗起来比较麻烦，但是大部分网球肘都可以治愈。针对急性期的急救措施包括休息、冰敷和使用前臂的胶带。治疗的两个基本原则如下。

- 休息（从源头上来治疗，例如，患者应当停止打网球）。
- 运动（通过腕部的相关练习来加强前臂的肌肉强度）。

全科医生可能会建议患者注射可的松，加快痊愈的速度。有时需要1～2年治愈。也可以尝试一个疗程的抗炎类药物，服用2～3周后再检验药物的效果。

锻炼

锻炼前臂肌肉时可以使用哑铃，也可以使用其他物品，例如一桶水。开始的重量为0.5kg，然后逐渐增加到5kg。

- 坐在桌子旁的椅子上。
- 将你的手臂放在桌子上，腕部位于桌缘外。
- 掌心朝下，抓住哑铃。
- 缓慢提起哑铃，放低哑铃，做12次，休息1分钟。
- 重复上述动作2次。

每天都要做该项练习，直至你打网球、工作及在使用前臂时不再感到疼痛为止。

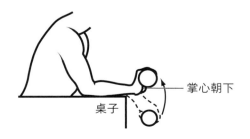

哑铃锻炼示意图

拧毛巾练习

开始拧毛巾时患者可能会感到疼痛，但是通常6周后，网球肘就会痊愈。将毛巾卷起来，手臂伸直，抓住毛巾，向前拧毛巾，腕部发生转动，持续这个动作10秒。然后，患者向后拧毛巾，腕部发生转动，持续10秒。然后逐渐增加拧毛巾的时间，每次增加5秒，直至增加到60秒。每天做该项练习2次，即前后两个方向拧毛巾2次。很多人喜欢在洗澡的时候，用大的洗脸毛巾做该项练习。

打网球

打网球时，不要使用太重的球拍和网球。打球时，动作幅度不要太大，动作流畅，尽量不要弯曲肘部。开始打球时，动作不宜过猛，花一些时间进行热身。

"其他"网球肘

肱骨内上髁炎（"正手网球肘""高尔夫球运动员常见肘伤"或"投手肘"）比较少见，通常不会很严重。治疗方法同上，但是做哑铃锻炼时掌心朝上。

前臂上绑上非弹性绑带

有些网球运动员打网球时，会在前臂上绑上非弹性绑带，绑的部位位于肘部下方7.5cm处。网球运动员绑非弹性绑带对于缓解病情可能没有作用，但可尝试一下。

4.35　扳机指

扳机指的定义是什么？

扳机指是指手指弯曲（屈曲）后，自己无法伸直的现象，这是因为手指伸展功能的相关机制在一段时间内受损。当手指或拇指伸直到正常位置时，突然就会回到弯曲状态。扳机指又被称为手指屈肌腱鞘炎，

100人中就会有2~3人患有这种疾病。尽管所有的手指都可能被累及，拇指和环指是最容易被累及的手指。

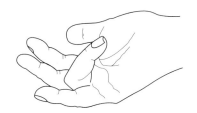

手指弯曲后，无法伸直

扳机指的症状有哪些？

- 手指弯曲后，自己无法伸直。
- 可以用另外一只手将手指掰直。
- 在手指根部可能感到胀痛或者疼痛。
- 在手指的根部会感觉到结节样增厚。
- 手指运动时，会有"皮革样"的声响。

导致扳机指的原因是什么？

导致扳机指的原因是手指肌腱受到结构上的障碍，从而影响手指正常的伸直动作。连接肌肉到指骨的手指肌腱上覆盖有一层滑膜鞘以保护和润滑肌腱。由于某些原因，长时间磨损，导致覆盖于指肌腱上的滑膜鞘发生炎症，导致滑膜鞘肿胀和增厚。最终硬结节形成，造成肌腱正常运动障碍，导致肌腱在结节前后位置发生卡顿。这个机制可以用下面通俗的方法来解释。将肌腱比作手臂，将肌腱上的滑膜鞘比作手臂上的袖子，当袖子打结时，手臂在袖子内活动就会受到阻碍和影响。

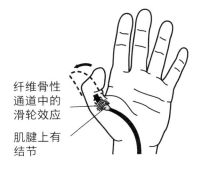

纤维骨性
通道中的
滑轮效应

肌腱上有
结节

肌腱上有结节不利于手指的正常动作：
该图显示扳机指的解剖结构

哪些人易患扳机指？

任何人都有可能患扳机指。大部分健康的人患扳机指时，没有明显的原因。一般是40岁以上的人群较常见，女性发病的风险要高于男性。主要的危险因素，除了年龄增加外，还包括类风湿关节炎、糖尿病、淀粉样病变及透析的患者等。

扳机指的治疗方法是什么？

扳机指的治疗方法有几种，主治医生会和你讨论，选择最适合治疗方法。

- 不使用特殊治疗的方法。某些扳机指患者不需要治疗，休息几天后，症状就会得到缓解，尤其是手部需要做重复性工作的人群，只要手部休息，症状就会明显缓解。很多扳机指患者认为扳机指不需要治疗，继续自己的正常生活，尤其当扳机指的病情较轻时。

- 用夹板固定手指进行治疗。这种方法是用塑料夹板将将手部固定，就像用夹板治疗腕管综合征一样，保持手指处于伸直状态，尤其是晚上患者睡觉时。

- 皮质类固醇注射。皮质类固醇注射是一种有效的治疗方法，主要是将皮质类固醇和局部麻醉药注射到肌腱鞘膜积上。这种治疗方法能够抑制炎症，软化结节，最终减轻肌腱滑行时的障碍。这种治疗方法对80%的扳机指患者有效，如果患者使用一段时间后，症状反复出现，可以反复用这种方法来缓解症状。

- 手术治疗。局麻下做一个小手术，就可以解决患者的扳机指问题。手术的主要原理是切开有结节的肌腱鞘膜，然后切除结节。

4.36　腿部热身

对于所有运动员来讲，热身的目的是使运动员在热身后的运动或比赛中达到最好的状态，减少受伤的概率，尤其是在赛前。

- 热身运动是比较缓慢且动作简单的运动，时间大约为10分钟。热身运动可包括慢跑、原地跑、高抬腿运动以及骑自行车运动等。

- 做伸展类的热身运动时，一开始要轻柔，不要太用力，做这类动作时，运动员不应该感到过度拉伸、疲惫或疼痛。

- 也要做除腿部以外的其他部位的热身运动。

- 做热身运动时，最好穿运动服。

热身

下列一系列图展示了腿部拉伸动作的要领。拉伸时，要使腿部肌肉感到紧绷（达到拉伸点），保持20～30秒，然后放松10秒，换另一条腿进行拉伸练习。拉伸持续10～20分钟。每条腿训练2～3次。

臀部伸展

内收肌群伸展

两脚分开站立；弯曲一侧膝关节，另一侧伸直；弯曲的膝关节继续向下弯，使腹股沟和大腿内侧肌肉感到有拉伸的感觉（达到拉伸点）。

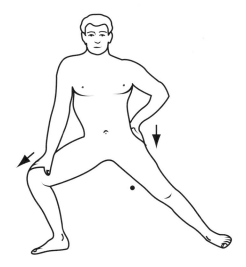

内收肌群伸展

屈肌拉伸

侧卧，用上方的手抓住同侧的脚踝。轻微向后拉踝部。

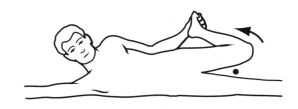

屈肌拉伸

大腿伸展

腿后肌群伸展

将右脚置于较矮的桌子上或椅子上；膝关节伸直；同时两手向前摸右脚，直至达到伸展点。

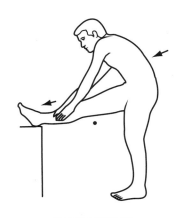

腿后肌群伸展

股四头肌伸展

战立，单手扶墙支撑身体，另一只手抓住同侧脚踝向臀部拉伸，直至达到拉伸点。

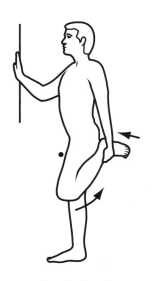

股四头肌伸展

小腿／跟腱伸展

小腿伸展

1. 面对墙战立，双手扶墙；右腿弓步向前距墙0.5～1m，左脚向后伸展且左脚完全着地。

2. 姿势同1，但左膝弯曲，至小腿感到深度拉伸。

运动后做几分钟放松训练非常重要，例如拉伸和慢跑。

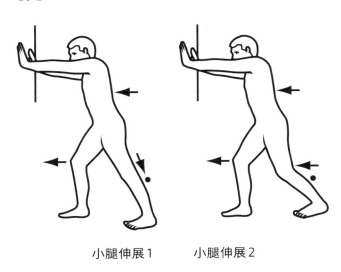

小腿伸展1　　小腿伸展2

4.37　挥鞭伤

挥鞭伤的定义是什么？

挥鞭伤是指在事故中，由于颈部被迫向后扭动，导致颈部突然受伤的现象。挥鞭伤一般发生在机动车事故中，但是也有可能发生在接触性的体育运动比赛中，例如，足球及其他类似的意外中。现在医生一般不愿意使用挥鞭伤这个术语，而是使用另外一个术语——快速过度拉伸损伤。

挥鞭伤在机动车事故是如何发生的？

在机动车追尾事故中，车突然停止，头部由于惯性作用向后仰，然后突然向前弯曲，导致颈部在很短的时间内快速向后以及向前拉伸。这种事故通常称为挥鞭伤，但事实上是一种过度拉伸的结果。

在机动车追尾事故中，只有25%的人会出现颈部扭伤的问题。

如果你的车撞上一个静止的物体，头部首先向前运动，然后向后甩，也会导致相同的损伤。

挥鞭伤会累及哪些部位？

颈部通常情况都会受到损害，例如，颈椎的骨质部分，以及包括韧带、肌肉、肌腱、椎间盘和神经在内的各种软组织都会受到损伤。将脊柱连在一起的韧带过度拉伸，有可能被撕裂，其效果就像踝关节扭伤。韧带可能出现皮下出血。

颈部小关节可能会发生小范围的骨折。

注意：仅仅用普通的X线检查通常并不能发现骨头、关节和软组织部位的损伤。

挥鞭伤的症状有哪些？

主要症状是颈部前部、后部疼痛和僵直，这种症状可能在颈部受伤当时就有，也有可能是过了一段时间后才发生。症状可能是24小时后或2～3天后才出现的。

其他可能的症状。

- 头痛。
- 抬头发生困难，抬头时患者感觉头部重如千斤，很难抬起来。
- 手臂部位有疼痛、刺痛或收缩无力感。
- 眩晕。
- 恶心。
- 吞咽困难或吞咽疼痛。

除了颈部疼痛外，患者还有可能在接下来的2～3周内，情绪低落，有抑郁的症状。如果这种负面情绪持续时间较长，要及时告知主治医生。

注意：如果患者脊柱患骨关节炎，这时的症状通常会很严重。

挥鞭伤的预后如何？

预后良好，可恢复到正常状态。根据症状的严重程度不同，有些患者恢复需要1~2周，而有些长达约3个月的时间才能康复。如果治疗方法选择恰当，治疗效果会更好。多次进行X线检查及使用颈部颈托，并不能加快痊愈的速度。

预防挥鞭伤的方法有哪些？

下列行为会增加发生事故的风险，包括：

• 不好的开车习惯，如开车时与别人的车距太窄。

• 在雨天或下雪天开车。

• 醉酒或服用其他药物后，如服用使头脑反应慢的药物后开车。

下列行为能够减少事故的发生风险。

• 开车时，有非常好的防护措施。

• 禁止酒后驾驶。

• 车上有缓冲头部冲力的缓冲垫。

• 刹车灯正常工作。

注意：询问医生药物对驾驶的影响。

挥鞭伤的治疗方法是什么？

颈部需要一段时间才能康复。理疗非常有效。

自我处理方法

• 冷敷/热敷。前3天，可以用冰袋冷敷颈部，持续10~20分钟，然后热敷。热敷的方法包括用热毛巾热敷颈部，洗热水澡（一天2次）。热敷10~15分钟，一天热敷4次。

• 运动。及时进行颈部运动是颈部康复最好的治疗方法，即使颈部感到疼痛或僵直。要像平常那样转动颈部，但是不要猛抬头，头部也不要过度拉伸。医生或理疗师会推荐最适合你的运动。任何颈部缓慢的伸展类运动都有助于颈部扭伤的恢复。

• 按摩与推拿。按摩有利于挥鞭伤的康复。不推荐对颈部进行了推拿。

• 镇痛类药物。患者感到疼痛，首选对乙酰氨基酚，每4~6小时服一次药。

• 颈托。颈部使用颈托。颈托的后面要高于前面，这样颈部会感到舒适，同时，会加快挥鞭伤痊愈的速度（会加快2~3天）。要保持颈部微微向前倾斜，并且感觉不到疼痛。要尽快摆脱颈托，开始运动你的颈部。

• 枕头。睡觉时要使用较低的枕头，用毛巾包裹枕头，厚度为5cm，（最好）选择专门用于治疗颈部的枕头。睡觉时，不良的姿势不利于康复。

药物治疗

医生可能会为你开一些疗程较短的抗炎类药物或肌肉松弛剂，使颈部症状得到缓解。必要时，可以在颈部注射局部麻醉药。

4.38 落枕

落枕的定义是什么？

落枕是指颈部肌肉突然痉挛引起颈部疼痛，使颈部向疼痛侧弯曲的现象。落枕是一种常见的现象，通常会发生在颈部的一侧。发生斜颈是人体保护颈部的一种保护性反应。落枕又被称为斜颈。

导致落枕的原因有哪些？

落枕是由于颈部较小的损伤，或睡觉时颈部姿势不良造成的。造成颈部小关节扭错。小关节运动受到障碍，就像门上的铁链卡在门上一样。结果就是肌肉发生痉挛疼痛。有时儿童落枕是由于颈部淋巴结发生炎症引起的。

落枕的症状有哪些？

颈部的中部发生疼痛，更常见的是一侧颈部。这种疼痛可能会放射到头部或肩部。颈部感觉只能固定在一个位置，通常情况下，任何想改变固定颈部的动作都会引起颈部痉挛性疼痛。

哪些人易患落枕？

任何人都有可能患落枕，多见于12～30岁的青壮年。

落枕的预后怎么样？

落枕是一种一过性的症状，具有自限性（不需要治疗也能够痊愈），一般在24～48小时内痊愈。有时，落枕可能持续一周左右。落枕不会给患者带来其他问题，也不会有并发症。但是，落枕会经常复发，所以建议进行随后的颈部治疗。

落枕的治疗方法是什么？

落枕有多种不同的治疗方法，但是即使是最严重的落枕，没有针对性的治疗，也能够在很短时间内痊愈。所以治疗落枕时，一般建议保守治疗。

自我处理措施

• 镇痛类药物：可以服用中度效果的镇痛类药物，例如对乙酰氨基酚，服用时间为2～3天，以缓解不适症状。

• 热疗与按摩。可以冷敷或热敷颈部疼痛部位，效果不错。涂上镇痛类药膏按摩颈部也有利于缓解症状。

• 睡觉与枕头。睡觉时，颈部疼痛一侧要与枕头接触。不要枕太多枕头。

• 练习。让脖子在舒适的区域内移动。适当的运动有助于更快的恢复。

• 姿势。在做任何事情时，姿势都要良好，例如，在读书写字时，要收下巴，颈部要直。

• 开车时的注意事项。刚落枕时，要避免开车，因为扭头不能够全面，有可能会造成非常严重的交通事故。

颈托对于缓解落枕的效果

在一段时间内可以使用颈托缓解落枕急性期的疼痛，但是一般不推荐使用。落枕时，颈部最好能够自由活动及进行锻炼。

理疗及脊柱推拿对于治疗落枕的效果

一般治疗落枕不推荐脊椎推拿，这是因为落枕时，颈部发生痉挛是人体的一种保护性反应。然而，某些理疗能够很好地缓解落枕症状，这些理疗方法包括颈部轻微活动以及肌肉热量治疗等。如果这些理疗方法合适，是缓解落枕症状的最好方法。对理疗及脊柱推拿要咨询医生。

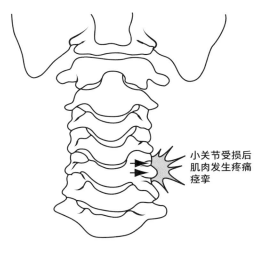

小关节受损后肌肉发生疼痛痉挛

落枕的疼痛部位

第五章　精神健康问题

5.1　酒精：酗酒对人体造成的危害

酗酒的定义是什么？

酗酒是指人们对酒精产生依赖，并对人们的身体健康和社会生活产生不利的影响，但人们并不打算停止饮酒的行为来解决问题。在澳大利亚相关国家指南中，对饮酒的定义如下。

2016年减少饮酒对人体造成不良影响的指南（NHMRC）

- 对于身体健康的男性和女性，每天饮酒不超过2个标准杯，不会对身体造成长期损害。
- 偶尔喝酒时，超过2个标准杯，不超过4个标准杯，也不会对人体造成不良影响。
- 儿童和18岁以下的年轻人，为了健康考虑，最好不要饮酒。
- 孕妇和哺乳期的女性最好不要饮酒。

长期饮酒

如果男性每天饮酒超过6个标准杯，女性超过4个标准杯，饮酒就会对人体健康造成威胁或者造成实质性损害。

测量酒精摄入量的方法

1个标准杯含10g纯酒精，相当于1middy（或壶）啤酒（285ml）、2middy低度啤酒或5middy超低度啤酒。酒精含量等于1杯佐餐酒（120ml）、1杯雪利酒或波特酒（60ml）、1口烈酒（30ml）。

- 1小瓶或1罐啤酒=1.3个标准杯。
- 750ml装啤酒=2.6个标准杯。
- 750ml红酒=6个标准杯。

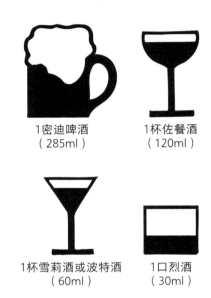

1密迪啤酒　　　　1杯佐餐酒
（285ml）　　　　（120ml）

1杯雪莉酒或波特酒　　1口烈酒
（60ml）　　　　　（30ml）

0.05%水平

为了使血液酒精含量低于0.05%，70kg的男性或女性的饮酒量不应该超过：

- 1小时内的饮酒量不超过2个标准杯。
- 2小时内的饮酒量不超过3个标准杯。
- 3小时内的饮酒量不超过4个标准杯。

酗酒会给人体带来哪些危害？

酗酒会给机体造成不良影响。可能会损害人体的全部器官，尤其会损害酗酒者的肝脏、胃、心脏和大脑。酗酒会导致高血压、痛风和胰腺炎（胰腺发生炎症）。某些人饮酒后，会造成记忆力的丧失，而有些人只有酗酒后，才会造成记忆力的丧失。住院患者中，至少有15%的患者与饮酒有关。重大交通事故中，大约50%的与饮酒有关。饮酒对孕妇体内的胎儿也会造成不良影响，会导致胎儿发育异常。孕妇每天的饮酒量超过1个标准杯，可能就会对胎儿造成不利影响。

另外，酒精可能与许多处方药物发生相互作用，尤其是镇定类药物，对人体造成不良的影响。

如何成功戒酒？

如果你有与饮酒有关的疾病或其他问题，这时，你应当减少饮酒量和出去应酬喝酒的频率。如果无法做到这一点，你应当到专业机构或找专业人士解决这个问题，不要单独面对这个问题。你尝试戒酒时，可能会出现戒断症状。

成功戒酒的唯一途径是认识到自己有酗酒的问题，然后尽自己最大的努力去戒酒。一些成功的经验告诉我们，戒酒成功的关键之一是酗酒者戒酒时，相关人员要同酗酒者一起经历戒酒的全部过程。因此，来自家庭、医生及匿名戒酒互助社戒酒等机构的帮助，会对酗酒者戒酒的成功起到非常重要的作用。

避免酗酒的黄金法则

- 不要每天饮酒。
- 男性每周饮酒量不超过12个标准杯，女性不超过8个标准杯。
- 每星期至少有3天不饮酒。
- 酗酒者可以改喝酒精度数较低的啤酒。
- 不要空腹饮酒。
- 避免持续性饮酒的各种社交活动（例如，长时间持续参加宴会）。
- 饮酒时，酒精类饮品与非酒精类饮品混着喝。

酗酒的症状有哪些？

酗酒对心理和社会造成的不良影响	酗酒对生理造成的不良影响
丧失自尊	出现大脑损伤
易激惹	抑郁症
狡猾的行为	失眠——做噩梦
焦虑	高血压
偏执	心脏病
压力大	肝病
社交能力差	厌食（消化不良）
工作能力下降	胃溃疡
易出现家庭财政问题	性功能障碍
出现意外事故的概率增加	手颤抖
开车易与他人出现冲突	周围神经损伤
易发生犯罪——暴力犯罪	痛风
人格出现障碍	肥胖

5.2　愤怒情绪控制

愤怒的定义是什么？

愤怒是一种正常的且比较强烈的情绪反应，每个人都会有愤怒的情绪。愤怒有轻重之别，可以是轻微的恼怒，也可以是暴怒。愤怒可以由内心深处的情绪引起。例如，担忧与自己有关的问题，也可以由外部事件引起；与某人发生冲突，或由一些不愉快的事件引起，发生了交通事故或航班取消。"交通暴怒情绪"就是人们无法控制愤怒情绪的经典例子。"交通暴怒情绪"可能是内部情绪与外部不愉快事件共同作用的结果。愤怒可以是隐忍的，也可以是爆发的，是人们内心害怕和人们没有安全感的外在表现。

为什么有些人比其他人更容易发怒？

事实上，某些人比其他人更容易头脑发热，脾气暴躁，一点就着。有些人可能有反社会倾向的性格障碍，而有些人易发怒与遗传或各种社会因素有关。某些人愤怒指数较低，这是因为他们认为自己是特别的，没有必要与那些麻烦打交道。有些人易发怒可能与他们成长的家庭环境有关。他们的家庭可能不和谐、吵吵闹闹、没有为孩子的健康成长提供良好的环境或是缺乏良好的沟通技巧。很多人也是生活在这样的家庭中，但是他们将这种环境化作动力，能够保持冷静，继续努力前进。

愤怒情绪会给人们带来哪些影响？

经常发怒会给人们的健康带来不良影响，从社会、心理及生理等多个方面影响人们的健康。不受控制的愤怒会给人们带来一些不必要的冲突，例如，各种争吵、威胁、打架及身体伤害等。人们愤怒时，会导致机体释放大量的应激激素，如肾上腺素。大量的应激激素会给人体带来不良影响，如失眠、焦虑、抑郁，包括偏头痛在内的头痛、高血压、胃灼热、大肠应激综合征，甚至会导致致死性心脏病发作及脑卒中等。如果你无法控制自己的愤怒情绪，且愤怒情绪影响了你的正常生活，这时，你需要采取措施来应对愤怒情绪。尤其重要的是要处理好愤怒情绪引起的各种攻击性的行为。

应该如何应对愤怒情绪？

易发怒的人们应当认真地了解自己，想一想自己为什么碰到事情就容易发怒，是哪些事情挑起自己愤怒的情绪，以及自己如何做才能够控制住自己的情绪。将发怒有关的情况记录下来有利于自己今后能够控制愤怒的情绪。要认真记下引起自己发怒的事件、随后发生的事情、自己与其他各方的反应、自己的感受、造成的不良后果及一些好的结果等。然后，你就可以从你信任的人中寻求帮助，如主治医生、心理医生、精神病医生、心理顾问及宗教方面的权威人物，如神父等（如果有效）。这些人中很多人都经过专业的愤怒情绪方面的培训，在这方面训练有素，例如，这些人擅长使用放松技巧、拥有解决问题的能力和擅长认知行为治疗。你需要记住的是愤怒是可以得到抑制和控制的，然后转化为其他情绪或行动。要听取专家的建议来学会控制自己的情绪。很多人平时都能够很好地控制自己的愤怒情绪，但是当他们饮酒过度时，情绪就会失控。因此，对于控制愤怒情绪，戒酒或减少酒精摄入量就显得非常重要。

对于控制愤怒情绪有哪些切实有效的办法？

学会将愤怒情绪发泄到到其他较为安全、可以接受的事物上，从而使愤怒情绪得到疏通，最终得到放松。这些事物如下。

- 较长时间的走路或跑步。
- 在公园或其他较为安静愉悦的地方静坐。
- 去看电影或看录像或各种视频。
- 与你信任的人说一说自己的问题。
- 与朋友去喝咖啡。
- 听一听最喜欢的音乐。
- 做喜欢做的运动或学习一项新的运动。
- 规律地游泳或冲浪。
- 去洗澡、泡澡或蒸桑拿。
- 参加健美操活动。
- 学习瑜伽、太极及类似的活动。
- 冥想或祈祷（尽可能）。

如果你有愤怒情绪想发泄，可以揍枕头或在户外踢球。如果你感觉到自己情绪将要失控，你可以走开，然后让自己冷静下来。

如何解决争吵问题？

用一种成熟理智的方式解决争吵问题，对于你的健康和人际都是有好处的。你可以用一种较为友好、易为接受的方式告诉别人你的想法，例如，"对于这种情况，我感到非常气愤，但是，光愤怒对你我双方都没有好处。我不想让我的不良情绪影响到咱们两个人的关系，所以咱们可以心平气和地解决问题，所以先不要谈论这个问题了，等我们都冷静下来，再解决这个问题，好吗？"有时，发生争议时，让第三方在中间调节，缓解双方紧张的气氛，从而以冷静的方式解决纠纷。

其他控制愤怒情绪的秘诀

- 遇到问题避免争吵。
- 避免引起愤怒情绪的事情。
- 不要遇到问题就发怒，不要采用暴力方式解决问题。

- 学会用安全理智的方式发泄自己愤怒的情绪。
- 学会放松技巧，如冥想或瑜伽等。
- 避免酒精或其他能够影响你情绪的物质。

5.3　焦虑

焦虑的定义是什么？

焦虑是一种持续和过度担心的健康状态。焦虑障碍是指焦虑是非理性的，并且干扰了一个人的生活方式。焦虑是指对恐怖的或即将到来的问题，内心产生一种不适的感受。事实上，大部分人在生活中，总会或多或少经历这种情绪。有时人们有焦虑情绪是有原因，有的却没有原因。焦虑是人们应对压力产生的一种正常的反应。对某些事情适当的焦虑能够使我们更加具有责任感，更会关心别人。但是，某些人会持续焦虑，以至于这种焦虑状态严重影响到正常生活。严重的焦虑症可能会导致异常恐慌或换气过度。

焦虑有哪些类型？

- 广泛性焦虑症。
- 惊恐性障碍。
- 强迫性障碍。
- 创伤后紧张症。
- 社交恐惧症。
- 特定的恐惧症，如开放空间（广场恐怖症）。

焦虑的症状有哪些？

不同的人，焦虑的症状会有很大不同。有的人会感到非常焦虑、疲惫，有的人会感到非常恐慌。焦虑的症状如下。

- 疲劳或疲惫。
- 口干、吞咽困难以及恶心。

- 产生幻觉——"可怕的事情快要发生了"。
- 睡眠困难，会做噩梦。
- 易激惹。
- 肌肉紧张、头痛。
- 心跳加快、呼吸困难或者感到窒息。
- 出冷汗。
- 颤抖。
- 腹泻。
- 出现某些疾病的症状（如皮炎、哮喘）。
- 回避行为。
- 头晕。

焦虑可能会给人们带来哪些不利影响？

长时间的持续性焦虑和紧张可能会导致多种疾病——例如，高血压、冠心病、哮喘及肿瘤等。焦虑有可能会加重药物依赖的病情，如过度吸烟和过度饮酒。另外，焦虑会影响人们的正常交际和削弱人们的工作能力，会导致抑郁症。

焦虑的治疗方法有哪些？

焦虑可以被治愈。

自我处理方法

如果有可能，最好不要通过服用药物来治疗焦虑。应当通过寻找导致人们产生焦虑与压力的因素，进而调整生活方式，或去除引起焦虑的因素，达到治疗焦虑的目的（如果有可能）。要积极地寻找解决方案，不要逃避。例如，你可以换工作，避开能够引起你焦虑的人或物。有时，与你信任的人进行交流也有利于缓解焦虑症状。

通过健康的生活方式改善焦虑症状。

针对焦虑症的特别建议

不要逼自己太紧：不要成为时间的奴隶，即不要给自己太大的压力，不要逼自己在短时间内完成任务；不要给自己安排太多的事情；不要继续感到内疚；要学会认同自己和他人；要学会表达自己的情绪及要适当地发泄自己的愤怒，解决掉各种人际纠纷。与他人交朋友，使自己保持身心愉悦。要保持积极乐观的生活态度。做事情，要松弛有度，不要逼自己太紧。

做各种活动，使身心达到一种平衡放松状态，如娱乐活动、冥想、读书、休息、运动、家庭聚会活动或各种社交活动等。

放松

要学会使自己的身心放松：要参加一些能够使自己身心得到放松的活动，如瑜伽或冥想等。

要做一个计划，使自己每天都有时间做一些放松练习。理想的练习方式是一天练习2次，每次20分钟左右，但开始练习时，每次练习10分钟即可。

- 到一个安静的地方，静坐，眼睛闭上，要保持清醒和警觉状态。将自己的思绪集中到机体的多个肌肉部位，从前额开始，然后逐渐缓慢地向下达到脚趾。尽可能地放松自己的肌肉。
- 要注意自己的呼吸，接下来几分钟倾听自己的呼吸音，要缓慢深度呼吸。
- 接下来，根据自己的节奏，在心中默念"放松"两个字。当注意力被别的事物吸引时，默念"放松"，使注意力回归。
- 采取顺其自然的态度。静坐是自己安静的时间，这时身心压力达到一种平衡或压力会减小。

咨询治疗

医生可以给你提供或者安排心理咨询师，帮助你克服内心的恐惧和焦虑。常用的治疗方法有行为治疗、认知行为治疗等，这些治疗方法能够让你学会面对恐惧，使焦虑症患者认识、评估、控制及调整那些负面的恐怖情绪与行为。其他的治疗方法包括正念训练和催眠疗法。

药物治疗

医生们往往只建议最后一步才服用镇静剂，或者帮助你应付一个非常有压力的临时期，当你的焦虑非常严重，而且你在外界没有帮助的情况下没有办法克服焦虑的时候。镇静剂非常有效，应合理使用，并且只是在短时间内使用。

5.4　丧亲之痛

当一个人死后，他所爱的人总会经历一段非常悲伤和极度伤心的阶段。

这种悲伤程度与死亡的突然程度与预料程度有关。当然，悲伤程度还与死亡人去世的年龄、他所爱的人，以及其他的因素，包括性格、家庭、习俗及宗教信仰等有关。但是，不管这些影响因素如何，与死者有关的人总会有情绪上的反应，这是一种正常反应。

下面所描述的经典阶段只是一个指南而已，因为每个人的反应都不一样，包括不同的时间线和情感。

第1阶段

"震惊"或不相信

你的第一反应是感到无措或空虚。在短时间内你可能感到或表现出来似乎这个不幸的事情并没有发生，所有的事情是一团糟，但是，你可能随之经历一个极度悲伤的阶段。在第1阶段，你有可能会出现幻觉，看见死去的人，或是与他进行交谈：这种经历是正常的。你可能会暂时忘记那个人已经死了，会表现出来其仍然活着。你会发现很难集中注意力，也许你会自然而然找到一个发泄口，例如，你会大哭、大叫，甚至是大笑。

第2阶段

悲伤与绝望

在这个阶段，你所爱的人去世会真正地打击到你。这种失去爱人的感觉会被随之而来的孤独、不断地想起死者的习惯及睹物思人等不断加强。你会感到极度的悲伤和孤独。这时，你的朋友和所认识的人不再登门。事实上，这些人登门会感到不舒服和尴尬。你需要了解这种情况，实际上你可能会有远离人群的冲动或感觉。

死者仍然在自己周围的感觉仍然会持续。两种常见的情绪——愤怒与悲伤也会随之而来。

愤怒

你可能会向那些你认为对死者有责任的人发泄这种愤怒情绪，甚至有可能向死者发泄。这种愤怒的情绪可能会向医务工作者发泄，你抱怨他们没有尽力，你感觉你有很多话要和死者说，死者死亡的情景可能会不断地在你脑海中浮现。脑海中经常会浮现的想法包括：

"为什么这种事情会发生在我身上？"

"如果这样做的话"等等，"这种事情就不会发生了"。

内疚与自责

你可能会感到内疚，可能是由于你曾经没有为死者做更多的事情或没有给予他更多的关注。当死亡突然发生，在预料之外时，这种内疚感和极度悲伤感就会很常见。这时，你不要感到太内疚，认为自己忽视了对方——"如果我这样做"，这点很重要。

这种极度悲伤的情绪一般会持续6周左右，第2阶段的悲伤会持续6个月左右，同时，这种悲伤情绪在今后的几年会时不时地浮现。这个阶段中的最后4个月左右，你会感到悲伤和无助，然后进入冷漠和抑郁状态（第3阶段）。

第3阶段

适应或接受事实

大约6个月后，你就会开始接受你所爱的人已经离开的事实。你会参加一些新的活动，使生活习惯发生变化。你能够更好地面对与死者有关的事物，很好地建立新的人际关系，对家庭的开支等家庭财政做出安排。

你可能会需要1年左右的时间来经历这个阶段，这需要周围人的理解。但是，你陷入的这种冷漠和抑郁状态也是个问题。你有可能产生失眠、哮喘、腹泻及腹痛等问题，这很常见。这时，有关你的心理和生理问题，可咨询医生。虽然你会有各种问题，只要你能够适应，最终会走出困境，学会应对这个问题。

自我应对方法

首先，你应当意识到一般情况下，你会顺利地过这个悲伤阶段，所以，你不要抗拒。你应当试着接受你所爱的人已经去世的事实。你可以与亲戚朋友谈一谈死者，然后将死者的衣物整理出来，这样做一开始可能会非常痛苦，但是这种痛苦会逐渐缓解。开始时，如果可能，你可以见一下死者，如果可以，你可以摸一下，可以参加他的葬礼，以及可以将痛苦的情绪发泄出来。

如果你对死者的真正死因有怀疑，你应该尽早地与医生进行讨论。

如果这种极度悲伤的情绪持续的时间较长，你应该寻求专业帮助。不要去找巫师，这些人可能会加重你的病情。

你可以与那些与你有相似经历的人谈心，或从各种自助组织中寻求帮助，这可以极大程度上缓解不良情绪。大部分人会发现离开家，尤其是与那些不在同一地方的亲密朋友或亲戚待在一起，有助于度过那个艰难阶段。

死者死后的第一年，或单独度过首个圣诞节是个很艰难的时刻。所以，在节日时找人陪伴你度过。

5.5　双相障碍

双相障碍的定义是什么？

双相障碍是一种精神的异常状态。躁狂抑郁症患者的情绪在精神异常兴奋与精神抑郁两个极端中摇摆。双相障碍以前又被称为躁狂抑郁症。

双相障碍的患病率有多高及哪些人群易患双相障碍？

100个人中，大约有1人患有双相障碍。双相障碍具有家族聚集性，与性别无关，男女发生双相障碍的比例相同。双相障碍的发作年龄一般是青少年晚期或二十几岁（多发）。生完孩子后的女性或绝经后的女性也容易患双相障碍。

引起双相障碍的原因是什么？

具体原因不明，但是人们认为双相障碍是多种因素共同作用的结果。导致双相障碍发生的因素包括遗传因素、生化因素以及各种压力等。研究表明遗传与双相障碍的发生有关，父母患有双相障碍，其子女患该疾病的风险会增加。也有人认为双相障碍的发生与大脑内某些化学因子不平衡有关。患者服用某些药物后，可以矫正或缓解该病情就可证实这一点。某些患者双相障碍的发作与某些压力有关。

正常的情绪波动与双相障碍的划分标准是什么？

正常人会有情绪波动，他有可能一段时间情绪高昂，下个时间段情绪萎靡低落。这是正常现象，人们的情绪与每天生活的状态有关，受外部事物的影响。但是，双相障碍患者的情绪会在两个极端变化，而这种情绪变动与外部事物或事件无关。他们可能会表现出某些异常行为，为这些异常行为不会被社会所接受。他们可能在某个短时间内，或在几个月内，情绪是正常的，然后情绪就会发生异常，或躁狂或抑郁，这种情绪交叉就像三明治一样，两段不正常的时期中间有一段短时间的正常期。双相障碍的病情有轻有重。某些患者只是有躁狂或轻度躁狂的症状，没有抑郁的症状。大部分患者能够过上相对正常的生活。

双相障碍的症状有哪些？

躁狂

在这个阶段，患者的情绪主要以兴奋躁狂为主，患者处于易激惹和易争吵状态。患者的亲戚朋友很有可能比患者自己更清楚地意识到疾病发作。当患者处于躁狂阶段时，有可能患者对自己的情况还没有意识到。一般情况下，躁狂的程度开始较轻（轻度躁狂），患者有可能会一直处于这个状态，也有可能躁狂的程度逐渐加重，由轻度躁狂转变为躁狂。

阶段1：轻度躁狂

- 兴奋且焦躁不安、情绪较高。
- 睡眠时间减少，早晨醒得较早。
- 早上起床时，精神抖擞地跳下床。
- 滔滔不绝，语速快。
- 注意力不集中。
- 工作能力或表现下降。
- 能够热情高昂地开始一项新的工作，但是很少完成。
- 性冲动和性活动增加。

阶段2：躁狂

- 情绪极度兴奋。
- 行为鲁莽（如购物热情高涨、债务迅速增加和性乱交等）。
- 讲话张狂，滔滔不绝。
- 想法、计划大胆浮夸。
- 判断能力下降、洞察力下降。
- 做决定匆匆忙忙（如轻率辞职或闪婚闪离）。
- 偏执。
- 思维天马行空，跳跃性大；各种思绪在脑中翻腾。
- 具有攻击性。

患者有可能与现实脱节，如出现妄想（出现虚假错误的影像）或幻觉。行为也有可能出现异常，包括不明原因的唱歌、跳舞或大笑。

抑郁

在这个阶段，患者可能会出现抑郁的典型症状，但是在患者患有双相障碍时，抑郁的症状会更加严重。开始抑郁不是很严重，但是症状会逐渐加重，患者对周围的事物越来越不感兴趣，越来越退缩，对以前感兴趣的东西失去兴趣。很多人体的基本功能会逐渐下降，如精力、食欲、性冲动、说话及运动等。在这个阶段，患者的睡眠也会受到影响，而且睡眠问题会因为悲观情绪、内疚、自卑等变得更加严重。有些患者甚至会觉得自己无法面对这个世界，以及生活无意义，将自己关闭在自己的屋子里。

这个阶段的患者可能会自杀，这种情况常见，因此需要给予他们更多的关注。

患有双相障碍怎么办？

在早期容易治疗，因此，你一旦发现或怀疑你或者你所认识的人患有该疾病，应该尽早去看医生。医生会根据从其他人那里获取的信息做出诊断。双相障碍患者很有可能根本意识不到自己有这方面的疾病，以及他们有可能向医生隐瞒这方面的问题。到目前为止，还没有实验室检查方法来诊断该疾病。

双相障碍的治疗方法是什么？

治疗是基于家庭和社区的支持以及药物。幸运的是，现在有些药物能够矫正神经系统中某些化学物质的不平衡问题，从而使病情得到极大地缓解。例如，"稳定情绪"的药物，如含锂药物、2-丙基戊酸钠及卡马西平等。患者处于抑郁阶段时，可以用抗抑郁药来进行治疗。进行药物治疗时，要严格监控，防止疾病的复发。支持性的心理治疗对于治疗该疾病也很重要。患者疾病发作病情非常严重时，尤其是首次出现这种情况时，一般需要住院治疗。通过适当的治疗和相关的支持疗法，大部分双相障碍患者会过上相对正常的生活，生活质量会较高。

5.6　职场霸凌

职业健康方面的专家一直声称职场霸凌是个非常不公平和严重的问题。与工作有关的所有压力问题综合起来都没有工作场所霸凌问题严重。

职场霸凌的定义是什么？

职场霸凌，泛指在工作场所里，个人或团体对同事或下属进行言语、身体、社交或心理上的虐待。同时对某些员工进行任意地侮辱、辱骂及其他过分行为，造成某些员工丧失某些本所应当享有的权益或受到不公正的处罚。霸凌是指滥用权力造成员工害怕、受到威胁、被排斥及感到脆弱，使员工的工作压力不断增加及越来越自卑，形成恶性循环。

职场霸凌范围和严重程度

据估计，在工作的某个阶段，大约有50%的员工经受过职场霸凌，而且很多员工经受过职场霸凌问题自己却没有意识到。霸凌行为可能很微妙。职场霸凌是一个世界性的问题，同时是一个越来越严重的问题。过去认为霸凌一般是发生在学校，但是现在，人们在工作场所会受到、上级、同事或客户的各种霸凌和刁难。现在，我们意识到我们不仅会在学校、工作场所受到霸凌，而且会在家里、养老院及军队等地方受到霸凌，同时，我们也有可能受到邻居、房东、甚至是陌生人的霸凌。

霸凌文化是什么样的？

现在我们处在这样一个经济理性的氛围中，竞争压力越来越大，失业的人越来越多以及当下管理也很粗暴。在这样的文化氛围中，霸凌问题越来越严重，形成了很多"有毒的"工作场所。

哪些人易成为霸凌者的对象？

霸凌者一般会挑那些比较安静、说话少、参加活动不积极、比较天真或"与他人不同"的人进行霸凌，事实上也不总是这样。有证据表明，有如下品质的员工也有可能成为被霸凌的对象，例如，工作能力强（也许是别人嫉妒他）、在同事中间受欢迎、诚实正直、有幽默感、缺乏自信以及工作勤奋等。

霸凌可能会给被霸凌者带来哪些不利影响？

医生观察到的人们霸凌后可能会出现以下症状。

- 注意力不集中。
- 头痛与偏头痛。
- 压力与焦虑程度增加。
- 睡眠问题。

- 抑郁。
- 易流泪。
- 缺乏安全感。
- 对事物缺乏兴趣，以及做事情不积极。
- 缺乏自信。
- 工作能力下降。

如果被霸凌者们周末休息，没有工作场所霸凌问题，一般不会有上述症状。

对于职场霸凌问题应该怎么做？

在工作的时候，员工不应该受到霸凌和刁难，这是员工最基本的权利。首先要做的是与你所信任的同事、密友和家人谈论被霸凌的问题。

人们应当通过以下几种途径寻求帮助。

- 全科医生。
- 与职业病相关的医务人员。
- 职业病医生。
- 工作单位的相关人员。
- 工会代表。

有责任感的公司应当建立公司规章制度防止工作场所霸凌现象的发生，例如，建立有效的申诉制度。

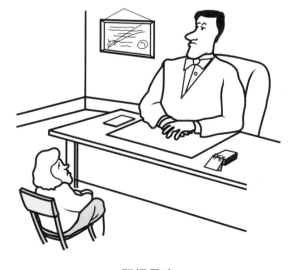

职场霸凌

5.7　危机应对方法

不管你的身体和心理是多么健康，在生命的某个阶段，健康会面临一些危机或风险。这些风险可能是由于压力过大或突然发生的意外事件，例如，成为杀人事件的受害者，或你所爱的人或爱你的人突然去世。

应对危机的正常反应

当危机来临时，你会感觉很糟糕，用一种不自信的方式应对危机，你会感到非常恐慌。这些正常反应中包括害怕、无助、悲伤、愤怒、羞愧、内疚、挫败感及消沉。你会有"为什么这种事情会发生在我身上"的真实的感觉。这种感觉通常会出现在某个时候，持续几分钟。上述所有的反应都是当危机来临时的正常防御，经过这个阶段后，你就会进入恢复阶段。

恢复阶段

你可能在某个阶段不会认为你正在恢复正常，或是不知道如何应对危机，但是，很快你就会学会如何应对危机。随着时间的推移，危机自然而然地就会过去。人类有惊人的能力，在压力或危机非常大的情况下，身心会很好地应对各种危机，身心进而逐渐恢复。因此，要让你所爱的人、依赖你的人相信，你可以应对危机，同时时间会将所有的不幸消除，在黑暗的尽头就可以看到光明。

有助于你应对危机的原则

1. 发泄情绪

你需要明白危机来临时的反应都是正常的。不要害怕，你可以将这些情绪发泄出来，你可以哭出来或叫出来。不要将不良情绪憋在心里，不要忍着，要发泄出来。

2. 与朋友谈论危机

与朋友谈论困扰你的危机后，不要给他们太多的压力，你可以听取他们的建议。不要对这些发生在你身上的事情讳莫如深。

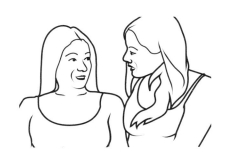

与朋友谈论困扰你的危机，有助于问题的解决

3. 你只需关注目前发生的事情

不要沉浸于过去的事情或那些不幸的事件。你应该将注意力放在现在及未来，积极地看待事情。

4. 一次就想一个问题

你思考问题时，一次不要想太多的问题，一次只能解决一个问题。

5. 想出方案后，要立即坚定地执行方案，解决问题

一旦你想出解决问题的方案，就可以根据方案来解决问题，直接执行就可以了。积极地行动起来是使自己度过危机，继续生活的有效方法。

6. 尽量使思维被其他事情占据，使自己不再想不幸的事情

参加一些社交活动，运动、去剧院、打纸牌、参加讨论小组、参加派对等，都比你自己胡思乱想强。很多人放假去看知心朋友或亲人后，身心状态就会得到极大的改善。有宗教信仰的人发现信仰能够为他们提供强有力的生命源泉。

7. 不要怨天尤人

发生不幸时，你免不了会怨天尤人或埋怨他人，但是不要对他人产生敌意，尤其是不要生闷气，也不要与家人生气，尤其是配偶。

8. 每天腾出一些时间进行锻炼

要给自己制订一个锻炼方案，如散步、游泳或容易坚持的锻炼项目。

9. 尽可能地坚持你每天做的事情

当危机来临的时候，做一些以前经常做的事情（如按照以前熟悉的方式做饭、吃饭及做家务），能够给你一种井井有条的感觉和安全感。不要将问题带到床上，这样会导致失眠。尽量使自己在晚上 8 点后，不要再考虑烦人的问题。对于偶尔发生的失眠，可以服用安眠药，有助于睡眠。

10. 当你需要帮助时可以联系医生

早点咨询医生。

现在有很多社会资源帮助你解决问题，如牧师、社会工作者等。

注意：开车要小心，避免发生事故。危机发生的这一段时间，人们很容易发生交通事故。

5.8 痴呆

痴呆的定义是什么？

痴呆是用来描述会影响大脑和大脑的执行日常任务能力的疾病的术语。痴呆是指以前正常的大脑不能够正常地运行，使患有痴呆的患者感到迷茫、健忘，以及与现实社会脱离的现象。65 岁以下的人很少得痴呆，随着年龄的增加，患痴呆的可能性会增加。老年人患了痴呆后，病情缓慢地进展。痴呆早期症状较轻且不明显，过一段时间后，症状就会变得明显。导致痴呆的原因不明，但是大脑受到物理性的损害后有可能会发生痴呆，如强烈撞击、过度饮酒和其他药物及大脑内动脉硬化。在某些家族内，有些人会早早地患上痴呆，因此痴呆具有遗传倾向。

什么是阿尔兹海默病？

阿尔兹海默病是痴呆中最常见的一种类型。阿尔兹海默病中，一些大脑细胞萎缩，但导致大脑细胞萎缩的原因不明。阿尔兹海默病可以在任何年龄段发生，但在较年轻的时候（40～60 岁）发生时，我们称

之为早老性痴呆。尽管每个人都有可能患有阿尔兹海默病，但是这个病经常是家庭聚集的，具有遗传性。患有其他疾病的患者更容易患阿尔兹海默病，例如，帕金森病和唐氏综合征等。痴呆的另一个常见的类型是血管性痴呆。血管性痴呆主要是脑部小动脉血管病变导致脑部多处梗死引起的。其他类型的痴呆包括路易体病和额叶痴呆。

痴呆的症状有哪些？

痴呆有 10 大特征或体征。

• 主要的特征是忘记最近发生的事情。你会注意患有痴呆的人会忘记几小时前（甚至是刚刚）发生的事情，但是会清楚地记着过去发生的事情。

• 淡漠和缺乏主动性。

• 忘记把东西放在什么地方。

• 语言问题，例如，表达时，很难找到合适的词来表达。

• 完成熟悉的任务出现困难。

• 弄不清楚时间，易迷路。

• 在开车或进行其他活动时判断能力下降。

• 抽象思考能力出现问题，例如，存折上余额的计算。

• 性格发生变化，例如，变得喜欢疑神疑鬼、易激动、缺乏幽默感、缺乏合作精神、争强好胜、过于亲近。

• 情绪和行为发生改变，例如，变化快、退缩、迷茫或暴躁不安。

痴呆有时会导致明显的情绪变化和身体变化。亲友们很伤心或很艰难地看着自己的亲人变得过于攻击性，行为越来越不符合社会要求，越来越出格，例如，糟糕的餐桌礼仪、邋邋遢遢、粗鲁和对别人漠不关心。有时，还会出现很严重的问题，例如会出现暴力行为、性乱交，以及尿失禁等。

如何诊断痴呆？

正确的早期诊断方法很重要。全科医生一般首先评估一下患者的精神状态。如果全科医生怀疑患者患有痴呆，就会让患者去专门的机构找专科医生，如认知、痴呆及相关门诊做进一步的评估和检查。

痴呆的患病率有多高？

年龄越大，越容易患痴呆。10 个超过 65 岁的老年人中，就有 1 人患有痴呆；5 个超过 80 岁的老年人中，就会有 1 人患有痴呆；10 个 100 岁的老年人中，就会有 7 人患有痴呆。

痴呆会给患者带来哪些风险？

痴呆患者在家里发生的危险会涉及火灾、煤气、厨房菜刀及热水。这些患者会在上厕所、洗澡时发生意外。患者过马路也是个问题，尤其是患者视力和听力都有问题的时候。这些患者不能开机动车辆。

如果这些患者没有人监管，他们的饮食、卫生及身体状况都很差，同时还会患其他疾病，如皮肤溃疡或感染等。这些痴呆患者会营养不良和大小便失禁。

痴呆的治疗方法有哪些？

如果你怀疑亲戚朋友患有早期痴呆，应该带他们去看医生。痴呆没有根治的方法，但是现在有药物能够在短时间内（在 6～12 个月内）改善患者的症状。相关的治疗方法要咨询医生。但是，痴呆最好的治疗方法是家人、亲戚朋友对患者的关爱。

有同情心和爱心的人经常对这些老年人进行家访很重要。这些人包括亲戚、朋友及社会工作者等。患者在自己熟悉的环境中会表现得更好。

要特别注意患者记忆力减退的症状，主动帮助应对由于记忆力减退带来的问题，例如，将要做的事情列在纸上，把每天要做的事情形成习惯，以及通过药物治疗缓解症状。研究表明，充足的营养，包括必要时补充维生素，都有助于缓解痴呆患者的病情。

5.9　抑郁症

抑郁症的定义是什么？

抑郁症是一种持续的情绪低落、沮丧和失落，从而会影响正常生活和活动。大部分人有时会感到悲伤和抑郁，但是跟忧伤与抑郁的心理疾病有很大差别。

抑郁症是一种疾病，严重影响机体的身心健康。抑郁症会严重影响人们的日常生活，如缺乏参加活动的精力、性冲动下降、睡眠障碍、食欲下降及生活能力下降等。抑郁症患者不能够从悲伤中走出来，或者是"自己不能够战胜悲观情绪"。一些浅显的建议是没用的，例如，对抑郁症患者说"振作起来"。因为抑郁症患者不能控制悲观情绪，他们完全沉浸在悲观情绪当中。

抑郁症有很多不同的类型，症状由轻到重。

导致抑郁症发生的原因有哪些？

导致抑郁症发生的原因不明，但是研究发现抑郁症患者的神经系统中某个重要化学物质比正常人要少。像人们缺铁时会患贫血。

失去非常重要的东西会出现抑郁，如失去所爱的人、分居及财产损失等。还有一些人患抑郁症，但是原因不明。虽然有些人得了某些疾病后才得了抑郁症，例如，腺热或流行性感冒，或是手术后，或是生完孩子之后。任何年龄段的人都有可能患抑郁症，但是最常见的是青春后期的人群、中年人、退休年龄的人群及老年人。

抑郁症的患病率有多高？

抑郁症是世界上最常见的疾病之一，这种疾病经常与其他疾病和疲惫误诊。

大约25%的女性，以及大约17%的男性都曾经在生命的某个阶段患有抑郁症。

抑郁症的症状有哪些？

抑郁症患者会有身体和心理上的多种症状。但是，从另一方面来讲，有些患者可能没有抑郁症的典型症状，包括情绪低落（哭或失眠）。这些患者可能是自己将这些抑郁情绪隐藏起来了。一般情况下，抑郁症可能会有下列症状。

- 情绪悲观低落，感觉自己活不下去了，不能应对生活中的各种问题，如感到绝望和无助。
- 持续性疲惫，每天都没有精力，提不起精神做事情。
- 睡眠出现问题，如早睡晚起。
- 吃饭出现异常，如食欲变差或变好，饭量减少或增加。
- 对某些事情失去兴趣，如对性生活失去兴趣。
- 对以前喜欢的事情不再感兴趣。
- 感到压力很大和焦虑。
- 易激惹、愤怒，或感到害怕等。
- 内疚感、无用感和被抛弃感。
- 难以集中注意力，难以做出决定。
- 头痛、便秘或消化不良。
- 有自杀的念头，且念念不忘。

如果你有上述症状中的5个或5个以上，而且持续时间超过2周，可能表明你患有抑郁症。

不同的人症状各种各样，但是早上起床时，通常会较重。如果抑郁症患者病情较严重，患者会感到生无可恋。

抑郁症可能会给患者带来哪些危险？

抑郁症可能会给患者带来的最大危险是自杀。大约70%的自杀都是由抑郁症引起的。抑郁症对患者造成的另外一个较为严重的不良后果是夫妻分居问题，以及人际关系破裂，患者应尽量避免发生这个问题。这主要是因为与抑郁症患者一起生活是一种考验，尤其是当抑郁症患者的配偶或朋友不理解抑郁症患者所遇到的问题时。

当有人患有抑郁症时，应当怎么办？

抑郁症患者需要及时的医疗救助，抑郁症患者获得及时治疗后，疗效会非常好。抑郁症患者会有自杀的倾向，而且他们会付诸实践，所以要认真对待抑郁症患者的自杀问题。要尽可能帮助抑郁症患者获得治疗，即使患者自己不想去看医生。

抑郁症的治疗方法有哪些？

主要的治疗方法如下。

- 支持治疗和心理咨询疗法（是最好的治疗方法）。
- 抗抑郁药物治疗，现在已经取代其他化学药物。

抗抑郁药是一类不容易上瘾的药物，且疗效非常好。一般服用 2 周后，抑郁症状就会得到明显的改善。如果抑郁症患者病情非常严重，有自杀的倾向，建议最好住院治疗。如果需要其他治疗措施，也可以采取其他治疗方法。抑郁症患者需要获得他人充分地理解支持及充分及时地治疗。抑郁症一旦治疗，预后一般非常好。

抑郁症专门的心理疗法，对于抑郁症病情的缓解甚至康复非常重要，例如，认知行为疗法。仅仅是向他人倾诉自己的感受，就能够在很大程度上缓解病情。

要点

- 抑郁症是一种疾病，与常见的悲伤情绪有很大的不同。
- 抑郁症的患病率实际上比我们认识到的要高得多。
- 抑郁症的发生不能责怪任何人。
- 抑郁症会影响人们正常的生理状态，没有精神，性生活会受到影响，食欲异常及发生睡眠障碍等。
- 抑郁症如果不进行治疗，患者可能会因此而导致死亡。
- 抑郁症可能会破坏人们之间的关系。
- 可以向他人倾诉自己的感受。
- 抑郁症治疗的话，预后一般会非常好。
- 千万不要放弃——经过这个黑暗的时刻，未来就会变得美好。

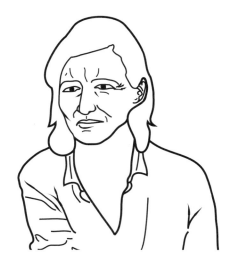

抑郁症患者

5.10　抗抑郁症药治疗

抗抑郁症药物治疗的目的是什么？

抗抑郁症药能够矫正抑郁症患者神经系统中某些化学物质的不平衡状态，而这些化学物质的变化可导致抑郁症的发生，或使抑郁症的发病风险增加。有研究显示，抑郁症患者神经系统中某个重要的化学物质的量要比正常人的要低。就像缺铁的人可能会患贫血一样，补铁后，就可以纠正缺铁的症状。大部分抑郁症患者服药后，疗效一般会非常好，尤其是与咨询和心理治疗配合治疗（倾诉疗法）。

抗抑郁症药的性质是什么？

治疗抑郁症的药物是抗抑郁症药，而不是镇定药物、兴奋药或能够让人上瘾的药物。抗抑郁症药能够使抗抑郁症患者摆脱低沉的情绪，使患者情绪变得积极、提高做事的精神及应对生活中各种问题的能力。

现在有多种抗抑郁药，医生会根据你的情况会选择最适合的药物。

用抗抑郁药治疗抑郁症时，多久会产生疗效？

一般是服药 2~4 周后，就会产生抗抑郁的效果。有时出现疗效的时间较短，有时较长，这与患者服用药物及患者本身的情况有关。有时患者会感到服药后，病情更加严重了，随后病情逐渐缓解，因此，患者需要坚持服药。这是因为患者服药后，很难预测药物在患者体内的化学反应，药物很有可能开始的几周内与机体不适应，产生的效果较小，甚至不会产生预期的效果。

服药时剂量如何调整？

按照药品说明书进行服药。通常是小剂量服用，根据需要逐渐增加服药剂量。

用抗抑郁药治疗抑郁症的时间为多长？

一般需要连续服药 6~12 个月，然后逐渐减少服药剂量。即使服药 3 周后，病情得到很好的改善，还需要继续服药，从而达到药物平衡，巩固疗效。过早停药会造成反弹，使病情反复。如果突然停药，可能会引起戒断症状。

服用抗抑郁药可能产生的不良反应有哪些？

服用抗抑郁药产生不良反应很常见，但是这种不良反应是暂时性的，而且有不良反应表明药物正在产生疗效，除非不良反应非常严重。

最常使用的抗抑郁药，包括选择性 5-羟色胺再摄取抑制剂（例如西酞普兰）、新型 5-羟色胺和去甲肾上腺素再摄取抑制剂（例如度洛西丁）及 5-羟色胺调节剂（例如米氮平），其不良反应如下。

- 恶心。
- 神经质或烦躁不安。
- 肠道不适症状。
- 失眠、疲惫。
- 头痛。
- 眩晕。
- 性功能障碍，主要是射精和性冲动发生改变。
- 虚弱和没精神。

- 皮疹。
- 寒战。
- 口干。
- 有"不真实感"。

三环抗抑郁药的不良反应如下。

- 嗜睡：抑郁症患者服药后，如果有嗜睡感，就不要开车和操作机器。
- 口干：常见；可以嚼无糖口香糖，小口或大口喝水来缓解口干。
- 食欲变好：体重会增加，因此要注意膳食（低脂、低糖、高纤维）。
- 便秘或排尿困难（年龄较大的男性）。
- 阅读字较小的文章困难。
- 站起来或起身过快时会有眩晕感。
- 性功能发生问题，主要是射精以及性冲动变化。

如果你有上述不良反应，且症状较轻，通常是药物起作用的体征。你很快会适应上述的不良反应，2~3 周后这些不良反应就会消失。如果出现问题，要及时联系医生。服用抗抑郁药时，要告诉主治医生你是否还服用其他药物，包括中草药，如贯叶连翘。因为服用其他药物的同时服用抗抑郁药物，可能会产生交互作用。

服用抗抑郁药的同时饮酒会产生哪些后果？

酒精可能会与抗抑郁药产生交互作用，会使服药者更加嗜睡或醉酒更严重。服用抗抑郁药的同时，少量饮酒不会有问题，但是不能酒后开车。人们饮酒后，酒精起到一种镇静剂的作用，所以如果你心情抑郁，或是有抑郁症时，不要饮酒。

孕妇可以服用抗抑郁药治疗抑郁症吗？

你如果准备怀孕，建议不要服用抗抑郁药。具体情况需要咨询医生。

要点

- 要根据药品说明书或遵医嘱服药。
- 服药后会有不良反应。但是服药一段时间后，不良反应会改善。

- 服用抗抑郁药物后的 2～4 周，抑郁症状会改善。
- 抗抑郁药物需要连续服用 6～12 个月。
- 不要宿醉；不要酒后驾车。
- 要将药物放在儿童够不到的地方。
- 如果你有任何疑问，请询医生。

5.11 人格障碍

人格的定义是什么？

人格是指能够将某个人与其他人区分开来的一种独特的性格。人格包括思想性格和行为性格。人格一般与遗传因素和周围的环境有关。周围环境因素包括家庭、同龄人、影响较大的事件和个人动力。

人格障碍的定义是什么？

如果一个人不能够以恰当的方式融入社会生活和适应社会习俗，我们就认为这个人患有人格障碍。人格障碍会妨碍正常的社会交往，经常会导致生活各种不顺和事业失败。人格障碍的一个特点是患者的行为与人们所接受的行为标准长时间不符，引起周围人的不满，尤其是与他有亲密关系的人的不满。人格障碍一般发生在青少年或年轻人。现在有很多种人格障碍，可分为：

- 孤僻型（指行为较古怪、怪癖）：又分为偏执型和精神分裂型。孤僻型人格障碍的主要特点是疑神疑鬼、过于敏感、害羞、与社会脱节、防御、冷淡、缺乏幽默感和好争吵。
- 依赖型（指患者焦虑、害怕和羞怯）：又分为逃避型、依赖型、强迫症型和消极攻击型。这类人格障碍的主要特点是焦虑、以自我为中心、自卑、被动消极、逃避责任、犹豫不定、迂腐、拖延、思想或办

事死板，不懂得变通、害怕被拒绝和害怕失败。

- 反社会型（指像精神变态反社会或精神变态）：分类会在后面具体阐述。这类人格障碍的主要特点是对于他人的感情采取自我保护的态度。患者不负责任、工作无法稳定下来，难以与他人建立良好的关系。

人格障碍的意义是什么？

医生需要了解人格障碍。普通大众也应该知道人格障碍，以及了解引起人格障碍的原因，人格障碍患者会给家庭、社会带来各种不良的影响。人格障碍患者大部分异常行为可能是一种求救信号，因为他们必须依附于他人，害怕被抛弃或完全被拒绝。这些可怜的人被抛弃或被拒绝后，会非常生气，不知道被拒绝是正常的，需要专业的治疗和帮助，患者的家人和其他亲近的人也需要帮助。

反社会型人格障碍的特点和类型有哪些？

反社会型人格障碍的患者从根本上来讲，并不能够适应外面世界的规则和限制。这类人由于要求苛刻、喜欢指使别人、容易愤怒及暴力行为等经常去看医生。虽然有些反社会型人格障碍患者能够成功地适应社会，但是大部分患者并不能够很好地适应社会，在社会生活中，过得磕磕绊绊。不幸的是，很多患者当遇到挫折的时候，就心灰意冷，然后就会违反社会规则，也就是经常违法。最后，这些人成为警察局的常客，会进监狱、看守所或劳教所。反社会型人格障碍的患病率大约为 5%。

反社会型人格障碍可分为以下四种。

- 反社会型（"疯狗"）：无法适应社会、冲动、冷漠、无情，经常干违法违纪的事情，行为鲁莽，说谎，容易受到挫折（抗压能力低），经常打架斗殴，不会悔改，缺乏同情心，性乱交，通常从十几岁就开始了性行为。
- 做作表演型（"歇斯底里"）：夸大，以自我为中心，不成熟，空虚，依赖他人，喜欢操控他人，

容易厌烦，情绪变化快，做事根据情绪，轻率，喜欢诱惑他人，喜欢引起他人注意。

· 自我陶醉型（"女主角"）：表现欲强，变态的自我欣赏和自我陶醉，冷漠，渴望获得他人的注意，喜欢探听别人的事情，以自我为中心和迷恋权力，缺乏同感和对别人的事情不关心，霸凌他人，没有远见，高傲和态度傲慢。

· 边缘型（"惹事鬼"）：对自我认识不清，行为冲动，"全或无"的关系态度——与他人的关系要么不好，要么非常好，行为鲁莽不计后果（例如开车），滥用药物，又愤怒又愧疚，自控能力差，赌博容易上瘾不能自控，花钱失控，性行为混乱，容易暴怒，焦虑和抑郁。这类患者努力让自己不被抛弃，有很高的自杀率和企图自杀的行为。

患有反社会型精神障碍时该怎么办？

反社会型精神障碍患者需要获得他人的帮助。因为这类人容易得罪人，会使亲朋好友远离他们，而且很难找到帮助他们的人。最好的治疗方法是找了解他们、理解他们的专业人士，尤其是全科医生，以及参加具有支持治疗性质的团体。患者的家人或护理人员也需要治疗、支持和教育。

患者进行心理治疗和行为介入后，效果非常好。治疗方法如下。

· 心理疗法——尤其是认知行为疗法，会给患者提供不同的想法和应对策略。

· 心理康复——帮助患者学习能够适应社会的各种技能。

药物疗法具有多种局限性，但是药物疗法也是治疗这类患者（当患者处于焦虑、抑郁或精神错乱状态）最常用的方法。

5.12　恐惧症

恐惧症的定义是什么？

恐惧症是指对某个特定的物品或者某个特定的场景异常害怕或厌恶的情绪。恐惧症是焦虑症的一种，会导致惊恐发作。患有恐惧症的患者一般尽量去避免那些引起他们恐惧的食物或者情景。当他们预料到将要面对的事物或情景时会感到焦虑。例如，某些人一看到蜘蛛就恐惧，或者不敢触摸蜘蛛（蜘蛛恐惧症），或对高处有过度的恐惧（恐高症）。这些恐惧症并不妨碍患者过正常人的生活；他们一般会尽量避免能够引起恐惧的事物。但是，对密闭空间的恐惧（幽闭恐惧症）及对开放空间的恐惧（旷野恐惧症）是个非常严重的问题。

恐惧症的类型有哪些？

· 特定恐惧症：如害怕蜘蛛、蛇、狗、蟾蜍或打雷。

· 旷野恐惧症：对旷野、开放的空间或公共场所感到害怕。

· 社交恐惧症：对社交场合感到恐惧。

恐惧症的最常见类型有哪些？

恐惧症的最常见的10个类型有（按顺序）：蜘蛛、人和社交场合、飞行、开放空间、密闭空间、高空、肿瘤、打雷、死亡和心脏病。

旷野恐惧症的定义是什么？

害怕开放的旷野或公共场所是最严重的恐惧症之一。患者会回避远离家、人群或者拥挤的人群。典型的例子就是这些患者不会出去旅游，不会乘坐交通工具，不会去拥挤的商店，不会去公园，对于某些人来讲，对家以外的地方都感到害怕。他们会感到一离开家会感到失控、虚弱或尴尬。旷野恐惧症一般与抑郁有关，会导致婚姻和家庭不和谐。

恐惧症的具体类型

恐惧症的名称	害怕的对象
恐高症	高空
尖物恐惧症	针/尖锐的物品
恐猫症	猫
恐男症	男人
恐人症	人类
恐蜂症	蜜蜂
恐水症	水
蜘蛛恐惧症	蜘蛛
闪电恐惧症	闪电
飞行恐惧症	飞行
雷电恐惧症	雷电
蟾蜍恐惧症	蟾蜍
肿瘤恐惧症	肿瘤
心脏病恐惧症	心脏病
恐狗症	狗
恐牙医症	牙医
性事恐惧症	性行为
工作恐惧症	工作
恐女症	女人
恐虫症	爬行的昆虫
恐同性恋症	同性恋
恐入睡症	入睡
恐医生症	医生
恐鼠症	老鼠
不洁恐惧症	灰尘和细菌
恐死症	死亡
恐新症	任何新的东西
恐夜症	夜晚
恐黑症	黑暗
恐蛇症	蛇
恐火症	火
活埋恐惧症	害怕被活埋

续表

恐惧症的名称	害怕的对象
社交恐惧症	社交场合
恐神症	上帝
对陌生人或外国人的恐惧（或憎恨）	陌生人
恐动物症	动物

恐惧症的预后怎么样？

恐惧症病情的严重程度没有你想象的那么严重。恐惧症能够被治愈，大部分恐惧症患者可以过正常人的生活，尤其是对某些特定的事物感到恐惧的患者。恐惧发作是最严重的后果之一，但是也能够被治疗。

恐惧症的治疗方法有哪些？

自我管理方法

面对自己所恐惧的事物是逐渐克服恐惧的好方法，这种方法叫作脱敏法或逐渐暴露法。例如，对公共场所的恐惧使你不愿去购物，治疗方法就是从小的商店开始购物，然后去大点的商店去购物，最后去大型购物中心去购物，你就不会再受到公共场所恐惧症的困扰了。

认知行为疗法

对于难以治疗的恐惧症，可以采用认知行为疗法进行治疗。认知是指思想，认知疗法涉及对思维过程的认识、理解。第一步是认识到恐惧症的原因、预后和治疗方法。例如，引起恐惧症的原因可能是幼年时一段不愉快的经历，这个经历包括获得的错误信息、一场恐怖电影或一本书、一件痛苦的事件或在学校被霸凌等。行为疗法涉及脱敏疗法，有经验的治疗师会引导患者经历那些使患者感到害怕的事物，逐渐地接触这些事物，然后患者就会逐渐克服这种恐惧。可以这样解释，慢慢地进入冰冷的海水中，比突然跳进海中所带来的恐惧要小得多。行为疗法还包括放松疗法和集体疗法。集体疗法是指多个患者一起进行治疗，互相分享经验。这样正面效果会加强，负面效果会减弱。有时患者需要服用某些药物来缓解症状，需要服用药物时，请咨询医生。

5.13　创伤后应激障碍

创伤后应激障碍的定义是什么？

创伤后应激障碍是指患者经历过或目睹过某件严重的创伤事件，导致的一种神经症状。这个创伤事件通常是威胁生命或安全的攻击事件。在创伤事件过程中，患者的反应是极度害怕、无助或恐惧。随后这些恐怖的梦境会反复出现在人头脑中，以及经常想起令人寒战的画面和其他症状。创伤后应激障碍是焦虑症的一种。

哪些人易患创伤后应激障碍？

创伤后应激障碍严格意义上来讲，是指不适症状超过3个月的现象。另外，患者经历或目睹的事件应该是非常严重的，包括严重的交通事故、强奸、威胁生命的攻击事件、折磨、被持武器抢劫、自然灾害，或看到某人被杀。然而，有些人也有可能在经历了不是很严重的事件后，也会发生创伤后应激障碍的相似症状。

据估计，5%的人在生命的某个阶段经历过创伤后应激障碍。在某些特定的人群中，创伤后应激障碍更常见。

- 大约20%的消防员患有创伤后应激障碍。
- 大约33%的交通事故幸存者患有创伤后应激障碍。
- 大约50%的性侵受害者患有创伤后应激障碍。
- 大约67%的参战人员患有创伤后应激障碍。

大部分应激障碍患者与战争有关。

创伤后应激障碍的症状有哪些？

有些患者在发生创伤后，会立即发生应激障碍，

这种情况称为急性应激障碍，但是有些患者在创伤后的几个月或几年后才发生应激障碍。急性和慢性应激障碍的症状不同，其症状包括重现创伤体验、麻木症状和夜间起来的次数增加。应激障碍具体症状如下。

- （痛苦的往事）重现——重现创伤体验。
- 感觉麻木。
- 回避与创伤事件有关的想法或谈话。
- 遇到相似的事件时，患者会痛苦。
- 抑郁和（或）焦虑。
- 睡眠发生困难——往往是由于噩梦。
- 对噪音、味道、突然动作或其他能够引起患者想起的创伤事件的过度敏感。
- 注意力难以集中。
- 生气与愤怒。
- 感到愧疚与羞怯。
- 情绪化严重。

创伤后应激障碍的预后怎么样？

发生严重创伤事件后，患者会感到不安，这很正常的。对于很多人来讲，创伤后的应激问题会逐渐缓解。如果你患有创伤后应激障碍，应激问题会一直持续。对于某些人来讲，症状只会出现几个月，然后症状就会缓解或消失。然而，很多人的症状会持续很长时间，还会有各种心理问题，如抑郁、焦虑、恐惧症、药物依赖或宿醉。

创伤后应激障碍的治疗方法有哪些？

患有创伤后应激障碍后，患者应当积极进行治疗，缓解症状，控制愤怒情绪，改善社会关系，改善家庭关系以及积极就业。然而，没有一种治疗方法能够完全将创伤后应激障碍缓解，也不能够将引起创伤后应激障碍有关原因的不良记忆完全清除。

治疗方法

- 及时咨询医生。
- 应当坚持心理治疗。
- 应当积极了解自己的情况。

- 那些经历过创伤后应激障碍的人们可能会组成相关团体，可以从这些人中咨询相关问题，分享应对创伤后应激障碍的相关经验。

- 认知行为疗法——在认知行为疗法治疗专业医生的指导下，用积极乐观的精神和行为面对创伤和相关记忆。

- 较为专注的冥想治疗。训练人们专注于生活的积极方面，排除干扰和消极的方面。

药物治疗

现在没有专门的药物来治疗创伤后应激障碍，但是有药物来缓解创伤后应激障碍带来的各种问题，例如，抑郁、焦虑或恐惧症。尤其是抗抑郁药物能够有效地控制创伤后应激障碍。然而，最好是通过心理咨询、教育、自我管理和各种支持团体和人脉来缓解症状。

要点

- 急性创伤后应激障碍是指发生创伤事件后4周内发生的一种焦虑状态，一般4周就会开始缓解。

- 慢性创伤后应激障碍是指创伤事件后发生的一种焦虑状态，且持续时间超过3个月。

- 延迟性创伤后应激障碍是指创伤事件后一段时间以后（6个月左右）才发生的一种焦虑状态。

- 创伤后应激障碍主要症状是对创伤事件记忆犹新，尽可能逃避这些回忆和可能会引起这些回忆的事物，经常处于极端状态及易激惹状态。

5.14　精神分裂症

精神分裂症的定义是什么？

精神分裂症是一种较复杂的精神障碍，引起患者对周围的事物无法正常的感知和思考分析。精神分裂症字面上的意思是"精神上的分裂"。人们经常认为精神分裂症患者具有分裂人格或双重人格（就像《化身博士》里面的主人公一样）。事实上，这种认识是错误的，精神分裂症不是人格分裂或双重人格，也不是智力障碍。

精神分裂症是人们经常说到的一种精神疾病，有多种形式，症状不同，预后也不同。本章节介绍的是常见的类型。

引起精神分裂症的原因有哪些？

引起精神分裂症的原因还没有完全弄明白，但是，我们知道大脑中某些细胞结构发生异常或功能发生异常可能会引起精神分裂症。精神分裂症很可能由大脑中某些化学物质的不平衡或缺乏引起。某些因素可能会触发精神分裂症的发作，例如，压力非常大的环境、疾病、毒品、大型手术和生育等。精神分裂症与家庭生长环境或父母的影响无关。然而，精神分裂症有很强的遗传倾向——具有家族聚集性。

精神分裂症的症状有哪些？

精神分裂症会突然发作，更常见的是逐渐发生。精神分裂症患者会逐渐脱离日常生活，表现出异常的行为。精神分裂症的症状如下。

- 思维混乱（称为思维障碍）。
- 感知混乱（感知到"不存在或者不真实的事物"）。
- 出现幻觉，尤其是能够听到想象中的事物。
- 妄想（出现错误的想法）。
- 丧失判断能力。
- 精力和主动性缺乏。
- 情绪不正常。
- 不想参加社交活动。
- 动作缓慢或者动作异常。
- 行为怪异。
- 工作和学习能力下降。
- 紧张、焦虑或抑郁。

幻觉一般是表现在听觉方面，例如，在大脑中或空气中会"听见"奇怪的声音。视觉上（看见并不存在的东西）和触觉上（触摸到并不存在的东西）出现幻觉的患者非常少见。

周围的人会观察到精神分裂症患者哪些异常行为？

精神分裂症患者变得退缩、迷茫、不能跟人们进行正常的交流、逻辑混乱、不能正常地回答问题（也许根本不回答问题）和缺乏对外界的感知。

患者的情感可能不会出现波动变化以及情感会出现异常，例如，患者可能会对某件悲伤或严肃事情觉得可笑，或不明原因地哭闹。精神分裂症患者可能开始否认自己的外表。

精神分裂症患者的感受是怎样的？

精神分裂症患者会感到迷茫、孤独和害怕。患者可能会感到自己失去对思维和行为的控制。患者可能会感到他自己被外界给控制住了，以及感到来自爱他的人的威胁。这时，精神分裂症患者会感到非常紧张，而且会非常愤怒。患者与社会孤立是主要问题。

精神分裂症的患病率有多高以及哪些人易患精神分裂症？

100人中大约有1个患有某种程度上的精神分裂症，而1 000个人中会有4个位因为精神分裂症严重影响到自己的正常生活。精神分裂症常见于年轻人——精神分裂症患者大部分在15～25岁发病，男性和女性同样易感。任何人都有可能患上精神分裂症，但是精神分裂症具有家族聚集性。

精神分裂症可能会给患者带来哪些危害？

精神分裂症可能会给患者带来的主要危险是在患者精神分裂症发作期间，患者会对自己或他人造成身体上的损害。这种伤害尤其见于年龄比较大的偏执型的精神分裂症患者。精神分裂症给患者造成的另外一个危害是自杀倾向，大约有10%的患者真正地实施了自杀行为。

精神分裂症患者的亲戚朋友应该怎么办？

精神分裂症患者及时就医很重要。因此，如果你怀疑家里有人可能患有精神分裂症，可以联系医生告知相关情况，然后劝说患者去看医生。患者可能会非

常不合作，使人心烦意乱，但是你不能丢下不管——患者必须就医。患者对自己的疾病缺乏判断力，经常认为自己没有病。精神分裂症患者需要非常好的家庭支持环境帮助他们治疗疾病。

精神分裂症的治疗方法有哪些？

精神分裂症有效的治疗方法主要是镇定类药物（主要是针对症状，而不是针对疾病本身）、心理疗法和康复治疗。一开始需要住院治疗，一旦疾病得到控制，就需要对患者进行持续监控，可能包括经常性的进行药物注射。现在有很多机构能够对精神分裂症提供支持。你可以向相关机构进行咨询。

精神分裂症的预后怎么样？

大部分精神分裂症患者能够康复，过上正常人的生活，但是仍然需要经常进行检查，或持续服药。处于极度紧张状态时，会增加精神分裂症复发的风险。精神分裂症的轻重程度不一，有轻有重。病情轻微的患者可能自己就会恢复到正常状态，而病情严重的患者可能大多数时间都不正常，尤其是当患者处于无人监管的状态时。

5.15　失眠

我们需要多长的睡眠时间？

很多人不清楚在不同的年龄段，我们需要多长的睡眠时间才有利于健康。同一个年龄段的不同个体所需要的睡眠时间也不同。对于某些人来讲，一晚上睡4小时就足够了，而对于其他人来讲，一晚上睡10小时都不够。对于一个50岁的人来讲，一天的平均睡眠时间为7小时。

睡眠问题的定义是什么？

缺乏睡眠或者是睡觉时间过长影响白天正常活

动，都属于睡眠问题。引起睡眠问题最常见的原因是失眠。失眠一般是由焦虑或抑郁引起。其他问题也可以影响睡眠，如同床睡眠的干扰问题。包括晚上睡觉时，床伴的腿不停歇地运动、睡觉时的窒息（呼吸暂停）问题和打鼾。

失眠的定义是什么？

失眠，字面上的意思是"睡眠不好"，是指缺乏睡眠，主要是入睡困难、睡着的时间短或醒来的时间早。大部分失眠的人遇到的失眠问题都是短暂性的，一般是一过性的个人问题引起的。然而，有时失眠是不明原因地发生的。失眠也可能是由医学或心理问题引起的，也可能是一种主要的睡眠障碍，如阻塞性睡眠呼吸暂停低通气综合征或不安腿综合征。

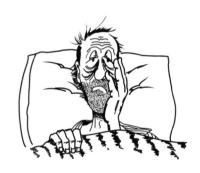

失眠患者

做哪些事情有助于入睡？

如果你入睡困难，可以遵循下列原则促进入睡。

- 睡觉时，不要努力使自己入睡，这样会事与愿违。
- 睡觉前，要养成固定的习惯。
- 如果入睡困难，可以考虑晚点上床睡觉。
- 上床后就睡觉（不要读书、不要吃东西也不要看电视、手机）。
- 如果你感到很困，躺到床上睡觉就可以了。
- 睡觉时要以平静轻松的姿态上床睡觉。不要大餐一顿后，不要做需要集中力很强的工作后，不要大量运动后，不要情绪起伏后，也不要大吵一架后上床睡觉，上床后试着让自己马上入睡。

- 要尽量找出能够使自己快速入睡的事情。做下列事情可能会有利于你入睡：睡觉前，浏览一下杂志、听听广播、洗热水澡（不要太烫），或其他的放松项目。你可能会发现做其他事情更有利于入睡。
- 很多人发现，上床睡觉前喝一杯热牛奶有利于入睡。
- 睡觉前尽量避免摄入含有咖啡因的饮品（如茶、咖啡和可可）。
- 酒精会让很多人难以平静下来，无法安安静静地入睡。
- 确定好你想入睡的时间，尽量只在那个时间段内去睡觉。白天经常打瞌睡，可能会使晚上入睡发生困难。
- 一般来讲，1~2个晚上都不睡觉，不会对你的健康产生不良影响，因为你会将睡眠补回来。
- 找到一个能够使自己在入睡前放松下来的方法，然后形成习惯。即使这种习惯效果不是那么好，还是有助于入睡。
- 参加放松项目（如冥想课程）。不要带着烦恼上床睡觉。
- 不要一直担忧自己入睡困难，这样会更难入睡。
- 要确保你有个睡眠的好环境——卧室环境安静、黑暗和放松。避免早上强光照射进来。

安眠药会对失眠患者造成哪些影响？

如果你失眠，医生一般建议你采取各种放松方式促进进入睡眠状态，不推荐使用镇定类药物。然而，使用安眠药会帮你度过艰难时候，形成入睡的固定模式和习惯。

有些镇定药物可以用来缓解失眠症状，但是只能是短时间内服用（如2~3个晚上），使用最低有效剂量。大部分失眠患者使用的合理且恰当的剂量是25片，可以使用3~6个月。

有些慢性失眠患者通过服用安眠药来帮助他们入睡，没有安眠药就无法入睡，这种情况是非常少见的。这种情况下，需要长时间使用安眠药。

5.16　社交恐惧症

社交恐惧症的定义是什么？

社交恐惧症是指对参加社交活动异常恐惧、害怕或厌恶。社交恐惧症患者感到在社交聚会时，自己有被监视的感觉，而且患者自己会尽可能地避免参加这样的聚会。社交恐惧症有时又被称为社交恐惧障碍，而且社交恐惧症比害羞要严重得多。社交恐惧症病情轻重程度不一，轻微的只是简单地害怕新的社交场合，严重的则会对社交害怕，严重影响患者的正常生活。社交恐惧症患者是害怕别人不喜欢自己，对自己的外貌或表现感到尴尬或自卑。

社交恐惧症的患病率有多高以及哪些人易患社交恐惧症？

社交恐惧症是焦虑症中最常见的一种类型。有研究显示，7个人中大约会有1个在人生的某个阶段会患上某种程度的社交恐惧症。任何人都有可能患社交恐惧症。患社交恐惧症的年龄比较小，几乎所有的患者在20岁以前就已经发作过，甚至很多患者在10岁以前就患社交恐惧症。

哪些场合容易使人产生社交恐惧？

对于不同的患者，引起社交恐惧的场合是不同的，下列场合比较常见。

- 涉及讲话的场合。
- 与他人会面，尤其是第一次会面。
- 与政府官员或专家学者打交道。
- 考试、面试。
- 约会。
- 在公共场合吃喝（如在食堂吃饭）。
- 与他人进行谈判。
- 员工聚会。
- 使用公共厕所。
- 写字时，被他人盯着看。
- 接待访客。

- 当他人都就坐后才进门。

这些场合的一个共同的特点是社交恐惧症患者感到自己在"聚光灯"下，受到他人的注视，正在被他人评论。

引起社交恐惧症的原因有哪些？

当人们处在一个非常紧张或者兴奋的场合，肾上腺素在体内就会迅速增加，这种情况经常被称为"肾上腺素激增"。这就意味着大脑或中枢神经系统的其他部位对紧张或兴奋的场合产生应答，我们将这种现象称之为交感活动，因为在机体应答的过程中，涉及自主神经系统。

对于社交恐惧症来讲，机体对紧张或兴奋的场合反应过度，即交感活动过度。社交恐惧症患者在面对紧张或兴奋时，体内释放出大量的应答性化学物质——肾上腺素和5-羟色胺（血管收缩剂）。患者无法控制，这是机体的"自动"应答模式。

社交恐惧症具有遗传倾向，而且有证据表明很多社交恐惧症患者在童年的时候有不好的经历。

社交恐惧症的症状有哪些？

社交恐惧症的典型症状。

- 心悸。
- 出汗。
- 颤抖。
- 冷热交替。
- 头晕目眩。
- 胃里感觉不舒服。
- 恶心。
- "嗓子里有东西"或吞咽困难。
- 腹泻。
- 肌肉紧张或肌肉痛。
- 紧张性头痛。
- 烦躁不安。

社交恐惧症的预后怎么样？

社交恐惧症会影响患者的正常生活，使患者的处境变得艰难。社交恐惧症患者可能会有恐惧症发作。当患者经历社交恐惧症后，就会对自己的认识产生影响，患者可能会认为自己很愚蠢或者觉得自己很软弱，这种认知会使症状加重，形成恶性循环。社交恐惧症也会引起其他恐惧症，如旷野恐惧症（害怕开放的空间或害怕离开家）。

社交恐惧症严重的后果包括各种关系的紧张破裂、抑郁、物质滥用，尤其是酒精滥用以及失业。

社交恐惧症的治疗方法有哪些？

由于恐惧一般不会自己消失，所以自我治疗比较困难。某些患者可能会通过避免某些特定的压力性环境来应对这种恐惧，但是并不解决根本问题。应当寻求专业治疗，包括心理辅导和药物治疗：两者可以单独进行，也可以联合进行。

心理辅导

主要的心理学治疗方法是行为认知疗法。认知就是思维、信念或观念。行为认知疗法包括认知或辨认，理解或对这些思维过程的洞察。社交恐惧症的某些思维过程使得患者觉得周围的人们在看着自己，并对自己进行审查。该治疗方法尝试通过将这种思维模式辨认出来并将其破坏，来帮助患者在他人相处的过程中感觉更加舒服。接下来，治疗会以促使患者改变自己的行为为目的，帮助患者逐渐面对社交环境，并且发现社交没有那么恐怖。其他治疗方法可能包括正念、放松技巧，以及患者间分享经历的组队疗法。

药物治疗

某些情况下，尤其是当患者表现出焦虑和抑郁时，医生会开一些药物来治疗社交恐惧症。表现为焦虑的社交恐惧症患者，可以在参加或出席社交活动之前的 30～60 分钟内服 β 受体阻滞剂，可能会有所帮助。向医生咨询药物治疗，但是记住，这些药物禁止用于某些竞技类体育活动。

5.17　如何应对压力

压力会对人体产生哪些影响？

压力过大会对人体的生理和心理带来不利影响，但是这种不利影响因人而异。压力过大对人体造成的不利影响包括烦躁、疲惫、焦虑、睡眠障碍、注意力不集中、烦躁不安和易激惹。

压力相关性疾病包括抑郁症、药物滥用（包括酗酒）、消化系统易激问题、头痛、口腔溃疡、性无能、膀胱刺激征、神经性皮肤炎和乳腺疼痛。

导致压力过大的主要原因有哪些？

事实上，我们总是处在一定的压力下，而且通常情况下，我们能够很好地应对压力。会对健康产生特别大的不利影响的压力事件包括配偶死亡、近亲属死亡、离婚和分居、被监禁、受伤或生病、结婚、退休、性功能障碍、怀孕、出行（尤其是在特别吵闹的环境中）、对过错的内疚及类似的伤害等。然而，很多人对现代生活感到压力很大和不适应，这时我们需要帮助。

如何应对生活中的压力？

* 每天抽出一些时间让自己放松下来。
* 可以和别人谈一谈自己的问题。
* 积极寻找解决办法，不要再逃避了。
* 学会放松，如多听音乐。
* 学会冥想和深呼吸。
* 保证充足的睡眠和休息。
* 培养健康的生活爱好，如智力游戏、打毛衣和读书。
* 做一些喜欢的事情，如每周看电影或参加各种演出活动。
* 要学会让自己笑的方法——做有趣的事情。
* 膳食要营养、合理、均衡。
* 每周运动 4～5 次，每次运动 30 分钟。
* 戒烟，限制酒精的摄入量。

- 可以考虑养宠物。
- 尽量避免纠纷，尤其是人际关系的纠纷。
- 学着接受那些不可以改变的事情。

向别人倾诉

"将心中的郁闷吐露出来"要比将各种郁闷放在心里要强，这一点远比你想的重要得多。可以将烦恼向你信任的人倾诉以减轻心理负担。

放松

对于压力大的人，放松很重要。冥想是一种非常好的放松方式，你也可以自己练习。

每天要花一些时间进行放松练习。理想的情况下，一天需要花20分钟左右的时间进行放松，每天2次。但是开始的时候，你可以每天花10分钟左右进行放松练习。

- 在一个安静的地方静坐下来，双眼紧闭，但要尽量保持清醒和警觉状态。将思想集中于你身体的每块肌肉上，可以从前额开始，然后缓慢向下，到达脚趾。尽可能放松肌肉。
- 将注意力集中于呼吸：倾听呼吸的声音几分钟。深而缓慢地呼入和呼出气体。
- 然后在头脑中，以自己的节奏开始重复"放松"这个词。当有其他事情影响自己的思绪时，让自己冷静下来，继续重复"放松"这个词。
- "顺其自然"：冥想时间是给自己安静放松的时间，在这段时间，身体和心理的压力得到平衡或者使压力降低。
- 试着在空腹的时候练习：早餐之前和晚餐之前是理想的时间。
- 平时可以不断地给自己减压：可以深呼吸减轻压力。

让自己朝积极的方向思考问题。如果你发现自己对自己的疾病抱有悲观的态度，你需要一遍一遍地告诉自己"不管怎么样，我的身体会一天一天地好起来的"。

注意：对于某些人来讲，祈祷是冥想和放松的一种有效形式。

健康的膳食

改善营养有助于缓解压力，要增加复合碳水化合物和膳食纤维（蔬菜、水果、全谷类产品、糙米、燕麦等）的摄入。要大量饮水，减少食盐、全脂食物（黄油、奶油、动物脂肪、奶酪和花生油等）、精细碳水化合物（蔗糖、甜点、香甜酒、冰激凌和蛋糕等）和咖啡因（咖啡、茶和可乐饮品）的摄入。你可以参考普林逊健康饮食（Pritikin Promise），使自己的膳食更营养和更健康。

运动

参加一项适合你的运动项目。每天走20分钟，或每隔1天走20分钟就是一个很好的开始。健美体操或瑜伽运动是理想的运动项目。

心理疗法

某些心理治疗师通过心理疗法或"谈话法"来缓解患者的压力。现在有多种心理疗法可以用于治疗。最常用的是认知行为疗法，有助于纠正患者对自己情况的错误认识。这些错误认识会引起患者的压力和焦虑。另一个应该练习的方法是保持警觉。可以向医生咨询心理疗法相关方面的信息。

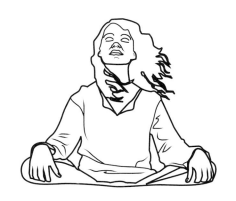

冥想

第六章　常见问题

6.1　肾上腺素自动注射器使用

肾上腺素自动注射器是什么？

肾上腺素自动注射器是一种应急性的注射器，在紧急情况下，能够将挽救生命的肾上腺素注入体内。肾上腺素自动注射可用来应对严重的过敏反应。这种过敏反应可能是昆虫叮咬或食用某种特定的食物引起。现在有两种肾上腺素自动注射器供出售——肾上腺素笔式自动注射器 AnaPen 和肾上腺素自动注射针 EpiPen。这两种肾上腺素自动注射器均是将肾上腺素注入大腿外侧，只是方法稍有不同。这两种注射器都有儿童版和成人版。每种注射器的使用都需要护理人员和患者经过特殊的训练才能掌握。学龄期儿童通常使用的是强度注射器。

什么是应对过敏反应行动计划？

如果你备有肾上腺素自动注射器，那么主治医生一定跟你提过应对过敏反应行动计划。

使用肾上腺素自动注射器的情况

如果出现了下列症状，你就需要使用肾上腺素自动注射器。

- 呼吸困难或呼吸时有呼吸音。
- 打喷嚏或持续咳嗽。
- 舌头肿大。
- 喉部肿胀、收缩及瘙痒等。
- 说话困难和（或）声音嘶哑。
- 持续性眩晕或者晕倒。
- （儿童）脸色苍白和精神萎靡不振。

剂量

- 成人以及体重超过 30kg 的孩子注射剂量为：300μg。
- 体重为 10～20kg 的孩子（通常是 1～5 岁的孩子）注射剂量为：125μg。
- 体重小于 10kg 的孩子不常规推荐使用肾上腺素自动注射器。

使用肾上腺素自动注射器的四个步骤

第 1 步

- 将肾上腺素自动注射器从盒子中取出。
- 将肾上腺素自动注射器上的帽子或盖子去掉（直接将帽子或盖子拔掉，不要拧）。
- 确保拇指在肾上腺素自动注射器上的帽子或盖子附近，不要将拇指位于针尖处。

第 2 步

- 手掌紧紧握住肾上腺素自动注射器，针尖朝下。
- 将针尖轻轻插入大腿外侧中间的肌肉处（可以覆盖衣物，也可以不覆盖）。针头应当垂直（针头与大腿成 90°）插入大腿处。

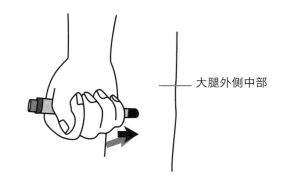

大腿外侧中部

肾上腺素自动注射器注射部位（图示为 EpiPen）

第 3 步

- 使劲向下按压肾上腺素自动注射器，直至听到"嘀"的一声（以 EpiPen 为例）；或按红色按钮，直至听到"嘀"的一声（以 AnaPen 为例）。

- 停顿 10 秒。

第 4 步

- 将注射器针头从大腿处拔出。

- 检查针头部分。

- 将肾上腺素自动注射器放入塑料包装盒中，针头朝下。

- 不要接触针头。

- 按摩注射部位 10～20 秒。

- 用棉签按压注射部位。

- 记录注射时间。

- 呼叫救护车。

肾上腺素自动注射器使用注意事项如下。

- 注意不要用手指或手接触针头，以免针头插入这些部位。

- 不要触摸针头。

- 不要将肾上腺素注射到臀部。

6.2　预立照护计划

什么是预立照护计划？

预立照护计划是指患者本人考虑到疾病可能进展到自己无法决定治疗方案（如神志不清等），而与医疗工作者、家属和其他重要人士提前商定自己以后的医疗计划。简单来说，针对迟早要面对生命结束的患者，此计划可以保障其对自己治疗方法的选择权，因为当疾病发展到终末阶段时，患者可能就成了治疗方案选择的"局外人"。

谁应该仔细考虑预立照护计划？

实际上，我们每个人都应该考虑临终护理计划，但是符合下述情况的人更应考虑。

- 年老体弱的人，尤其是准备入住养老院接受特殊护理的人。

- 有慢性疾病的人，如肺气肿、心力衰竭或肾衰竭。

- 患有无法治愈的疾病，尤其是需要姑息治疗的人。

- 患有严重精神疾病的人，包括开始出现阿尔兹海默病征象的人。

- 有脑卒中病史的人。

此计划最好是在患者有清醒的神智及可以做出最佳选择时确定下来。最好不要拖到患上严重疾病时。

预立照护计划好处有哪些？

- 可提高护理质量，尤其是临终护理。

- 可提高患者和家属对护理的满意度。

- 可减少尚在人世的亲属所经受的压抑、焦虑和抑郁。

- 可帮助医生和其他卫生工作者减轻负担，例如，不需要他们推测你的需求，也消除了他们的道德和伦理方面的顾虑。

决定制定预立照护计划的五个步骤

第 1 步：考虑好你对以后要接受护理的期望

仔细考虑临终时你想要得到的，最好的医疗护理。想象一下到那时你可能就无法做出相关决定了，那么你希望谁可以替你做出这些决定。

第 2 步：与他人谈论预立照护计划

告诉你所信任的人，对你来说正确的医疗和伦理决策是什么样的。如果你生病，这么做对你来说很重要。可信任的人如下。

- 亲近的家人。

- 亲密的朋友。

- 医生。

第 3 步：考虑指定一个合适的决策代理人

代理人是指一名在你不能够自己做决定时能够替你做决定的人。这名代理人需要清楚地了解你的期望并支持你的决定。如果做法正确，这就是一个合法的纪录，但是仅在你失去自我决策能力时生效。

第 4 步：在预立照护计划表格中填写你的期望

向医生或医疗卫生中心索要此表格。

在"特殊治疗"一栏中简要写下你不想接受及愿意接受的治疗方法。

第 5 步：将你的预立照护计划拿给其他人

将你的预立照护计划副本放在家属知道的安全的地方。确保你的决策制定代理人、家属、医生和持有你医疗纪录的常住医院都收到了预立照护计划的其他副本，以及永久授权委托书副本。

可以拿到哪些表格？

- 一张预立医疗护理计划/指令表格。
- 一张决策制定代理人表格（此表格在不同地方有不同的名称）。

注意：在填写表格及给你的决策制定代理人和家人写信时，确保你都签署了自己的姓名并注明日期，确保这些文件都有见证人并且注明日期，然后和医生讨论这件事，并向他索要一封介绍信。

6.3　肛裂

肛裂的定义是什么？

肛裂是指肛门的边缘发生撕裂，撕裂所涉及的组织从表皮到皮肤下软组织（肛门黏膜）。每个年龄段的人都有可能发生肛裂，但女性和婴幼儿较多发。

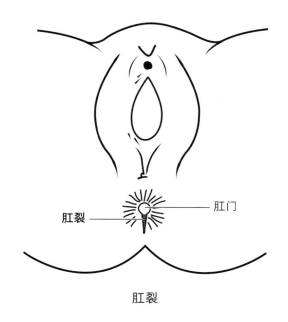

肛裂

肛裂的症状有哪些？

- 当大肠开放时，即患者大便时剧烈疼痛。
- 患者坐在硬物上时，会感到疼痛或不适。
- 卫生纸、粪便或内裤上会有鲜红色血迹。

当大肠处于开放状态时，即患者大便时，尤其是大便质地较硬或量较多时，肛裂会导致控制肛门的环肛门括约肌肌发生痉挛，引起疼痛。这种疼痛可能会持续几分钟到 1 小时。

导致肛裂的原因有哪些？

导致肛裂的常见原因是干燥坚硬的大便，在短时间内经过肛门向外排时，造成肛门附近的肌肉等组织过度拉伸，形成小的撕裂伤。肛裂与慢性便秘、多次怀孕和分娩，以及克罗恩病有关。肛交会增加肛裂的发生概率。

肛周肿瘤和肛裂症状很相似，所以明确诊断的医学检查就显得非常重要。

婴幼儿肛裂发生的原因是什么及如何应对？

婴幼儿发生肛裂通常是由于便秘造成的。肛裂可能会导致婴幼儿拒绝排便。大便软化是处理婴幼儿肛裂问题的有效方法。治疗方法还包括当孩子想排便时，在肛门周围涂抹局部麻醉软膏，直至孩子的肛裂痊愈。

肛裂的预后怎么样？

成人肛裂一般在4周左右痊愈，尤其是肛裂的范围较小时。非常严重的肛裂需要做手术才能痊愈。

如何预防肛裂？

预防肛裂的秘诀是预防便秘，以及想排便的时候就排便，不要憋着或推迟。每天要喝几杯水，使粪便中含有大量水分，避免粪便太硬。同时，平时膳食中要含大量纤维，要经常锻炼。有些人需要服用泻药才能顺利排便，如舒立通（导肠粒）。

肛裂的治疗方法有哪些？

- 预防便秘，保持粪便柔软。
- 每次排便后，用棉布蘸上温水轻轻擦洗肛门。考虑使用婴幼儿湿巾取代厕所纸。
- 对于肛门疼痛，用温毛巾热敷，也可以采取坐浴（浴缸中温水的深度为20cm，且要加少量盐）的方式缓解疼痛，每次20分钟，1天泡2次。
- 可以服用镇痛类药物缓解疼痛，如对乙酰氨基酚片。
- 在肛门周围可以使用凡士林或氧化锌软膏，缓解肛门周围肌肉的不适症状。
- 可以使用含有局部麻醉药物的软膏或治疗心绞痛的药物（硝酸甘油软膏）稀释后，涂抹于肛门缓解不适症状。
- 现在较新的一种治疗方法是向肛门括约肌内注射肉毒杆菌毒素。采取这种方法治疗时需要咨询主治医生。

手术治疗

如果采取了以上措施，肛裂问题仍然没有解决，这时就需要采取手术治疗，使肛裂能够在几天内痊愈。手术方法包括在麻醉下做肛门拉伸手术，或在局部麻醉下切开肛门括约肌。

6.4　心绞痛

心绞痛的定义是什么？

心绞痛是指部分心脏缺氧所引起的胸部疼痛。心脏拥有功能强大的心肌，大约每1秒就泵一次血，如果心肌不能从自己的血供中（即冠状动脉中）获得足够的氧气，胸部就会感到痉挛样绞痛，很像腿部腓肠肌痉挛样疼痛。引起心绞痛主要原因是脂肪样的粥样硬化斑块沉积在冠状动脉的管壁上，进而引起冠状动脉狭窄。心绞痛是一种常见病，在澳大利亚，大约有50万人患有心绞痛。

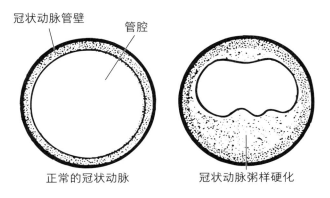

冠状动脉横截面图

心绞痛的症状有哪些？

心绞痛的典型症状是胸部的中间位置感到钝痛或沉重感。心绞痛的疼痛感有压榨样疼痛、挤压型疼痛等，也可能是有沉重感或类似消化不良样症状。心绞痛的疼痛可以放射到颈部（喉部）、下巴、背部及上肢（通常是左上肢）。

心绞痛的其他症状包括呼吸短促、出冷汗、恶心或疲惫等。

哪些因素能够引发心绞痛？

心绞痛通常是由体力活动诱发，并且在停止活动后症状逐渐消失。情绪激动也会引发心绞痛（如生气愤怒、害怕恐惧、情绪兴奋等）。天气转冷或者暴饮暴食也都会引起心绞痛。吸烟量较大或肥胖的人患心

No.

绞痛的风险增加。

导致心绞痛发生风险增加的因素有哪些？

吸烟、高血压、高脂血症、肥胖及糖尿病等都能够增加心绞痛的发病风险。同时，心绞痛具有家族遗传倾向。

心绞痛会对人的生命造成威胁吗？

心绞痛的发作提示心脏无法获取足够的血液供应以满足其正常功能，并且表明患者可能会有严重心脏病发作的风险。心绞痛一般不会对心脏造成损害。

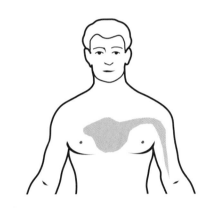

心绞痛发作时，疼痛常会波及的部位

需要做哪些检查来诊断患者是否患有心绞痛？

有时很难确定胸部疼痛就是心绞痛，所以需要做专门的血液检查或心电图检查以进一步确诊。可以躺下做心电图检查（静息心电图），也可以做应激下的心电图检查，例如，患者骑装有功率计的脚踏车时做心电图运动负荷试验。如果考虑手术，可以通过一种叫作血管造影的特殊X线检查来确定冠状动脉的狭窄情况，也需要做血脂方面的检查。

心绞痛的治疗方法有哪些？

自我处理方法

- 如果你吸烟，就戒烟，并且避免进入吸烟场所。
- 如果你体重超重或肥胖，就要注意改善膳食，合理饮食。
- 如果你缺乏运动，需要参加一些活动，如每天需要走路20分钟。

- 如果你的生活节奏太快太紧张，你需要培养一种更加放松的生活态度。

药物治疗

现在有很多药物能够缓解心绞痛。硝酸甘油能够在舌下很快溶解，或舌下使用硝酸甘油喷雾型药剂，均能够非常有效地缓解心绞痛。通常情况下，每天可以服用半片阿司匹林。主治医生会针对你的情况开药。

心绞痛来袭或加重的警示性症状和体征有哪些？

通常情况下，人们只要规律的生活，就能够非常有效地应对心绞痛。但是，当出现一些警示性的症状体征时，就表明心绞痛加重了，你应该告知医生相关情况。这些警示性的症状体征如下。

- 心绞痛的发作时间超过10分钟。
- 心绞痛发作时，症状比平时严重。
- 硝酸甘油滴丸或硝酸甘油喷雾剂（含3片或喷3次）都不能缓解疼痛。
- 心绞痛不明原因的发作次数增加。
- 首次出现休息时心绞痛发作。
- 心绞痛出现了新症状，如出冷汗、呼吸困难等。

6.5　口腔溃疡

口腔溃疡的定义是什么？

口腔溃疡是指口腔内膜上出现的一种非常疼的溃疡，一般发生在下嘴唇与牙齿之间的牙龈上。牙龈上的溃疡创面将创面下敏感的组织暴露出来，使得口腔溃疡非常疼。口腔溃疡既不是由疱疹病毒感染引起，也不是由肿瘤破溃引起。

口腔溃疡的外形是怎样的？

口腔溃疡的创面较小（直径为2～3mm），较浅，颜色为黄色或灰白色。每个溃疡周围有亮红色的肿胀组织。

哪些人易患口腔溃疡?

任何人都有可能患口腔溃疡。然而,一般是青少年和年轻人易患口腔溃疡,尤其是女性在来月经之前易发生口腔溃疡。口腔溃疡非常常见,至少10%的人患过口腔溃疡。

引起口腔溃疡的原因是什么?

引起口腔溃疡的原因不明确,不明原因的口腔溃疡占20%。有一种理论认为是当机体免疫力下降时,病毒或细菌侵蚀牙龈表面引起口腔溃疡。引起免疫力下降的因素如下。

- 心理或生理压力过大。
- 身体机能下降。
- 月经前紧张。
- 口腔内有受伤的情况发生,例如,义齿粗糙、牙科操作、吞咽过烫的食物、刷牙或者牙齿咬破口腔内膜。
- 某些食物对口腔黏膜有刺激性,例如,柑橘类水果、腌制食品、酸性食物和巧克力。

口腔溃疡的症状有哪些?

患有口腔溃疡,首先注意到的是当你吃酸性食物(如葡萄)或者辛辣食物时,溃疡部位刺痛。有时溃疡是烧灼样疼痛或针刺样疼痛,疼痛时间可能会持续几小时。溃疡前3天可能会非常疼,使得吃饭和说话都很不适。

口腔溃疡的预后怎么样?

口腔溃疡不是很严重的问题。大部分口腔溃疡在10~14天内会痊愈且不留瘢痕,有部分患者会反复发作。如果口腔溃疡的病情持续时间超过3周就不正常了。如果医生认为口腔溃疡有恶变的风险,一般会建议患者做血液检查或活检。

口腔溃疡的治疗方法有哪些?

大部分情况下,口腔溃疡不需要治疗就可以痊愈,而且感到不适的持续时间仅为3~4天。如果口腔溃疡的出现有明显的原因,如锯齿状牙齿或义齿很粗糙等,你就需要去咨询口腔医生。有些口腔溃疡患者不采取任何治疗措施,忍着直至口腔溃疡痊愈;有些患者只服用一些效果不是很强的镇痛类药物来缓解疼痛。很多人会选择采取治疗措施缓解疼痛。

饮食注意事项

- 避免吃一些辛辣或特别酸的食物,如葡萄类的水果、醋。
- 不要吃加重口腔溃疡病情的食物。
- 大量饮水,吃一些较软的食物,如酸奶、冰激凌和蛋羹。
- 喝水时用吸管可以减轻疼痛。

镇痛方法

镇痛方法包括使用局麻类药物,例如,利多卡因凝胶或利多卡因软膏(例如,每3小时涂抹一次口腔溃疡软膏)。用棉棒进行涂抹。吃饭前在溃疡面涂抹上利多卡因,有助于患者进食。

促进口腔溃疡痊愈的方法

现在有几种方法能够促进口腔溃疡痊愈,其中一个较为简单的方法是经常用盐水漱口(配制方法是500ml温水+1勺盐),另外一个方法是经常用0.2%的洗必泰溶液漱口。在口腔溃疡疼痛期间,采取下列方法缓解疼痛。

- 茶包方法:将湿透后拧干的红茶茶包直接敷到溃疡创面,每天3~4次。单宁酸有利于促进溃疡的痊愈。
- 局部使用类固醇膏药:溃疡一旦出现,将0.1%去炎松膏药(康宁口内胶)粘贴到溃疡创面,每天3~4次。
- 局部类固醇药膏或软膏:使用氢化可的松或0.5%倍他米松,每天2次。
- 类固醇药物或含片。
- 局部类固醇喷雾剂:用于治疗哮喘的喷雾剂(如倍氯米松)可以向溃疡部位喷药,每天3次。

5.6　阑尾炎

阑尾的定义是什么？

阑尾是一种小的、呈蚯蚓状的人体器官，长度大约为90mm，一般悬挂于大肠的第一部分——盲肠。人类祖先的盲肠很大，有助于消化纤维素。但是，现代人的盲肠没有消化纤维素的特殊功能，阑尾可能发生病变。

阑尾炎的定义是什么？

阑尾炎是指阑尾发生炎症的现象。如果阑尾炎发病急且非常疼，称为急性阑尾炎。如果阑尾炎发病和发展缓慢，称为慢性阑尾炎。通常需要急诊处理。

导致阑尾炎的原因有哪些？

导致阑尾炎的原因主要是细菌感染。导致阑尾炎的细菌正常存在于肠道和阑尾中。一般认为是粪块阻塞造成阑尾感染，感染后的阑尾逐渐肿胀后充满脓液。

阑尾炎的症状和体征有哪些？

- 腹部疼痛：阑尾炎的腹部疼痛一般开始于脐部，然后疼痛向右下腹部移动，即向阑尾解剖位置的上方移动。
- 突然丧失食欲。
- 恶心与呕吐（疼痛发生后的几小时后可能发生）。
- 面色苍白。
- 腹泻（有时）或便秘。
- 发热（可能发生）。
- 右下腹部发生疼痛，疼痛点通常在脐部到右髂前上棘的外1/3。
- 阑尾炎患者走路会引发不适感，导致患者发生跛行。

注意：年龄非常小或非常大的患者发生阑尾炎时，可能不会出现上述比较典型的症状和体征。

阑尾炎的患病率有多高及哪些人易发生阑尾炎？

- 每年大约有0.2%的人会发生阑尾炎。
- 阑尾炎是引起年轻人腹部疼痛常见的原因，一般需要急诊手术治疗。
- 任何年龄段的人都有可能发生阑尾炎，但是2岁以下的婴幼儿以及年龄较大的人发生阑尾炎的概率比较低。
- 15~25岁的人群最易发生阑尾炎，青少年最容易患阑尾炎。

如何诊断阑尾炎？

医生一般是根据阑尾炎典型的症状和体征来判断，包括直肠检查时疼痛等。诊断阑尾炎时，一般不需要X线检查，但是可能需要超声或CT来确诊。如果医生还是不能够确诊，他们会采用入院观察的方法或通过腹腔镜进行腹腔内探查的方法进行处理。

阑尾炎会给人体带来哪些危害？

如果阑尾炎能够进行早期诊断和治疗，一般不会给人体带来较大的危害。如果阑尾炎因为腹泻、呕吐症状被误诊为胃肠炎，或由于其他原因被延误治疗，阑尾炎患者可能发生下列并发症。

- 阑尾穿孔：当阑尾发生炎症，没有经过及时、有效地处理和治疗，发热肿胀的阑尾可能会发生破裂，导致腹膜炎（腹腔中的腹膜发生炎症）——腹膜炎是一种较为严重的并发症，且20%的阑尾炎患者可能发生腹膜炎。
- 形成脓肿：在阑尾周围会形成局部脓肿。

阑尾炎的治疗方法有哪些？

阑尾炎早期治疗很重要，尤其是在阑尾穿孔前。阑尾炎患者一般需要住院治疗。阑尾炎的治疗方法一般是尽早地手术切除阑尾，称为阑尾切除术，这种手术一般非常简单，发生并发症的概率非常低。

外科手术的替代治疗是用抗生素进行治疗，也可以解决问题。这种保守治疗倾向于身体素质较差的患者。抗生素通常给予有并发症的严重病例进行保守治疗。

注意：切除阑尾一般不会影响人体的健康。

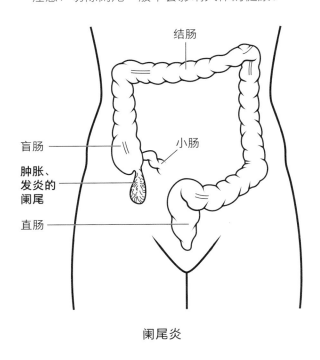

阑尾炎

6.7 哮喘

哮喘的定义是什么？

哮喘是一种常见的胸部疾病，是指由于过敏反应引起的肺部气道发生一过性狭窄的现象。哮喘患者的呼吸道内膜发炎肿胀、黏液增加、肌肉紧缩，导致呼入呼出的气流减少。

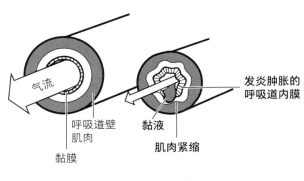

正常气道　　哮喘气道

导致哮喘的原因有哪些？

到目前为止，还没有发现确切引起哮喘的单一原因，存在多种因素可能会触发哮喘的发生。

- 病毒感染，尤其是感冒。
- 过敏，如灰尘、花粉及真菌。
- 运动，尤其是在较冷的天气下进行运动。
- 情绪波动较大或者是压力过大。
- 房屋中的灰尘，尤其是尘螨。
- 吸烟、其他烟尘或灰尘。
- 天气或温度发生剧烈变化。
- 职业刺激物，如锯末、人工合成的喷雾剂及化学物。
- 某些药物，如阿司匹林，治疗关节炎、心脏病及青光眼的药物。
- 某些食物或食物添加剂。

哮喘的症状有哪些？

哮喘的主要症状是气喘、呼吸紧促、打喷嚏以及咳嗽（尤其在夜间）。

严重哮喘

严重哮喘的症状体征有焦虑、嘴唇发紫（紫绀）、皮肤苍白、心跳加快、呼吸加快、胸壁凹陷、说话困难、哮喘药物无法缓解症状及患者自我感觉非常难受。这些不常见的严重症状意味着你需要采取紧急措施或需要呼叫救护车尽快入院治疗。

哮喘的患病率有多高？

每4~5个孩子中就有1个孩子患有哮喘，症状一般较轻，多发生于2~7岁的孩子。很多患哮喘的孩子到青春期时，哮喘自然痊愈，但是仍有一小部分孩子成年后仍然患哮喘。另外有些人是成人后才患哮喘。大约10个成年人中会有1个患哮喘。

哮喘可能会给人们带来哪些危害？

症状较为严重且没有经过规范治疗的哮喘，可能会导致孩子生长发育迟缓，但是哮喘导致的最严重的后果（尽管并不常见）是死亡（包括猝死在内的），尤其是当患者没有意识到哮喘的严重性的时候。大部分哮喘患者经过正确治疗后，一般会过上正常的生活。哮喘治疗的主要问题是患者依从性较差。

哮喘的治疗方法有哪些？

预防哮喘是治疗哮喘的最好方法，因此，哮喘患者及其家人需要了解如何预防哮喘的发生，以及哮喘发生后如何进行处理。治疗哮喘根据下列原则给药。

• 缓解药物：起效快，在哮喘发作期间能够迅速使气道扩张。

• 预防药物：起效慢，能够预防哮喘的发生。

认识哮喘

• 读关于哮喘的资料，从而了解哮喘。

• 明确能够引发自身哮喘的因素，从而避免接触这些引发因素。

• 熟知并灵活使用治疗哮喘的药物及雾化吸入剂。最大的问题是要会正确使用雾化吸入剂（大约80%的哮喘患者不会正确使用雾化吸入剂）。

• 能够知道和识别哮喘的危险信号，并迅速应对。

• 接受医生的常规体检。

• 进行理疗：学会哮喘相关的呼吸练习。

• 制定一个应对哮喘的行动计划，哮喘发生时，及时联系医生，正确处理哮喘的相关问题。

• 通过呼吸量测量法来判断肺功能。

• 要经常随身携带缓解哮喘的雾化吸入剂，并且要清楚剩余雾化吸入剂的量。

维持正常肺功能

如果你需要通过药物维持正常的肺功能，这些药物应该尽可能安全有效，并且使用简单，这就是雾化吸入剂经常用来缓解哮喘的原因。现在主要有3种雾化吸入剂来缓解哮喘。

• "预防类"雾化吸入剂，如普米克、辅舒酮、环索奈德、二丙酸倍氯米松吸入剂、奈多罗米及咽达永乐雾化吸入剂。

• "缓解类"雾化吸入剂，如博利康尼、优吸舒、沙丁胺醇及定喘乐等雾化剂等。"缓解类"雾化吸入剂又称为呼吸道扩张剂。

• "预防缓解联合类"雾化吸入剂，如舒利迭及信必可雾化吸入剂。

有些片剂药物也可以用来治疗哮喘，辅助雾化吸入剂的治疗。药片剂型的药物包括类固醇、白三烯拮抗剂、扎鲁司特片。

要点

• 了解自己哮喘病情的严重程度。

• 避免接触引发哮喘的因素，如烟草的烟尘。

• 要随身携带治疗哮喘的药物。

• 哮喘危险信号出现时，能够获得紧急的帮助。拨打120，告知严重性。

• 对预防治疗哮喘有一个书面的应对计划。

• 会正确使用雾化吸入剂，必要的时候可以使用连接器（相关情况咨询主治医生或哮喘知识普及方面的医务人员）。

• 呼吸量的相关测量有助于评价哮喘的严重程度。

• 身体情况允许的时候，要经常进行体检。

• 成年哮喘患者要每年接种流行性感冒疫苗。

6.8　正确使用雾化吸入器

为什么要强调雾化吸入器的正确使用？

正确使用雾化吸入器，能够使雾化药物到达肺部深处，从而有效地治疗哮喘，因而正确使用雾化吸入器非常重要。不能正确使用雾化吸入器是造成药物无法有效地缓解哮喘症状的一个常见原因。因此，掌握雾化吸入器的正确使用方法很重要，从而确保药物能够到达肺部深处。

你知道吗？

从雾化吸入器中喷出来的药物中，90%的药物黏附在口腔上而没有到达肺部。

正确使用雾化吸入器的方法是什么？

正确使用雾化吸入器的两大方法是开口方法和闭口方法，推荐使用闭口方法。

7岁以上的大部分孩子能够非常好地掌握雾化吸入器的使用方法。

雾化吸入器闭口使用方法

- 去掉吸入器的盖子。剧烈摇动吸入器1~2秒。使用时垂直握住喷壶（喷壶体朝上，喷嘴朝下，如图所示）。
- 将喷嘴放在上下牙齿之间，但不要咬壶嘴，然后闭合双唇包住喷嘴。
- 缓慢地轻轻向外呼气，使肺内剩余的气体到达一个合适水平。
- 抬起下巴，稍微向后倾斜背部。
- 然后通过口腔缓慢地向内吸气，同时使劲挤压喷壶一次。尽可能地多吸气，吸气持续时间超过3秒（不要通过鼻腔吸气）。
- 然后将喷壶从嘴上拿开，屏气10秒，然后轻轻地向外呼气。
- 正常呼吸大约1分钟。根据实际情况，如果需要再次吸入，重复上述步骤。

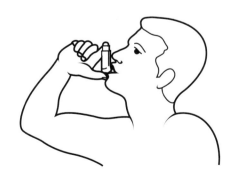

喷雾剂闭口使用方法

常犯的错误

- 将喷壶体和喷嘴上下拿反。
- 喷嘴离口腔太远。
- 挤压喷壶的时间太早，没有将喷雾剂深深地吸入肺部的深处。
- 挤压喷壶的时间太晚，没有获得足够的喷雾剂。
- 整个使用雾化吸入器的过程太快，没有缓慢地吸气和屏气。
- 挤压喷壶的次数超过1次。
- 没有深吸气。
- 屏气的时间没有达到10秒。

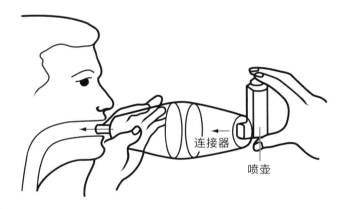

连接器

喷壶

使用连接器式喷雾壶，先将雾化剂喷到连接器中，然后再吸雾化剂

大容量连接器喷壶与小容量连接器喷壶

很多人不会正确使用喷壶，他们需要一个专门连接器与喷壶的喷嘴连接。先将喷壶中的药物喷到连接器中，然后通过连接器中吸入药物。需要进行4次正常的呼吸。这种方法适用于那些不能够正确使用喷壶的成人以及各个年龄段的孩子。连接器很有效，可以减少雾化剂引起的口腔和喉部不适症状。

要点

- 哮喘发作时，雾化吸入器的通常使用剂量是每次喷1~2次，每隔3~4小时喷一次。如果需要喷第二次，需要等1分钟。
- 如果哮喘发作，使用正常剂量无法缓解哮喘症状，需要及时联系主治医生。

- 哮喘发作时，增加剂量也是相对安全的，例如，一次喷6~12次。
- 如果你使用雾化吸入器的次数过于频繁，这意味着雾化剂对你的效果不好，或者你没有正确使用喷雾剂，这时需要咨询医生。

6.9 症状严重的哮喘

严重哮喘发作的症状体征有哪些？

大部分患者能够非常好地应对哮喘发作。但是因为没有发现或意识到严重的哮喘发作，导致了很多人丧生。医生对那些因为本可以避免的哮喘发作而导致死亡的患者表示担忧。

患者要加倍小心应对哮喘。你越了解哮喘，你越能够意识到哮喘的危险性。

哪些人是严重哮喘发作的高危人群？

有下列至少一项或者以上的人群，很有可能发生严重的哮喘。

- 以前曾经发生过严重的哮喘。
- 经常因为哮喘去急诊的人。
- 过去12个月曾经因为哮喘住过院的人。
- 使用3种或3种以上的药物控制哮喘症状的人。
- 对哮喘缓解类药物产生药物依赖的人（例如，每周使用哮喘药物超过3次）。
- 哮喘没有得到充分治疗，依从性较差的人。
- 否认自己有哮喘的哮喘患者。
- 阿司匹林或食物过敏引发的哮喘。

为什么最大呼气值的测量非常重要？

虽然意识到哮喘的病情恶化非常重要，有中重度哮喘的患者也需要通过最大呼气值的测量仪器测量最大呼气值。最大呼气值能告诉你肺功能的状态。大于8岁的哮喘患者能够正确地测量最大呼气值。

测量最大呼气值后，警示哮喘病情恶化的症状体征。

- 最大呼气值下降及哮喘发作后，常规药物控制不良。
- 最大呼气值未达到正常人最大呼气值的80%。
- 最大呼气值低于100L/分钟。
- 早晨使用喷雾剂的次数多于平常。
- 最大呼气值读数变化较大。
- 气道扩张剂扩张气道的能力下降。

严重哮喘或哮喘发作的早期症状和体征有哪些？

- 虽然充分给药，但是症状持续时间长或加重。
- 咳嗽的次数增加，以及胸闷更加严重。
- 吸入5次雾化剂未有效地缓解哮喘症状。
- 哮喘缓解药物的效果持续时间不超过2小时。
- 需要使用比平时更多的药物才能缓解症状。
- 睡觉时，患者咳嗽、打喷嚏或气喘影响睡眠。
- 早晨走路时发生胸闷。
- 最大呼气值的读数下降。

如果出现以上症状，需要及时联系主治医生。

哮喘危及生命的体征有哪些？

如果出现了下列问题，说明哮喘非常严重，严重到失去控制。

- 气喘非常厉害，尤其是休息时。
- 夜间由于哮喘发作而无法睡眠。
- 虽然使用药物，但是哮喘症状急剧恶化，而不是逐渐恶化。
- 患者感到恐惧。
- 说话困难：讲话的长度不超过几个字。
- 疲惫。
- 嗜睡。
- 喘息时胸腔内的动静变小，然而呼吸仍然困难。
- 患者有紫绀的症状。
- 胸壁内陷。

- 有哮喘失去控制的感觉。
- 呼吸频率超过每秒25次（成人）或50次（儿童）。

一线或首选的行动计划

如果发生了上述问题，应当立即采取措施。

- 叫救护车以及告诉相关的医务人员是"严重的哮喘发作"（这是首选，最好的选择）。
- 及时联系医生。
- 无法获得相关的医疗救助，找一个人开车将你送到最近的医院。

你自己行动计划也很重要。

哮喘发作的急救4步计划

- 坐直，保持冷静。
- 可以吸4次缓解型雾化剂（每次喷1次药物），可以应用连接器。每次用喷壶向连接器内喷完药物后进行4次呼吸（也可以不使用连接器）。
- 等4分钟。如果哮喘症状没有改善，可以再吸4次缓解型雾化剂。
- 如果采取上述措施，哮喘症状改善较小或没有改善，应该拨打120叫救护车，要告诉相关的医务人员是哮喘发作。在拨打电话的同时，要继续吸入药物，每隔4分钟吸4次，直至救护车到达。

6.10　心房颤动

心房颤动的定义是什么？

心房颤动（房颤）是一种特殊的心率快速、不规则的现象。颤动是指肌肉纤维不能够协调运动引起的一种现象。心脏功能涉及心房和心室的收缩。心房的体积较小，心室的体积较大，二者通过瓣膜相互连通。心脏电传导是从心房开始，到达心室。心房颤动时，心房跳动的速度太快，心室跳动的速度跟不上心房，且跳动地更加不规则。心房颤动时，心脏仍然能够泵出血液，速度比较快，但是泵血量要比心脏正常跳动时少。

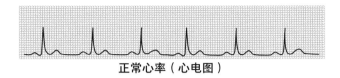

正常心率（心电图）

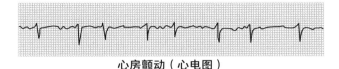

心房颤动（心电图）

心房颤动的症状有哪些？

心房颤动在很多时候是没有症状的，常见的症状是心悸，也就是患者感到心率加快或心跳更有力。如果一个人告知医生他的心率较快且不规则时，这个人很有可能被诊断为房颤。房颤的其他症状包括虚弱、胸痛（心绞痛）、气短及眩晕等。

房颤的患病率有多高？

房颤较常见，任何年龄段的人群都有可能发生房颤，但是随着年龄的增加，房颤的发生率也在增加。70岁以上的人群中，每10个人中大约会有1个发生房颤。

引起房颤的原因以及危险因素是什么？

引起房颤的主要原因如下。

- 冠状动脉性疾病伴或不伴心脏病发作史。
- 甲状腺功能亢进。
- 高血压。
- 风湿性心脏病，尤其是二尖瓣狭窄。
- 心肌病，包括由于过度饮酒引起的心肌病。

大约15%的病例称之为单纯性房颤，因为找不到明确的病因。某些年轻人会有单纯性房颤的问题，但是这些人看上去都很健康。单纯性房颤也可能发生于年龄较大的人群。单纯性房颤可能与自主神经系统的功能异常有关，一般会在患者吃饭和运动后发作。

房颤的危险因素如下。

- 年龄增长。
- 某些药物的使用，包括某些处方药物。
- 过量饮酒，包括狂饮。
- 吸烟。

房颤可能会给患者带来哪些危险？

最主要的问题是，房颤时异常的血流会导致心房内形成小的血凝块，这些血凝块可能会随着血液循环到达机体其他部位，堵塞某些部位的小动脉——这就是栓塞。血凝块到达脑部，堵塞血管引起脑卒中是最常见的问题。患有房颤的老年人发生脑卒中的风险会更高。

房颤的一个常见并发症是心力衰竭，通常会导致气短。

人们要认识到房颤来得快，去得也快，这点很重要。房颤后，心脏功能可以恢复正常，正常后，又有可能会发生房颤。

发生房颤时应该怎么办？

如果你怀疑自己有房颤，要咨询医生，这点很重要。一般是通过做心电图来诊断房颤。你也有可能需要用可以移动的监护仪来记录你的心率，一般需要监护几天。另外一个常见的诊断方法是超声心电图，特别是诊断二尖瓣狭窄或心肌病时。医生可能会推荐你去看心脏专科的医生（心内科医生），他们非常擅长处理这方面的问题。

房颤的治疗方法有哪些？

房颤的治疗方法需要根据产生房颤的原因来决定，这就意味着治疗房颤的方法是可能就是治疗甲状腺功能亢进。如果某些患者的房颤是最近才发生并且有症状的话，这些人不需要进行治疗，只需仔细观察即可。发生房颤时，重要的是要尽可能控制心率。可以通过复律法消除房颤。主要有两种方式，一种是给药，另一种是在局部麻醉下进行电击。要考虑到房颤可能导致血凝块形成，引起脑卒中的问题，这取决于房颤形成的原因和患者的年龄。如果要用抗凝血药物预防血凝块形成，可以选择华法林、阿司匹林或其他药物。

房颤的预防

- 戒烟。
- 限制饮酒。
- 膳食要均衡、营养。
- 经常锻炼。
- 避免使用社交性药物或非法的兴奋性药物。
- 避免使用非处方性的解充血剂。
- 经常测量血压。

发现下列问题要及时联系医生寻求帮助

- 心率、心律或心脏跳动的强度发生变化。
- 气短。
- 胸痛。
- 其他一些异常的症状，例如，不明原因的虚弱等。

6.11　巴雷特食管

什么是巴雷特食管？

巴雷特（Barrett）食管是一种发生于食管（食道）下端的病变，食管下端的细胞发生了异常改变，被类似于胃黏膜的细胞所替代。该病变就像柔软的胃黏膜细胞慢慢向上爬到食管中一样。此病名称取自于首先提出它的医生的名字。常见于男性患者。

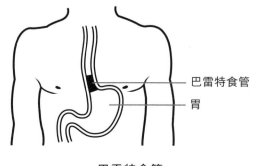

巴雷特食管

巴雷特食管病因是什么？

目前认为，巴雷特食管的基础病因是胃酸长期反流入食管，胃酸刺激食管表皮细胞发生炎症反应。随着时间的推移，持续的反流导致食管下端表皮细胞变成类似于胃部表皮细胞（胃黏膜细胞）的状态。每20名复发性胃酸反流的患者中就有1名患者合并有巴雷特食管。患者可能意识不到这种长期反流的后果，误以为只是轻微的胃灼热。

巴雷特食管的症状有哪些？

- 持续性或复发性胃灼热感（主要症状）。
- 上腹部及胸部不适（尤其是喝热饮料时）。
- 嘴里有酸味。
- 吞咽困难。
- 吞咽疼痛。
- 感到难受（恶心）。
- 腹胀。
- 吃饭时有饱胀感。
- 体重下降。

当有持续性胃酸反流时，应当想到是否合并有巴雷特食管。

巴雷特食管有害吗？

尽管巴雷特食管中变异的细胞不是癌细胞，但这些细胞转变成癌细胞的风险很大。早期病变叫作非典型增生，程度可从轻度到高度（高度非典型增生又叫癌前病变），患者之间增生程度也各不相同。大约5%的男性一生中会患食管癌，而大约3%的女性会患此病。巴雷特食管也是溃疡的一种征兆。

如何诊断巴雷特食管？

诊断巴雷特食管的主要方法如下。

- 胃镜（内窥镜）：将一根细导管插入食管直到胃部。操作者可根据食管下端表皮细胞的颜色由正常的白色变成异常的红色来初步诊断为巴雷特食管。
- 组织活检：通过胃镜取出少量黏膜样本（组织活检）。样本被送到实验室，置于显微镜下进行检查。组织活检是诊断此病的必要条件。

- 常规检查（监测或监察）：一旦确诊为巴雷特食管，就需要观察细胞非典型增生情况。检查频率依据患者年龄和健康状况而定。如果检测到细胞有非典型增生，则需要每2～3年进行一次检查。如果未见到非典型增生，则需要更频繁的内镜检查，一般6个月一次。

巴雷特食管的治疗方法有哪些？

- 药物治疗胃酸反流：可能要终生服用抑酸药，一般是质子泵抑制剂。药效可通过24小时pH值检测来评估。
- 内镜微创手术：如果检测到重度非典型增生或细胞癌变，可通过择期进行内镜微创手术进行治疗。
- 新型的切除非典型增生细胞的治疗方法包括高频放射消融术、激光切除术，以及氩气等离子凝固。
- 手术：可以先做治疗胃酸反流的手术。如果检测到重度非典型增生或细胞癌变，可通过手术切除病灶，但现在一般不需要开腹手术。

6.12　基底细胞癌

基底细胞癌的定义是什么？

基底细胞癌是皮肤癌中比较常见的一种类型，是皮肤基底层细胞发生恶化发展而来。基底细胞发生恶性转化，形成恶性肿瘤，然后破溃。破溃后形成的溃疡恢复极其缓慢，长达数年之久。随着基底细胞癌组织的扩大，周围组织也遭到破坏。

这种基底细胞癌引起的溃疡称为侵蚀性溃疡，因为溃疡看起来像是啮齿类动物啃咬皮肤造成的。

但是，现在很少会看到面积很大的溃疡。幸运的是，不像其他恶性肿瘤，基底细胞癌很少会扩散（转移）到机体其他部位。

导致基底细胞癌的原因是什么？

导致基底细胞癌的原因经常是在没有采取相关的防护措施的情况下，皮肤长期暴露于强烈的阳光下，导致基底细胞发生恶性转化。

基底细胞癌的危险因素如下。

- 年龄超过 50 岁。
- 暴露在较强的阳光，尤其是过长时间暴露于阳光下，导致皮肤灼伤。
- 皮肤白皙。
- 没有采取相应的防护措施。

哪些人易患基底细胞癌？

男性和女性都会发生基底细胞癌，但是皮肤较白嫩的中年人及年长的高加索人更容易发生基底细胞癌。30 多岁和 40 多岁的人群也容易发生基底细胞癌。肤色较黑的人群发生基底细胞癌的很少，因为这些人皮肤的表皮含有大量的黑色素，能够防护基底细胞，避免阳光对基底细胞造成损害。

人体的哪些部位好发基底细胞癌？

人体的任何部位都有可能发生基底细胞癌，但是最常见的部位是面部，尤其是眼睛和鼻子周围的皮肤。也可以认为基底细胞癌好发部位是涂抹眼霜的部位。

基底细胞癌另外一个好发部位是颈部，现在背部和胸部也是基底细胞癌的好发部位。

基底细胞癌的症状体征是什么？

基底细胞癌最先看到的体征是小的皮肤肿块在几周内或几个月内不痊愈。通常情况下，基底细胞癌是没有症状的，也就是说，基底细胞癌患者不会感到疼痛、瘙痒或者灼热。皮肤肿块会缓慢地逐渐增大。

基底细胞癌的皮肤肿块可能具有下列特征。

- 皮肤肿块会很光亮，犹如珍珠。
- 生长缓慢。
- 会发生破溃——中央会形成直径大约 5mm 的破溃面。

- 破溃面周围有凸起，破溃面底部不光滑。
- 破溃面周围凸起内含有小血管。
- 破溃后会形成痂皮，然后痂皮会退去，但是破溃无法痊愈。
- 溃疡可能会出血。

基底细胞癌可能会给患者带来哪些危害？

一般情况下，基底细胞癌一般不会给人体带来什么危害，因为基底细胞癌生长极其缓慢（数年之久），而且通常不会发生远处转移。只有患者在完全忽略基底细胞癌存在时，才会导致一些问题。

患者在完全忽略基底细胞癌时会导致较大溃疡面形成。这种未经治疗的较大溃疡面会逐渐扩大，然后发生破溃，破坏周围的组织结构，如眼部和鼻部。由基底细胞癌导致的死亡非常少见。

基底细胞癌的治疗方法是什么？

医生一般视诊就可以诊断基底细胞癌。基底细胞癌的治疗方法是去除肿块，一般有几种去除方法。

基底细胞癌可以切除，可以用冷冻手术法将基底细胞癌冷冻去除，如使用液氮；可以化疗，例如，5% 咪喹莫特乳膏涂抹进行治疗；也可以放疗或者激光治疗破坏癌组织，或用勺子样的医疗器械将基底细胞癌刮除。所有的治疗方法成功率都非常高，而且留下的瘢痕较小。

最好的治疗方法是直接切除，因为切除后可以通过显微镜进行确诊，同时可以确保所有的基底细胞癌组织被切除。

基底细胞癌去除后的随访

基底细胞癌去除后要经常随访进行常规的复查，因为基底细胞癌去除后，可能会在皮肤的其他部位或有剩余的基底细胞的原部位复发。复发高发时间一般在去除后的 2 年左右。很多人在一生中要进行多次基底细胞癌去除治疗。医生会向你展示如何进行皮肤检查。

基底细胞癌去除后采取一些预防措施是非常重要

的。暴露于阳光下时，要佩戴宽檐帽或太阳镜，避免阳光直射到皮肤之上，以及暴露的皮肤要涂抹SPF30+或更强的防晒霜。

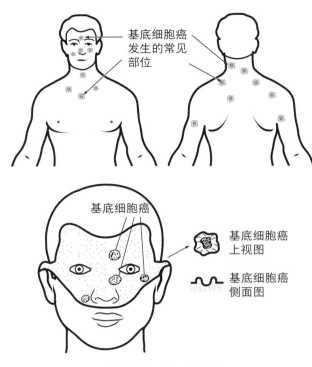

基底细胞癌好发部位

6.13　贝尔面瘫

贝尔面瘫的定义是什么？

贝尔面瘫又称为特发性面瘫，是指第7对颅内神经出现问题导致其控制的一侧面部肌肉发生麻痹的现象。

贝尔面瘫的症状有哪些？

贝尔面瘫的主要症状是麻痹发生得非常突然（可能是在一夜之间），一般是一侧面部肌肉的收缩能力减弱。一侧嘴角下垂，眼睛无法正常闭合，面部运动异常，例如，微笑皱眉与平常大不相同。大部分贝尔面瘫患者都没有疼痛症状。

贝尔面瘫可能出现的其他症状。

- 面部麻木。
- 耳部疼痛。
- 面部有沉重感。
- 吃饭困难。
- 食物吃起来感觉有点不同。
- 听到的声音被放大。
- 眨眼困难。
- 流涎。
- 部分味觉丧失。

贝尔面瘫的患病率有多高？

每年，每2 000人中约有1人会患上贝尔面瘫。每70人中约有1人会在其一生中患过贝尔面瘫。任何年龄段的人都有可能患病，但是年轻的男性和女性最容易患贝尔面瘫。贝尔面瘫的发生与糖尿病和高血压有关。

导致贝尔面瘫的原因是什么？

到目前为止，我们还不清楚导致贝尔面瘫的确切原因，虽然某些患者可能是由病毒感染面神经引起面神经或临近的耳部发生炎症，从而引起贝尔面瘫。免疫反应也有可能导致贝尔面瘫。其他原因也有可能引起贝尔面瘫，有时需要做脑部扫描来确诊。

面神经通过颅底部耳部附近的小孔从脑部穿出。当神经发生肿胀时，导致面神经在颅底小孔附近发生狭窄问题，影响面神经正常功能的发挥。

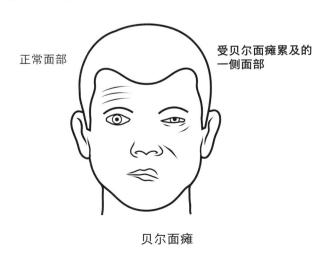

贝尔面瘫

另外一个引起贝尔面瘫的原因是面神经带状疱疹病毒感染，这种情况非常少见，而且患者会非常疼痛，耳道里会出现皮疹，称为拉姆齐－亨特综合征。

贝尔面瘫的治疗方法是什么？

一般情况下，贝尔面瘫不需要治疗也能康复。如果一发生贝尔面瘫就去看医生，医生可能会给你开一些抗病毒类的药物或类固醇药物。虽然使用类固醇类药物仍然存在争议，但有证据表明早期使用类固醇类药物治疗对于贝尔面瘫的康复有帮助。

眼部护理

贝尔面瘫时，如果眼睛无法完全闭合，对眼睛采取一些保护措施就显得很重要。例如，夜间睡觉时，可以戴上眼罩或在眼睛上覆盖上防护物品，防止灰尘或沙石进入眼睛造成伤害。晚上眼睛无法完全闭合时，可以使用黏性胶带闭合眼皮。一般使用人工眼药水就可以解决眼干问题。如果眼部有任何疼痛问题，要立即告诉主治医生。

吃饭可能会导致眼睛流眼泪，这种情况称为鳄鱼泪综合征。

按摩与运动

面部肌肉按摩及其他运动方式有助于疾病的恢复。手上涂抹上精油或软膏，按摩额前、脸颊、眼睛及嘴唇部位的肌肉。站在镜子的前面，通过紧闭眼睛、咧嘴笑、咬紧牙及眨眼等动作来锻炼面部肌肉。

热疗

如果面部有疼痛问题，你需要热敷面部的疼痛部位，一天3次。将毛巾放到热水中，浸泡后拧干，敷在疼痛部位，持续10分钟。在热敷时，要保证眼睛处于紧闭状态或有覆盖物遮盖。

整体护理

发生贝尔面瘫时，你可以继续正常生活，但是你要选择健康的生活方式，要有足够的休息和睡眠，戒烟，以及饮酒要适量。

要注意牙齿的防护，要更加及时地刷牙，以及使用牙线清理牙齿。

生活态度要积极乐观。要牢记这种窘迫的境况很快就会得到解决。

贝尔面瘫的预后怎么样？

贝尔面瘫虽然看起来比较严重，事实上它并不是个很严重的问题，也不是永久性的问题。贝尔面瘫的病情有轻有重。轻度的贝尔面瘫几乎没有症状。80%～90%的贝尔面瘫患者恢复得会非常好。贝尔面瘫恢复是一个缓慢渐进的过程，一般需要6~12个月才能康复。但有的患者病情比较严重，无法完全康复时，就需要做手术来矫正问题。贝尔面瘫通常是一种一过性的疾病，且恢复后一般不会复发，但是仍有10%左右的人会复发。

6.14　咬伤与叮咬问题

在澳大利亚，人们被各种动物咬伤，蜘蛛及昆虫等叮咬很常见，但是由于被咬伤而导致死亡的事件却很罕见。事实上，被大型有毒黑蜘蛛咬伤后，20人中只有1人会出现严重的问题。下面的文章是关于咬伤或叮咬后的一些急救知识。

蛇咬伤

急救措施

- 被咬伤后，不要乱动。
- 不要清洗伤口或者切开伤口。
- 立即用绷带紧紧地将咬伤部位缠紧，但是不要太紧。最好使用纱布样的绷带，绷带需要一直缠到伤口上方的15cm处（不要使用止血带。）
- 用木板将被咬伤的患肢固定：用结实的棍子或一节木头固定。
- 尽快地将患者送到附近的诊所或医院。如果可能，也带上蛇。

蜱虫叮咬

蜱虫可能寄居在人体的任何部位，蜱虫叮咬人体后可能会致死，尤其是孩子。

急救措施

不要尝试通过挤压伤口将蜱虫挤出来。直接找那些擅长将蜱虫取出的人将蜱虫取出。如果找不到，应该用绳子或线套住位于皮肤附近的蜱虫的头，然后突然向外拽，也可以用小镊子将蜱虫紧紧地夹住，然后将其拔出，用力要均匀、稳定。

蓝圈章鱼咬伤

在沿海地区，孩子在岩石水池附近玩耍，很有可能被蓝圈章鱼咬伤。

急救措施

将咬伤的孩子立即送往诊所或医院。必要时需要进行心肺复苏和人工呼吸。

蜘蛛咬伤

被悉尼大型黑蜘蛛和红背蜘蛛咬伤最危险。不像被蛇咬伤，被蜘蛛咬伤后患者会非常疼。

急救措施

被悉尼大型黑蜘蛛咬伤的处理方法和被蛇咬伤的处理方法完全一样。被红背蜘蛛咬伤，不要使用绷带缠伤口，应该用冰敷。然后立即将患者送往最近的诊所或医院进行治疗。

蜜蜂蜇伤

急救措施

• 用指甲将蜜蜂的刺夹出或用小刀挑取出。不要用手指挤压蜜蜂蜇伤过的地方。

• 用冰敷蜇伤的地方以消肿。

• 休息以及将蜜蜂蜇伤的肢体抬高。

如果被蜜蜂蜇伤的人发生休克，需要注射肾上腺素。

带刺的鱼和赤魟咬伤

这些生物的锐刺中含有对热敏感的毒素，可引起剧烈的疼痛。被这些生物咬伤后，可以将咬伤的部位放置于热水中（不要沸水，超过45℃即可）浸泡几分钟，或是将热水杯置于咬伤的部位可缓解疼痛。

沙蝇叮咬

最好的预防方法是在穿的衣服上撒上杀虫剂，硫胺素每天100mg。对于严重的瘙痒，可以使用止痒乳和口服抗组胺药。

其他咬伤与叮咬伤

其他咬伤与叮咬伤包括被蚂蚁、黄蜂、蝎子及蜈蚣等咬伤。

急救措施

• 用大量冷水清洗被咬伤的部位。

• 将醋或驱蚊水涂抹于被咬伤的部位，持续时间为30秒。

• 用冰敷几分钟。

• 在被咬伤部位涂抹抗痒药膏（如0.5%或者1%氢化可的松）。

• 一般不需要服药。

• 如果出现一些异常情况，立即去医院。

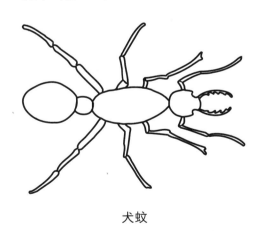

犬蚊

注意

热带水域中澳大利亚箱形水母（别称海黄蜂）是非常危险的，被澳大利亚箱形水母咬伤后，需要在最快的速度下用大量醋进行处理。被咬伤的肢体要固定，不要乱动，用绷带绷紧。

6.15　膀胱癌

关于膀胱癌的背景知识有哪些？

膀胱癌是第七大最常见的癌症。50岁以下的人群很少会患膀胱癌，而70岁以上的人群最容易患膀胱癌，尤其是男性。超过80%的膀胱癌患者会出现血尿（尿液中含有血）。大部分膀胱癌是来源于膀胱内膜细胞（移行性细胞）。吸烟是导致膀胱癌发生的最重要的危险因素。

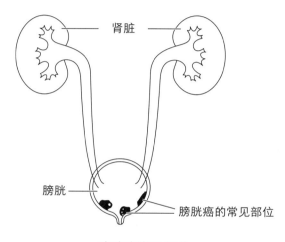

膀胱癌常见部位

膀胱癌的症状有哪些？

- 血尿——一般是无痛性血尿。
- 膀胱激惹症状——尿频、尿急、夜尿（夜间排尿的次数明显增加）。
- 排尿困难——排尿时有不适感，排尿困难，有疼痛感。

哪些危险因素会增加膀胱癌的发生风险？

- 吸烟——吸烟者患膀胱癌是非吸烟者的4倍。
- 年龄增加。
- 长时间因职业原因暴露于有害的化学物质（如芳香胺类化学物质、煤焦油沥青及染料等）。膀胱癌可能与橡胶、纺织、铝或染料工业有关。最好避免这种工作环境。

- 膀胱反复慢性感染。
- 膀胱血吸虫病（热带地区的一种感染性疾病）。
- 为治疗其他肿瘤，在腹腔进行放疗和化疗会增加膀胱的发生风险。
- 有膀胱癌家族史。
- 饮用含氯的水。
- 应用于生殖部位的爽身粉和化妆品（包括丙二醇，这只是理论上的，还未证实）。

如何诊断膀胱癌？

诊断膀胱癌有2种方法。

- 尿检——将尿样（分别3次取样）送往实验室进行检查，在显微镜下查找癌细胞。
- 膀胱镜检查与活检——膀胱镜可以通过输尿管进入膀胱，然后检查膀胱内膜。用膀胱镜可以从膀胱上取下异常的组织，然后再显微镜下进行观察以确诊。

有时需要用进一步的影像学检查（如X线）来判断膀胱癌是否转移到泌尿系统的其他部位。

如何预防膀胱癌？

- 生活方式要健康。
- 膳食要均衡营养，包括膳食中含有大量的维生素。
- 要大量饮用过滤后的水。
- 生活工作要均衡，压力不要太大。
- 戒烟。
- 减少咖啡的摄入量。

膀胱癌的治疗方法有哪些？

根据膀胱癌病情严重程度采用不同的治疗方法。膀胱癌分为2种类型：一种是浅表性膀胱癌，即是非浸润性的癌，预后较好；另外一种是浸润性的膀胱癌，病情比较严重。

浅表性膀胱癌

大部分膀胱癌是浅表的（癌细胞局限在表面），这种类型的膀胱癌的外观呈蘑菇样生长。在做膀胱镜检查时，可以将癌组织钳夹，癌组织周围的组织被灼烧，这种类型的膀胱癌能够治愈，也有可能会复发。这种类型的膀胱癌治疗后，要进行尿检和膀胱镜的随访检查。针对复发和一种名为原位型膀胱癌的浅表性膀胱癌，采用免疫疗法（又称为生物疗法）能够取得很好的疗效。免疫疗法中最常见的一种疗法是减毒活菌卡介苗的免疫疗法，包括一系列的每周治疗（经常是6次）。治疗方法是通过导尿管将减毒活菌卡介苗注入膀胱，患者携带导尿管2小时即可。

治疗浅表性膀胱癌的其他方法包括化疗，例如，应用丝裂霉素C治疗膀胱癌，给药途径也是通过导尿管将药物导入膀胱。膀胱癌治疗，需要经常回医院进行随访检查。这种类型的膀胱癌预后非常好，5年生存率高于75%。

浸润性膀胱癌

治疗浸润性膀胱癌，需要采用一种或多种方法联合治疗。治疗方法包括化疗、放疗及手术治疗。手术治疗时，需要切除部分或整个膀胱。膀胱部分切除后，患者仍然可以像平常那样排尿，只是排尿的次数增加。如果整个膀胱切除（全膀胱切除术），需要在腹部造瘘，连接导尿管（尿道造口术）。尿液就会排到尿袋（"体外膀胱"）中，要经常将尿袋中的尿液排空。

6.16 体臭

体臭是指一种给很多人交往造成障碍的令人不愉快的气味，患者往往意识不到体臭的存在。

导致体臭的原因有哪些？

不注意个人卫生，以及腋窝和腹股沟处过度排汗共同导致体臭。"要经常清洗腋窝和腹股沟"，这句话很有道理。我们的皮肤上存在着某些类型的细菌，可以导致某些出汗较多的人身上散发出强烈的臭味。

哪些健康问题可能会导致体臭的发生？

阴道感染、肾衰竭、糖尿病或服用毒品等都会导致体臭。

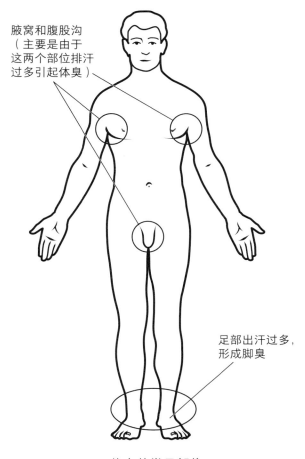

腋窝和腹股沟（主要是由于这两个部位排汗过多引起体臭）

足部出汗过多，形成脚臭

体臭的常见部位

体臭的治疗方法有哪些？

现在有很多方法来控制体臭，使人们比较容易接受。

清洗身体

要用清水和除臭皂彻底清洗身体，尤其是腋窝和腹股沟部位。一般是松木肥皂除臭效果较好。最好是早上和晚上淋浴时擦洗身体，这是因为汗腺和细菌在白天和晚上都很活跃。如果除臭皂除臭效果不好，可以使用外科抗菌皂。

选择合适的衣物

要选择自然纤维类的衣物（如棉质和羊毛衣物），这种材质的衣物比人工合成材质的衣物要吸汗，而且自然纤维类的衣物更有利于汗液的蒸发。

要经常换洗衣物

经常换洗衣物很重要。内衣穿7天以上肯定会产生体臭，所以要每天换洗内衣，尤其在夏天。建议每天换洗衬衫和裤子。以前穿过的衣服要洗涤或干洗以后再穿，这点也很重要。

用抗出汗除臭剂清洗腋窝

你可以咨询药剂师，购买最适合你的抗出汗除臭剂。除臭时，不要仅仅使用除臭剂，其他方法也要并用。

除臭时膳食也要注意

除臭时，膳食方面也要注意，因为某些食物会导致体臭。要避免摄入或减少摄入蒜、鱼、咖喱、洋葱及芦笋等。要减少含有咖啡因类食品的摄入（如咖啡、茶及可乐类饮品等），因为这些食品会增加汗液的排出。

脚臭的处理方法

如果你的脚出汗重，而且有脚臭，你需要经常换袜子（袜子的材质应该是棉质或羊毛的）。要使用鞋垫，如除臭鞋垫或含有木炭的鞋垫。也可以使用某些药物（如止汗露、精油及足部护理液）来止汗除臭。

剃除腋毛

如果女性有体臭，剃除腋窝处的体毛对于缓解体臭至关重要。

手术治疗

如果你腋窝处出汗非常多，可以通过手术方式将此处的汗腺去掉，这种小手术称为腋下汗腺切除术。

其他治疗方法

其他可能的选择包括在腋窝处注射肉毒杆菌和电离透入疗法，可以向医生询问这些治疗选择。

偏方

如果以上的所有方法都不奏效，你可以尝试一下古老的偏方——用西红柿汁来浸泡身体。将2杯西红柿汁倒入洗澡水中，在浴缸中浸泡15分钟，然后再用除臭肥皂擦洗。据说这种方法很有效。

6.17 大肠癌

大肠癌的定义是什么？

大肠癌是指肠内膜细胞的异常增殖，好发部位为结肠和直肠，因此大肠癌又称为结直肠癌。小肠发生肿瘤的概率非常低。

有关大肠癌的知识背景是什么？

在西方社会，大肠癌是导致死亡的第二大癌症。40岁以后的人群患大肠癌的风险大大增加，超过50岁的人群极易患大肠癌。男性患大肠癌的风险稍微高于女性。导致大肠癌的原因目前还不清楚，但是膳食中的纤维较低可能与大肠癌的发生有关。远离非洲大陆的本地非洲人的膳食中含有大量的膳食纤维，很少会发生大肠癌。

大肠癌的症状有哪些？

大肠癌早期阶段一般没有症状。随着大肠癌的进展，才会逐渐出现症状。大肠癌的症状如下。

- 排便时，有出血和（或）黏液。
- 直肠出血。
- 排便习惯不明原因地发生变化，例如，发生腹泻或便秘。
- 有排便不尽感。
- 下腹部有疼痛感和（或）感觉有肿块。
- 长时间的疲惫感。
- 不明原因的体重减轻。

哪些人易患大肠癌？

下列因素会增加患大肠癌的风险。

- 年龄增加。
- 血缘关系较近的亲人（父母、兄弟姐妹或自己的孩子）中，有1人或多人患有大肠癌或大肠息肉。
- 有大肠癌或大肠息肉病史。
- 患溃疡性结肠炎的持续时间超过8年。

有下列2种遗传病的人群，患大肠癌的风险较高。

- 家族性腺瘤性息肉病。
- 遗传性非息肉病性结直肠癌。

有高危因素的人们应当去医院做一下检查，查看是否有导致大肠癌的家庭遗传因素。大肠癌在早期发现并进行早期治疗的话，大约2/3的患者都能够被治愈。

大肠癌的诊断方法有哪些？

- 直肠指检——医生戴手套触摸直肠内壁，查看是否有肿块。
- 结肠镜检查和（或）乙状结肠镜检查——可以用这种方法取异常肿块进行活检。
- 钡剂灌肠检查。
- 影像学检查，如CT检查。

大肠癌的筛检方法有哪些？

一般推荐下列两种筛检方法。

- 对于50岁以上的人群，每2年做一次粪便潜血液检查。
- 结肠镜检查。

——50岁以上的人群每5年做一次结肠镜检查，如果家族成员有结肠肿瘤，在比这个成员年轻10岁的时候就开始做结肠镜检查。

——对那些高危人群，从25岁开始，每1~2年做一次结肠镜检查；或是如果家庭成员有被诊断为大肠癌，在比这个成员年轻10岁的时候，每1~2年做一次结肠镜检查；有结肠息肉家族史的人群，需要在更早的时候（如从15岁开始），每1~2年做一次结肠镜检查。

如何治疗大肠癌？

治疗大肠癌推荐的方法是让专科医生将有肿瘤的那段大肠通过手术方法切除，然后将两个正常末端连接。有时，两个正常末端没办法连接，需要在腹部造瘘，将上方的大肠口与腹部造瘘口连接（称为造瘘术）。有时为了大肠有恢复的时间，这种造瘘口通常是暂时的，但是也有永久性的造瘘。大肠癌手术治疗后，一般需要放疗或化疗进行辅助治疗。

大肠癌的预后怎么样？

即使有的大肠癌患者的癌组织较大，如果发现得早，及时采取手术治疗，一般预后都非常好。

大肠癌的预防方法有哪些？

- 健康饮食和保持健康的体重。
- 规律锻炼。
- 戒烟。
- 限制酒精和肉类的摄入。
- 定期进行结肠镜检查。

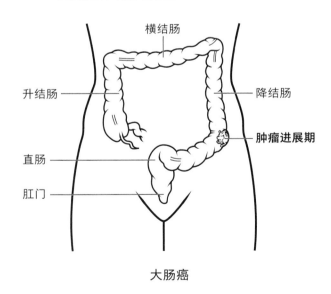

大肠癌

注意：如果你在50岁以上，告知医生，并进行大肠癌和结肠镜检查。

6.18　烧伤与烫伤

烧伤是指火焰、滚烫的液体、铁及较烫的物品，如紫外线、电及某些化学物质对人体造成的损害。烫伤是指比较烫的液体、热的食物或水蒸汽对人体造成的损害。

烧伤与烫伤的急救原则

- 确保你和被烧伤或烫伤的人不再受到进一步的伤害。
- 立即冷处理被烧伤或烫伤的部位，最好用流动的冷水冲洗，持续时间至少为20分钟。对于小面积的烧伤处理相对简单。

安全第一的原则

阻止烫伤的进一步发展，如果有可能，移除引起烫伤的源头。

烧伤
- 用毯子将火焰覆盖住（最好用"防火毯"覆盖住火焰）。
- 让自己的头部远离火焰或脱掉衣服浸泡在水中。
- 如果衣服被烧着，要在地上打滚。
- 如果皮肤烫伤后，衣物没有与皮肤粘到一起，应当将那部分的衣物去掉。

烫伤
- 烫伤后，将沾有开水或热油的衣物脱掉。
- 只有在皮肤没有起水疱或衣物没有与皮肤粘到一起时，才能将衣物脱去。
- 用凉水或温水处理被烫伤的皮肤，持续时间至少为20分钟。

化学灼伤
- 将沾有化学物质的衣物去掉。
- 用水冲洗被灼伤的皮肤，清冲洗时间至少为30分钟。
- 不要尝试用其他化学物质来中和这种化学物质，但是对于碱性物质的灼伤，可以使用醋（稀释比例1∶10）。

电灼伤
- 将触电的人与电源断开。
- 如果你无法关掉电源，你可以用木棍或木椅将触电的人与电源断开。如果触电的电压很高，不要靠近电源。

应对烧伤或烫伤一些有效的原则
- 最好用剪刀将衣物剪掉，尤其是四肢上的衣物。
- 去掉身体上佩戴的其他物品（如手镯、手表及戒指等）。
- 对于小的烧伤或烫伤，可以服用一些镇痛类药物（如对乙酰氨基酚）。
- 烧伤或烫伤后，用流动的水处理烫伤部位3小时以上有助于缓解病情。
- 烧伤或烫伤的部位要用冷水处理，而被烧伤或烫伤的患者要注意保暖。

禁止
- 挑破水疱（让医务工作者来处理水疱，自己不要擅自处理）。
- 在烧伤或烫伤部位涂抹药膏、油类、软膏、霜等。
- 穿一些黏附性、贴身性较强的带毛的棉质衣物。
- 孩子烧伤或烫伤时，在烫伤的部位用黄油、油类、冰块或冰水处理。

烧伤的类型
有3种程度的烧伤。
- 表皮烧伤——烧伤只涉及皮肤最表面的一层。这种烧伤只是使皮肤发红和疼痛。
- 部分皮肤层烧伤——这比表皮烧伤更严重，烧伤涉及的范围更深。烧伤部位发红，且很疼。烧伤部位会起水疱，会脱皮、红肿及会渗出黄色液体等。
- 整个皮肤层烧伤——烧伤涉及整个皮肤层。烧伤部位发白或焦黑，没有疼痛感。

严重烧伤

严重烧伤是指烧伤的面积，成人超过总皮肤面积的20%，孩子超过总皮肤面积的10%。一般来讲，在实践中，成人的上肢烧伤面积达9%，下肢烧伤面积达18%，以及面部烧伤面积达7%，刚会走路的小孩面部烧伤面积可达16%。

严重烧伤是一种急症，需要立即急性处理——可以拨打急救电话。

紧急治疗的指征

- 成人——整个皮肤层烧伤的面积超过皮肤总面积的10%。
- 孩子——整个皮肤层烧伤的面积超过皮肤总面积的5%。
- 部分皮肤层烧伤的部位涉及机体的重要部位——手部、足部、面部、关节、会阴及生殖器部位等。
- 环形烧伤——整个躯干或四肢中环形烧伤。
- 呼吸道烧伤（这种烧伤的影响可能会延迟几小时）。
- 化学灼伤。
- 电灼伤。

牢记

在阻止烧伤的过程中，要考虑到自身的安全。

- 如果是着火：趴在地上，翻滚。
- 如果是化学物质烧伤：移除化学物质，用大量的水冲洗。
- 如果是电烧伤：关闭电源。

6.19 足部胼胝、鸡眼与跖疣

足底皮肤长出的肿块常由胼胝、鸡眼或跖疣引起，胼胝与鸡眼是皮肤长期受到较大的压力等引起皮肤变厚的现象，而跖疣是皮肤病毒感染导致长出赘生物。

胼胝

胼胝的定义是什么？

皮肤承受长时间的压力或摩擦，引起皮肤增厚，形成胼胝。胼胝不会引起疼痛，但是会让人感到不舒服。胼胝通常出现在足底脚趾上，也可能出现在身体的任何部位，尤其是手部和膝盖。削掉胼胝后，正常皮肤就能暴露出来。

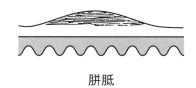

胼胝

治疗胼胝的方法有哪些？

- 如果胼胝不疼，一般不需要进行治疗。
- 需要采取一些措施预防胼胝的形成。可以选择买合适的鞋，鞋面要宽，不要太窄，前脚掌处要有起缓冲作用的鞋垫。
- 可以让医生用刀片将胼胝削掉，来缓解疼痛。（不要使用刮胡刀上的刀片）。
- 可以用浮石将胼胝磨掉。将胼胝去掉之前，应当先浸泡在水中将胼胝软化。

鸡眼

鸡眼的定义是什么？

鸡眼是突出于皮肤表面的一种柔软的包块，且鸡眼中间有较硬的物质。鸡眼通常形成于脚趾、关节、两个脚趾之间及小脚趾外侧组织等部位。有时鸡眼会非常疼。将鸡眼去掉后，会暴露出白色、有环状结构的旧皮肤组织。

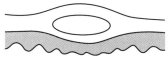

鸡眼

鸡眼的治疗方法是什么？

- 治疗方法与治疗老茧的方法相似。
- 使用鸡眼缓冲垫能够减轻压力。
- 用某些化学物质（如水杨酸）能够软化鸡眼，然后再用刀片将鸡眼削掉。
- 如果可能，尽可能减少摩擦力的来源。穿鞋面较宽的鞋——避免穿不合适的鞋。新鞋可能是引起鸡眼的原因之一，但是，穿上一段时间后，鞋就会撑开，鞋就合脚了。
- 对于两个脚趾之间柔软的鸡眼（经常是最后一个脚趾间），通常采取的治疗方法是用羊毛将两脚趾隔开，并涂抹上足部粉末。

跖疣

跖疣的定义是什么？

跖疣是指生长在足底的一种疣，一般是足底长疣后，由于足底压力挤压形成。跖疣就像是位于足底的石头，而且非常疼。跖疣一般是由病毒感染引起，在孩子和年轻人中较常见，可能是在公共场所进行淋浴而感染病毒。如果将跖疣削掉，小的出血点会暴露出来。与老茧和鸡眼相比，跖疣更难治疗。

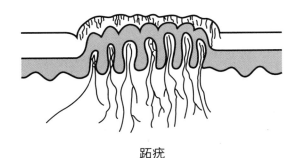

跖疣

跖疣的治疗方法是什么？

一般需要专业的医生对跖疣进行治疗。方法很多，例如，液氮冷冻法、化学药物去除法及手术切除法等。你也可以自己将跖疣去掉，将水杨酸（17%）和乳酸（17%）的混合溶液（如 Dermatech 疣治疗液）涂抹于跖疣上，自然变干后再涂抹一次，每天1次。

然后用浮石或其他相似的刮削工具摩擦跖疣，将跖疣去掉。足底使用专门的缓冲垫或鞋垫来缓解压力。

6.20 肿瘤

肿瘤的定义是什么？

肿瘤是指机体的某些组织失去控制的非正常地繁殖生长。肿瘤细胞的增殖生长失去控制，且从正常细胞掠夺重要的营养物质。肿瘤通常指一种生长状态，有两种类型的肿瘤：良性肿瘤和恶性肿瘤。与恶性肿瘤相比，良性肿瘤恶性程度不高，危险性较低，而恶性肿瘤细胞可以从原始部位向身体其他部位转移。

肿瘤是一种疾病吗？

肿瘤不是一种疾病，而是一组或一类型疾病。肿瘤是一类因细胞增殖失去控制的疾病。到目前为止，大约有200多种肿瘤。

导致肿瘤发生的原因是什么？

虽然我们现在已经确定有几种诱发因素（例如，吸烟会引起肺部肿瘤、太阳光的紫外线照射引起皮肤癌，以及核辐射引起血液肿瘤和其他肿瘤等）能够触发肿瘤的发生，但是我们仍然不清楚肿瘤是如何产生的，以及为什么某些因素会导致细胞的恶性转化。

肿瘤具有遗传性吗？

是的，肿瘤具有遗传性。虽然大部分肿瘤与遗传因素无关，但是，有些家族携带能够导致肿瘤发生的某些变异基因，尤其是乳腺癌和卵巢癌（两者有关联）、大肠癌及其他类型的肿瘤。还有一些肿瘤的遗传因素对肿瘤的发生影响较小的，如前列腺癌和黑色素瘤等。

肿瘤的致死性如何？

在西方社会肿瘤仍然是引起人类死亡的首要原

因。在35岁以下的人群，8个死亡的人中，有1人死于肿瘤；在45岁以上的人群，4个死亡的人中，有1人死于肿瘤。

肿瘤常见部位有哪些？

- 男性：皮肤、肺部、前列腺、大肠、肾脏、睾丸、膀胱、胃部、胰腺等部位。
- 女性：皮肤、乳腺、大肠、肺部、生殖器官、肾脏、膀胱、胃部、胰腺等部位。

引起死亡最常见的六大肿瘤是：大肠癌、肺癌、乳腺癌、前列腺癌、淋巴瘤及胰腺癌。

肿瘤的主要警示性体征（常见症状）有哪些？

- 发生异常出血或有异常分泌物现象。
- 乳腺或机体其他部位有肿块或异常增生。
- 有些部位有疼痛症状，但一直不缓解，不痊愈。
- 排便或者排尿习惯改变。
- 持续性声音沙哑或咳嗽。
- 体重减轻。
- 疣或痔发生变化。

上述体征通常意味着肿瘤产生吗？

上述体征并不意味着肿瘤一定会产生，但是，如果忽视上述体征，可能会给机体带来危险。这是因为忽视上述体征可能会错过早期发现肿瘤的时间（如果肿瘤是导致这些症状的原因），延误治疗。出现异常出血时，必须认真对待。如果你出现了上述症状或问题，并且持续时间超过1个月，你应当引起重视，为了保险起见，应该去看医生。也许你并不是得了肿瘤，但是有上述症状体征时必须接受治疗。

疼痛是肿瘤发生的早期体征吗？

疼痛通常不是肿瘤发生的早期体征，一般是肿瘤发展到晚期的症状。晚期时，肿瘤组织侵蚀神经，引起患者疼痛。所以，人们不要忽视疼痛这种症状。

肿瘤可以被治愈吗？

肿瘤组织一旦扩散，治愈的概率非常低。但是，有很多肿瘤如果能够早期被诊断出来，早期进行治疗（在恶性肿瘤扩散之前），通常能够完全治愈。现在很多肿瘤的治愈率在不断地提高，尤其是宫颈癌、睾丸癌、皮肤癌、大肠癌、淋巴瘤及白血病等。

治疗肿瘤的方法有哪些？

现在有很多方法来治疗肿瘤，包括手术法、化疗（特殊的药物用来抑制或破坏快速生长的细胞）、放疗、激光疗法、冷冻法及激素疗法。肿瘤医生针对特定的肿瘤，会采用最有效的方法进行治疗。有些患者经过针对肿瘤的治疗，再通过服药，增强营养以及维生素治疗后，恢复得非常好。

如何预防肿瘤的发生？

要预防肿瘤的发生，要做到下列几点（根据肿瘤发生率较低的社区研究得出。

- 不吸烟。
- 限制酒精摄入量。
- 膳食要均衡营养，要摄入多种水果、蔬菜、全谷类食物、豆类及鱼类等。
- 保持理想的体重。
- 限制含糖饮料和加工肉类的摄入。减少腌制食品和肉类的摄入，如牛肉、猪肉及羊肉等。
- 不要暴露于较强的阳光之下，外出时要戴帽子，穿长袖及涂抹防晒霜（SPF30+或SPF50+）等。
- 每天要至少锻炼30分钟。
- 要放松——避免压力过大和焦虑，可进行冥想练习。
- 避免暴露于放射线中，以及避免接触石棉。

除了上述措施外，要做筛检，早期发现肿瘤。

- 宫颈刮片检查，每2年检查1次，直至69岁（根据修订的指南，用来检测HPV病毒感染）。
- 对于50岁以上的女性，常规钼靶X线检查。
- 要经常做乳腺或睾丸的自我检查。
- 大肠镜检查，包括针对高危人群做粪便潜血液检查。
- 定期检查皮肤。

6.21 慢性疲劳综合征

慢性疲劳综合征的定义是什么？

慢性疲劳综合征是指慢性疲劳或持续性的极度疲惫，且持续时间超过 6 个月的一种状态。这种状态与其他严重的问题有关，包括活动量至少减少 50%。慢性疲劳综合征一般不伴有器官问题或心理问题。

慢性疲劳综合征的症状有哪些？

人们患有慢性疲劳综合征时，可能会有下列症状中的 4 个或 4 个以上。

- 极度疲惫（不想动）。
- 头痛或有眩晕感。
- 有肌肉疼痛感以及腿部有疼痛感，尤其是在运动后。
- 情绪波动很大，就像过山车一样。
- 注意力难以集中。
- 记忆力下降。
- 睡眠出现问题，尤其会出现睡觉较多的问题。
- 睡醒后感到疲惫。
- 抑郁。
- 做完工作后情绪较低落或情绪不好。
- 关节疼痛。
- 喉部疼痛。
- 心悸。
- 有发热的感觉（虽然体温正常）。
- 颈部淋巴结肿大。
- 各种其他症状（如耳鸣）。
- 直立性低血压（患者站立时，血压会突然下降）。

慢性疲劳综合征还有其他名称吗？

慢性疲劳综合征也被称为肌痛性脑脊髓炎（常见）、病毒感染后综合征、雅皮士流行性感冒、慢性爱泼斯坦-巴尔病毒感染综合征、冰岛病、肌痛性脑脊髓炎。

导致慢性疲劳综合征的原因是什么？

到目前为止，导致慢性疲劳综合征的原因不明。现在我们知道有一半患者在得慢性疲劳综合征之前有病毒感冒样症状。但是慢性疲劳综合征患者中，并没有发现病毒。慢性疲劳综合征一般发生在传染性单核细胞增多之后。而有些患者慢性疲劳综合征是突然发生的，虽然能够激发机体的免疫，但是免疫反应却是异常的。

哪些人群易患慢性疲劳综合征？

任何年龄段的人群都有可能发生慢性疲劳综合征，与社会地位和职业无关。然而，慢性疲劳综合征经常发生于 20 ~ 40 岁的人。症状也因人而异，疾病的严重程度从中度到重度，严重到让患者没办法出门。

慢性疲劳综合征患者的检查结果如何？

慢性疲劳综合征患者所有的检查结果均正常。到目前为止，还没有一种方法用来诊断慢性疲劳综合征，但是现在正在研究针对诊断慢性疲劳综合征的尿检方法。慢性疲劳综合征做检查的目的主要是排除患者有其他问题或疾病，例如贫血。

慢性疲劳综合征的预后怎么样？

慢性疲劳综合征症状通常会逐渐改善，但是在一段时间内，病情可能会反复，而对于某些人来讲，慢性疲劳综合征在患者的后半生会反复发作，通常没有并发症。慢性疲劳综合征最主要的问题是患者会感到愤怒、挫败和抑郁等。

慢性疲劳综合征的治疗方法是什么？

对于慢性疲劳综合征，没有特效药，患者需要的是支持治疗。重要的是人们应当认识到慢性疲劳综合征是一种自愈性的疾病。某些慢性疲劳综合征患者会在 2 年内痊愈，也有患者可能会持续 10 年或者更久。患者本人是治疗慢性疲劳综合征的主要力量，必须时时刻刻关注自己的身体，遵医嘱执行每天的计划。重要的是寻求专业医生的帮助。

自我治疗原则

虽然休息不能治愈慢性疲劳综合征，但休息是治疗慢性疲劳综合征最好的方法。

- 如果疼痛，可以服用镇痛药进行镇痛，如阿司匹林。
- 患者做事时要量力而行——不要过度劳累，该休息时就休息。
- 不要做一些压力较大的事情，或加重疲劳的事情。
- 如果可能，不要长途跋涉。
- 良好的人际关系有利于疾病的康复。
- 参加当地的慢性疲劳综合征支持治疗机构。
- 要执行实际的训练计划，计划要规律，循序渐进。
- 参加冥想练习培训，然后在家练习。

药物治疗

药物对于缓解慢性疲劳综合征病情通常作用不大。一般是医生采取观察治疗方法时采用药物治疗。某些慢性疲劳综合征患者服用抗抑郁药或维生素 B_{12} 后，病情会改善，而有些患者服用上述药物，病情并不会改善。主治医生会根据你的病情来指导用药。

6.22　慢性阻塞性肺疾病

慢性阻塞性肺疾病的定义是什么？

慢性阻塞性肺疾病（慢阻肺）是一种肺部慢性进行性疾病，这种疾病导致气道的空气流通受阻，而空气受阻可能会因为服用某些药物而得到缓解，如支气管扩张剂。慢阻肺还有其他术语，包括慢性气道阻塞性疾病和肺气肿。但是，肺气肿是慢阻肺极端严重的情况。肺气肿患者的支气管末梢具有弹性的海绵状肺泡组织已经遭到严重破坏，患者不能够正常吸入和呼出气体。

慢阻肺是肺气肿和慢性支气管炎的统称。

导致慢阻肺的原因是什么？

导致慢阻肺的原因主要是吸烟。慢阻肺患者在疾病形成前，通常的吸烟量达到每天20根，且吸烟的时间超过20年。吸烟会导致慢性支气管炎。慢性支气管炎是肺部支气管束（气道）发生持续感染的现象。支气管束的持续激惹状态会导致气管内膜发生增厚，以及气管结构受到破坏，导致气管内分泌物大量排出，最终导致气管狭窄。

还有其他因素能够加重慢阻肺的病情，虽然那些因素对慢阻肺造成的影响没有吸烟那么严重。其他因素包括工业烟尘。

吸烟是如何影响肺部健康的？

当患者吸烟后，80%~90%的残留物停留在肺中，对肺部产生刺激作用，导致分泌物增加，对肺部深部组织造成损害。最终，肺部产生分泌物以及煤焦油会阻塞气管，导致慢性支气管炎和肺气肿的发生。如果患者继续吸烟，病情会进一步加重。如果患者停止吸烟，病情会稳定，甚至会改善。

慢阻肺的症状有哪些？

慢阻肺在疾病的早期阶段很少有症状，通常会被忽略。

慢阻肺的主要症状是早晨咳嗽，有黏液样痰。活动时有气短的症状，进行性加重。吸烟者会认为这是吸烟的正常反应，事实上，这根本不是正常现象。

慢阻肺的其他症状包括气短、疲惫、虚弱及呼气困难。

慢阻肺可以通过胸部X线检查和肺活量测定来确诊。

慢阻肺会给患者带来哪些危害？

慢阻肺患者容易发生肺部感染，从而与慢阻肺形成恶性循环，进而导致肺炎。

随着慢阻肺病情的加重，最终会导致心力衰竭和呼吸系统衰竭（这时肺部疾病会恶化）。慢阻肺的心理学并发症包括焦虑、恐惧和抑郁等。

慢阻肺的治疗方法有哪些？

自我治疗方法

• 吸烟者必须戒烟。

• 尽量不要去空气污染较严重或空气中含有烟尘、涂料及微小烟尘等刺激物较多的地区。

• 在空气干净的地方散步（经常锻炼对于心肺功能都有好处）。

• 充分休息。

• 避免与得感冒和（或）流行性感冒的人群接触。

注意：唯一能够阻止慢阻肺病情进一步进展的治疗方法是戒烟。

医疗救助

• 要按照医嘱定期地去看医生，做体检。如果发生肺部感染，也要去看医生。

• 如果患者慢阻肺病情严重，需要吸氧——家里需要准备氧气。

• 如果患者感冒，或得了支气管炎，或开始咳黏液性痰，需要立即去看医生。

• 如果患者肺部感染，需要使用抗生素清除炎症。

支气管扩张剂

• 如果胸部有发紧或气喘的症状，吸入支气管扩张剂有利于缓解病情。

• 支气管扩张剂能够缓解大部分患者气喘症状，而且在短期内效果较好。

• 新研制出来的药物可能会在更大程度上缓解病情。

皮质类固醇类药物

有些慢阻肺患者通过吸入或口服皮质类固醇类药物能够缓解病情。医生可以尝试用这种药物来治疗慢阻肺。

慢阻肺的预防

• 每年的秋天要进行流行性感冒疫苗的注射。

• 每5年要进行肺链球菌的疫苗接种（最大接种剂量为3个单位的剂量）。

• 戒烟。

6.23 腿部血液循环不良

腿部循环不良（又称为周围性血管疾病）通常是由动脉粥样硬化（动脉硬化）引起的。腿部循环不良在老年人中非常常见，腿部循环不良的发生率随着年龄的增加而增加。腿部循环不良主要是由吸烟、高脂血症、高血压和糖尿病等导致。

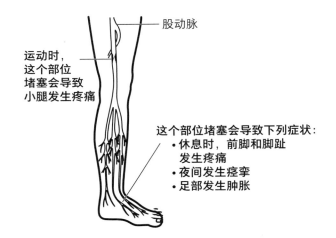

股动脉

运动时，这个部位堵塞会导致小腿发生疼痛

这个部位堵塞会导致下列症状：
• 休息时，前脚和脚趾发生疼痛
• 夜间发生痉挛
• 足部发生肿胀

腿部血液循环不良的症状有哪些？

小腿和其他肌肉疼痛

腿部血流减少会导致疼痛，一般是小腿疼痛，臀部和大腿部的肌肉也会发生疼痛。只有在腿部活动量较大时，才会在腿部感到压榨样或抽搐样疼痛，例如，当长距离行走或者跑步时。休息后疼痛很快缓解。压榨样疼痛是由腿部血流减少引起缺氧造成的。

足部疼痛

有些患者会感到足部有疼痛感，尤其是脚趾、前脚和脚后跟。足部疼痛与腿部肌肉疼痛不同，足部疼痛主要是皮肤疼痛，患者休息时才会感到疼痛。足部疼痛一般在晚上睡觉时加重，这种疼痛较持久，很难缓解。

其他症状

腿部血液循环不良的其他症状包括腿部体毛减少、皮肤发亮、趾甲发生变化、足部温度下降以及足部的颜色发生改变（如发红、发白或发紫等）。

哪些因素能够加重腿部血液循环不良的病情？

某些药物（如 β 受体阻滞剂），吸烟，以及贫血等会加重病情。

腿部血液循环不良可能会给患者带来哪些风险？

腿部血液循环不良会造成腿部形成血栓、感染、不易痊愈的伤口（可能发展为溃疡）及坏疽等。患者可能面临部分或整个腿部截肢的风险。

诊断腿部血液循环不良需要做哪些检查？

现在有一种专门的检查方法来测定腿部血流量。如果需要做手术，需要做动脉 X 线检查。

自己如何应对腿部血液循环不良的问题？

应对腿部循环不良的最好方法是改变生活方式，从而控制病情的进一步恶化。如果你吸烟，要戒烟。如果你超重或肥胖，就要减肥，使体重维持在理想水平，同时要注意饮食，膳食要均衡营养。如果你有高胆固醇血症，就需要治疗。建议规律做中等强度的锻炼。尽量使腿部保持干燥和温暖。如果你休息时，足部有疼痛的症状，睡觉时把腿放置在床的护栏上，使腿部抬高。

你需要特别注意的事项有哪些？

足部护理非常重要，尤其是趾甲的护理。当剪脚指甲时，不要剪到脚指甲周围的肉。足部的任何伤口都有可能被感染。建议让足科医生进行足部做护理。

尽量避免腿部和足部受伤。任何非常轻微的受伤都有可能导致溃疡形成，而这种溃疡需要数月才能治愈。如果你有任何问题，请及时咨询医生，尤其是足部的颜色发生异常变化或突然有疼痛的症状出现。

腿部血液循环不良的治疗方法有哪些？

医生会跟你讨论采取哪种治疗方法进行治疗。缓解动脉阻塞的治疗方法包括：

- 血管成形术——用气囊扩张动脉。
- 支架——用支架通畅局部的阻塞血管。
- 用"新"血管建立旁支路。

6.24　成人乳糜泻

乳糜泻的定义是什么？

乳糜泻是指人体对食物中的谷蛋白过敏的一种小肠性疾病。乳糜泻是一种遗传性疾病。小肠内膜的正常结构有绒毛膜结构，而乳糜泻疾病的患者没有正常的绒毛结构，小肠内膜是平滑的。小肠内膜这种结构不利于吸收包括糖类、蛋白质、矿物质、维生素等多种营养素，这是因为小肠内膜结构受到破坏。平滑的小肠内膜只是单纯不耐受食物中的谷蛋白，其具体原因不明。这种情况称为麸质肠病变或麸质过敏。

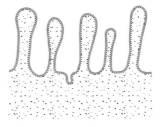
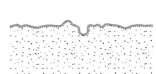
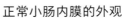

正常小肠内膜的外观　　乳糜泻患者小肠内膜的外观

什么是谷蛋白？

谷蛋白是指存在于大部分谷物中的一种蛋白质，尤其是存在于小麦、黑麦、大麦和燕麦中。

哪些人易患乳糜泻？

乳糜泻是一种相对较常见的疾病，患者大部分是欧洲裔的人群，尤其是凯尔特人。乳糜泻有家庭遗传倾向，通常是9~18个月的孩子患乳糜泻。但是，乳糜泻开始发病的年龄会推迟，任何年龄段的人都有可能发生乳糜泻。乳糜泻病情的发展较缓慢，也许经过几年后才开始有症状，因此很难做出早期诊断。100人中，大约有1人患有乳糜泻。

乳糜泻的症状有哪些？

有些乳糜泻患者症状不明显或没有症状。乳糜泻症状在不同的个体中，症状不同。很多患者根本没有意识到他们患有乳糜泻。

乳糜泻常见的症状如下。

- 感到疲惫，做事情没有力气（可能是由于贫血引起）。
- 虚弱。
- 体重减轻。
- 腹泻。
- 便秘（有些患者）。
- 粪便体积大，且气味很难闻。
- 粪便很难冲下去。
- 胃肠胀气和腹部膨胀。
- 厌食、恶心和呕吐。
- 腹部绞痛。

乳糜泻可能会给患者带来哪些风险？

一般来讲，如果乳糜泻能够被早期诊断，应早期治疗，如果不及时治疗，乳糜泻会引起严重后果。乳糜泻如果不进行治疗，机体就会发生营养不良、骨质疏松、抑郁和不育。即使没有症状，小肠内膜也会被破坏。乳糜泻使小肠吸收不良，尤其是维生素，因而会引起成人和孩子发生贫血。

如何诊断乳糜泻？

特殊的血液检查可用来诊断乳糜泻，但是小肠内膜活检是诊断乳糜泻非常好的方法。一般在患者取坐位时取小肠内膜组织。在显微镜下发现小肠内膜光滑，对于确诊乳糜泻至关重要。

乳糜泻的治疗方法是什么？

现在没有哪种治疗方法能够治愈乳糜泻，但是，能够通过饮食控制病情。治疗方法是给患者制定特定的膳食终身食用。乳糜泻患者的膳食中不含谷蛋白——不能吃小麦、大麦、黑麦和燕麦。乳糜泻患者食用这种膳食有利于小肠内膜的恢复。对于孩子来讲，他们的小肠对于谷蛋白的耐受性更差。要避免明显含有谷蛋白类的食物（如面包、面粉及燕麦粥等）以及那些较为精细的食物（如各种甜点、浓缩固体汤料、肉汁、冰激凌、加工后的食物及糖果糕点等），也就是说，乳糜泻患者要避免高糖、高蛋白、低脂饮食。建议与营养师咨询，确定一下自己的饮食方案。

乳糜泻患者禁止食用的食物

- 面包、意大利面、薄脆饼干以及面食。
- 饼干和蛋糕。
- 用小麦或燕麦做的早餐。
- 裹有面粉的鱼和鸡肉等。
- 肉末和水果馅饼。
- 浓缩固体汤料和肉汁。

食用不含谷蛋白的膳食也没那么难。现在，超市就卖很多包括特制面包、饼干等不含谷蛋白的美味食品。这些食品上就有"不含谷蛋白"的标识。乳糜泻患者可以食用大米和玉米做的早餐。

可以通过膳食来矫正缺铁和缺乏维生素的情况——可以咨询主治医生。

注意：患者自己要经常与营养师联系。

6.25　便秘

便秘的情况如下。

- 1/4 的时间里粪便非常硬，且较干燥。

- 排便次数较少。

- 排便后有未排空感。

便秘的其他症状如下。

- 排便困难，必须用力排便。

- 排便的时间较长。

- 腹部有腹胀不适感。

- 腹部有绞痛感。

我们必须意识到便秘是一种症状，不是一种疾病。

导致便秘的原因有哪些？

便秘主要由下列事项引起。

- 忽视上厕所习惯的养成。

- 需要上厕所时不去上厕所。

- 正常作息时间的变化（如旅行等）。

- 过度使用泻药。

- 过度使用镇痛药。

- 饮食不合理，缺乏纤维。

- 缺乏锻炼。

- 饮水不够。

- 年龄增加。

除了上述低纤维膳食，生活方式的问题和不良的习惯外，还有其他重要的因素会引起便秘，例如，大肠癌、某些药物、甲状腺类疾病、抑郁、神经性厌食症及铅中毒等。发生便秘时，你应当考虑现在服用的药物是否引起便秘。镇痛类药物会引起便秘，尤其是可待因。

便秘可能对机体带来哪些危险？

便秘经常是个临时性的问题，而且不严重。

但是慢性便秘会给腹部和肠道带来多种不适感，可能会导致肠道发生堵塞。肠道堵塞主要表现为较硬的粪便很慢排出，伴随着液体粪便不受控制地排出。

便秘会使肛门发生多种问题，例如，痔疮、肛门撕裂、直肠脱垂、瘙痒及发生疝等。

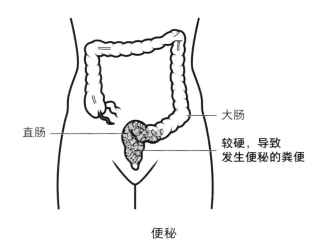

便秘

避免发生便秘的一些秘诀

活动锻炼

要多活动锻炼，尤其是走路，对于预防便秘的发生很有效。每天最好运动30分钟。

膳食

要大量摄入液体，尤其是水和果汁（一天至少要摄入2L）。要大量摄入蔬菜和粗粮，如蔬菜和沙拉、燕麦（尤其是麸糠）、新鲜水果和干果及全麦面包。另外需要大量摄入的食物有土豆、香蕉、菜花、豆类、卷心菜、莴苣、苹果、胡萝卜及麸糠等。水果中含有大量的纤维素，尤其是水果皮中，有些水果本身就含有助于排泄的物质（如西梅、无花果及杏等）。

习惯

要养成想排便时就立刻排便的习惯，不要拖延。养成早饭后排便的习惯。早晨吃饭的时间要宽裕，吃完饭后，要在马桶上进行排便（有必要时，排便时间可达到10分钟），可以边上厕所边读书。早饭吃得要慢，在轻松的环境中吃饭，且要定时吃早饭。

泻药

如果需要使用泻药来缓解便秘时，主治医生可能会给你建议服用亲水性促进粪便形成的药物（如卵叶车前子和车前草），或容积性泻药（如聚乙二醇和乳果糖），或其他合适的药物。在所有这些药物中，聚乙二醇（默维可）对于治疗慢性便秘非常有效。

要点

- 如果你的排便习惯发生了明显变化，要及时咨询医生。

- 每个人的排便习惯均不同。有些人认为，就像地球绕它的地轴每天转一圈，人也应该每天都要排一次便以保持健康。每天排一次便可能是一种理想状态，但是，2天排1次或每周2次也都是正常的。

6.26　接触性皮炎

接触性皮炎的定义是什么？

接触性皮炎是指某些物质接触皮肤后引起皮肤的过敏或激惹反应，导致的一种皮肤炎症。接触性皮炎可能是急性（突然）的，某些物质接触皮肤后的几分钟到几小时，皮肤就会发生炎症反应，也有可能是慢性的，皮肤的炎症反应较慢（皮肤对手表中的镍元素发生炎症反应）。

有两种类型的接触性皮炎。

- 过敏性——皮肤接触某种物质后引起过敏反应。

- 刺激性——当皮肤接触有毒物质后引起刺激。

接触性皮炎的症状有哪些？

- 皮肤发红。

- 皮肤瘙痒。

- 接触部位的皮肤为亮红色或有水疱产生（如果接触性皮炎严重）。

- 皮肤干燥脱屑。

接触性皮炎有轻有重，轻度的只是皮肤稍微有些红，重度的皮肤可能发生水肿，肿得就像馒头一样。

检验是否是某种物质引起接触性皮炎的检查方法是斑贴试验。

接触性皮炎通常发生在哪些部位？

- 面部，尤其是眼睛周围的皮肤。

- 生殖器部位。

- 手部和足部。

引起接触性皮炎常见的物质有哪些？

刺激性物质

- 酸和碱。

- 洗洁剂或肥皂。

- 喷雾剂类物质。

- 溶剂或油类。

- 漂白剂和排水沟清理剂。

过敏物质

- 植物（如漆树、银桦、报春花、毒葛、芒果皮及防风草）。

- 某些香水和化妆品中的化学物质。

- 某些珍珠饰品中含有的金属，尤其是镍（如镍纽扣和镍饰钉）。

- 铬酸盐（胶水中和皮革中含有铬酸盐）。

- 橡胶和乳胶。

- 某些局部使用的药物（如抗生素、麻醉药品和抗组胺类药物）。

- 树脂和胶水。

- 染料。

- 珊瑚。

职业性接触性皮炎的定义是什么？

职业性接触性皮炎是一种非常常见的接触性皮炎。职业性接触性皮炎主要由工作环境中的各种刺激物质和过敏物质接触皮肤引起。职业性接触性皮炎最常见的发生部位是手部。

"家庭主妇型皮炎"的定义是什么？

"家庭主妇型皮炎"是一种常见的皮炎。主要是女性（男性）经常使用洗洁剂、洗手液、家中各种清洗液，尤其是与热水一起使用时，导致的一种手部的皮炎。"家庭主妇型皮炎"的手部皮肤会发红、肿痛、干燥和粗糙，尤其是指关节部位。手部皮肤会非常痒，会有皲裂，最后导致手部发生严重的肿痛。

接触性皮炎的治疗法方法是什么？

显然，要做的是找出原因并避免。如果可能，尽量避免接触。

预防

尽量避免接触刺激源。

对于手部皮肤炎，可以戴工作防护手套，如棉衬的PVC手套。

对于家庭主妇的皮炎，戴橡胶手套（如果对橡胶不过敏）或其他手套来清洗、剥或挤压水果。不要使用任何有洞的手套。使用肥皂替代品，并在洗完后将手彻底擦干。如果洗碗有问题，可以使用洗碗机。

购买标有低过敏性和无味的产品。

自我治疗方法

对于手部的问题，用处方药膏、乳液和润肤霜。

医疗帮助

医生可能会开一种较强的抗炎软膏，如氢化可的松，如果皮疹严重或治愈缓慢，有时会开一些抗过敏的药。使用斑贴试验找到致敏原很常见。将怀疑的物质涂抹到皮肤上寻找致敏原来找到确切原因。如果斑贴试验找到阳性物质，你应该避免接触该物质。

向医生或药剂师咨询。

6.27　痉挛

痉挛的定义是什么？

痉挛是指肌肉发生的一种有疼痛感的抽搐，小腿部位的腓肠肌经常会发生痉挛，足部的肌肉也会发生痉挛。痉挛时，肌肉会发硬和有紧张感，而且不受控制。肌肉痉挛一般在休息，尤其是夜间睡着的时候发生。

哪些人易发生肌肉痉挛？

差不多每个人随时都有可能发生肌肉痉挛，60岁以上的人，3人中大约会有1人发生肌肉痉挛；80岁以上的人，2人中就会有1人发生肌肉痉挛。有些人比其他人更容易发生经常性肌肉痉挛；孕妇更容易发生肌肉痉挛；足球运动员也容易发生肌肉痉挛，尤其是在长时间剧烈跑步之后。人们长时间不运动突然运动时，也容易发生肌肉痉挛。很多人，尤其是老年人，经常会被腓肠肌部位突然发生的剧烈痉挛惊醒。

肌肉痉挛的原因有哪些？

确切原因还不明确。

导致肌肉痉挛最常见的原因可能是突然进行运动。一般认为是运动后，肌肉内有一种酸性物质产生，并在肌肉内堆积，导致痉挛的发生。痉挛也有可能是由于长时间取坐位、站位或躺位，并且姿势不正确，或机体相对脱水时，也有可能引起肌肉痉挛。其他引起肌肉痉挛的原因是严重疾病，例如，腿部的动脉血管硬化、甲状腺疾病、细胞内缺盐（氯化钠）及各种药物等都会引起肌肉痉挛，这种情况相对较少见。某些药物引起的不良反应就是肌肉痉挛，例如，利尿剂（液态药片）、他汀类药物、碳酸锂及硝苯地平等药物。

肌肉痉挛的治疗方法有哪些？

常见的肌肉痉挛的持续时间一般不超过几分钟，而有些持续时间会达到10分钟，但是大部分肌肉痉挛通常会自行缓解。使劲按摩痉挛的肌肉，拉伸痉挛肌肉以及压低脚背可以缓解肌肉痉挛。如果有人帮你完成上述措施，就更容易缓解肌肉痉挛。有人发现用手指使劲按压第一脚趾和第二脚趾之间的部位，能够很快地缓解痉挛。

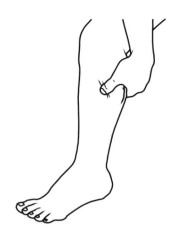

按摩发生痉挛的肌肉

如何预防夜间肌肉痉挛的发生？

如果你容易发生夜间肌肉痉挛，多喝水就可以预防其发生，特别是在运动前后。平时要穿合适的鞋，保证足部舒适。

药物治疗

医生会开硫酸奎宁片，要求你在睡觉前服用。但是，硫酸奎宁片的疗效还不确定，而且不良反应非常严重。你可以尝试睡前喝一杯奎宁水或较浓的柠檬水，也可以尝试含镁的药物。

睡觉时足部垫高

你可以尝试睡觉时，将盖在足部的被子去掉，把枕头放在足下，抬高足部，使足部向足面方向弯曲。有些人发现将床脚抬高 10～20cm，有助于预防痉挛的发生。

运动锻炼

某些肌肉经过拉伸和放松练习后，有助于预防肌肉痉挛的发生。

练习 1：光脚站在离墙约 1m 的地方，背部绷直，向前倾斜（如图所示）。将脚后跟抬高，离开地面，然后再放下，使腓肠肌产生紧张感，保持脚平放姿势 20 秒，重复这个动作 5 次，每天做 2～3 次，坚持 1周。然后，在每天晚上睡觉前做该项练习。

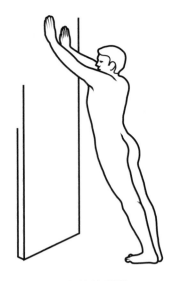

肌肉拉伸训练

练习 2：该项练习通常是睡觉前，做完练习 1 后再做。坐在椅子上，你的两只脚放置在另一个椅子上，保持腿部水平状态，使脚后跟的跟腱处于紧张状态。保持这个姿势 10 分钟。

如果你频繁出现肌肉痉挛，或者每次痉挛持续时间长于 10 分钟，请去医院进行治疗。

6.28　头皮屑

头皮屑的定义是什么？

头皮屑是指头皮上死去的皮肤形成小的皮肤碎片。这是一种正常的生理过程，因为头皮最外层的细胞会死去，而下层细胞会替代死去的细胞，周而复返，像身体其他部位的细胞一样一直处于更新状态。死去的细胞到达头皮的外缘，大约 1 个月后脱离头皮。人群中大约 50% 的人头皮屑很明显。

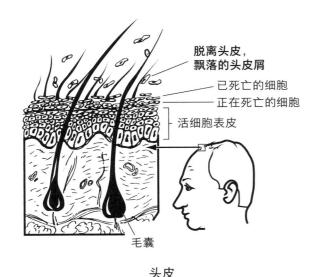

脱离头皮，
飘落的头皮屑
已死亡的细胞
正在死亡的细胞
活细胞表皮

毛囊

头皮

头皮屑产生是一种正常现象吗？

头皮屑产生是一种常见的正常现象，对人体不会造成危害。每个人或多或少都会产生头皮屑。有些人在穿黑色套装、黑色连衣裙或黑色带领的衣服时，会注意到头皮屑。有句谚语"你无法阻止头皮屑产生，就像你无法阻止天要下雨一样"。头皮屑产生没有传染性，不会导致秃顶。头皮屑产生会导致头皮瘙痒。

哪些因素可加剧头皮屑的产生？

有很多因素可加剧头皮屑的产生，例如，心理压力较大、食物缺乏营养、卫生习惯不好（包括洗头的频率太低）、过敏及应用于头皮的各种化学物质和化妆品等。但脂溢性皮炎的发炎现象是导致头皮屑增加的主要原因。

体内激素不平衡是否会加剧头皮屑的产生？

体内激素不平衡会加剧头皮屑的产生，这和引起粉刺的机理相似。12岁以下的孩子很少会发生这种情况。处于青春期的孩子激素不平衡导致头皮屑产生的量增加最常见。

非常严重的头皮屑产生的原因有哪些？

有些人的头皮屑会非常严重，而且持续时间长，头皮非常痒。头皮屑过多通常表面机体的其他部位的皮肤可能会有问题。这种情况下头皮会很痒。

头皮屑过多的治疗方法是什么？

现在有很多含有药物的洗发水可以控制头皮屑产生的量，但是，每个人要根据自己的情况，选择适合自己的洗发水。一种洗发水不一定适合所有的人。选择洗发水时，要根据头皮屑的严重程度来选择。有些人不喜欢含硫化物的洗发水是因为含硫洗发水会使项链变色，而且使用该种类型的洗发水后，头部会有异味。但是含硫洗发水对于控制头皮屑效果非常好。如果你发现某种洗发水适合你，坚持用就可以了。

头皮屑轻度增多

对于头皮屑轻度增多的人来讲，可以选择含硫氧吡啶锌的洗发水、含硫化硒洗发水和综合性洗发水。

洗发时，要用水将洗发水涂抹到头部，使洗发水接触头皮，接触时间为5分钟，然后用水将洗发水洗干净。每周洗发2～3次。

顽固性头皮屑和顽固性瘙痒

顽固性头皮屑和顽固性瘙痒主要是脂溢性皮炎和其他皮炎引起。用煤焦油洗发水洗头能够有效治理头部皮炎。

一些去屑洗发水能够有效地治疗脂溢性皮炎。推荐的使用方法是先用其他去屑效果不是很强的洗发水洗头，然后将头发洗干净，再用仁山利舒去屑洗发水清洗，清洗时间为4～5分钟，然后再将头发洗干净。每周清洗2次。

如果头皮发痒，可以将激素类药膏涂抹于头皮处，如使用二丙酸倍他米松或戊酸倍他米松涂抹于头皮处。

6.29 深静脉血栓

深静脉血栓形成的定义是什么？

血栓形成是指血管中形成血块，可能阻塞血管

（静脉或动脉）的现象。正常情况下，静脉血从身体各个器官流入心脏；静脉系统中的瓣膜及静脉血管周围的肌肉泵作用会促进静脉中的血液移动。在某些情况下，血流不正常的流动或血液发生问题会导致血栓形成。如果血栓在机体的深静脉中形成，称为深静脉血栓形成。深静脉血栓形成最常见的部位是大腿或腓肠肌部位。但是，深静脉血栓形成可能在机体的任何部位发生，如盆腔和下腹部等。

深静脉血栓形成的症状有哪些？

深静脉血栓形成部位，例如腓肠肌，会发生肿胀、疼痛等。如果血栓不是在腿部形成，机体可能会没有症状。只有这些深静脉血栓脱落，血栓随着静脉流动，通过心脏，最后达到肺后，引起肺栓塞等并发症时，才有可能被诊断出来。

深静脉血栓形成可能会给患者带来哪些风险？

静脉中形成的血栓可能会从血管壁上脱落下来，随着血液流动进入肺部的大血管，阻塞肺部血管，这就是血栓脱落造成肺栓塞。这可能引起肺部组织的缺血缺氧，有时（虽然会非常少见）会导致猝死。然而，深静脉的血栓一般不会引起心脏病或者脑卒中。深静脉血栓形成的另外一个并发症是腿部血栓形成后的综合征，其症状包括疼痛、肿胀及溃疡等。

哪些人易患深静脉血栓？

任何人都有可能形成深静脉血栓，但是有些人形成深静脉血栓的风险会显著高于其他人，尤其是有血栓形成家族史的人群或曾经形成过深静脉血栓的人群。

增加深静脉血栓形成风险的因素如下。

- 血栓形成倾向（容易形成血栓的血液性疾病，可能是后天获得，也有可能是先天遗传，如第五凝血因子相关疾病）。
  - 年龄增加。
  - 吸烟。
  - 静脉曲张。
  - 肥胖。

- 怀孕和产褥期。
- 脱水状态。
- 严重疾病，尤其是心力衰竭和肿瘤等。
- 近期做过大型外科手术。
- 采用雌激素治疗的人群，包括服用雌激素药物的人群。
- 静坐或长时间不活动的人群（如长时间坐飞机的人）。

深静脉血栓形成的治疗方法是什么？

用超声波检查做出诊断后，一般采取的治疗方法是预防血栓进一步增大和（或）通过给抗凝剂稀释血液抑制血栓在静脉中移动。一般开始采取的治疗方法是注射肝素和口服华法林。现在有比较好的新型抗凝剂正在研制中。这种治疗方法非常有效，一旦开始进行治疗，形成严重血栓堵塞问题的概率会非常低。

深静脉血栓形成通常需要用绷带绷紧腿部，及早进行走路练习。向家庭医生咨询药物和压力袜的使用。

深静脉血栓形成与乘坐飞机出差或旅行

长时间（超过4小时）乘坐飞机（或者火车、公交车等）会增加形成深静脉血栓的发生风险，这是由于坐得时间过长，易发生抽搐，血液流速会处于相对静止状态。长时间乘坐飞机会增加发生风险的其他原因包括客舱压力较低、饮水量减少和酒精摄入过多。

如何预防深静脉血栓形成？

对于那些高危人群，曾经形成过深静脉血栓、或有形成深静脉血栓倾向的人群，医生建议注射肝素，能稀释血液的药物。

其他预防方法

预防深静脉血栓形成的两个主要方法是锻炼身体，尤其是腿部肌肉，以及要摄入大量水，防止脱水现象的发生。

乘坐飞机时推荐的锻炼方法

建议乘客每小时都要锻炼3~4分钟，锻炼方法包括做脚踏打气泵的动作、活动踝部及抬高膝盖（乘客可以在飞机上做这些动作）。脚踏打气泵的动作是一种非常好的锻炼方法，可以交替着按压脚后跟和足部的前部分。做这个动作的持续时间至少为30秒。如果空间和时间允许，你可以隔一段时间就站起来多走走。坐飞机时，不要服用镇定剂或安眠药等促进睡眠的药物。

摄入大量水以防脱水

在出差前后及出差时，要大量饮水。减少酒精和咖啡类饮品的摄入，最好是不要饮酒和摄入咖啡类饮品，因为这些饮品会通过肾脏增加尿液的排出，容易使机体脱水。

压力袜的使用

有证据表明穿到膝盖的压力袜有利于预防旅行导致的深静脉血栓形成。你可以从药店购买，药店会有药剂师给你推荐适合压力袜类型和尺寸。

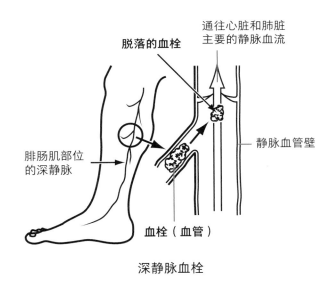

深静脉血栓

6.30　糖尿病

糖尿病的定义是什么？

糖尿病是以高血糖为特征的代谢疾病。糖尿病是由于体内胰岛素相对缺乏导致的。胰岛素是由位于胃部后方的胰腺分泌。糖尿病（Diabetes）这个术语是希腊语，意思是指"流动或者通过"，mellitus（糖）意思是"糖或甜"。胰岛素调节控制体内糖的平衡，使机体内的细胞能够有效地摄取糖分，为机体提供热量。糖尿病有两种类型：1型糖尿病和2型糖尿病。1型糖尿病是机体无法产生足够的胰岛素导致的；2型糖尿病是体内有足量的胰岛素，但是没办法发挥功能。

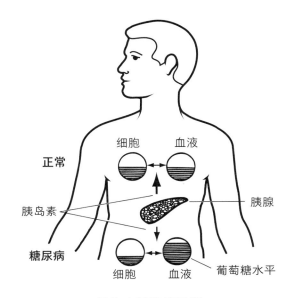

机体内葡萄糖平衡

两种类型糖尿病的特征有哪些？

1型糖尿病以前又称为青少年糖尿病或胰岛素依赖型糖尿病，这种糖尿病主要是在青春期发病。这类糖尿病患者由于胰腺无法产生足够的胰岛素，必须依靠注射胰岛素才能存活下来。导致1型糖尿病的原因是机体的免疫系统攻击胰腺导致胰腺组织破坏，进而无法产生足量的胰岛素。

2型糖尿病以前又称为成年型糖尿病或非胰岛素依赖型糖尿病，主要是40岁以上的人群发病。这类糖尿病患者大多数肥胖，而且经常摄入高热量食物。在早期阶段，只需通过饮食控制，就能很好地控制血糖，但是有时也需要服用药物来控制血糖。最终，这类糖尿病患者需要注射胰岛素才能控制好血糖。糖尿病的诊断依靠血糖和糖化血红蛋白的测定。

糖尿病的症状有哪些？

高血糖常见的典型症状如下。

- 尿频，尿量多（差不多每小时都要小便一次）。
- 极度干渴。
- 体重减轻（主要是1型糖尿病）。
- 易疲惫，没有精神。
- 易发生感染，尤其是皮肤。
- 伤口愈合缓慢。

糖尿病的患病率有多高？

25个人中，大约有1个患有糖尿病。随着年龄的增加，糖尿病的患病率也增加，这是因为胰腺与其他机体器官一样，随着年龄的增加出现问题的概率也增加。另外一个原因是，随着年龄的增加，机体也会对胰岛素产生抵抗作用。

糖尿病可能会给患者带来哪些危险？

现代治疗方法对于糖尿病非常有效，但是治疗疗效很大程度上依赖于患者对治疗方法的依从性，尤其是饮食方面。如果糖尿病不加以治疗，会产生严重的并发症，包括昏迷（血液中的糖分过高或过低导致）。糖尿病也会导致机体的大小动脉发生损害，动脉损害进而导致机体神经损伤、肾病、眼病和糖尿病性心脏病。足部和眼睛发生并发症的风险极大，因此，需要特别注意足部和眼睛的护理，需要经常进行体检，避免发生严重的并发症。

糖尿病能够被治愈吗？

到目前为止，糖尿病还不能够被治愈。但是，通过饮食控制、规律锻炼、必要时口服降血糖药和注射胰岛素，就能够非常好地控制糖尿病的病情。虽然诊断出糖尿病对于很多患者都措手不及，但是通过各种控制血糖的措施，大部分糖尿病患者都能够过上正常人的生活。控制糖尿病的关键是控制好血压、血糖、糖化血红蛋白及胆固醇。营养膳食和运动对于治疗糖尿病至关重要。

健康饮食对于控制糖尿病病情很重要吗？

是的，健康饮食对于控制糖尿病病情很重要，很关键。所有的糖尿病患者都要控制饮食，使饮食中的碳水化合物和脂肪的摄入量控制在一定水平。饮食要达到下列几个目标。

- 使体重达到理想水平，并保持理想体重（体重不要过轻，也不要过重）。
- 使血糖维持在一个正常水平，以及尿中无糖。

主要通过下列方法达到上述目标。

- 吃饭要有规律（不要不吃）。
- 每天恰当地安排吃饭时间（一天有3次正餐和3次加餐）。
- 减少脂肪的摄入至最低水平。
- 避免糖类和精细碳水化合物的摄入，如果酱、蜂蜜、巧克力、甜点、酥皮糕点、蛋糕、软饮料。
- 要多摄入自然复合碳水化合物（淀粉类食物），如全谷类食物、土豆和燕麦等。
- 要多摄入各种各样的水果和蔬菜。
- 戒酒，或者减少酒精的摄入量。
- 了解各种食物的血糖指数，且要选择摄入低血糖指数的食物。

注意：锻炼对于缓解糖尿病病情也很重要！

糖尿病治疗所要达到的基本目标

- 血糖（空腹）控制在6.1～8.0mmol/L。
- 糖化血红蛋白（一种重要的检查指标）低于7%。
- 总胆固醇低于4mmol/L。
- 血压低于130/80mmHg。
- 达到理想体重，而且男性腰围不超过94cm，女性腰围不超过80cm。
- BMI低于26。
- 低脂、高复合碳水化合物饮食。
- 戒烟。
- 戒酒或少量饮酒（一天的饮酒量不超过2标准杯）。
- 运动：一周至少要走路5次，每次至少要走

30分钟（如每天要走2公里的路程）。也可以做一些有氧运动等。

6.31　1型糖尿病

1型糖尿病的定义是什么？

1型糖尿病是两种主要类型的糖尿病种的一种。1型糖尿病之前又称为少年期糖尿病或胰岛素依赖型糖尿病。在任何年龄段都有可能发生，但是主要在30岁以下的年轻人发病，尤其是青春期的孩子。1型糖尿病发病高峰期在10～30岁，但是，婴幼儿也有可能发病。

1型糖尿病是由于机体的免疫系统攻击机体自身的胰腺，导致胰腺组织破坏，无法产生足量的胰岛素导致的。因此，1型糖尿病患者需要注射胰岛素才能够控制住病情。具体病因还不明确。另外一种糖尿病是2型糖尿病，又称为成人糖尿病，主要是40岁以上的人患病。

1型糖尿病的症状有哪些？

1型糖尿病的典型症状如下。

- 尿频，尿量大。
- 极度干渴。
- 体重减轻。
- 饥饿。
- 易疲劳及缺乏精力。
- 易发生感染，尤其是皮肤。
- 皮肤瘙痒。

1型糖尿病可能给患者带来的风险有哪些？

1型糖尿病患者要记住这些风险：肾脏（kidneys）损伤、神经（nerves）损伤，尤其是足部神经损伤、感染（infection）、血管（vessels）疾病，眼睛

（eyes）方面的疾病和皮肤（skin）疾病。血管的损伤会导致心脏病和脑卒中的发生风险增加。1型糖尿病需要注意的另外一个问题是血糖过低（低血糖症）或酮症酸中毒，因为这两种情况都会导致致命的昏迷。

- 低血糖症：当糖尿病患者注射的胰岛素过多，或是到时间点不吃饭或是运动量过大时，都有可能导致血糖过低，引起低血糖症。低血糖症的症状包括饥饿、出冷汗、颤抖、心悸和情绪波动大等。

- 酮症酸中毒：主要是由于体内缺乏胰岛素，一般发生在糖尿病控制不良的患者身上。多在患有糖尿病时，由于没有注射胰岛素引起。酮症酸中毒的症状包括嗜睡、呕吐、腹痛和呼吸频率加快，血液和尿液中发现酮类物质。因此，一旦患上1型糖尿病，就不能停止胰岛素的注射。

1型糖尿病的治疗方法是什么？

1型糖尿病的治疗方法根据主治医生的医嘱，每天进行胰岛素注射。通过血糖仪来测定血糖水平。开始一天需要测4次，酮类物质变化需要通过尿检试纸来进行测定。糖化血红蛋白的水平也需要进行监控。

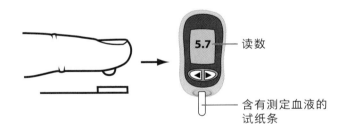

现代血糖电子测量仪

主治医生和营养师会给你推荐适合你的膳食方案，你要根据膳食方案，健康饮食。健康饮食的同时，要经常锻炼身体，这是控制好糖尿病的基本要求。糖尿病患者的饮食应当低脂、高复合碳水化合物，多摄入各种水果和蔬菜、豆类、全麦面包和燕麦等，要避免糖类、精细碳水化合物及酒精的摄入。

1型糖尿病的治疗目标是让未成年和成年的糖尿病患者尽可能地过上正常生活，鼓励糖尿病患者参加

各种活动。患者对生活方式和医疗建议引起重视的话，过上充实和健康的生活没问题。

如何治疗和控制低血糖症？

治疗和控制低血糖症的方法是在短时间内使血糖迅速升高，主要是口服糖类物质和摄入含碳水化合物较高的食物。1份碳水化合物相当于6颗糖果，2个麦芽糖，1勺蜂蜜或1杯柠檬水。一般摄入1份碳水化合物即可，除非10分钟后低糖血症仍然没有缓解。建议糖尿病患者随身携带糖果等，以免发生低糖血症。

糖尿病患者可以参加体育活动吗？

糖尿病孩子可以参加大部分体育活动。参加体育有利于人际交往和身体健康。在做体育运动前，要调整胰岛素的注射量，因为体育运动时消耗葡萄糖的量会增加，与运动强度有关。糖尿病患者做运动时，可能需要增加碳水化合物的摄入量。

孩子生病时是否要继续注射胰岛素？

即使孩子生病时，孩子吃的东西较少时，或伴有厌食症、恶心和呕吐等，仍要注射胰岛素。你应当为孩子生病期间提前做一个行动计划，但是当孩子生病时，你应当联系医生或去医院看病。事实上，当孩子吃得较少、呕吐或腹泻时，你可能需要更多的胰岛素。

当患者生病时，要尽可能按时吃饭，增加液体摄入、血糖监控的次数，一天监测血糖次数应当达到3~4次。要查尿和检查血液中的酮类，多摄入的胰岛素消耗速度会加快。

孩子患有糖尿病是否会影响正常上学？

患有糖尿病的孩子应当正常上学，参加学校所有的活动。家长应当告知学校和老师孩子糖尿病的相关情况，尤其是孩子是否有低糖血症。

要点

- 压力、生病或摄入食物过多会使血糖增高。
- 运动和服用降血糖药物可以使血糖降低。
- 要每天注射胰岛素，即使是生病。
- 你要有关于生病时控制血糖的计划。

- 小病会导致血糖水平大幅度增高。
- 不要随意改变胰岛素的注射量，除非医生要求你这么做。
- 如果发生酮症酸中毒，需要住院治疗。

6.32　2型糖尿病

2型糖尿病的定义是什么？

2型糖尿病是糖尿病两种类型之一，之前又称为成人糖尿病（因为一般是40岁以上的人群患这类糖尿病）或非胰岛素依赖型糖尿病。2型糖尿病是一种终身疾病，也是最常见的一种糖尿病，在所有的糖尿病患者中，其比例占85%~90%。2型糖尿病与不活动和肥胖有密切关系。另外一种糖尿病是1型糖尿病，1型糖尿病又称为青少年糖尿病或胰岛素依赖型糖尿病。

1型糖尿病是胰腺不能产生胰岛素，而2型糖尿病是机体能够产生胰岛素，但是机体细胞产生了胰岛素抵抗，胰岛素不能充分发挥作用，并且机体对胰岛素的量需求增加又无法产生满足需求的胰岛素量。2型糖尿病具有家族聚集倾向。

2型糖尿病的症状有哪些？

令人疑惑的是，2型糖尿病患者常常没有症状，因此有很多2型糖尿病患者根本没有意识到自己患有糖尿病。在所有的2型糖尿病患者中，有50%没有被诊断出来。

高血糖常见的症状如下。

- 尿频，尿量大。
- 极度干渴。
- 易疲劳以及缺乏精力。
- 易发生感染，尤其是皮肤感染。
- 伤口愈合缓慢。

- 情绪波动大。
- 瘙痒，尤其是生殖器部位。

有些患者症状相对比较轻，因此他们可能会将自己的症状归结为是其他问题引起的，如年纪大了。

2型糖尿病患病率有多高？

糖尿病，尤其是2型糖尿病，是一种常见的疾病。在世界范围内，糖尿病患者数量迅速增加。25个人中，大约就有1个人患有糖尿病。随着年龄的增加，糖尿病的患病率增加，这是因为随着年龄的增加，胰腺会像机体其他器官一样出现问题。在澳大利亚，7%的成人或约20%年龄大于60岁的人患糖尿病。

哪些人易患2型糖尿病？

- 年龄为55岁以上的人群。
- 年龄为35岁以上的太平洋岛民、澳大利亚土著居民、托雷斯海峡岛民、南亚次大陆人、华裔或华侨，以及加勒比黑种人等。
- 年龄为45岁以上，体重超重或肥胖，父母中有人患糖尿病，或患者本人有高血压。
- 曾经患过妊娠期糖尿病的女性，即怀孕期间诊断为糖尿病。
- 超重且患有多囊卵巢综合征的女性。
- 有心血管疾病和脑卒中病史的人，如冠心病。
- 长期使用糖皮质激素的人群。

糖尿病前期

糖尿病前期是指血糖高出正常水平，但还不足以诊断糖尿病。处于糖尿病前期的人要确保坚持健康饮食，并且增加体育活动，以避免进展成为糖尿病。

哪些生活方式会增加2型糖尿病的患病风险？

- 静坐的生活方式，活动量小。
- 超重和肥胖，尤其是腹型肥胖。
- 高血压。
- 高脂血症。
- 吸烟。
- 不健康的饮食习惯（如过多摄入精糖、高脂和快餐食品）。

高危人群应当根据医生安排进行血糖和糖化血红蛋白检测。医生安排的血糖检查包括空腹血糖、糖耐量检查等专门的检查方法。糖耐量检查的方法主要是让受试者一次性摄入固定量的葡萄糖后，测定血糖升高的程度。

如何控制2型糖尿病患者的血糖？

控制好2型糖尿病患者血糖的关键在于坚持健康规律的生活方式，主要包括两方面：健康饮食和体育锻炼。坚持"NEAT规则"要求的生活方式可帮助2型糖尿病患者控制血糖，NEAT规则如下。

- N代表营养（nutrition）：2型糖尿病患者要严格控制脂肪和碳水化合物的摄入。达到并保持理想体重，保持正常的血糖水平。饮食方面请咨询营养师和糖尿病医生。
- E代表运动（exercise）：每周至少要走5次，每次走路时间不少于30分钟。糖尿病患者也可以尝试做一些有氧健美操、游泳、网球和其他运动项目，必要时，可以请一名私人运动教练。
- A代表患者要避免（avoidance）摄入对机体有害的物质。例如，"CATS"物质，咖啡（caffeine）、酒精（alcohol）、烟草（tobacco）、蔗糖（sugar）、甜点（sweets）、食盐（salt）及毒品（social drugs）等。
- T代表心神安定（tranquillity）：包括要充分休息，适度娱乐，缓解压力，参加瑜伽和太极这类活动。

药物治疗

如果2型糖尿病患者通过改善饮食和运动无法控制好血糖，就需要服用降血糖药物。医生会给你开口服的降血糖药物。有的患者需要注射胰岛素来控制血糖。

澳大利亚国家卫生和医学研究委员会建议，血糖控制的目标是糖化血红蛋白不高于48mmol/ml（或6.5%），餐前血糖维持在6.1～8.1mmol/L。然而，空腹血糖的理想范围是4.0～6.0mmol/L。达到此标准可以有助于改善远期预后。控制好体重、胆固醇水平、血压值在正常范围内的同时，让医生检查你的眼睛、肾脏、足部、神经和心脏以排除可能的并发症。应当注意预防低血糖，或可能导致酮症酸中毒的高血糖（两种并发症都可以导致昏迷）。

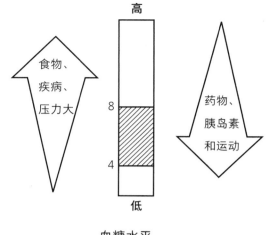

血糖水平

6.33　家庭血糖监测

如何测定血糖水平？

将手指上的血滴到试纸条上，将试纸条插到血糖测量仪上，直接读数即可。注意要根据血糖测量仪上的说明进行操作。

什么时候测定血糖水平？

正常情况

对于2型糖尿病患者（一般是通过改善饮食或口服降血糖药物控制血糖，或仅通过改善饮食来控制血糖），每周在不同的时间点进行2~3次测量就足够了。

对于1型糖尿病患者（一般需要注射胰岛素进行治疗），需要测定血糖的次数应当更多。也就是说，至少每天测2次血糖，通常是早餐前测一次，吃第一口饭后2小时测一次。

人们的血糖读数一般是吃饭前较低，饭后2小时会升高。

影响血糖水平的因素

压力大、生病或是摄入食物过多，都会使血糖水平升高。运动和药物能够使血糖水平下降。

当你生病或是压力过大，或是运动量比平常多时，你需要更加频繁地测量血糖水平。

血糖的理想水平是多少？

• 餐前的血糖的理想水平是6.1~8.1mmol/L，餐后2小时的理想水平是6.0~10.0mmol/L。

• 血糖控制不好的标准是餐前血糖水平超过8.1mmol/L，餐后2小时血糖想水平超过11mmol/L。

要点

• 要定期测定血糖水平，将检测的结果、日期和时间记录下来。

• 要严格按说明书执行检测。

• 餐前的血糖的理想水平是6.1~ 8.1mmol/L。

• 如果你生病或压力很大，血糖水平很有可能会升高，这时你需要更加频繁地测量血糖，如果血糖水平真的升高了，需要咨询医生。

记住，要记录好血糖检测的结果、时间和日期，去看医生时带上你的血糖记录本。

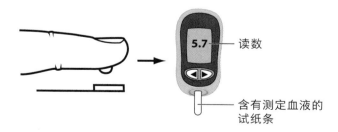

读数

含有测定血液的试纸条

现代血糖电子测量仪

6.34　糖尿病患者的足部护理

为什么医生非常关注糖尿病患者的足部？

足部是糖尿病患者发生并发症常见的部位，因此，医生要特别注意糖尿病患者的足部。糖尿病患者足部一旦发生问题，很难治愈。糖尿病会导致患者的足部循环不良，导致足部康复缓慢。糖尿病患者的足部神经也会受到影响，因此足部对疼痛、触摸和温度的敏感性会下降。糖尿病患者易发生感染，因为足部一般是"眼不见，心不烦"，并且足部并发症常常会在患者未意识到的情况下进展。因此，糖尿病患者一定要特别关注及护理足部，你应该每天检查自己的足部。

足部会发生哪些问题？

胼胝、鸡眼或鞋里的石头会导致足部出现压疮。足部愈合功能差，所以足部非常轻微的受伤可能会导致足部发生严重问题，例如，非常小的切伤或割伤。脚趾疾病，例如，甲沟炎（脚趾周围发生感染）和脚指甲向肉里生长等，可能会加重甚至无法控制。最好的方法是预防这些问题的发生，同时，注意保持脚趾之间皮肤的干燥。

如何预防足部发生问题？

* 控制血糖，不要吸烟。
* 坚持每天检查足部。如果有必要，用镜子检查足底。如果看不清楚，可以让别人帮你检查足部。如果足部有任何压疮、感染或异常迹象，要及时告知医生。确保检查两脚趾之间的皮肤。
* 要每天洗脚。
——用温水洗脚（注意不要烫伤）。
——要完全擦干足部，尤其是两脚趾之间的皮肤。
——要用润肤膏软化足部干燥皮肤，尤其是脚后跟周围的皮肤。
* 要经常检查脚趾。
——用指甲刀剪脚指甲。

——脚指甲剪得不要太短，不要太深入指甲沟。
——趾甲剪完后，用锉刀将剪后粗糙的部位磨平。
* 每天穿干净的棉质袜子；不要穿脚趾部位有弹性的袜子，以避免压迫脚趾。
* 要每天锻炼足部，改善足部循环。
* 穿鞋前要检查鞋里面是否有钉子等。

如何避免足部受伤

* 要穿合脚、舒适、皮制的鞋。
* 你穿的鞋子应当合脚，不应当穿不合脚的鞋。
* 鞋不要太紧，也不要太松。
* 不要光脚走路，尤其是在户外。
* 如果你够不到脚趾，或视力不佳的话，不要自己剪脚指甲。
* 不要自己在家处理足部问题或使用含酸性成分的鸡眼垫（对皮肤有刺激性）。
* 在花园里散步或在家里走路时要小心。糖尿病患者家里不要有尖锐的东西，例如，花园里不要有木桩、突出的钉子及地板上的床角不要太尖。
* 不要用热水袋或电热毯敷脚。
* 不要用脚试温度。
* 坐在开放性的火炉或加热器前面的时候，要特别注意。

处理足部的割伤或其他伤口

如果你有足部割伤或其他伤口，你应该做到下面几点。

* 用温和的抗菌剂将伤口清洗干净，例如，液体消毒剂（沙威隆）或稀释后的碘伏。
* 用干净的纱布和医用胶带覆盖伤口。
* 如果你还觉得有问题，尤其是当伤口在2天内没有愈合或伤口有感染的迹象，例如，有红肿热痛等症状时，让医生检查一下伤口。

看医生

如果足部的护理有问题，尤其是脚指甲、鸡眼和胼胝的护理出现问题，你需要去看医生，医生会给你一些建议。

6.35 糖尿病患者的健康饮食

合理膳食是控制1型糖尿病和2型糖尿病的关键。

糖尿病患者的合理膳食基于正常人的健康膳食规划。糖尿病患者不需要为自己准备特别的食物或买专门的食物。

糖尿病患者的食物应当是减少来自脂肪和糖类的总热量摄入，增加高纤维的复合碳水化合物食物，如全麦面包、燕麦片、面食、豆类、小扁豆和低糖的早餐麦片。

糖尿病患者应当在24小时内定时吃饭，不要两次进食之间有太长的时间间隔。糖尿病患者最好咨询糖尿病护理教育者或营养师。

针对糖尿病患者的膳食原则

- 限制糖类和高糖甜品摄入。
- 限制脂类摄入，尤其是饱和脂肪的摄入——遵循地中海饮食方式。
- 限制酒精摄入。
- 要大量饮水。
- 减少食盐摄入。
- 吃各种水果、蔬菜、谷类和面包。
- 要定期吃鱼。
- 要摄入高纤维的食物。
- 要摄入复合碳水化合物：全麦谷类和面包。
- 维持健康的体重。

目标

- 通过控制膳食和运动达到理想体重（最重要）。
- 膳食要低脂、低糖、高纤维和高复合碳水化合物，血脂水平要达标。
- 每顿饭中都要含复合碳水化合物。
- 保持空腹血糖在6mmol/L以下，以及糖化血红蛋白在6.5%以下。

膳食中的脂类

人们通常摄入的脂类较多，应当减少脂类的摄入。脂肪和油脂常见的来源如下。

- 高脂奶制品。
- 高脂肉类。
- 烹饪时使用的脂类。
- 小吃和打包食物。
- 加工好的香肠和菜肴。

当你摄入脂类时，主要选择单不饱和脂肪酸和多不饱和脂肪酸。

碳水化合物和血糖指数

碳水化合物容易转化为血液中的基础糖分，对糖尿病患者的健康有好处。但是不同类型的碳水化合物影响血糖水平的程度不同。

糖尿病患者要避免血糖水平升得过高或降得过低，最好选择那种使血糖水平变化最小的食物，这类食物由于消化速度和释放速度较慢，因此血糖升高速度不会很快。一般来讲纤维食物中富含的惰性碳水化合物，即复合碳水化合物，就是最好的。这类食物称为低血糖指数食物（"血糖"是血液中葡萄糖的意思）。

当人们摄入50g葡萄糖时，血糖指数为100，这是个标准或基准。以这个基准来测定其他碳水化合物的血糖指数。血糖指数的取值范围为1～100。当碳水化合物的血糖指数大于70时，该碳水化合物为高血糖指数食物，当碳水化合物的血糖指数小于55时，该碳水化合物为低血糖指数食物。

糖尿病患者最好每顿都至少吃一种低血糖指数食物，但是低血糖指数食物不是说患者可以大量摄入。

低糖食物

- 谷类食物：稀饭、燕麦麸、谷类食品、牛奶什锦早餐和麸皮食品。
- 面包类食品：全谷类、水果面包、酵母面包、葡萄干面包和裸麦粉粗面包。
- 水果：各种新鲜水果，尤其是苹果、较硬的香蕉、橙子、核果、葡萄；用天然水果汁制成的罐装水果。
- 蔬菜：所有的新鲜、冷冻和罐装蔬菜。

- 奶制品：牛奶（尤其是脱脂、低脂奶类）、酸奶和低脂奶酪。
- 淀粉类食品：甜玉米、小扁豆、意大利面、面条、糙米、红薯、干豆及加番茄酱等制的烘豆。
- 零食类食品：西梅、杏脯、坚果、维生素小麦饼干、小吃类饼干、花生和黑巧克力。

高糖食物

- 谷类食品：玉米片、卜卜米、可可爆米花、营养谷物麦片。
- 面包类食品：白面包、全麦面包、松脆饼、司康饼、百吉饼、法式长条面包。
- 水果：西瓜、鲜枣、成熟的香蕉。
- 奶制品：冰激凌。
- 淀粉类食物：土豆（包括烤土豆、土豆泥、水煮土豆和土豆条）、普通的大米、泰国香米。
- 零食类食品：椒盐脆饼干、薯片、棒棒糖、大部分饼干、无辅料饼干、年糕、葡萄干、玉米片和香甜酒。

其他饮食方面的建议

- 烹饪食物时要少放油。
- 用低脂调味品（如意大利乳清干酪）。
- 要适量摄入蛋白质（如瘦肉、去皮的禽类食物、海鲜类食物、鸡蛋、豆类和坚果）。
- 一般来讲，要避免摄入含大量糖类添加剂的食品，例如，各种甜点、蛋糕、甜饼干、巧克力、软饮料、果冻和（正餐结束时上的）甜点心（可以偶尔吃）。
- 谷类食物，尤其是全谷类，以及奶制品均与2型糖尿病风险降低有关。
- 可以与营养师或主治医生讨论你的个体化饮食方案。
- 一般糖尿病患者不要特别的饮食。一般不需要专门为糖尿病患者买或做特别的食物。
- 当购物时，仔细读一下食物包装上的营养成分表。

6.36 胰岛素注射

对于那些缺乏胰岛素的患者，正确注射胰岛素能够确保机体获得足够的胰岛素以维持正常运行。因此，你需要掌握胰岛素的注射技术，严格按照正确方式进行胰岛素注射。

胰岛素注射常见的错误

- 混合胰岛素不均匀。
- 用错剂量（由于视力不好）。
- 注射技术不过关——应该将胰岛素注入皮下，而不是注射到柔软的脂肪组织。
- 当你感到生病时，停用胰岛素。

胰岛素的注射时间

要形成固定的习惯，包括在固定的时间吃饭，并按要求注射。

胰岛素的注射部位

胰岛素注射的部位是皮下，即皮肤和肌肉之间的部位。最好的注射部位是腹部脐下部位，其他比较合适的注射部位包括臀部和大腿部位，这些部位皮下脂肪层较厚，而且没有大血管和神经。建议最好选择腹部注射，避免在上肢、关节、肚脐和腹股沟部位进行注射。

胰岛素注射方法

胰岛素注射方法根据注射仪器的不同而不同。常见的胰岛素注射仪器包括胰岛素注射器和胰岛素注射笔。具体的注射方法如下。

胰岛素注射器注射法

- 用拇指和其他手指将部分腹部皮肤揪起来。
- 用另外一只手（惯用手）的拇指和中指拿住注射器，用示指向下按动注射器，吸气、呼气。
- 与皮肤成90°直接插入注射器针头（针头达到皮肤下面，但不要进入肌肉）。
- 向下按动活塞，直到将注射器里的胰岛素全部注射完。

- 迅速拔出针头。

- 用力按压（不是搓或按摩）注射部位，持续时间为60秒。

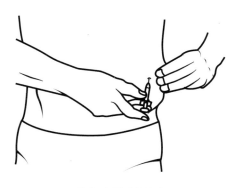

胰岛素注射器法

抽取胰岛素

要确保你抽取胰岛素的技术获得专业医生的认可。

你可能需要注射单纯一种胰岛素，也有可能注射混合胰岛素。混合胰岛素是指长效胰岛素和短效胰岛素的混合液，而且混合胰岛素的外观较浑浊。

胰岛素混合原则

- 一定要先抽取清澈的胰岛素。

- 不要让浑浊的胰岛素进入装有清澈胰岛素的瓶子中。

- 不要将清澈的胰岛素推入装有浑浊胰岛素的瓶子中。

胰岛素抽取原则

- 首先将手洗干净，擦干。
- 用双手轻轻滚动胰岛素瓶——不要摇动。
- 吸取与胰岛素等量的空气到注射器中。
- 注射前，要将胰岛素液体中的气体排出，确保不要将空气注射到体内。

胰岛素注射笔

根据胰岛素注射笔的使用说明和相关医生的解释进行操作。

- 将新的针头拧到针帽上。

- 进行"排气"将气泡排出。

- 调整读数到所需要注射剂量的位置上。

- 与皮肤成90°角将针插入腹部皮下（或大腿皮下）。

- 将按钮完全压下，以将胰岛素注射入皮下。

- 然后缓慢地数数到6，然后拔出针头。

- 将针头拧下，然后将针头丢掉。

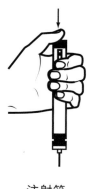

注射笔

胰岛素注射的原则

- 你需要每天注射胰岛素，即使你生病了，也需要注射。

- 不要擅自改变注射剂量，除非主治医生要求你这么做。

- 要妥善处理使用过的一次性注射器和注射笔上的一次性针头。

6.37 成人急性腹泻

腹泻的定义是什么？

腹泻是指排出大量稀松、水样、恶臭的肠内容物。腹泻是一种症状，不是一种疾病，常伴有腹部绞痛和呕吐。腹泻都是一种自限性症状（也就是说腹泻可自愈）。一般是由肠道发生感染引起，如肠胃炎或食物中毒。

肠胃炎和肠炎的定义是什么？

胃肠炎（Gastroenteritis）是指从胃部到肠子的胃肠道发生感染。胃肠炎可引起呕吐和（或）腹泻，常见于儿童。

"Gaster"是希腊语，是指胃或腹部，"gastritis"是指胃部发炎的意思，即胃炎。胃炎可导致呕吐。"Enteron"是希腊语，是指肠道，"enteritis"是指肠道发炎的意思，即肠炎。肠炎可导致腹泻。有时，肠炎会单独发生，不合并胃炎。其中一个经典的例子是伤寒，伤寒又称为"肠热症"。

成人急性腹泻的症状有哪些？

- 腹泻。
- 可能伴有恶心、呕吐。
- 腹部压痛。
- 发热。

导致腹泻的原因有哪些？

腹泻一般是由于患者摄入被污染的食物和水，胃肠道发生病毒或细菌感染。引起腹泻的常见病原微生物如下。

- 病毒（如轮状病毒和诺如病毒）。
- 细菌（如大肠杆菌、弯曲杆菌、痢疾杆菌、沙门氏菌、金黄色葡萄球菌）。
- 寄生虫（如蓝氏贾第鞭毛虫和隐孢子虫）。

这些微生物一般会感染肠道内膜，使其内膜处于易激惹和感染状态，影响肠道从粪便中吸收水分的能力。

腹泻持续的时间一般非常短，因此，一般没有必要寻找引起腹泻的原因。但是，如果腹泻的持续时间超过12小时，就要引起注意了，需要去看医生。如果腹泻伴随着持续呕吐、发热、大便中有血、黏液以及脓液等，就需要特别关注。这时，需要进行血液检查和粪便检查。

需要排除一些不常见的感染，包括伤寒、霍乱及贾第鞭毛虫和阿米巴虫等寄生虫感染。如果你刚从国外回来，有腹泻的症状，需要检查寻找引起腹泻的原因，排除可能的寄生虫感染。贾第鞭毛虫会引起持续性的腹部绞痛、肠胃气胀、泡沫带有臭味的腹泻。贾第鞭毛虫引起的腹泻经常会被误诊。

另外一种常见的腹泻是旅行者腹泻，一般是由于旅行者摄入了大肠杆菌污染的水源引起。主要累及的人群是那些对大肠杆菌没有免疫力的人群。有些人甚至在他们自己的国家也会发生大肠杆菌的感染。

其他引起腹泻的原因包括急性阑尾炎，摄入油腻食物、西梅，食物过敏（如乳制品）、酒精、情绪抑郁、某些处方药品（如抗生素和抗关节炎药）及过量服用维生素C。

腹泻的治疗方法有哪些？

休息

胃肠道需要休息，你也需要休息。腹泻时，最好停止平常的一些活动直至腹泻停止。

膳食

腹泻时，开始不要摄入固体食物，但是，应当大量摄入液体，防止发生脱水的情况，包括摄入少量的清亮的液体（例如，水、茶、稀释后的甜香酒和酵母提取液），或电解质溶液，直至腹泻症状停止。然后，你再开始摄入低脂含淀粉的食物（例如，炖苹果和大米粥、汤、禽类、煮土豆、蔬菜泥、香蕉泥、无黄油烤面包片、饼干、大部分罐装水果、果酱、蜂蜜、果冻、低脂奶粉或炼乳）。

要避免酒精、咖啡、浓茶、油腻食品、油炸食品、辛辣食品（尤其是辛辣食物）、生蔬菜、生水果（尤其是带有硬皮的水果）、全谷类食物及吸烟等。

在腹泻的第3天，要摄入奶制品（例如，含有活菌的酸奶、含有少量奶的茶或咖啡、含少量黄油或人造黄油的吐司），也可以摄入烤瘦肉或鱼（烤的或蒸的鱼都可以）。

药物治疗

腹泻一般不需要药物治疗就能够痊愈，最好不要使用药物来治疗腹泻。但是，如果腹泻会给正常的人际交往带来障碍，可以服用白陶土为主要成分的药物，或使小肠蠕动减缓的药物，如氯苯哌酰胺（一种止泻药）和复方苯乙哌啶。如果腹泻较严重，且呈持续性，你可能需要静脉输液（打点滴）。

腹泻时，不要使用抗生素进行治疗，除非医生建议你服用抗生素进行治疗。

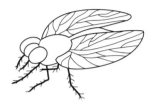

苍蝇是胃肠炎疾病病原微生物的重要载体

胃肠道疾病传染的预防措施

大部分胃肠炎，尤其是由病毒引起的胃肠炎，均具有很强的传染性。饭前便后都要认真洗手。最好用能够自然变干的酒精类洗手液（例如无水洗手啫喱）。照顾胃肠炎患者的护理人员也要按上述要求去做。腹泻停止后的48小时内尽量待在家里。

患有胃肠炎的患者不要去学校、幼儿园、医院或养老院等人群密集的地方，也不要去公共泳池游泳。

6.38 憩室病

憩室病的定义是什么？

憩室病是指在大肠壁上（结肠）上出现囊状或袋状陷凹的现象，这与膳食中缺乏纤维有关。在西方国家，60岁以上的人群中，大约3人中就会有1人患有憩室病。

事实上，憩室病并不是一种真正意义上的疾病，而是小的袋状结构膨出并悬挂在肠壁上的现象。这些陷凹发生感染后称为憩室炎。

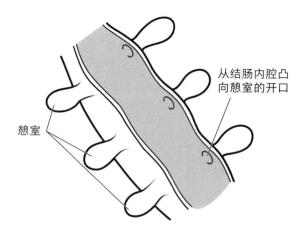

打开结肠后，憩室的示意图

导致憩室病的原因有哪些？

正常情况下，大肠通过自身缓慢有节律地收缩——肠道蠕动——使粪便沿其长轴方向移动。膳食中缺乏足够纤维，会导致粪便较干、变小，这时粪便很难向前蠕动。肠壁需要产生更强的收缩力，产生更大的压力，才能推动粪便向前移动。这种强大压力会使肠内膜向肠壁移动，在肠壁较薄弱的部位形成小坑，使薄弱肠壁向外突出，像鼓起的气球，这种形成的袋状或囊状结构称为憩室。沿着大肠的纵向方向，可能会有多个憩室。导致憩室产生的危险因素包括年龄增加、低纤维膳食及遗传因素等。憩室病具有家族聚集性，这表明憩室病具有家族遗传倾向。便秘导致粪便向前移动的压力增大，以及粪便排出的压力增加，也会增加憩室发生风险增加。

憩室病的症状有哪些？

憩室病几乎没有什么症状，患有憩室病的大部分患者根本不知道自己患有憩室病。膳食中缺乏纤维，会产生胃胀气、肠胀气（想向外排气体）和腹痛的感觉。

憩室病的检查方法有哪些？

现在有两种检查方法来确诊憩室病。第一种方法是乙状结肠镜或结肠镜检查。乙状结肠镜或结肠镜是个中空的导管，从肛门进入，检查肠道内膜；第二种检查方法是钡剂灌肠检查。钡剂燃料从肛门灌入结肠，再通过一系列的X线检查可清楚地显示憩室的轮廓。

憩室病会有哪些并发症？

憩室病可能出现的并发症有感染和出血，而这些并发症较少见。如果憩室发生炎症（憩室炎），患者会感到腹部疼痛，通常是左下腹部剧烈疼痛、恶心或发热等。如果出现了上述症状或出血，需要立即去看医生。憩室炎的并发症包括脓肿和肠道穿孔，肠穿孔可能会伴有腹膜炎（整个腹腔的感染发炎）和腹痛。

憩室相关疾病的治疗方法有哪些？

憩室病

避免发生便秘对于预防和治疗憩室病很重要。膳食中逐渐增加纤维的摄入量及大量摄入液体（尤其是水）能够改善憩室病的相关症状，以及减少憩室病并发症的发生风险。膳食中应该包括这几类食材。

- 谷类，如麦麸、小麦片、牛奶什锦早餐或粥。
- 全麦类和谷类面包。
- 新鲜或炖过的水果和蔬菜，尤其是绿色蔬菜。

可以在膳食谷类或炖过的水果加入麦麸，开始时，每天加入1勺麦片，逐渐增加到每天3勺麦片。开始的几周，含纤维较高的食物会使人感到不适，但是肠道会很快适应经过改善的饮食。坚持规律锻炼，有助于肠道的蠕动。

憩室炎

患者患有憩室炎时，肠道需要休息，所以不要吃也不要喝任何东西。一般是通过静脉供给营养素，直至憩室炎痊愈，同时需要用抗生素和镇痛类药物进行治疗。

手术治疗

有时需要进行择期手术以切除严重感染的部分肠段，因为严重感染可导致并发症频繁出现。

注意

任何异常症状，例如，后肠道出血、体重减轻、便秘、腹泻及其他正常肠道习惯的改变，都有可能是肠癌的先兆。如果有上述症状，及时告知医生。

6.39　皮肤干燥症

皮肤干燥是人们常见的一个问题，尤其是患有特异反应性皮炎（湿疹）的患者。皮肤干燥症患者的皮肤摸起来比正常皮肤粗糙、干燥、有鳞屑，而且缺乏弹性，有人描述皮肤干燥症患者的皮肤摸起来像砂纸一样，在干冷的气候下更常见。某些患者天生就皮肤干燥。

引起皮肤干燥的原因有哪些？

皮肤干燥的主要特征是皮肤表面缺乏水分或湿气。皮肤自然分泌的油脂减少，也会引起皮肤干燥症。然而，皮肤干燥主要是由于水分不足，导致无法使皮肤保持湿润。

皮肤干燥引发的后果有哪些？

皮肤干燥不是个严重的问题。其中一个比较烦人的问题是皮肤瘙痒。老年人干燥的皮肤（腿部皮肤较常见）会出现皲裂，尤其在冬天的时候。皮肤干燥症患者经常会感到有东西在皮肤上"爬行"。皮肤干燥不会导致皮肤产生皱纹。

哪些因素会加重皮肤干燥症？

- 洗漱和洗澡沐浴过多（时间太长和次数太多）。
- 用太热的水洗澡。
- 用传统的碱性肥皂洗澡。
- 天气较冷。
- 湿度低和使用加热器。
- 天气较干燥。
- 过度暴露于风和冷空气。
- 膳食较差。

皮肤干燥症的治疗方法有哪些？

洗澡

避免过于频繁地长时间洗澡对于缓解皮肤干燥症至关重要，因此，要减少洗澡的时间和次数。最好要避免洗盆浴、游泳及在洗浴中心泡澡等。患者可进行快速冲澡，也可以用肥皂和水清洗腋窝和胯部来清理个人卫生，而不是用盆浴。

清洗身体时用温水，不要用太热的水。

沐浴露的使用

洗澡时使用沐浴露，有利于保持皮肤中的水分。然而，使用沐浴露的情况下，进浴缸和出浴缸时都要特别小心，以防摔倒，因为浴油会使沐浴露表面十分光滑。

香皂

避免使用传统的碱性香皂或低劣的香皂，要使用香皂的替代物，如多芬洗面奶、露得清洗面奶和丝塔芙洗面奶。

也可以使用价格比较实惠的香皂，如燕麦洁肤皂。

洗完澡后

洗完澡后，不要用毛巾用使劲搓皮肤，而是用毛巾将身上的水分轻轻地拍干，然后涂抹上浴后乳或润肤油等。

衣服

不要让羊毛类的衣物接触皮肤，不要穿含羊毛的厚重的衣服，要穿棉质衣服。

皮肤软化剂和润滑剂

除了使用各种矿物油和凡士林进行皮肤护理外，还可以使用软化、润滑和使皮肤光滑的各种润肤霜护理皮肤。

保湿霜

虽然皮肤软化剂有使皮肤保湿的功能，但是基于尿素成分的保湿霜能够使皮肤更加柔软保湿。保湿霜包括肤乐斯乳霜（尿素制剂）、Calmurid乳霜、Redwin Sorbolene润肤乳、维生素E甘油乳霜和阿夸卡儿保湿霜。另外一种可以使皮肤保湿的乳霜是QV保湿霜。

膳食

膳食要均衡、营养，白天要大量饮水。

要点

- 皮肤干燥是皮肤表面缺乏水分。

- 避免过度洗澡和泡澡。
- 洗澡的时间要短，且洗澡水不要太热，用温水洗澡。
- 洗澡后，用保湿霜来护理皮肤。
- 使用肥皂替代物。
- 不要让羊毛及厚重的衣物接触皮肤。
- 家里不要太热、太干。
- 膳食要营养均衡
- 要大量饮水。

6.40 外耳道炎

正常的外耳道是怎么样的？

外耳道是从外面的耳洞到达鼓膜的一个"隧道"。外耳道大约长3cm，外耳道内覆盖着一层正常皮肤，皮肤上有毛发和腺体，腺体能够分泌产生某些物质，最终形成耳垢。耳道是一个封闭性的"隧道"，一般是从外侧的耳洞排出耳道中的物质。

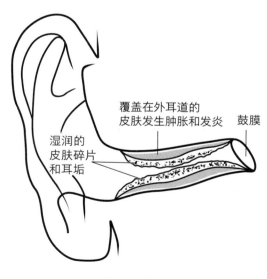

外耳道感染

外耳道炎的定义是什么？

外耳道炎是指由于感染，外耳道内覆盖着皮肤发生红肿的现象。外耳道炎常由水进入外耳道导致，尤其是"脏水"，外耳道炎又称为"游泳耳"或"冲浪耳"。在热带地区，温度高、湿度大的地方会导致人们在夏天出汗较多，多汗可能也是导致外耳道炎或外耳道炎的因素之一。

外耳道炎的症状有哪些？

外耳道疼痛和触痛是外耳道炎的典型症状。外耳道炎严重时，疼痛和触痛会扩散至外耳和外耳周围的皮肤。外耳道炎其他的症状包括外耳道有散发着臭味的脓性分泌物流出，瘙痒，外耳道内有东西塞满的感觉及听力下降等。

导致外耳道炎的微生物有哪些？

导致外耳道炎的微生物有细菌和真菌，有时是这两种微生物共同感染所致。

导致外耳道炎的细菌如下。

——假单胞菌。

——大肠杆菌。

——金黄色葡萄球菌。

——变形杆菌。

导致外耳道炎的真菌如下。

——白色念珠菌。

——曲霉菌。

并发症包括感染扩散至面部，甚至是骨头和软骨，成为"坏死性外耳道炎"。

为什么这些细菌或真菌会导致外耳道发生炎症？

进入外耳道的水只能从外侧的耳洞口排出。外耳道是一个水平、曲折的"隧道"，可能含有耳垢。当外耳道中的水无法自由排出时，困在外耳道中的水会导致其皮肤变得松软，促使正常生活在外耳道的细菌或真菌透过皮肤屏障导致感染。另外一个原因是机械损伤，例如，外物（包括指甲）戳到了外耳道皮肤。

哪些人群更容易患外耳道炎？

如果你的外耳道比较长，或比较窄，或覆盖在外耳道的皮肤不好（例如，外耳道的耳垢不能使外耳道的皮肤具有防水功能，而且平常游泳就可以使皮肤发生浸泡松软），你很有可能患外耳道炎。另外，氯化消毒后的淡水比海水造成的危害更严重。

如果你容易发生皮炎或湿疹，而且外耳道皮肤暴露于各种化学物质（例如，洗发水、染头发的染料和耳朵药膏），你的外耳道皮肤也易发生感染。用棉棒或其他物品清理耳道的行为也会导致外耳道发生损伤。

外耳道炎的治疗方法是什么？

成功治愈外耳道炎的基础在于将外耳道清理干净，使其保持空旷和干燥。对于症状较轻微的外耳道炎，主治医生一般是用抽吸法或用直视下探针法，将外耳道清理干净，然后开具药膏（或滴耳液），每天涂抹数次。药膏中包含能够杀死引起外耳道炎的细菌或真菌，需要连用5天左右。

如果外耳道炎症状较严重，整个外耳道发生了肿胀，医生需要将浸润有药液的棉签塞到外耳道内，然后给患者开一些抗生素服用。

外耳道炎患者还应当服用镇痛类药物，尤其是疼痛剧烈的患者。可用热水袋热敷耳朵。

如何预防外耳道炎？

你可以采取下列措施预防外耳道炎的发生。

• 避免让水进入耳朵。

• 如果水进入外耳道，你应当将水摇出，或是使用预防外耳道炎的滴耳液。

• 游泳时，使用模压耳塞或泳帽将外耳道外侧的洞口塞住。

• 洗澡的时候，用耳塞或浴帽将外耳道外侧的洞口塞住。

• 洗头发的时候，用耳塞将外耳道外侧的洞口塞住。

• 避免用尖锐的物品清理耳道，如发卡和棉棒。

耳朵一般能够将耳垢自动清除。不要自己用某些东西去清除耳道中耳垢，以免造成外耳炎或损伤耳膜。如果你外耳道有问题，可以联系医生寻找解决方案和治疗方法。

6.41　耳垢

正常的外耳道是什么样的？

外耳道是从外面的耳洞到达鼓膜的一个隧道，大约长3cm，外耳道内覆盖着一层正常皮肤，皮肤上有毛发和腺体，腺体能够分泌蜡质，成为耳垢。耳垢的目的是使外耳道形成一个防水的环境，保护覆盖在外耳道上的皮肤。

因此，耳垢的存在是一种正常现象，人们不应当因耳道中越来越多的耳垢感到尴尬。耳垢正常的积累速度是每周增加2.81g。耳道中耳垢过多是一种常见的问题，耳垢过多可引起不适。

耳垢过多并无害处，且有助于维持耳朵清洁。

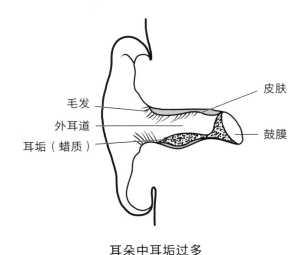

耳朵中耳垢过多

外耳道中过多耳垢是如何形成的？

外耳道中腺体会产生过多的耳垢，或是其他问题

导致耳垢无法正常排出耳道外，其危险因素如下。

- 有产生大量耳垢的倾向。
- 某些皮肤问题，如脂溢性皮炎。
- 在尘土飞扬的环境中工作。
- 外耳道中毛发过稠密。
- 外耳道较狭窄。
- 用棉棒、指甲或其他物品过度清理耳道。

外耳道中耳垢过多的症状有哪些？

外耳道中耳垢过多的症状如下。

- 轻度耳聋，如听到的声音都很小。
- 耳朵内有东西塞满的感觉。
- 耳痛。
- 耳鸣。
- 眩晕。

外耳道中耳垢过多的主要症状是耳朵内有东西塞满的感觉。

大部分人都没有意识到耳朵中充满了大量的耳垢，直到他们发现听力有些问题或耳垢自己掉出来。但是，如果耳垢下方的皮肤发生感染，耳朵会有瘙痒和疼痛症状。

如果耳垢压迫鼓膜，则会导致鼓膜变得紧绷，进而会影响听力；即使是少量的耳垢都可以造成鼓膜的紧绷感。

下列物品或行为可造成耳垢压迫鼓膜。

- 水（当游泳或洗澡时）。
- 耳塞。
- 进入耳道的物体，如棉签。

处理耳垢过多的方法是什么？

医生可以利用水喷洗耳朵，可以用抽吸工具，或者用一支设计好的探针或洗耳器，将过多的耳垢取出。

在取耳垢之前，医生可能会要求你使用软化耳垢的滴耳液至少2天。有些人发现软化耳垢的滴耳液会导致耳内有灼烧感。如果发生这种情况，要立即停止使用滴耳液，并通知医生。

如果外耳道内的皮肤发炎，则需要抗感染治疗。

如何预防耳垢过多？

如果你耳道内会产生过多的耳垢，建议你规律地使用可以软化耳垢的滴耳液，促使耳垢从耳道中排出。

用吹风机吹干头发时，要用手捂住外耳道外侧的洞口，因为吹风机吹出的热风会使耳道内的耳垢变硬。

清理耳道

耳道具有自动清理功能，能够将耳垢自然而然地清理掉，人们一般不会注意到。所以，一般不要太在意外耳道的清理问题。不要用棉棒和手指清理耳道，因为这些物品很有可能将耳垢推到鼓膜上，使鼓膜紧绷。

如果耳道内耳垢过多，可以去看医生，不要自己处理耳垢，你可能会造成外耳道的感染或损伤鼓膜，进而导致听力永久性损伤。

6.42　表皮样囊肿

表皮样囊肿的定义是什么？

囊肿是指含有流体或半流体（干酪样）物质的圆囊样结构。表皮样囊肿或表皮囊肿是指由上皮细胞发展而来的一种圆顶状囊性结构。正常情况下，上皮细胞位于皮肤的最外层。经过多年的进展，表皮样囊肿内充满有黏稠、油腻、奶酪样的物质（与牙膏相似）。如果囊肿破裂或用力挤压囊肿，其中的物质会破囊而出。

表皮样囊肿的症状体征有哪些？

表皮样囊肿是一种表面光滑，呈圆顶样的肿块样结构，位于皮肤下方。表皮样囊肿略发白或呈肤色。其大小不一，直径为1～4cm。表皮样囊肿可以单独

发生，也可能一簇一簇地发生。表皮样囊肿固定于皮肤，随皮肤的移动而移动。有时会在囊肿中心位置看到小黑点（称为细穿孔）——此为囊肿中物质通往外界的通道，这个细穿孔可能会发生角化呈"号角状"。

表皮样囊肿一般没有症状且无痛。如果表皮样囊肿发生感染，囊肿可能会变红，患者会感到疼痛。

哪些人易患表皮样囊肿？

表皮样囊肿非常常见，任何人都有可能患表皮样囊肿。任何年龄段的人群，男性女性都会患表皮样囊肿，但是一般是年轻人和中年人多见。

机体的哪些部位易出现表皮样囊肿？

表皮样囊肿可以出现在任何长有毛发的皮肤，但是主要是在头皮上，也可以出现在面部、颈部、躯干（尤其是上背部）和阴囊处。

导致表皮样囊肿的原因有哪些？

现在理论认为，正常情况下接近于皮肤表面的细胞，尤其是生长于毛囊内的细胞，进入皮肤深处，然后继续增殖。这些细胞向内部分泌角蛋白，逐渐形成囊肿，这些角蛋白变得湿润且构成了囊肿的内容物。

表皮样囊肿需要治疗吗？

患有表皮样囊肿的大部分患者是没有症状的，这些囊肿都比较小，这些人一般不会治疗囊肿。囊肿有可能不再长大，不会给患者带来任何问题。有时囊肿会长大，影响美观或是发生感染——这时就要引起注意了。头皮上长有表皮样囊肿是件很麻烦的事情，尤其是梳头时，这种情况下，人们很想将表皮样囊肿去掉。

表皮样囊肿对人体有害吗？

没有，表皮样囊肿对人体通常是无害的其主要并发症是感染，一般是细菌感染，但是这种感染很容易处理。

表皮样囊肿的治疗方法有哪些？

医生建议只要表皮样囊肿不影响美观，不给人们

的生活带来不便，或没有发生感染，一般不需要治疗。

人们要求治疗表皮样囊肿的原因如下。

- 美观：表皮样囊肿长在很显眼的地方，严重影响患者的美观。

- 带来不便：表皮样囊肿长在不方便的地方并且具有传染性（如影响人们梳头）。

- 感染：表皮样囊肿感染容易复发。

表皮样囊肿一般在局麻的条件下，通过一个小手术切除。切除的方法是（a）将表皮样囊肿上方的皮肤直接切开，（b）将囊肿切除，最后缝合伤口。

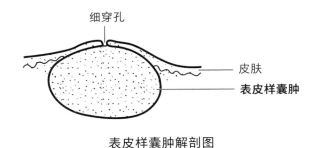

表皮样囊肿解剖图

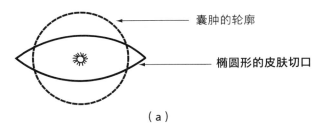

（a）

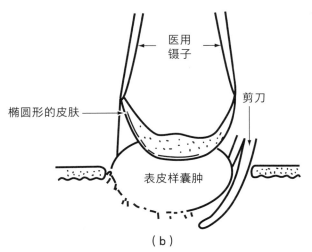

（b）

大囊肿切除术

6.43 癫痫

癫痫的定义是什么？

癫痫是指患者有反复阵发性痉挛的一种疾病，该疾病是由于脑部正常活动突然中断所致。癫痫有多种形式，一般是由于大脑中复杂的电回路以及神经系统中的某部分发生问题所致。大脑中电回路以及神经系统发生的小问题会导致大脑在一个较短时间内无法正常工作运行——癫痫不同的症状与大脑电回路发生问题的部位有关。

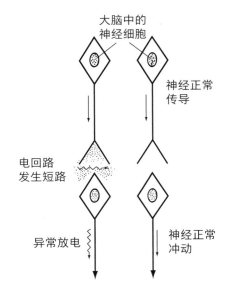

癫痫发作时，细胞发生了异常放电

癫痫的症状有哪些？

有些癫痫患者是大发作（整体发作），有些癫痫患者是小发作（局部发作），同时伴有感觉异常。有些孩子发作时，只是短时间内盯着一个地方看（失神发作）或是突然感到烦躁、焦虑。根据癫痫发作的不同类型，有的人发作时失去意识，而有的人发作时是有意识的。脑电图是诊断癫痫的依据。

惊厥

在强直性痉挛发作时，患者会突然失去意识，然后倒地。他们的身体会变得僵直，然后会发生短暂的抽搐或痉挛。他们很有可能会咬住自己的舌头，膀胱会排空，小便失禁。然后可能会昏睡半小时左右。这种惊厥一般不会引起什么问题。

癫痫发作时，周围的人应当做和禁止做的事项

禁止做

- 约束或移动患者（除非为了安全的需要）。
- 把某些东西强行塞入患者口内。
- 试图停止癫痫发作。

应当做

- 滚动患者，使其侧卧，让头转向一边，下巴抬起。
- 将患者周围尖锐或较硬的物品移开。
- 如果惊厥持续时间超过 5 ~ 10 分钟或惊厥复发，需要打电话寻求治疗（叫救护车）。

注意：惊厥本身并不会导致患者死亡或大脑损伤。

导致癫痫的原因有哪些？

大部分癫痫患者病因不明。有研究显示癫痫患者大脑的解剖结构是正常的。然而，癫痫可能是由于先前的感染、头部受伤导致的瘢痕所致。某些情况下，肿瘤、过度饮酒、药物滥用或遗传因素也可导致癫痫的发生。

癫痫的患病率有多高？

癫痫比较常见，大约 100 个人中就会有 1 个患有癫痫。男女发病率相同，癫痫具有家族聚集性。世界上患有癫痫的名人有尤利乌斯·凯撒（罗马共和国末期杰出的军事统帅、政治家）、阿加莎·克里斯蒂（侦探小说家）、托马斯·爱迪生和汉德尔（生于德国的英国作曲家）。

癫痫的预后怎么样？

多数患者仅有一次痉挛发作，但是 3 名患者中至少有一名会发作多次。通过严格用药治疗，可以不同程度地控制癫痫的病情。大部分患者能够完全控制——他们可以和正常人一样结婚，有正常的性生活并孕育正常的孩子。

癫痫患者可以开车吗？

癫痫患者开车必须慎重。然而，大部分癫痫患者病情只要控制住就可以开车。一般的原则是如果患者在 1 ~ 2 年内癫痫没有发作，就可以开车。

癫痫会影响患者就业吗？

癫痫患者可以做大部分工作，但是，如果癫痫患者有惊厥的症状，他们不应该从事与大型机器密切相关的工作，在危险环境下工作，高空作业（如攀爬梯子）及在深水附近工作。癫痫患者也不可以做某些服务类型的工作，如警察、军人、航空类工作和公共交通类工作。

癫痫会影响患者参加体育活动和休闲活动吗？

癫痫患者可以参加大部分体育活动和休闲活动。但是，不要参加某些危险的运动项目，例如，无设备潜水、悬挂式滑翔运动、跳伞运动、攀岩运动、赛车、单独游泳，尤其是冲浪运动。

癫痫的治疗方法有哪些？

癫痫患者应当接受治疗以过上正常人的生活。应当根据患者的痉挛发作类型决定用药，并且患者应严格遵守医嘱，按时服药。要定期进行体检，以监测药物的不良反应（通常比较轻微），需要做血液检查查看血药浓度。如果癫痫完全控制住了，多年都不发病多数情况下患者可以逐渐减少药物的摄入量，直至完全停药。

要尽量避免触发癫痫发作的因素，例如，疲劳、疲惫、压力过大、缺少睡眠和宿醉。对于露天明火要特别注意。

6.44　咽鼓管阻塞

咽鼓管的定义是什么？

　　咽鼓管或耳咽管是连接耳朵鼓膜后的中耳与鼻腔后部的一条狭长管道，因此，它连接着两个空间。成年人的咽鼓管长3～4cm，直径约3mm。而儿童的咽鼓管较小，更容易堵塞。

　　此管道平时是闭合的，但是当人们打哈欠、做吞咽动作或咀嚼动作时，此管道就会打开。新鲜空气需要进入中耳以保持中耳充满空气。空气从鼻腔进入中耳的同时，有些黏液也会同时从中耳进入鼻腔。空气的流通有助于维持鼓膜两侧气压的平衡，进而有助于鼓膜感受声波和正常振动，因此能够维持正常听觉。

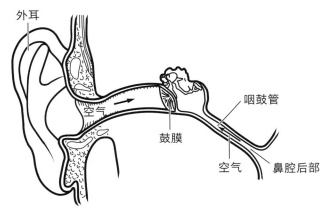

咽鼓管解剖图

什么是咽鼓管阻塞？

　　咽鼓管阻塞是指因咽鼓管被堵塞或者不能正常打开，而无法让空气从鼻腔进入中耳。此时，鼓膜两侧的气压出现不平衡，鼓膜外侧的气压（大气压）高于内侧（中耳气压）。鼓膜被推向内部，就像被吸进去一样，并且变得紧张及出现功能障碍。当声波传到鼓膜，鼓膜无法正常振动。

咽鼓管阻塞的病因有哪些？

　　基础病因是咽鼓管炎症导致黏膜层肿胀，进而导致咽鼓管堵塞，正常进入中耳的空气流动就因此被阻断了。主要病因是上呼吸道感染（鼻腔、鼻窦、耳部或咽喉），尤其是常见的感冒，这些感染性疾病导致咽鼓管内膜肿胀并且充满黏液。其他可以导致咽鼓管肿胀堵塞的病因包括过敏性鼻炎、吸烟和吸入其他空气污染物，以及临近咽鼓管开口处的扁桃体出现肿大。

咽鼓管阻塞的表现有哪些？

　　一侧或双侧耳朵受累，可出现下述症状。

- 听力受损，听不清楚或听觉迟钝（主要症状）。
- 耳朵内部感到胀。
- 耳痛（常见，且程度不一）。
- 耳朵内出现嗡嗡声或铃声（耳鸣）。
- 受累耳朵内出现喧闹的噪音。

　　根据病因不同，症状可能是短暂的，也可能持续很长一段时间。

什么是胶耳？

　　胶耳是指中耳内充满胶水样液体，是由咽鼓管堵塞阻断进入中耳的气流导致的。整个听觉系统都被阻断了。

咽鼓管阻塞的治疗方法有哪些？

- 物理疗法：如果症状轻微，且由感冒诱发，仅需要清理鼻腔内的鼻涕，缓解鼻塞即可，不需做其他处理。所有患者吸入含薄荷（或类似物）的水蒸气即可缓解症状。自行注气法可有较好的效果，比如，做瓦耳萨耳氏试验，先闭口缓慢呼气数次，然后用手捏住鼻子，同时使劲呼气对抗你的手背，此动作可冲开咽鼓管内黏液的堵塞。
- 血管收缩剂：血管收缩剂，如伪麻黄碱和去氧肾上腺素等药物，口服、喷鼻或滴鼻（持续5～7天），均有较好的效果。
- 抗组胺药：此类药物可口服或喷鼻，对过敏性病因十分有效，如过敏性鼻炎。
- 糖皮质激素：当合并有过敏性基础疾病时，常用鼻用激素类药物治疗。短期口服激素类药物，尤其是症状严重，咽鼓管严重充血肿胀时，口服激素类药物效果显著。

6.45　晕厥

晕厥的定义是什么？

晕厥是昏厥或晕倒的医学术语，是指由于大脑中短暂的供氧不足，导致突发且短暂（几秒到 3 分钟）的意识丧失。晕厥又称为血管迷走神经性晕厥或"失去知觉"。

大部分情况下，患者晕厥后心跳速度会减慢，且由于脑部血流减少，腿部血液出现瘀滞，常伴血压下降。

晕厥常见的症状体征有哪些？

患者可能会出现头昏或感到虚弱的晕厥先兆。

- 头部突然感到轻微的头晕目眩。
- 全身感觉无力，然后摔倒在地（常常是斜滑着倒下）。
- 听力下降或视野模糊（有时）。
- 恶心，皮肤有冷热交替的感觉（有时）。
- 焦虑和坐立不安加剧。
- 脸色苍白，出冷汗。
- 脉搏跳动迟缓。
- 有时身体会出现短暂地抽搐并伴有晕厥，可能会被误认为是癫痫发作。
- 很快就会恢复意识。

晕厥患者一般会记住晕厥刚刚发作的相关情形。

如果有些人容易晕厥，他们应当在感觉到有上述症状时，及时坐下或躺下。

注意：如果患者晕倒后，没有呼吸或心跳，可能是心脏骤停，而不是晕厥，

引起晕厥的原因或诱发因素是什么？

引起晕厥的原因是供应脑部的血流突然减少，主要原因如下。

- 站立时间过长，尤其是在较热的环境当中（坐着也有可能发生晕厥，但躺着的时候不可能）。
- 压力突然增加，如害怕和恐惧。
- 出血，包括看到出血。
- 长时间承受压力，如长时间剧烈咳嗽（称之为"咳嗽性晕厥"）或发生便秘时，长时间使劲排便。
- 焦虑和过度换气。
- 接受针头注射或看见针头。
- 心脏病导致排出的血流减少。
- 心跳出现异常（心率过快、过慢或心律不齐）。
- 突然起床或突然从椅子上站起来（体位性低血压）。
- 急性剧烈疼痛。
- 排尿，尤其是年龄较大的男性（排尿性晕厥）。
- 颈部压力增加（颈动脉窦晕厥）。

哪些人易患晕厥？

在任何年龄段，都有可能发生第一次晕厥，但是，一般是在年幼的时候就会发生第一次晕厥，例如，在学校聚会上或是在合唱过程中。女性一生中发生晕厥的风险是 50%，男性为 25%。

哪些因素会增加晕厥的发生风险？

- 压力过大。
- 较热、潮湿的环境或天气。
- 屋子沉闷，通风不良。
- 年龄较大。
- 长时间站立（如长时间站立的士兵）。
- 月经期间，尤其是痛经时。
- 社交性药物，尤其是酒精。
- 某些药物，尤其是降低血压的药物和使心率下降的药物。
- 糖尿病。

晕厥的预后怎么样？

常见的晕厥一般持续时间为几秒到几分钟，然后患者就会完全清醒。

晕厥常见的并发症是晕倒时出现头部撞伤导致脑震荡（幸运的是，很多人是慢慢倒地），而且很多人将晕厥误认为是心脏骤停或其他严重疾病，然后就是过度诊疗。通常主治医生会先做心电图（电信号记录），必要时再做其他检查。

晕厥的治疗方法有哪些？

- 如果人们晕倒时呼吸和脉搏正常，可以让晕厥者躺在地上，头部放低且转向一侧，并摆正整体姿势，不必采取其他措施。可以将双腿部抬高，促使血液回流到心脏。

- 可以让晕厥者躺在地上大约10分钟。

- 如果感到快要晕倒，应当立即坐下，弯下腰将头部放到两腿之间或躺下。

- 尽快恢复正常活动。

- 晕厥不需要用药治疗，但是如有导致晕厥的其他基础病因则需要用药治疗，如心律失常。

预防措施

如果你容易发生晕厥，你应当避免参加一些突发晕厥会威胁生命的活动，如攀爬到较高的地方、开车或操作危险的机器。

- 避免做促使晕厥发生的事，例如，长时间列队站立，长时间洗热水浴。

- 进行体育活动时，避免突然改变运动状态。

- 如果你感到眩晕，应该在第一时间坐下，喝一大杯水。

- 如果晕厥是由于服用社交性药物或某些药物引起，咨询主治医生（注意：任何药物都有可能引起晕厥。）

- 避免使自己处于脱水状态。

6.46　脂肪肝

脂肪肝的定义是什么？

脂肪肝是指肝细胞中脂肪异常堆积的现象。脂肪肝疾病包括单纯性脂肪肝（称之为肝脂肪变性）和脂肪性肝炎。单纯性脂肪肝较常见，而脂肪性肝炎与炎症有关，可能会导致严重的病变——肝硬化（肝脏形成瘢痕）。

导致脂肪肝的原因有哪些？

过度饮酒是导致脂肪肝的常见原因，但是在肥胖的人群中（超重或肥胖），脂肪肝越来越常见。在现代社会中，2型糖尿病越来越常见，脂肪肝的发病率也随之增加。导致脂肪肝的原因可总结如下。

三大原因
- 过度饮酒。
- 体内脂肪过多（超重和肥胖）。
- 糖尿病。

其他原因
- 疯狂节食。
- 饥饿与蛋白质摄入不足。
- 高脂血症。
- 肠道旁路手术。
- 某些药物，例如，四环素、皮质醇、各种激素和胺碘酮。

如果人们超重的同时大量饮酒，很容易得脂肪肝，也会增加患糖尿病的风险——糖尿病会让脂肪肝更难治疗。

与人们通常的观点不同，脂肪肝并不一定是由于摄入过量的脂肪性食物所致。

非酒精性脂肪肝的患病率有多高？

发达国家，非酒精性脂肪肝的患病率与肥胖率的增高有直接关系。在美国、英国和澳大利亚，脂肪肝是导致肝功能异常（一般可以通过常规的血液检查来测定）最常见的原因。在美国，4个人中就有1个人患有脂肪肝。

脂肪是如何进入肝脏的？

在正常情况下，来自膳食的脂肪经过肝脏加工后，多余的脂肪会进入机体的脂肪组织。而有些人，尤其是超重和肥胖的人，部分多余的脂肪会在肝脏堆积。

脂肪肝的症状有哪些？

有脂肪肝的人不一定会患病。有脂肪肝的人一般不会有什么症状，因为脂肪在肝脏中堆积的速度非常缓慢。有些有脂肪肝患者会感到疲惫或缺乏精力。主治医生在触诊时会触摸到增大的肝脏。

如何诊断脂肪肝？

肝功能血液检查可能会或不会发现脂肪肝，但是专门的检查会发现脂肪肝，如腹部超声检查或CT检查。

确诊脂肪肝的唯一方法是做肝脏组织活检。方法是用探针取出肝脏的一小块组织，然后在显微镜下进行观察判断。但是，一般不需要活检来确诊脂肪肝。

脂肪肝的预后是怎么样的？

单纯的脂肪肝通常不会对机体造成什么损害，也很少会发展为肝硬化这种严重问题。针对引起脂肪肝的原因采取对应措施，病情就会得到缓解，例如，停止饮酒，减轻体重以及控制好糖尿病。

孕妇脂肪肝问题严重吗？

孕妇发生脂肪肝的概率非常低，但是却是个非常严重的可能与孕妇终止怀孕有关的问题，且原因不明。孕妇脂肪肝会导致一些症状，例如，黄疸、恶心、呕吐、头痛和腹痛。孕妇脂肪肝导致的死亡率很高，一般需要剖腹产。

如何治疗脂肪肝？

现在没有确定的脂肪肝的治疗方法，但是针对引起脂肪肝的原因进行治疗很重要，例如，治疗糖尿病和肥胖。戒酒和避免服用一些可能损伤肝脏的药物对

于缓解脂肪肝病情也很重要。治疗脂肪性肝炎的方法是避免酒精的摄入和减肥达到理想体重（如果可能）。如果你对肝脏表示担忧，可以咨询医生。

如何预防脂肪肝的发生？

应当坚持健康的生活方式以预防脂肪肝的发生。

- 不要宿醉——也就是说，不论男性还是女性，一天的饮酒量最多不要超过2个标准量。
- 注意饮食——饮食要合理，不要吃太多食物。
- 不要过度节食——不要长时间不摄入食物，膳食中要有充足的蛋白质。
- 坚持规律运动。

6.47　脂肪瘤

脂肪瘤的定义是什么？

脂肪瘤，顾名思义，是指脂肪细胞增殖并堆积在一起形成肿块。脂肪瘤是一种对人体无害的脂肪细胞肿瘤。

脂肪瘤一般在皮下的真皮组织内生长，含有大量的脂肪细胞。脂肪瘤生长缓慢，可能单发，或者少数情况下可为多发。

脂肪瘤通常位于哪些部位？

机体中只要有脂肪细胞的地方，都可以长出脂肪瘤。脂肪瘤最常见的部位是肩膀、上肢、颈部和躯干（例如，胸部和背部）。在大腿上部和下背部，甚至是在身体内部尤其是腹腔，也会长出脂肪瘤。

哪些人易患脂肪瘤？

从青春期到老年的整个年龄段都有可能发生脂肪瘤，但是最常见的年龄段是中年。男性和女性发生脂肪瘤的概率相近。脂肪瘤很常见，100个人中至少会有1个会患脂肪瘤。脂肪瘤的发病具有家族聚集性。

有些患者可能会在身体的不同部位长出数个脂肪瘤。

脂肪瘤的特征有哪些？

脂肪瘤是一种圆顶样或鸡蛋样的肿块，直径为2～10cm（有些脂肪瘤可能会更大），肿块周围边界很清楚。脂肪瘤一般质地柔软、表面光滑，用手指可轻易推动。有人描述脂肪瘤就像是"橡胶样"或"面团样"，上方的皮肤完全正常。脂肪瘤生长十分缓慢。

脂肪瘤的症状有哪些？

脂肪瘤一般没有症状，不会导致疼痛、瘙痒或压迫感。患者主要担心的是脂肪瘤会影响自己的外观，因为较大的脂肪瘤看起来会比较碍眼。少数情况下，脂肪瘤可能会压迫到旁边的机体组织，如神经，而引起相关症状。

脂肪瘤的病因是什么？

脂肪瘤病因尚未明确，但是脂肪瘤的发生一般具有遗传性，很多脂肪瘤患者具有此病的家族史。钝击引起的机体损伤可能会引发脂肪瘤。

脂肪瘤会如何进展？

部分脂肪瘤可能会持续长大，变得十分碍眼，但是这种情况较少见。大多数脂肪瘤会一直维持相对较小的形态，且患者可以不用管它。

脂肪瘤的风险有哪些？

此病没有风险——一般情况下，脂肪瘤不会进展成癌症（恶性），但是还是有极少数的例外。异常大的脂肪瘤可能会影响到临近肌肉组织的功能。

脂肪瘤的治疗方法有哪些？

大部分脂肪瘤不需要治疗，但是有些人出于美观的原因，选择将脂肪瘤切除掉。切除术是个简单的手术，方法通常有两步。（a）先将脂肪瘤上方的皮肤切开；（b）将脂肪瘤取出，然后缝合伤口即可。一般在局麻的条件下做该手术。除非你是瘢痕体质，一般只会留下一个非常小的瘢痕，然后会在显微镜下检查取出来的脂肪瘤。脂肪瘤去除后有复发的倾向。

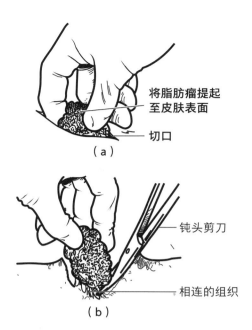

将脂肪瘤提起至皮肤表面

切口

（a）

钝头剪刀

相连的组织

（b）

脂肪瘤切除术

6.48　发热

发热的定义是什么？

发热是指在上午身体的温度超过37.5℃，以及下午或晚上超过37.8℃的现象（体温通过口腔或耳朵测量）。身体正常温度为37℃。大部分发热是机体感染造成的，而发热是机体对抗感染的重要反应。轻度发热事实上有利于机体免疫系统将感染清除。发热通常是由病毒感染造成的，有时是由细菌感染造成的。由机体免疫系统产生的化学物质是导致发热的直接原因。当感染消除后，体温就会恢复正常。高热十分危险，且可能会导致高热惊厥。

发热的症状有哪些？

发热的症状如下。

• 全身感觉发烫和出汗。

• 嗜睡和全身感觉不适。

• 脸部发红。

- 寒战或打冷战。
- 牙齿打战（极端情况）。

儿童发热

孩子发热很常见。孩子发热时，温度很快会达到38.5℃或更高。孩子发热严重并不表明孩子的疾病很严重。儿童，尤其是婴幼儿，每年发热5~6次是很正常的。

注意：萌牙并不会引起明显发热。

什么时候发热会对人体有害？

发热本身不会对人体造成损害，除非机体温度达到41.5℃。但孩子发热很少会达到这个温度。

发热最常见的并发症是脱水，所以发热时大量补充水分很重要。

发热的处理

成人

- 尽可能多休息。
- 不要穿太多的衣服或盖过厚的毛毯。
- 大量补液，尤其是水。
- 服用阿司匹林、布洛芬或对乙酰氨基酚缓解症状。
- 在发热期间，戒酒、茶、咖啡（因为这些物质会加重脱水的症状）。
- 在发热期间不要洗冷水澡，也不要泡冷水澡。

出现下列情况时，请及时就医。

- 出现极度头痛和颈部僵直。
- 抽搐、寒战或惊厥。
- 出现红疹。
- 极度困倦或失神。
- 其他令人担忧的症状或体征。
- 最近有出国经历。

儿童

- 不要给孩子穿太多衣服或盖太厚的毛毯，让孩子感到太热。
- 让孩子保持凉爽状态，但是不要让孩子吹风。

- 要给孩子少量多次补充液体，尤其是水。如果孩子不想吃饭，家长不要担心。
- 如果孩子只是轻度发热，没有其他症状和体征，一般不需要给药治疗。否则，当孩子因为发热变得没有精神时，每隔4小时给孩子喂一次对乙酰氨基酚或布洛芬（儿童专用），直至温度降下来。但是在没有得到进一步诊疗指导的情况下，此种服药方案不要超过24小时（16岁以下的孩子不要服用阿司匹林）。
- 给孩子足够的安慰和爱抚，让他们相信很快就会好。

注意：让孩子完全不穿衣服及吹电风扇是没有必要的，甚至可能对孩子是有害的。

出现了下列情况要立即去看医生或去急诊

儿童

- 6个月或6个月以下的婴儿出现发热。
- 剧烈头痛或颈部疼痛（颈部僵直）。
- 眼睛畏光。
- 反复呕吐。
- 出现惊厥、抽搐或表现异常。
- 过度困倦或难以唤醒。
- 拒绝喝水。
- 看起来病情加重。
- 出现红疹。
- 精神萎靡或脸色苍白。
- 48小时后病情并没有改善。
- 耳痛或其他部位疼痛。
- 体温超过40℃。
- 呼吸困难。

成人

- 发热持续3天或以上。
- 体温超过40℃。
- 不由自主地寒战和颤抖。
- 剧烈头痛。
- 罕见症状，例如，谵妄、颈项强直、失神、定向力障碍等。

- 皮疹。

要点

- 发热是机体抵抗感染的一种方式。
- 儿童发热很常见。
- 可以每隔4小时给患儿一次对乙酰氨基酚或布洛芬，持续时间不超过24小时。
- 让患儿保持凉爽状态。
- 要摄入大量液体。

6.49　胆结石

胆结石的定义是什么？

胆结石是在胆囊中形成较小较硬的石头，其过程与牡蛎壳中珍珠的形成相似。胆结石有大有小，可从葡萄子样到弹珠样不等。

胆结石是如何形成的？

胆囊是一种袋状结构，无花果大小，功能为收集并储存胆汁——胆汁是由肝脏产生的一种绿色液体，帮助消化肠道中的脂肪。胆汁中少量的沉积物会作为更多沉积物的聚集点，最终这些沉积物逐渐形成一块石头。

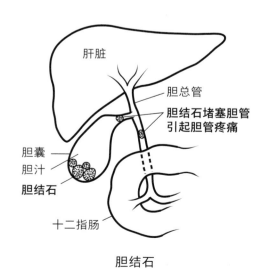

胆结石

胆结石患者会有哪些症状？

大约一半的胆结石患者没有疼痛症状，这是因为胆结石没有处于胆管内，而是沉到胆囊底部了。患者此时可无任何不适。

另外一半的胆结石患者会感到十分疼痛，几小时内疼痛会达到高峰，然后消退，这种胆道疼痛常位于右上腹部肋骨下方。背部或腹部中间也会有疼痛感。患者常常在夜间疼醒，也常常在进食油腻食物后感到疼痛。剧烈的疼痛可能会导致患者用手和膝盖撑在地上趴下来以期缓解。疼痛可能还伴有恶心呕吐，伴或不伴有发热，这些症状可能是胆结石进展成为胆囊感染的表现（胆囊炎）。

胆结石导致疼痛的原因是什么？

疼痛主要是由于胆结石卡在胆管或胆总管内所致。随着胆囊内的胆汁逐渐增多，胆结石堵塞会导致中空的胆管内压力持续增加。如果这种压力将胆结石挤压到十二指肠，或胆结石又掉回到胆囊内，疼痛就会缓解。

哪些人易患胆结石？

几乎所有的人都会患胆结石，包括孩子。在西方国家，10个人中有1～2个人会患有单个或多个胆结石。随着年龄的增加，患胆结石的风险增加。在3个老年人中会就有1个患有胆结石。胆结石与膳食中脂肪含量过高有关。有句老话说得好，比较胖的40多岁皮肤较白的女性易患胆结石，这句老话有一定的道理。

胆结石可能会给患者带来哪些危险？

胆结石可能会给患者造成一些严重的并发症，例如，胆囊感染、胆管感染、黄疸及急性胰腺炎（胰腺感染）。位于胆总管内的胆结石会导致胆囊内的胆汁无法排到十二指肠，进而引起黄疸（症状多为皮肤、眼睛发黄）。

如何诊断胆结石？

一般是通过腹部超声检查来诊断胆结石，超声检查简单、安全、无痛。也可以通过胆囊造影术X线检查或磁共振成像来诊断胆结石。

胆结石的治疗方法有哪些？

自我处理方法

膳食对于防治胆结石很重要。避免摄入过量食物、脂肪含量过高的食物及能够引起胆道疼痛的食物。合理低脂饮食一般能够避免胆囊疼痛发作。

专业处理方法

胆囊疼痛发作时，需要强效镇痛药来缓解疼痛。有时可以通过使用某些化学物质将胆结石溶解掉，或用专门的冲击波来震碎胆结石。但是大部分较严重的胆结石需要手术切除。胆结石去除手术通常需要将胆囊和胆结石都切除掉，有必要的话，需要将胆结石从胆道内去除。首选腹腔镜胆囊切除治疗，这是一种"打孔"型手术，利用腹腔镜将胆囊和胆结石切除。一般来讲，患者做完该手术1~2天后就能出院。

如果胆结石卡在胆道内，需要做内镜下逆行胰胆管造影术或在磁共振引导下进行与之相类似的操作。

6.50　腱鞘囊肿

腱鞘囊肿的定义是什么？

腱鞘囊肿是指在手和足部皮肤出现的一种较结实的圆形囊肿，长在肌腱或关节处。腱鞘囊肿中含有清亮、果冻样物质。腱鞘囊肿是一种很常见的疾病。

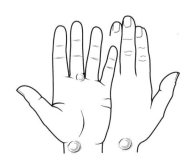

腱鞘囊肿的常见部位

腱鞘囊肿一般位于哪些部位？

腱鞘囊肿常见于双手和腕部的前面和后面，最常见的是后面。

腱鞘囊肿常见的其他部位还包括手指的掌指关节处和足面。

腱鞘囊肿通常是在这些部位的腱鞘或关节上方。

腱鞘囊肿的症状体征有哪些？

腱鞘囊肿的大小不一，小的只有豌豆大小，大的直径可以达到6cm，但是平均大小约为1cm。

虽然腱鞘囊肿通常比较结实，但是腱鞘囊肿摸起来可能比较硬，也可能比较软。

腱鞘囊肿要么无痛，要么只有轻微不适。手指掌指关节处的腱鞘囊肿可能比较疼，尤其是反复多次握紧双手时。

导致腱鞘囊肿的原因有哪些？

导致腱鞘囊肿的基本原因尚未明确。目前认为，关节或腱鞘上方组织的长时间磨损导致相应部位红肿发炎，最终形成腱鞘囊肿。

果冻样物质逐渐增加，突出肌腱或关节表面，形成囊状的圆形结构。

腱鞘囊肿常与腕部或足部受伤有关。

哪些人易患腱鞘囊肿？

任何人都有可能患腱鞘囊肿，但是是中年女性最容易患上腱鞘囊肿。

从事与腕部持续弯曲的工作人员容易发生腱鞘囊肿，例如，锅炉制造修理工、电焊工等。

腱鞘囊肿可能会给患者带来哪些危险？

腱鞘囊肿是无害的。但是像其他不明原因的肿块一样，我们不能忽视腱鞘囊肿，应当让医生检查并确诊。

腱鞘囊肿的治疗方法有哪些？

腱鞘囊肿是无害的，你大可放心。如果腱鞘囊肿没有引起其他问题，就可以不用管。

腱鞘囊肿的治疗方法如下。

- 不用治疗腱鞘囊肿，腱鞘囊肿可能会自行消失。

- 在较大的压力比如挤压下，腱鞘囊肿可能会破裂，尤其是当腱鞘囊肿成熟后（例如，腱鞘囊肿已存在几个月，并且已经变得相当大时）。

- 向腱鞘囊肿内注入皮质醇可以促使囊肿逐渐消失。如果一次注射后不能完全消失，可多次注射。

- 可以通过手术将腱鞘囊肿切除。建议先采用简单的处理方法。

腱鞘囊肿容易复发吗？

通过上述方法进行治疗后，腱鞘囊肿依然可以复发。然而，大部分腱鞘囊肿患者在治疗后并未复发。

6.51 胃炎

胃炎的定义是什么？

胃炎是指胃黏膜发生炎症的现象。多种微生物（尤其是病毒）、某些刺激性化学物质（包括各种药物）、"不合适"食物或暴饮暴食等都可引起胃炎。胃炎包括急性胃炎和慢性胃炎。急性胃炎发病迅速，持续时间较短，而慢性胃炎起病缓慢，持续时间较长。

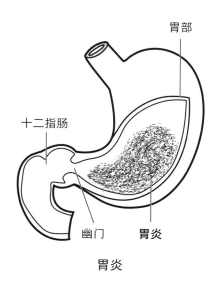

胃炎

胃炎的症状有哪些？

病毒感染引起的胃炎与病毒引起的胃肠炎症状相似，但是发生胃炎时，呕吐症状比腹泻症状更加明显。胃炎的常见症状是上腹部和胸部下方有烧灼样的不适感，尤其是有过度饮酒或是摄入有问题的食物所致时，这些症状与消化不良相似。胃炎的其他症状包括恶心、厌食（胃口丧失）、嗳气和反酸等。

导致胃炎的原因有哪些？

导致胃炎的原因是病毒（主要）和细菌感染胃部黏膜。胃炎也是一系列可导致胃黏膜糜烂和胃溃疡的疾病之一。目前已证明，幽门螺杆菌是上述一系列疾病的重要病因之一。

下列因素与胃炎有关。

- 阿司匹林和抗炎类药物。

- 酒精。

- 吸烟。

- 摄入咖啡。

- 摄入食物过多。

- 摄入不容易消化的食物。

- 压力极大。

- 剧烈呕吐。

- 过敏及免疫系统疾病。

- 生病。

- 外伤，如烧伤、严重受伤。

- 暴露于放射性物质。

胃炎的患病率有多高？

胃炎是一种十分常见的疾病，几乎所有的人都患过1~2次胃炎。仅仅由胃炎引起的上腹部不适、恶心、呕吐，症状一般不超过1~2天。如果出现上述情况，表明胃炎很有可能由病毒感染引起。如果患者饮酒量较大，并吸烟，则胃炎的症状可能呈持续性。

胃炎可能会给患者带来哪些危险？

一般来讲，胃炎是一种比较轻微的疾病，会在短时间内恢复。胃炎常见的并发症是胃溃疡。胃溃疡可能会导致呕血，这是个非常严重的症状，需要立即看医生。如果呕吐症状较严重，还需考虑脱水问题。

胃炎的治疗方法有哪些?

处理胃炎发作的方法

* 在胃炎发作的24小时内，不要摄入固体食物。

* 在胃炎发作24小时后，可以摄入一些你喜欢的适合食物。

* 要大量摄入非酒精类液体，如水和牛奶。

* 避免摄入烫的、脂肪类和辛辣食物，或其他刺激性食物。

* 服用抗酸药物，最好是液体药物。

医疗处理

* 如果你长时间不舒服，主治医生可能会给你开一些止吐药（作用是停止呕吐）和一种特殊的抗酸药。

* 如果胃炎症状持续或有并发症，如出血或胃溃疡，医生可能会安排幽门杆菌检查和胃镜检查。

* 如果检查后发现胃内有幽门杆菌，可以对幽门杆菌进行专门治疗。

预防措施与自我处理措施

要查看你的生活方式，是否有过度饮酒、饮食有问题，尤其是快餐或刺激性食品、吸烟、生活节奏太快及压力太大。健康的生活方式和各种因素的均衡有助于预防胃炎的发生。避免服用大量的镇痛类药物，如阿司匹林和含咖啡因的药物。

就医的指征

* 胃炎症状持续。

* 长时间呕吐。

* 疼痛剧烈。

* 有脱水体征，如极度干渴和少尿。

* 呕血或有咖啡样的呕吐物。

* 大便呈黑色或柏油样。

6.52　甲状腺肿

甲状腺肿的定义是什么?

甲状腺肿是指甲状腺肿大，包括整个甲状腺肿大和部分甲状腺肿大。甲状腺位于颈部下方的气管上方，形状为蝴蝶状。甲状腺是产生甲状腺类激素（尤其是甲状腺激素）的器官。甲状腺的任何部位都有可能肿大。

垂体（大脑的主要腺体）通过分泌促甲状腺激素来控制甲状腺。

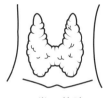

正常甲状腺

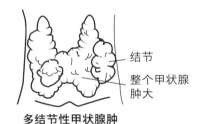

结节

整个甲状腺肿大

多结节性甲状腺肿

甲状腺肿

甲状腺肿的类型有哪些?

弥散性甲状腺肿

这种类型的甲状腺肿是整体增大或肿大，而且表面光滑。导致这种甲状腺肿的常见原因如下。

* 格雷夫斯病——一种自身免疫病，导致甲状腺肿大和产生过量的甲状腺激素。

* 碘缺乏——膳食中碘缺乏，同时甲状腺又要努力产生足量的高质量甲状腺激素（甲状腺激素的合成需要碘元素），从而导致甲状腺肿。这种类型的甲状腺肿较常见，尤其在那些土壤中缺碘的地区。

* 甲状腺炎——是甲状腺的普通炎症反应，一

般由病毒感染引起。

- 遗传因素——有家族聚集性。

结节性甲状腺肿

出现在甲状腺上的小肿块成为甲状腺结节。

- 单结节甲状腺肿。

——腺瘤（一种良性实性肿瘤）。

——囊肿（一种充满液体的良性囊性肿瘤）。

——恶性肿瘤。

- 多结节甲状腺肿：甲状腺中含有多个结节。

对于大部分甲状腺结节，我们并不清楚原因。某些甲状腺肿患者甲状腺激素分泌增多，也有部分患者甲状腺激素分泌减少。

甲状腺肿的症状有哪些？

- 甲状腺肿主要特征是甲状腺肿或甲状腺内出现结节。结节大小不一，可以小到很难被发现，也可以非常大。大部分甲状腺肿患者没有症状。
- 大的甲状腺肿，尤其是向内生长的甲状腺肿，可能会压迫喉部，引起声音嘶哑；压迫气管，引起呼吸困难；压迫食管，引起吞咽困难。
- 大部分甲状腺肿是无痛的，但是如果有炎症会导致颈部压痛和疼痛，例如甲状腺炎。
- 甲状腺肿可能会导致甲状腺产生过量的甲状腺激素，引起甲状腺功能亢进症（甲亢），也有可能会导致甲状腺产生过少的甲状腺激素，引起甲状腺功能减退症（甲低），从而引起各自相对应的症状。

甲状腺肿的诊断方法有哪些？

- 甲状腺功能测试，检验是否甲状腺功能亢进症、甲状腺功能减退症或正常（称为甲状腺功能正常）。
- 用超声波检查甲状腺，尤其是要查看甲状腺内是否有结节。
- 用探针取一小块甲状腺组织进行活检。
- 用放射性碘进行扫描检查
- 胸部X线检查，查看甲状腺肿向下肿胀的程度，是否延伸到胸腔。

甲状腺肿的治疗方法有哪些？

甲状腺肿的治疗方法与甲状腺肿的大小、引起甲状腺肿的原因及表现出来的症状有关。如果甲状腺肿体积不大，不属于恶性结节，而且甲状腺功能正常的话，一般不需要治疗。

有的甲状腺肿需要做手术，切除一部分或全部甲状腺组织。甲状腺恶性肿瘤就需要手术切除甲状腺组织，而且预后一般较好。如果是由于饮食中缺碘导致甲状腺肿，那就需要补碘。含碘丰富的食物包括鱼肉、鱼产品、海盐和加碘盐。其他治疗方法包括药物治疗体内异常的甲状腺激素水平和放射性碘治疗甲亢。

6.53 血色素沉着症

血色素沉着症的定义是什么？

血色素沉着症是一种常见的遗传病，主要是过量的铁在集体的组织内聚集。铁是机体不可缺少的重要元素，尤其是保证血液质量。但是，体内铁量过高同样会对机体造成损害。体内铁的正常含量为女性3g左右，男性4g左右。而血色素沉着症的患者体内铁含量会超过20g。

引起血色素沉着症的原因有哪些？

血色素沉着症是引起机体"铁负荷过高"的原因之一。"铁负荷过高"的患者体内的多种器官和组织内积累了过量铁，导致这些器官和组织受损。血色素沉着症是一种遗传病，患者的染色体上的基因发生错误，导致小肠吸收大量铁进入体内，从而致使体内多种器官和组织中含有大量铁。除了血色素沉着症外，还有其他原因会导致机体铁负荷过高，例如，大量服用补铁药物，多次输血以及地中海贫血等。有些人将其他引起体内含铁量过高的原因称为"继发性"的血色素沉着症。

哪些人易患血色素沉着症？

任何人都有可能患血色素沉着症，男性女性都会患血色素沉着症。主要是中年以上的人易患血色素沉着病。大约8个人中会有1个会携带有此病的致病基因——这些人被称为杂合体，或者可以称为致病基因携带者，他们不会发病。然而，大约200个人中会有1个会是纯合体，也是就是说他们携带有一对致病基因。纯合体患有不同程度的血色素沉着症，有的人终身都没有意识到他们患有血色素沉着症，而有些人的症状会很严重。

在类似悉尼大小的城市中，大约有15 000人患有血色素沉着症，而有400 000人携带有该病的单个致病基因。

血色素沉着症的症状有哪些？

血色素沉着症最常见的症状是疲劳感或疲惫感，有时这种疲劳感会十分严重，是由体内含铁量过高引起的，其他症状包括关节疼痛、上腹部不适、性冲动下降或糖尿病的症状，例如，极度干渴和大量排尿。大部分血色素沉着症患者直至30～60岁才开始出现相关症状。然而，某些纯合体患者可能不会出现症状或症状会很轻微。皮肤可能会有色素沉着，导致皮肤呈现出古铜色或铅灰色。

血色素沉着症可能会给患者带来哪些风险？

如果血色素沉着症在早期不能够诊断出来，大量的铁就会在多种器官组织内累积，尤其是肝脏（导致肝硬化）、胰腺（导致糖尿病）、心脏（导致心功能下降）和脑垂体（导致丧失性冲动和性能力）内。这些问题会危及人们的生命，因此，早期诊断血色素沉着症有重要意义。如果肝功能检查发现者异常，可能要做肝组织活检。

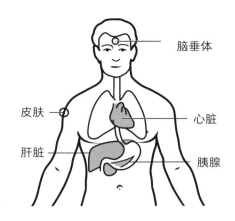

过量铁所累积的机体器官

诊断血色素沉着症需要做哪些检查？

诊断血色素沉着症，有两种类型的血液检查。

• 铁含量，尤其是转铁蛋白饱和度（可测量体内的总含铁量）。

• 染色体检查。

通过基因检查，我们可得知哪些人是正常人，哪些人是纯合体（患有疾病），哪些人是杂合体（携带者）。

哪些人需要做血色素沉着症筛检检查？

血色素沉着症患者的一级亲属需要做体内铁含量筛检检查。现在这些人可以做基因筛检检查，而且基因筛检能够为基因咨询提供依据，因为基因筛检结果可以显示哪些人是致病基因携带者，哪些是完全正常的人。此项检查可使受累的家庭成员更加放心。

血色素沉着症的治疗方法有哪些？

血色素沉着症的治疗方法是静脉切开放血术，这与献血的程序相似。对于体内含铁量较高的人们来讲，每周需要放血0.5L左右，直至血中含铁量降至正常水平。有些人需要连续放血2年，血中含铁量才会降到正常水平。然后就是坚持每3～4个月放一次血以维持正常的血铁水平。

患者可以正常饮食，但是应该限制进食含铁较多的食物，如红肉和酒。维生素C可以增加铁吸收，不应额外补充维生素C。此病的致病基因携带者不需要治疗。

血色素沉着症患者的寿命期望值怎么样？

如果血色素沉着症能够在并发症（例如，肝硬化或糖尿病）出现前得到控制，患者的寿命期望值在正常水平。

6.54　痔疮

痔疮的定义是什么？

痔疮是指直肠或肛门部位的静脉发生结节性曲张，导致其脱垂于肛门外，悬挂形成葡萄样的肿块。

痔疮的类型有哪些？

内痔是指在靠近肛门开始部位的直肠内部形成的痔疮。内痔通常是无痛的，只有发生出血症状时，患者才会注意到这种类型的痔疮，一般情况下不会注意到。

脱垂痔疮是一种内痔，这种类型的痔疮是指在粪便通过肛门门时，以及患者站立或走路时，将痔疮挤出肛门，形成脱垂痔疮，通常比较疼。

外痔是一种位于肛门周围皮肤下方的较小的痔疮，通常较疼。外痔在 24 小时后会形成较硬的结块。外痔一旦形成，有时会导致皮肤结节。

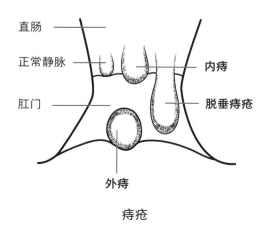

痔疮

导致痔疮的原因有哪些？

导致痔疮最常及的原因是便秘，主要是由于排便时，粪便太硬导致直肠和肛门的压力过大。有专家称，蹲厕所时间太长也有可能导致痔疮，但是蹲厕所时间太长还与便秘有关。

要养成一旦有便意，就立刻去厕所排便的好习惯，这对预防痔疮来说很重要。痔疮具有家族聚集性。痔疮还与重体力劳动，长时间静坐（例如公交车司机）和怀孕有关。

痔疮的患病率有多高？

痔疮十分常见，一般 20～50 岁的人多发。在西方国家，4 个人中大约会有 1 人在其一生中的某个阶段患有痔疮。

痔疮的症状有哪些？

出血是痔疮的主要症状，对于很多患者来讲，出血是唯一的症状。"haemorrhoid（痔疮）"这个单词就是"流血"的意思。痔疮导致的出血一般为鲜红色，一般是在排便时出现出血症状。你有可能在排便后的卫生纸上或粪便中发现血丝。

痔疮经常导致大便中有黏液和肛门周围有瘙痒症状。抓挠肛门周围会使瘙痒症状加重。

痔疮可能会给患者带来哪些危险？

痔疮一般对人体是无害的，但是持续性出血会导致贫血的发生。肛门处的任何出血现象，尤其是超过 40 岁的患者，都应当告知主治医生。归因于痔疮的出血很有可能是大肠癌导致的。

痔疮的治疗方法有哪些？

治疗痔疮最好的方法是预防。使较软的成形便顺利排出能够预防痔疮的形成。要大量摄入新鲜水果、蔬菜和全谷类食物，从而使自己的饮食中含有大量的膳食纤维。

努力使自己在几分钟内完成排便，避免使用促排泄药物。

如果你有痔疮，每次排便后，要用卫生纸轻轻地清理干净肛门（要使用柔软的卫生纸和肥皂水），然后小心擦干。

可以使用专门的血管收缩药膏或肛门栓剂（由主治医生根据你的具体情况提供建议）会缓解便秘症状，使痔疮缩小。症状较轻微者可完全消除痔疮。

如果痔疮持续存在，主治医生可能会建议你注射药物或做一个小手术。不定期的痔疮切除术——可能是某些患者可以采用的唯一治疗方法。

6.55　口臭

口臭的定义是什么？

口臭是指患者呼出不好闻的气体。健康人群中，口臭的人很常见，尤其是早晨刚从睡梦中醒来时，常由口干导致。

导致口臭的原因有哪些？

- 某些专家认为，舌背面细菌分泌的硫磺化合物是口臭的主要原因。
- 某些事物及抽烟导致的口干也是一个因素。

口腔问题

口臭主要是由口腔问题引起，一般是发生龋齿、牙菌斑或食物残渣停留在牙齿之间的缝隙内。食物残渣由产硫的细菌腐败分解，就像食物自然腐烂一样，这个腐败过程导致有臭味的气体产生。当食物残渣停留在义齿间时，也有可能发生口臭。

引起口臭另外一个常见原因是牙龈发生炎症（牙龈炎）。牙龈炎一般是由牙齿底部的牙垢引起。随着年龄的增加，发生牙龈炎的风险会增加。牙龈炎患者刷牙时，牙龈会发生疼痛和出血。

牙菌斑和牙龈炎经常同时发生，共同导致口臭。

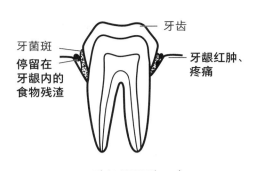

口腔问题导致口臭

来自胃的气体

引起口臭的另外一个原因是胃内消化食物后产生不好闻的气体和气味，有些人易发生这类问题。空腹状态下，此症状更严重。会引起臭味的食物有洋葱、大蒜、辣椒、酒精、辣香肠及与辣香肠类似的肉制品等。

医学原因

会导致口臭的疾病如下。

- 扁桃体炎。
- 慢性鼻部和鼻窦感染，伴有鼻后分泌物。
- 肺部疾病（例如，肺结核和支气管扩张）。
- 癌症。
- 普通感染伴随发热（例如，传染性单核细胞增多症）。
- 糖尿病。
- 肝脏疾病。
- 肾脏疾病。
- 药物，包括香烟。

其他原因

- 焦虑和压力。
- 习惯性用口呼吸会促使唾液蒸发，导致口干。

口臭会给患者带来哪些影响？

口臭并不是个严重的问题，但是口臭会严重影响患者的个人生活和社交生活，包括他们的自尊心。

如何处理口臭问题？

牙齿和口腔护理

处理口臭最好的方法是要经常清洁牙齿和口腔，

尤其要用牙刷和牙线。要去除牙菌斑和牙齿中的食物残渣，最好做到以下几点。

- 规律刷牙。
- 每次吃完东西后要漱口。
- 每天要用牙线清理牙齿。
- 用抗菌类的漱口液漱口。
- 用柔软的牙刷轻轻刷洗舌头后方。

膳食

- 要确保每天至少要吃 3 顿饭，每顿饭要营养均衡。饮食规律有助于预防口臭。
- 避免吃引起口臭的食物，如洋葱、大蒜、辣椒和辣香肠。
- 避免吃味浓的奶酪。
- 避免大量饮酒（不论是男性还是女性，一天最多的饮酒量为 2 标准杯）。
- 吃完洋葱和大蒜后生吃香芹，有助于缓解口臭。

生活方式

- 白天要避免长时间不吃饭和饿肚子。
- 不要吸烟。
- 不要大量摄入咖啡（一天最多 3 杯咖啡）。

预防窍门

一个已证实能够消除口臭的方法是用水油混合物漱口。用等量的思必乐水溶液和等量的橄榄油混合。漱口前，要混匀混合物，一天漱口 4 次。

6.56　宿醉

宿醉的定义是什么？

宿醉是指大量饮酒后，早晨醒来时的一种精力极端耗尽和不适状态，是一种轻型急性酒精中毒。宿醉的主要症状是头痛、恶心、困倦和疲惫，其他症状有口干、眩晕和注意力无法集中。

引起宿醉不适状态的原因有哪些？

现在有几种因素会导致酒精对大脑和机体的其他部位产生毒性作用，尤其是导致特征性的脱水。你早晨起床后的整体感觉与你身体的基本状态、对酒精的敏感程度以及与饮酒的量和酒的种类有关。大部分酒精性饮料含有称为同系物的一类物质（酒精发酵和陈酿，以及添加香味剂的过程中出现的产物），与酒精本身的量和强度一起导致饮酒后宿醉。因为酒精是一种利尿性物质，能够增加排尿量，所以宿醉可能会使人体产生脱水问题。

什么样的酒会导致饮酒过度？

白兰地、（美国产）波本威士忌酒、红葡萄酒导致了大多数的饮酒过度。杜松子酒和伏特加酒含有较少的同系物，很少导致饮酒过度。香槟或发泡夏顿埃在空腹喝时，也有可能导致饮酒过度。在喝酒精性饮料期间，不建议喝碳酸饮料，这是因为气体会增加酒精的吸收率。

还有哪些因素会增加饮酒过度风险？

- 吸烟——吸烟是增加宿醉风险的重要因素。
- 空腹喝酒。
- 喝酒速度太快，尤其是"大口大口地喝"。

宿醉会对喝酒者带来哪些危害？

宿醉的第二天，整个人基本不在状态，尤其是对那些需要警觉性和精细技能的工作来说（如司机和飞行员），宿醉是十分危险的。与宿醉者经常一起喝酒会导致慢性酒精依赖和慢性酒精中毒。

关于酒的民间相关说法哪些是不科学的？

现在有一些与饮酒有关的传统说法，但是它们真实性有些值得怀疑。

- 混合喝酒不好：例如，喝完香槟再喝啤酒，喝完杜松子酒再喝威士忌或白酒，或者喝完白酒再喝红酒。虽然混合喝酒可能会增加饮酒过度的风险，但是没有证据表明混合喝酒会加重对机体的损伤。喝酒时，最好喝一些水，例如，可以在喝酒前或喝酒后喝一些矿泉水。

- 宿醉的第二天起床后，再喝上1~2杯酒能够缓解宿醉症状。宿醉后再喝点酒，可能会因为摄入一些液体及缓解酒精戒断症状，可以感到稍微舒服点，但是，如果长期这样做就会有危险。因为这种行为很有可能是产生酒精依赖的早期症状。

- 宿醉后，喝咖啡能够使自己清醒，这很有可能是真的。但是，咖啡也会有利尿效果，会导致机体进一步失水。

如何避免宿醉或减少宿醉发生的风险？

避免宿醉的措施都是一些常识性的东西，你可以根据自己的情况制订方案。

- 戒酒或适度饮酒。

- 填饱肚子再喝酒——摄入任何食物后再饮酒。除了减少饮酒量之外，摄入食物后再饮酒是降低宿醉发生风险的最好方法。

- 挑选适合你的酒精饮料。当你参加酒会时，避免在空腹的情况下摄入大量香槟。

- 避免快速饮酒——饮酒时要慢慢喝，要慢慢品酒的味道，而不是酒的冲劲，享受每一次放松的小酌。

- 限制酒精的摄入量——根据自己的情况设置一个合理的酒精摄入量，然后严格遵守。

- 稀释酒精——用非酒精类的饮料和酒精混合后再喝，能够有效地降低宿醉的风险。可以在酒精内添加苏打水、白开水和运动饮料等。在喝酒期间，可以喝一杯水或非酒精类的果汁，或者把水或果汁当作"再来一杯"。

- 喝啤酒时，要喝低度啤酒。

- 在喝酒期间，要少抽烟或不抽烟。

- 喝完酒后，休息之前要喝3大杯水。

- 如果喝完酒后出现头痛，则在休息之前服用2片对乙酰氨基酚。

饮酒过度的治疗方法有哪些？

- 避免过度疲劳。

- 大量摄入液体，最好是水（最重要）。

- 要喝较甜的橙汁和番茄汁：因为这些果汁有助于机体降解酒精。

- 柠檬汁加蜂蜜有利于缓解宿醉症状。

- 避免摄入咖啡类饮品和酒精。

- 要好好吃一顿，但要避免油腻类食品。

- 试着吃一些蘸有蔬菜酱或蜂蜜的吐司面包。

- 吃一个香蕉（香蕉内富含钾）。

- 不舒服时，尤其是头痛时，可以服用2片对乙酰氨基酚。

6.57　过敏性鼻炎

过敏性鼻炎的定义是什么？

过敏性鼻炎是指鼻子、喉部和眼睛对空气中的刺激性颗粒产生的一种过敏反应。此病是与过敏性哮喘相类似的一种疾病，过敏性鼻炎发生在上呼吸道，而过敏性哮喘发生在肺部。

现在有两种类型的过敏性鼻炎。

- 季节性鼻炎：季节性鼻炎只有在某个特定的季节发生，通常是在春季发生，主要是对花粉过敏。

- 常年性鼻炎：常年性鼻炎是指一整年都有鼻炎发作的现象，尘螨、真菌和动物皮毛都会引起过敏性鼻炎。

过敏性鼻炎的症状有哪些？

过敏性鼻炎的症状包括打喷嚏、流鼻涕、鼻子发痒、喉部发干发痒及眼部发痒。过敏性鼻炎患者整个人感觉不适，处于易激惹状态，很难集中注意力。

导致过敏性鼻炎的原因有哪些？

空气中的过敏性物质称过敏原，进入鼻部、喉部和眼睛，引起过敏性细胞（肥大细胞）发生活化（非常像休眠火山突然喷发）。这些活化的细胞释放出称为组织胺的物质，进而引起相关症状。

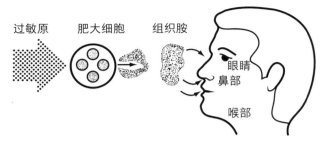

过敏性鼻炎病因

过敏原的定义是什么？

过敏原是指能够引起过敏反应的外源性蛋白质（来自植物或动物，非常微小的，肉眼看不到的颗粒）或化学物质。过敏原包括以下几种物质。

- 来自树木（春天）和草类植物（夏天）的花粉。
- 家中的尘螨（可引起常年性鼻炎）。
- 真菌。
- 头发、皮毛或羽毛（来自猫、狗、马或鸟）。
- 某些食物（如牛奶、鸡蛋、花生和花生酱）。

很多人并不知道他们对什么东西过敏。

还有其他因素会加重过敏性鼻炎的症状吗？

各种化学物质（如烟尘、油漆、喷雾剂、化妆品和阿司匹林）会加重过敏性鼻炎的症状。情绪激动、疲劳、酒精摄入、湿冷环境和空调也会加重过敏性鼻炎的症状。

过敏性鼻炎有遗传倾向吗？

过敏性鼻炎有遗传倾向。

过敏性鼻炎是一种常见的疾病。人们可能在任何年龄患上过敏性鼻炎，也有可能在任何年龄痊愈。

过敏性鼻炎可能会给患者带来哪些危险？

过敏性鼻炎不是一个严重的疾病，但是如果不进行治疗，过敏性鼻炎可能会导致哮喘、鼻息肉及听力下降等。

过敏性鼻炎可以被治愈吗？

过敏性鼻炎不能够被治愈，但是现代治疗手段能够控制并缓解过敏性鼻炎的症状。患者没有必要再受此病困扰，如果此病干扰到你的生活，可以联系主治医生。有时过敏性鼻炎症状会非常轻微，以至于患者甚至不知道自己患有过敏性鼻炎，而有些过敏性鼻炎患者似乎能够自己痊愈。

过敏性鼻炎的治疗方法有哪些？

自我治疗方法

保持健康，膳食营养均衡，避免"垃圾食品"的摄入，以及生活方式要健康，运动、休息、娱乐要平衡。如果眼睛发痒，不要试图挠。不要戴隐形眼镜和太阳镜。

鼻子发痒时，不要买非处方类血管收缩药和喷雾剂，因为这些药物虽然一开始能够缓解症状，但是反弹症状更加严重。

避免接触过敏原疗法

如果你清楚自己对哪些物质过敏，要避免接触这些物质（考虑一下是否对宠物、羽毛枕头和鸭绒被等过敏）。

如果是对春天的花粉过敏，你应当做到下面几项。

- 尽可能待在室内，尤其是刮风的时候。
- 从网上查看空气花粉含量。如果空气中花粉含量很高，尽可能待在室内。
- 要经常用冷水冲洗眼睛。
- 将凡士林涂抹到鼻子内部，减少花粉过敏的发生。

屋内尘螨来自床上用品、软垫家具、毛绒玩具和毛毯等。卧室或家里尽量保持无尘状态，尤其是当你患有常年性过敏性鼻炎时，具体方法可以咨询专业人员。

尽量让宠物待在屋外，尤其是猫。

避免接触化学刺激物，例如，阿司匹林、烟尘、化妆品、油漆和喷雾剂等。

医疗专业帮助

医生会提供很多治疗过敏性鼻炎的方案，包括抗组胺类药物和脱敏治疗（一般通过皮试确定过敏原后会采用脱敏治疗）等。现在新上市的抗组胺类药物引起的嗜睡不良反应比过去要小。现在有鼻部使用的喷雾剂和眼部使用的眼药水（可能含有激素或色甘酸二钠）等处方类药物来缓解过敏性鼻炎症状，效果非常好。

6.58　头部受伤

头部受伤后会发生哪些事件？

头部受伤的患者可能表面看起来并不严重。患者去看医生，可能观察一段时间后，并无严重的症状和体征出现，就可以回家了，并且头部损伤在休息一段时间后可能会很快痊愈。然而，少数情况下，头部受伤后的并发症会在受伤后几天内的任何时间出现。

头部受伤会有哪些并发症？

大脑含有大量质地均一的果冻样物质，被紧紧地限制于严密的空间——颅骨，并且不能承受任何的颅内压力增高。如果上述情况是由出血或肿胀所致，压力会压向颅底，而颅底包含各种生命中枢，有控制呼吸和心脏的功能。问题会逐渐发生，某些特定警示性先兆的出现说明需要减轻颅内压力。

脑震荡的定义是什么？

脑震荡是一种典型的脑部损伤，是指脑部功能出现暂时性障碍。脑震荡症状的严重程度不一，可以从轻微的目眩或头痛到意识丧失不等。脑震荡可能伴有或不伴有短暂的意识丧失。根据头部受撞击的严重程度，脑震荡的其他症状包括击晕或失神、无知觉、头痛（头痛有时是脑震荡的唯一症状）、记忆缺失（记忆丧失）、疲惫、眩晕、视野模糊、恶心、呕吐、易激惹、走路不稳和思维遗失（包括记忆丧失）。

脑震荡一般预后非常好，大约在1小时会恢复，

但是有的脑震荡患者需要数天时间才能恢复症状。

注意：现在没有"延迟性脑震荡"这个概念，但有"脑震荡后综合征"，主要症状是持续性头痛和眩晕。脑震荡后综合征需要进一步检查。

头部受伤后应该采取哪些措施？

患者头部受伤后，家里人应当密切观察患者症状，（至少）要观察24小时，如果发现下列症状体征，应当立即将患者送往距离最近的医院急救室，这些症状体征如下。

- 失去意识或异常嗜睡，例如唤醒困难。
- 患者很迷茫，行为异常。
- 持续性头痛。
- 耳部或鼻部有出血或有分泌物排出。
- 反复呕吐。
- 四肢或面部发生抽搐或痉挛。
- 视物模糊或双重视野。

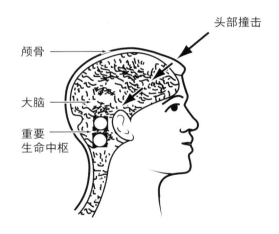

头部受伤

对于孩子

孩子头部受伤后，可以上床睡觉，但是家长应当每4小时叫醒孩子一次，以检查孩子是否可以被叫醒和是否有意识。因为孩子是最容易出现脑震荡的。

其他要点

膳食

头部受伤的4小时后，可以适量摄入食物和液体，

但是25小时内禁止饮酒。

镇痛药

头部受伤后，可以服用常规剂量的对乙酰氨基酚缓解疼痛，但是不要服用阿司匹林。

药物

避免服用镇定类药物；除非医生指导，否则不要服用此类药物。

冰敷或冷敷头部

冰敷或冷敷头部的肿胀或疼痛部位。

休息

• 头部受伤后，要卧床2天，头部和肩部要稍微抬高。

• 起床后，感觉头晕或头痛，要立即回到床上继续休息。

• 头部受伤后，要在家静养，不要急着去上班或恢复正常活动。直到7天后，再开始尝试恢复正常活动。与医生探讨这些细节。

6.59　心力衰竭

心力衰竭的定义是什么？

心力衰竭，是指当心脏这个肌肉泵不能够为机体泵出足够的血液，以维持机体正常功能。可能是心肌本身的收缩力下降，也有可能是控制血液流动的心脏瓣膜发生问题，最终导致心力衰竭。

心脏运行机制

心脏拥有两套泵，右侧较小的泵将血液泵入肺脏，以获得氧气（然后获得氧气的血液回到心脏）；左侧的泵将富含氧气的血液泵到全身。心力衰竭有可能只涉及其中一套泵，但是更常见的是左右两套泵都发生问题，这种心力衰竭称为充血性心力衰竭。

左侧心脏发生衰竭时，肺就会充满血液（就像吸

满水的海绵一样），引起呼吸困难；右侧心脏发生衰竭时，血液会在全身的静脉血管滞留，引起组织水肿，尤其是腿部和腹部。

心脏功能最好是用超声心动图进行测定。其他检测方法包括血液检查、运动或压力下心电图和血管造影。

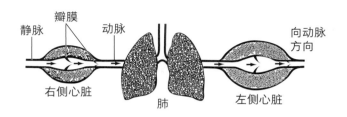

心脏运行机制

心力衰竭的症状有哪些？

心力衰竭的主要症状是呼吸困难，通常是运动时和运动后。心力衰竭的其他症状包括疲劳、嗜睡、肌肉乏力、不明原因的咳嗽和哮喘、恶心、踝关节和腹部发生水肿。

导致心力衰竭的原因有哪些？

心力衰竭的主要原因包括曾经发生的心脏病发作导致的心肌瘢痕形成、冠心病（最主要原因）、高血压、心脏瓣膜病，心肌病和宿醉。

导致心力衰竭的其他危险因素包括糖尿病、吸烟、活动量少、高饱和脂肪酸和高胆固醇饮食。

心力衰竭可能会给患者带来哪些危险？

虽然心力衰竭这个名称听起来挺吓人的，事实上此病通常不是一个立刻危及生命的疾病，一般通过治疗后，病情可以改善，而且患者可以存活很长一段时间。如果心力衰竭得不到治疗，就会对全身造成很大的压力，全身出现水肿。如果心力衰竭治疗成功，那么主要的风险来自潜在病因，例如冠心病。

心力衰竭的治疗方法是什么？

自我治疗方法

• 减少活动量：如果心力衰竭的症状严重，应该休息，但是如果症状减轻或无症状，应该做一些比

较温和的运动，例如散步。

- 减少食盐的摄入量：要坚持无盐饮食。
- 限制液体的摄入量，液体的每天摄入量要少于0.5L。
- 如果超重或肥胖，要减轻体重。
- 戒烟。
- 禁止摄入酒精或仅摄入极少量酒精。
- 减少咖啡的摄入量，咖啡的每天摄入量限制在1～2杯。

药物治疗

治疗心力衰竭最常用的药物是血管舒张药（用于扩张血管）和利尿药，这两种药物都能够降低血压，从而减轻心脏负担。地高辛可以加强心脏收缩力，而β受体阻滞剂可以降低心率。主治医生会根据你的情况使用其他药物（如硝酸盐类药物）。

手术治疗

可以通过手术治疗置换狭窄或漏液的瓣膜，也可以考虑心脏搭桥手术和心脏移植手术。

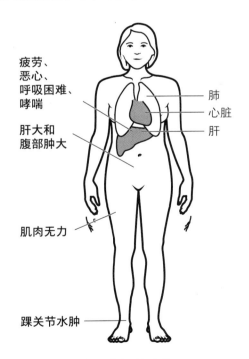

疲劳、
恶心、
呼吸困难、
哮喘

肝大和
腹部肿大

肺
心脏
肝

肌肉无力

踝关节水肿

右心衰竭的症状

6.60　胃灼热

胃灼热的定义是什么？

胃灼热不是一种疾病，而是一种症状，是一种胸部烧灼的不适感。通常，胃灼热时口中有酸味。胃灼热又可称为消化不良或食滞，与人们的饮食有关，尤其是进食过多。

导致胃灼热的原因有哪些？

胃灼热通常与胃内的酸物质反流到食管有关，有时反流会到达喉部（胃食管反流）。胃酸反流可能由胃溃疡引起。食物反流发生与位于食管和胃部连接处的环形肌不能够完全关闭有关，食物反流也可能与食管裂孔疝有关。

引起胃灼热的因素如下。

- 某些食物（例如，卷心菜、洋葱、黄瓜、咖喱、各种甜点——尤其是水果派和水果蛋糕）。
- 某些饮品（例如，红葡萄酒、啤酒、碳酸饮料和咖啡）。
- 吃饭的速度过快。
- 一顿饭吃太多。
- 嚼口香糖的时间太长，太用力。
- 压力大和焦虑。
- 怀孕晚期。
- 年龄大。
- 某些药物（例如，抗风湿药、阿司匹林）。
- 肥胖（常见的因素）。
- 抽烟。

诊断胃灼热需要做哪些检查？

一般的胃灼热是不需要做检查的，但是如果胃灼热一直持续或主治医生考虑你可能患有胃溃疡的话，需要行X线检查或胃镜检查。胃镜是将内窥镜直接插入至胃内，对胃溃疡的相关情况进行探查。

如何预防胃灼热的发生？

禁止做

- 大口大口地吃饭。
- 站着吃饭。
- 吸烟。
- 吃油腻食物（例如油酥面团）。
- 吃辛辣食物。
- 吃得太多。
- 弯着腰干活。
- 排便时用力太大。
- 吃饭时喝酒。
- 摄入可能会导致胃灼热的食物。
- 晚上喝咖啡或喝酒。

可以做

- 吃饭的速度要慢，要轻轻松松地吃饭。
- 坐下吃饭，要慢慢吃。
- 避免吃可能会引起胃灼热的食物。
- 摄入食物要少量或适量。
- 可以蹲下干活，但不要弯着腰。
- 排便规律。
- 避免压力，要放松。
- 吃完饭后，要有半小时的放松时间。
- 减少酒精的摄入量。
- 睡觉前的1小时内不要进食。

胃灼热的治疗方法有哪些？

- 采取上述的预防措施。
- 要了解哪些因素会导致胃灼热，并避免接触这些因素。
- 当你感到胃灼热即将发作时，以及睡觉前，可以服用抗酸类药物。
- 如果你体重超重，需要减肥，并达到理想体重。
- 如果采取上述措施后，胃灼热症状仍然没有缓解，则需要就诊以进一步检查和治疗。主治医生会给你开一些其他药物降低胃内的酸度。

6.61　食管裂孔疝

食管裂孔疝的定义是什么？

食管裂孔疝是指与食管相连的胃的上部滑过胃食管括约肌，并穿过腹腔和胸腔之间膈肌上的小孔（称为裂孔）进入胸腔的现象。50岁以上的人中，食管裂孔疝较常见，大约10%的人患有食管裂孔疝。食管裂孔疝有两种类型：滑动型食管裂孔疝和食管裂孔旁疝。

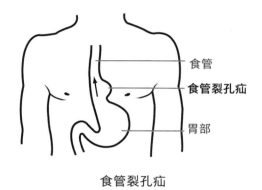

食管裂孔疝

食管裂孔疝的症状有哪些？

大部分食管裂孔疝患者是没有什么症状的，一般不会受到食管裂孔疝的困扰。但是如果胃内的酸性物质发生反流（这种现象称为胃−食管反流）就会发生胃灼热的症状。胃灼热是指胸部出现烧灼样疼痛，有时疼痛也可位于喉部。胃内酸性液体也有可能突然回流到口腔，尤其当你躺下或向前弯腰时。当你躺下睡觉时，这些症状就会给你带来困扰，甚至是逼你醒来。食管裂孔疝的其他症状还包括嗳气，胸腔内有"咕咕"声，吞咽较烫液体时有疼痛感和有食物卡在食管内的感觉。

哪些人易患食管裂孔疝？

超重或肥胖的中年女性和年龄较大的人最容易患食管裂孔疝。食管裂孔疝也有可能发生在怀孕期间。一般通过钡餐、X线检查或通过将带有相机的导管插入胃中（胃镜）检查可以确诊。

食管裂孔疝的病因有哪些？

食管裂孔疝的具体病因尚未完全明确，但是我们知道其中一个异常是维持括约肌的强壮的肌纤维出现了拉伸和力度减弱。例如，咳嗽、肌肉紧绷、呕吐、怀孕和肥胖等，导致腹腔内的压力增大，将胃部向上推。

食管裂孔疝可能会给患者带来哪些危险？

食管裂孔疝通常不是严重的疾病。然而，食管裂孔疝会导致食管下段发生炎症，这称为反流性食管炎。反流性食管炎可能会导致出血（可能会引起贫血）或狭窄。"旋转"型食管裂孔疝的一个严重并发症是进入胸腔的那部分胃发生扭曲（称为扭转）。提前几个月出现的警示性症状是上腹部饱胀感和进食时痛疼，这些患者并不能摄入大量食物。食管裂孔疝很少会进展成为恶性病变，但是炎症部位发生癌变的风险会有一些增加。

食管裂孔疝的治疗方法是什么？

自我治疗方法

- 保持体重在理想水平。
- 避免下蹲动作。
- 不要吸烟。
- 减少酒精和咖啡的摄入量。
- 避免穿紧身胸衣，腰周围的衣物不要太紧。
- 睡觉时，调整床头以抬高头部。
- 服用抗酸药。
- 要少食多餐。
- 不要吃辛辣食物。
- 不要摄入太热的饮品。
- 不要太晚吃饭。
- 不要喝碳酸饮料。

减轻体重几乎可以治愈食管裂孔疝。每天少食多餐能够缓解食管裂孔疝症状，而不是一天吃2~3顿饭。晚饭必须吃得少一些，不能喝酒，且不要吃夜宵，使得睡觉前胃处于排空状态。胃排空需要1~2小时。

吸烟会加重食管裂孔疝的病情，咖啡和酒精也会，尤其是烈酒。如果症状是在晚上发作，你需要多加枕头，将头部和肩部抬高。如果这种方法无法缓解病情，你需要将头部提高20cm左右，以防止发生夜间胃酸反流。

医学专业治疗方法

如果非处方药品和其他措施都不能够缓解病情，医生会根据你的情况开一些特殊药物，以减少反流发生。抗酸药物可以缓解病情，质子泵抑制剂或H_2受体阻滞剂也有较好的疗效。如果反流问题仍然得不到解决，则需要手术治疗（手术治疗效果一般较好）。

6.62 尘螨

尘螨的定义是什么？

尘螨是一种非常小的昆虫样生物，一般用肉眼看不见。尘螨一般居住在屋内的灰尘中，通过摄入人类皮肤鳞屑而不断繁殖。尘螨喜欢温暖、黑暗、潮湿的环境，而且在这种环境中，它们繁殖得很快——雌性尘螨每3周下卵的数目可多达50个。

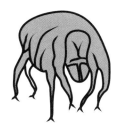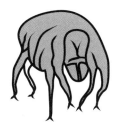

放大300倍后的尘螨（尘螨的真正大小为针尖样大小）

尘螨一般会出现屋内的哪些地方？

- 卧室（尘螨最容易出现的地方）：枕头、毛毯和垫子。
- 地毯，尤其是粗毛或长纤维的地毯。
- 比较柔软的家具。

- 柔软的玩具。

尘螨可能会带来哪些问题？

某些人对尘螨本身（死的或活的）和尘螨的排泄物（如粪便中的蛋白质）过敏，过敏的症状包括鼻子和眼睛瘙痒、哮喘和湿疹。

对尘螨过敏的人应当怎么办？

首先，应当通过皮试确定患者对尘螨过敏。有时我们是通过接触史推断出对尘螨过敏的——例如，睡在其他灰尘较多的旧床垫上时会出现过敏反应。减少过敏症状的最好方法是减少与尘螨接触的概率，以及根据下列步骤实施有效管理。其目的是尽可能减少尘螨数量及将死去的尘螨和尘螨排泄物清除出房间。

预防尘螨步骤

总原则

- 太阳直接照射可以杀死尘螨，所以尽可能让阳光照射到屋内。
- 屋内保持良好通风，尽可能使屋内保持干燥。
- 让宠物待在屋外。

床上用品

- 最好用防尘螨效果最好的罩子将床垫、枕头、被子包住。
- 不要使用羽毛类的被褥和枕头。
- 使用可以定期清洗的被单，毛毯和被褥，最好是每2个月清洗一次，在55℃或温度更高的热水中清洗，清洗完毕后用烘干机烘干。
- 将羊皮和羊毛垫拿走。
- 电热毯上一般没有尘螨。

地毯

家里最好不要使用地毯，尤其是卧室。家中的地板最好要铺光亮的木板、油毡板、石板或瓷砖。如果患者对尘螨十分敏感，建议将家里所有的地毯都去掉。如果家里确实需要地毯，尽量使地毯保持干净。用吸尘器清理会使尘土飞入空中，因此患者要尽量避免用吸尘器清理屋内，或是做该项工作时佩戴具有保护作用的口罩。将地板上可以移动的覆盖物拿到屋外抖落尘土和清理。每周都要吸尘，包括床垫缝线处和软垫家具。

毛绒类家具

- 尽量不要在卧室摆放毛绒类家具。
- 要尽量不要使用过于厚重的窗帘，如果用，要经常清洗窗帘。
- 最好使用垂直百叶窗等窗户遮挡物。

毛绒类玩具

在睡觉的地方不要放毛绒类玩具。如果你离不开毛绒类玩具，可以只放几个，并且要经常清洗。每两周将这些玩具放到冰箱的冷冻层（或冰袋）过一次夜，这样能够杀死尘螨。

生活区

在生活区，尽量不摆放软垫家具。最好使用可擦洗的家具，如皮革、塑料或木质家具。

预防控制尘螨的其他技巧

除尘时，最好加点水再除尘，不要用羽毛类的除尘器，或者用静电除尘布。不要使用容易落灰的东西，例如，墙上悬挂饰品和小布袋。存放时间较长的衣物，在穿之前要在太阳下晒一晒再穿，尤其是连衣裙和外套。

特殊的杀虫剂（杀螨剂）经常被用于杀死地毯中的尘螨，但是这些杀虫剂比较贵，效果存疑，总的来说，不推荐使用。

要考虑家里是否有其他能够加重过敏反应的因素，例如宠物。

要点

- 用防尘螨最好的罩子将床上用品包裹起来。
- 用55℃以上的热水清洗床单、被罩等。
- 家里尽量避免使用地毯和毛绒类的家具（如果你对尘螨过敏比较严重）。
- 推荐采用裸露的地板（不铺地毯）和瓷砖地板。

6.63 高血压

高血压的定义是什么?

高血压是指血压值升高且高于人群正常血压值的现象。现在我们一般测量两种血压:收缩压和舒张压。收缩压是指心脏将血液泵入动脉时所测量的血压值,而舒张压是指心脏舒张,部分血液回流入心脏时所测量的血压值。收缩压值和舒张压值是血压的重要指标。

血液的测量单位是毫米汞柱(mmHg)。收缩压正常最高值为140mmHg,舒张压值最高值为90mmHg。当收缩压值高于140mmHg或舒张压值高于90mmHg时,就属于高血压。重度高血压是指收缩压值高于180mmHg或舒张压值高于110mmHg。

正常血压值和推荐血压值的定义是什么?

澳大利亚心脏基金会将正常血压值定义为:18岁以上的成人收缩压值低于120mmHg及舒张压值低于80mmHg,理想血压值是120/80mmHg。120/80~140/90mmHg的血压值称为正常血压高值。65岁以上人群的正常血压值为:收缩压值低于140mmHg及舒张压值低于90mmHg。患有糖尿病和肾病的人群最好将血压控制在130/80mmHg以下。

高血压是多种疾病的危险因素。

导致高血压的原因有哪些?

95%的高血压患者无法查明导致高血压的具体原因——高血压就那样发生了。动脉中的血压较高,是因为心脏使劲向动脉泵血,而动脉血管较狭窄所致。血压可比喻为水管中形成的水压——水龙头开得越大,水管管道越窄,水压越高。有时,高血压是由肾病和其他较少见的疾病引起。某些处方类药物会使高血压的病情加重,例如,非甾体抗炎药、口服避孕药、滴眼液、某些鼻部喷雾剂。过度饮酒也是导致高血压的重要因素。

哪些人易患高血压?

任何人都有可能患高血压,高血压是一种非常常见的疾病。在西方国家,15%~20%的成人患有高血压。随着年龄的增加,血压有不断增高的倾向。然而很多人并没有意识到自己患有高血压。高血压很少有预警性的症状。

高血压的症状有哪些?

高血压通常没有症状,患有严重高血压的患者也会感觉良好。高血压患者很少会感到头痛、心悸或感觉不好,除非有并发症的发生。

高血压可能会给患者带来哪些危险?

高血压经常被称为"隐形杀手"。高血压患者发生脑卒中和心脏病的风险要远远高于血压正常的人。随着血压的增高,相应风险也增高。高血压会对心脏和肾脏造成不利影响,最终导致心力衰竭和肾衰竭。将血压保持在正常范围内,有利于减少脑卒中和心脏病的发病风险,也包括冠心病和肾衰竭。

高血压的治疗方法有哪些?

药物(降压药)能够将高血压降下来,但是健康的生活方式也可能将血压将到正常水平。这种自我治疗可能使高血压患者摆脱终身使用药物的困境。

自我治疗方法:健康的生活方式

- 膳食:膳食要营养,低脂、高纤维。
- 食盐:食物中只加一点点盐。
- 肥胖:将体重减到理想水平。
- 酒精:戒酒或少量饮酒(一天的饮酒量不超过2个标准杯)。
- 压力:避免给自己太大的压力和避免工作过度。可以考虑放松和冥想课程。
- 运动:要经常锻炼,每天要锻炼30分钟,例如,每天要坚持走路30分钟。
- 吸烟:吸烟似乎不会增加高血压发生风险,但是吸烟是心脏病危险因素——所以,请戒烟。

药物治疗

如果通过上述方法并不能使血压降到正常值,就需要药物治疗,使血压降到正常值。药物主要是通过降低心脏的收缩强度，放松动脉血管，或减少控制血压的体内化学物质来实现的。高血压患者必须根据医嘱规律用药，除非医生建议，否则千万不要停药。18～65岁年龄段的成人的目标血压值为130/85mmHg。

多长时间量一次血压？

如果你的血压值正常，你需要每隔1～2年测一次血压。如果你的年龄超过40岁，你需要每年测一次血压，因为随着年龄的增加，血压值是不断升高的。吃避孕药的女性应当经常测血压。糖尿病和肾病患者最好将血压控制在130/80mmHg。

6.64　甲状腺功能亢进症

甲状腺功能亢进症和甲状腺功能减退症的定义是什么？

甲状腺位于颈部下段的前方，能够产生包括甲状腺激素在内的多种激素，调整机体活动和代谢过程，包括生长发育和热量消耗。甲状腺激素的合成过程需要碘这种重要元素参与，以保障甲状腺激素（T_4）和三碘甲状腺氨酸（T_3）的合成。甲状腺功能亢进症是指当体内的甲状腺激素（和T_3）含量过高时，机体的各项功能处于过度活跃状态。甲状腺功能减退症是指当体内的甲状腺激素含量过低时，机体的各项功能处于过度低下状态。

甲状腺功能亢进症的相关背景知识有哪些？

甲状腺功能亢进症又称为毒性甲状腺肿、甲状腺

毒症或格雷夫斯病。任何年龄段的人都有可能患甲状腺功能亢进症，但是一般是20～50岁年龄段的人发病，而且女性更容易患病。在100个女性中，大约会有2人患有某种程度的甲状腺功能亢进症。

甲状腺功能亢进症的症状有哪些？

- 过度活跃、烦躁不安、神经质和易激惹。
- 虽然进食量增加，但是体重仍然减轻。
- 易出汗和不喜欢较热的环境。
- 心率加快，导致心悸。
- 疲劳和肌肉无力。
- 手部发生震颤。
- 腹泻。
- 入睡困难。
- 掉头发（有时）。
- 腺体肿大，如甲状腺肿。
- 月经周期发生改变。

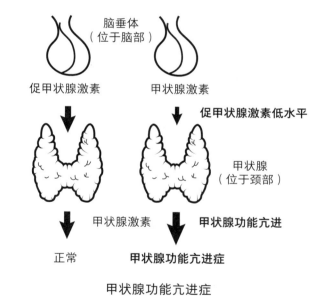

导致甲状腺功能亢进症的原因有哪些？

导致甲状腺功能亢进的原因如下。

- 格雷夫斯病——一种免疫系统疾病，会导致产生过量的甲状腺激素。
- 过度活跃的甲状腺结节（甲状腺组织中存在

的异常结节）。

- 某些药物，如胺碘酮和含锂的药物。
- 炎症（甲状腺炎）。
- 过量摄入碘。

如何诊断甲状腺功能亢进症？

甲状腺功能亢进症通过一种叫作甲状腺功能检测的血液检查方法来确诊。测量下列激素的水平来判断甲状腺功能：

- 促甲状腺激素（TSH）：甲状腺功能亢进症患者血液中，该激素水平与正常人相比较低。这是因为血液中甲状腺激素水平过高，反馈性地导致脑垂体产生较少的促甲状腺激素，以减少甲状腺产生甲状腺激素。
- 甲状腺激素（T_4）：高水平甲状腺激素可确诊甲状腺功能亢进症。

其他检查方法包括超声波检查和甲状腺抗体检查。

甲状腺功能亢进症可能会给患者带来哪些危险？

甲状腺功能亢进症如能得到治疗，预后非常好。如果不进行治疗，会产生下列严重问题。

- 心脏方面的疾病，如心律不齐，尤其是心房颤动、心绞痛和心力衰竭。
- 眼睛方面的问题：眼睛内有沙粒感、眼球突出和闭眼困难可导致视野模糊或双视野。
- 焦虑，可能会被误诊为精神方面的疾病。
- 骨质疏松。
- 甲状腺"风暴"，即甲亢危象，是指所有的症状突然恶化，甲状腺功能亢进患者进入危急状态。

甲状腺功能亢进症的治疗方法有哪些？

甲状腺功能亢进症治疗的主要目的是降低甲状腺激素到正常水平，治疗方法包括药物治疗、放射性碘治疗和手术治疗。

- 抗甲状腺药物——这类药物能够抑制甲状腺的活动，从而减少甲状腺激素的产生量。
- 放射性碘治疗——参与甲状腺激素的放射性

碘能够逐渐地破坏甲状腺部分组织。

- 手术治疗——主治医生会根据你的情况，决定是否需要采用手术方法切除部分或所有甲状腺组织。手术治疗可治愈90%左右的甲状腺功能亢进症患者。

治疗甲状腺功能亢进症的其他药物有 β 受体阻滞剂。β 受体阻滞剂可以用来控制甲状腺功能亢进症引起的心悸。

注意：上述的治疗方法可能导致甲状腺功能从过度活跃状态到过度低下状态。但是，这种情况容易纠正，只要补充外源性甲状腺激素即可。

6.65　甲状腺功能减退症

甲状腺功能减退症的定义是什么？

甲状腺功能减退症是指甲状腺活动和功能处于低水平的状态。甲状腺功能减退症是一种常见的疾病，尤其是中年人和年纪较大的女性易患甲状腺功能减退症。甲状腺功能减退症有时会称为黏液性水肿。甲状腺是位于颈部下段前方的器官，可产生甲状腺激素，控制机体的活动和代谢。如果甲状腺激素水平较低，机体各项功能也会处于较低水平。

导致甲状腺功能减退症的原因有哪些？

导致甲状腺功能减退症的原因如下。

- 自身免疫病导致甲状腺组织受损（自我损伤的一种类型）——桥本甲状腺病。
- 手术切除甲状腺或放射治疗损伤甲状腺。
- 炎症——甲状腺炎。
- 膳食中缺碘。
- 某些药物的不良反应（如含锂药物和胺碘酮）。
- 唐氏综合征。
- 脑垂体的相关疾病（脑垂体位于大脑中，能够控制甲状腺）。

然而，甲状腺功能减退症也可以没有明确病因。

有的孩子一出生就患有甲状腺功能减退症（克汀病）。现在，甲状腺功能减退症成为孩子出生后的一个常规筛查项目。

甲状腺功能减退症的症状有哪些？

患者的生理活动和心理活动均下降，这是个缓慢过程，可能会持续几个月到几年。在甲状腺功能减退症的早期阶段，很多人不会注意到相关症状。甲状腺功能低下常见的症状体征如下。

- 疲惫、懒散。
- 便秘。
- 感觉到冷和疼痛。
- 体重增加。
- 思维活动减慢、动作减慢、抑郁。
- 皮肤干燥、头发干燥粗糙、掉头发、皮肤发生水肿、脸色苍白、脸和眼睛浮肿。

甲状腺功能减退症其他较为少见的症状包括声音嘶哑、月经不调、腕管综合征、胸痛（心绞痛）和性冲动下降，可能会出现甲状腺肿。

如何诊断甲状腺功能减退症？

一般是通过一种叫作甲状腺功能检测的血液检测方法来确诊，需要测定的指标如下。

- 促甲状腺激素：患者血液中促甲状腺激素较高。脑垂体通过大量产生促甲状腺激素，来促使甲状腺产生和释放更多的甲状腺激素。

- 甲状腺激素（T_4）：低水平甲状腺激素可确诊甲状腺功能低下。

其他检查方法包括超声波检查和甲状腺抗体检查。

甲状腺功能减退症可能会给患者带来哪些危险？

甲状腺功能减退症得到治疗，预后一般非常好。如果不进行治疗，心脏相关疾病的发病风险会增加，因为甲状腺功能减退症会导致血液中胆固醇水平升高。甲状腺功能减退症的一个罕见并发症是一种丧失意识的状态，称为黏液性水肿昏迷。黏液性水肿昏迷

一般由冷环境或某些药物，尤其是镇静剂导致。

甲状腺功能减退症的治疗方法有哪些？

不管引起甲状腺功能减退症的原因是什么，治疗方法比较简单。甲状腺功能减退症患者终身服用人工生产的甲状腺激素药片。服用药物几个月后，患者体内的甲状腺激素水平就会恢复到正常。克汀病儿童一经发现就应该立即治疗。所有甲状腺功能减退症患者都应当持续监测血液中的甲状腺激素水平，确保替代药物的剂量是正确的。

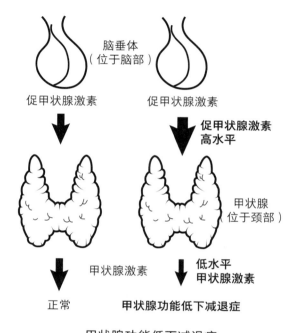

甲状腺功能低下减退症

6.66　不孕不育

不孕不育的定义是什么？

不孕不育是指男女12个月内未采取任何措施，正常进行房事，仍然没有怀孕的现象。也就是说，夫妻双方努力1年后，仍然无法怀孕的现象。

其实，更准确的说法是生育能力低下。生育能力

低下是指夫妻难以怀孕的问题。研究表明，大约4%被诊断为不孕的女性在未经任何相关治疗的情况下，例如，体外受精和诱导排卵，在之后的9年内可以自然受孕。不孕不育是一种极端的情况，指永远不能受孕。

要想怀孕需要具备哪些条件？

要想怀孕的基本条件如下。

- 男性有足量的健康精子。
- 女性能够产生健康的卵子。女性35岁后，排卵功能减退。
- 输卵管必须处于正常状态，而且女性骨盆必须是足够健康，能够让卵子成功受精，最后在子宫成功着床。

有关不孕不育的相关数据是怎样的？

大约10对夫妇中就会有1对生育能力低下。随着年龄的增加，生育能力低下的风险也增加，所以32岁以后，生育能力低下的风险是逐渐增加的。在澳大利亚，大约100 000对夫妇有此类问题。在100对夫妇中有30对是因为女方问题；有30对是因为男方问题；有10对原因不明。

大约30%的家庭是男方和女方均有问题。

导致不孕不育的主要原因有哪些？

- 与先驱感染（如流行性腮腺炎）或药物（如抗肿瘤药物和类固醇类药物）有关的卵子或精子产生与排出异常。
- 生殖管道发生堵塞或其他结构性问题，可能是先天的（一出生就有），也有可能是后天——由于感染造成的。
- 常见的妇科疾病，如多囊卵巢综合征及子宫内膜异位症
- 心理因素，如压力过大、焦虑或不健康的生活方式。
- 房事有问题，或者房事的时间点选得不对。

如果夫妇发生不孕不育应当怎么办？

如果1对夫妇在努力12个月后仍然无法怀孕，男女双方都应该去医院看医生。首先，医生会确定房事是否足够频繁以及时间点是否合适，然后确定是否有性能力不足的问题，如部分或偶发阳痿或早泄。如果发现了可以校正的问题，医生会建议夫妇做出改善，并再尝试数月。如果问题依然没有解决，就要进行主要的检查，男方要进行精子检查，女方要进行排卵检查。

精子检查

男性要提供完全射精后的精液，最好是禁欲至少3天后通过手淫获得的精液。精液放置在干净的杯子中，保持温暖的环境，在1小时内置于显微镜下进行观察。

精液的正常指标为精液超过2ml，且每毫升精液中精子数目超过2千万，其中至少有50%的精子有正常形态并且活动能力正常。

排卵测试

可以从自然月经史、宫颈黏液和体温来判推测排卵期。通过检测月经周期中第21天的激素水平，来判断排卵是否发生。

其他特殊检查

如果上述检查都正常，就需要做其他检查（包括女性输卵管和子宫的特殊X线检查）。此时主治医生会建议你到专家那里进行诊治。

不孕不育的预后怎么样？

不孕不育的预后在不断改善。现代专业疗法能够帮助至少60%的生育力低下夫妇成功怀孕。治疗方法包括激素疗法、手术和体外受精。

不孕不育可能会给夫妇带来哪些心理上的伤害？

长时间不怀孕会给夫妇带来心理上的巨大伤害，可能会时不时地爆发出心理危机。不幸的是，心理上的压力包括自责、抱怨配偶和有负罪感。夫妇双方在得知他们不能有自己的孩子的时候，一开始是感到惊讶、不相信、害怕，然后会感到挫败、愤怒、愧疚、怨恨、抑郁和自卑。这时最重要的是，你应当将感受

诚实地说出来，以及向医生进行咨询。

6.67　炎症性肠病

炎症性肠病的定义是什么？

炎症性肠病是指肠道发生非常严重的慢性炎症，尤其累及结肠（结肠的炎症性肠病称为结肠炎）和小肠的末端部分，即回肠（回肠的炎症性肠病称为回肠炎）。

现在主要有两类炎症性肠病：克罗恩病和溃疡性结肠炎。这两种疾病的主要特征是，腹泻时粪便中带血且有黏液。男性女性患炎症性肠病风险相同，且炎症性肠病易累及年龄段在15～40岁。导致炎症性肠病的确切原因不明，但是炎症性肠病与遗传因素有关，且呈家族聚集性。

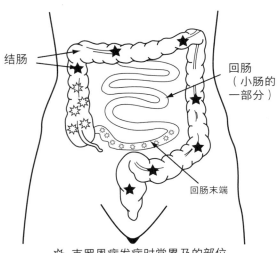

结肠

回肠
（小肠的
一部分）

回肠末端

✿ 克罗恩病发病时常累及的部位
★ 溃疡性结肠炎发病时常累及的部位

克罗恩病和溃疡性结肠炎发病时常累及的部位

炎症性肠病常见症状有哪些？

炎症性肠病累及部位不同，则症状不同，而且人与人之间的症状也不同。炎症性肠病常见症状如下。

- 反复腹泻。
- 粪便中带有血液和黏液。
- 上厕所很紧迫。
- 腹部绞痛（尤其是克罗恩病患者）。
- 发热、萎靡不振和体重减轻（尤其是克罗恩病患者）。
- 口腔溃疡（克罗恩病患者）。
- 下背部疼痛和关节炎。
- 眼睛发生炎症。

溃疡性结肠炎特有的症状有哪些？

- 溃疡性结肠炎一般开始于直肠，然后炎症向上蔓延，但范围不会超过结肠和盲肠的连接处。
- 溃疡性结肠炎会引起结肠和直肠的内膜发生溃疡。
- 溃疡性结肠炎的主要症状是，腹泻时粪便中带血。
- 溃疡性结肠炎主要的风险是患病7～10年后，可能会发生癌变。

克罗恩病症状有哪些？

- 主要累及回肠和结肠。
- 病灶不连续。
- 克罗恩病会导致小肠壁整个增厚，恢复期可引起肠腔变窄（狭窄）。
- 克罗恩病主要症状是腹部绞痛，尤其是饭后。
- 克罗恩病很有可能会引起全身的变化，如萎靡不振、发热、厌食、恶心和体重减轻。
- 克罗恩病的并发症包括肠梗阻、腹膜炎、肛周脓肿和肛瘘（在肛管和肛周皮肤之间形成异常通道）。

如何诊断溃疡性结肠炎和克罗恩病？

溃疡性结肠炎和克罗恩病的诊断方法是通过结肠镜或乙状结肠镜对肠道进行探查诊断。克罗恩病也可以通过钡剂造影检查或CT检查来诊断。

溃疡性结肠炎和克罗恩病的预后怎么样？

腹部疼痛和腹泻具有复发的倾向，有时是隔几个月或隔几年发作一次，患者也可能终生不再复发。约25%的患者腹痛腹泻只发作1次或2次。

很多溃疡性结肠炎和克罗恩病患者整体上感觉良好，会有正常的生活，包括工作和社交活动。医生有很多现代化的治疗手段能够改善炎症性肠病的病情。

炎症性肠病的治疗方法有哪些？

炎症性肠病的治疗方法包括自我治疗、药物治疗和手术治疗。

自我治疗

• 炎症性肠病相关的教育和支持，包括支持治疗小组。

• 家属和专家之间要不断地沟通，对患者的情况进行持续、长时间的监督。

• 通过健康的生活方式，营养膳食，多摄入水果蔬菜，规律锻炼和适当放松等来帮助控制炎症性肠病。

• 避免摄入可能会加重病情的食物（如奶制品、高纤维类食品、辛辣食品和油腻食品）；没有证据表明食物过敏会引起炎症性肠病。

• 最好要戒烟。

• 可以服用一些基本的镇痛类药物，如对乙酰氨基酚和可待因来缓解轻度阵发性疼痛（避免服用阿司匹林）。

• 加热能够缓解腹部不适——可以用热水袋或热毛巾来温暖腹部。

药物治疗

大部分炎症性肠病患者需要服用特殊药物来缓解病情、控制及预防炎症性肠病的发生。治疗预防炎症性肠病的药物如下。

• 5-氨基水杨酸类药物，如柳氮磺胺吡啶（是治疗炎症性肠病的主要药物）、奥沙拉秦和美沙拉秦。

• 皮质类固醇药物，主要用于炎症性肠病的急性发作。皮质类固醇包括口服泼尼松龙、注射和局部用药（如用于直肠的泡沫剂型药物、肛门栓剂和灌肠剂）。

• 免疫抑制剂，例如，硫唑嘌呤和甲氨蝶呤；生物制剂，例如英夫利昔单抗。

炎症性肠病不严重时，可以不住院进行治疗。但是如果炎症性肠病比较严重，则需要住院进行输液补充电解质等治疗。

手术治疗

医生一般不建议手术治疗。但是如果出现并发症，则需要手术治疗，尤其是克罗恩病。

6.68 嵌甲

嵌甲是指踇趾趾甲侧边向下弯曲，以至于长入皮肤内。

导致嵌甲的原因有哪些？

有两大因素会导致嵌甲的发生：一是穿的鞋太紧；二是剪趾甲的方法不对。如果按曲线剪趾甲，趾甲侧边剪得过多，那么趾甲的边缘就会长入皮肤。趾甲尖嵌入皮肤里会带来一些问题。然而有些人即使是剪趾甲的方法正确，穿的鞋也很合脚，仍然会发生嵌甲。

嵌甲的症状有哪些？

大部分嵌甲不会引起不适。但是有时会被忽略，引起疼痛，尤其是穿鞋较紧时。嵌甲导致的最严重的问题是其周围的皮肤发生感染。

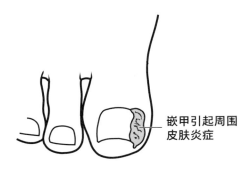

嵌甲引起周围皮肤炎症

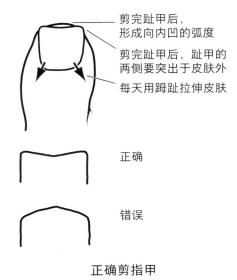

剪完趾甲后，形成向内凹的弧度

剪完趾甲后，趾甲的两侧要突出于皮肤外

每天用蹈趾拉伸皮肤

正确

错误

正确剪指甲

如何预防嵌甲的发生？

剪趾甲时要剪对形状，使趾甲两侧角落边缘超出皮肤。直接平着剪趾甲即可，使切缘向趾甲中间凹陷，而不是向两侧顺下。

每天洗完澡后，用拇指将甲襞向趾甲根部拉伸。

嵌甲的治疗方法是什么？

如果你有嵌甲的问题，剪趾甲时就要注意了，按照图中所示正确地剪趾甲，剪完趾甲后，末梢不要留有刺头。尤其重要的是，不要用剪刀深入皮肤中去剪嵌在皮肤中的趾甲，以免损伤组织。剪刀深入皮肤剪趾甲，可能会造成组织损伤和少量出血，且经常会引起感染。一旦感染，需要经过几周后才会痊愈。

要确保你穿的鞋合脚，而且要保持嵌甲区域干燥清洁。

医生可能会选择去掉嵌甲的几种方法之一，包括

将趾甲的末梢或嵌甲周围的皮肤皱襞去掉，使趾甲前缘暴露于皮肤外。

应对嵌甲所导致的急性疼痛时，一种比较有效的自我疗法是螺旋胶带法。此方法是指用黏性较强的胶带（如弹性绷带或12.5mm宽的医用胶带）粘住皮肤，将皮肤拉向外缘与嵌甲分开，然后用胶带牢牢地缠住蹈趾以固定。此方法可反复使用，每周2~4次，直到问题解决。然后用大拇指腹将甲皱襞向外拉扯——刚开始时可能会有些不适。

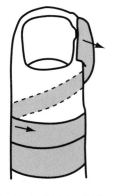

螺旋胶带法处理嵌甲

6.69　腹股沟疝

疝的定义是什么？

疝是指软组织从腹壁的较薄弱的肌肉层突出体外的一种现象。疝通常是在腹部肌肉较薄弱的地方发生，一般会发生在男性的腹股沟部位，该部位有输精管到达精囊的通道——腹股沟管。腹腔内部是个高压区，尤其是做重体力或抬起东西时。腹腔内压力增高时，会使肠内容物向肠壁的薄弱地方移动并突出体外，形成盲袋。因此，疝在一些地方又可称为裂隙。与疝形成相似的例子是大风使劲吹时形成的风袋或吹气球。腹股沟部位的疝可能是一出生就有，也有可能是后天发生。腹股沟疝是最常见的一种疝。

腹股沟疝的定义是什么？

腹股沟疝是指位于腹部最下方，在腹股沟韧带上方的疝，是一条结实的韧带，是下腹部和盆腔的分界线。腹股沟疝可能局限在腹股沟部位，也有可能进入男性阴囊或女性外阴部位。腹股沟疝可能是一出生就有或出生后不久就有，也可能是后天获得。另一方面，随着年龄的增加，腹股沟疝的发病风险增加。

注意：股疝也比较常见。股疝是位于腹股沟部位，发生在腹股沟韧带下方的疝。

导致腹股沟疝发病风险增加的危险因素有哪些？

- 年龄增加：年龄超过60岁。
- 早产。
- 肥胖。
- 长期咳嗽（例如吸烟者咳嗽）。
- 怀孕。
- 腹腔内压力增加（例如长期便秘）。
- 排尿困难（例如前列腺肥大）。

腹股沟疝的特征和症状有哪些？

男性比女性更容易发生腹股沟疝。疝一般是无痛的，但是也会有轻微疼痛或一过性的不适感，包括下坠感。腹股沟疝最主要的症状是腹股沟部位有突出物或肿块。用手指能够将腹股沟疝按压回腹腔，或是躺下时腹股沟疝可能会自动消失。

男性腹股沟部位出现较大的肿块，应该考虑腹股沟疝。腹股沟疝内可能会有部分小肠进入，而且会感到或听到腹股沟疝内有肠腔内的气过水声。

腹股沟疝可能会给患者带来哪些危险？

腹股沟疝的主要危险是盲袋内的小肠可能发生卡顿或堵塞，这会导致下腹部剧烈疼痛、恶心和呕吐。更为危险的是，发生卡顿或堵塞的小肠的血供应可能会中断，即发生绞窄。绞窄性疝会出现红肿和疼痛，是一种外科急诊手术指征。

腹股沟疝的治疗方法有哪些？

治疗腹股沟疝最好的方法是直接手术切除。6个

月以内的婴儿早期做手术对于康复很重要，特别是出生6周以内的婴儿。手术方法是将盲袋推入腹腔内，然后对腹壁上薄弱部位进行缝合或嵌入一种特殊的网状补片加以修补。多数成人腹股沟疝会随着时间的推移逐渐加重。因此，做手术以避免发生绞窄是最好的治疗方法。

对于年龄较大的患者，如果腹股沟疝是无痛的，而且腹股沟疝可还纳，就可以采用保守法进行治疗。可以穿较紧的衣服或使用疝带捆绑。疝带捆绑也可用于那些不适合做手术的患者以及等待做手术的患者。

特别提示

保持理想体重，调整膳食以避免便秘，不要搬运重物，不要干重体力活，（尽量）不要咳嗽。

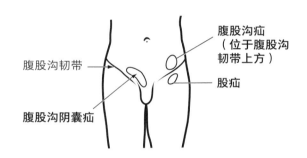

腹股沟疝、股疝、腹股沟阴囊疝的位置

6.70　缺铁性贫血

缺铁性贫血的定义是什么？

铁是血红蛋白的重要组成部分，而红细胞中的血红蛋白负责把从肺部获得的氧气分给身体各部分。如果机体缺铁，血红蛋白合成的数量就会下降，因而导致红细胞的数量和质量下降，这种情况称为缺铁性贫血。

缺铁性贫血的症状有哪些？

一开始时，缺铁性贫血没有症状，随后会出现下

列主要症状：疲惫、虚弱、苍白、呼吸困难、眩晕和对事物失去兴趣。其中苍白，尤其下眼睑内膜苍白，是缺铁性贫血的体征。

导致缺铁性贫血的原因有哪些？

下列几个原因会导致机体缺铁。

- 膳食中缺铁，尤其是生长迅速的婴幼儿和素食主义者。
- 小肠吸收铁的能力下降（肠道疾病会导致肠道吸收铁能力下降，如乳糜泄）。
- 大量失血，如月经失血、肠道和胃部肿瘤或溃疡导致出血和痔疮导致出血。
- 铁需求量增加，例如，孕妇、母乳喂养和处在青春期迅速发育的孩子。

哪些人易患缺铁性贫血？

- 早产儿。
- 孩子，尤其是出生后6～36个月的孩子，膳食中牛奶多，但含铁食物较缺乏。
- 女性，尤其是月经量多、膳食中缺铁的女性（10个女性中，就有3个缺铁）。
- 年龄较大的人群（膳食较差和患有慢性病）。
- 素食主义者。
- 运动员，运动时铁从汗液和尿液中大量丢失。

生长发育过快的人群（如青春期的孩子）也容易发生贫血。服用某些药物的人群，例如，阿司匹林或抗生素药物，会导致胃内慢性出血，最终导致缺铁性贫血。世界上引起缺铁最常见的原因是生活在热带地区的人们发生钩虫感染。

如何诊断缺铁性贫血？

诊断贫血的方法是血液检查。通过血液样本外观和血液中红细胞的数量、大小来判断是否缺铁。如果上述检查方法说明患者缺铁了，需要进一步做血液检查，来测定体内铁的储存水平。

缺铁性贫血可能会给患者带来哪些问题？

缺铁性贫血不会导致患者死亡，但是引起缺铁性贫血的原因对人体的影响较大。年龄较大的成年人发生缺铁性贫血时，应当考虑缺铁性贫血是否是由肠道癌症或胃部癌症引起的。检查是否有肠道癌症或胃部癌症，最好的检查方法是用内窥镜直接探查器官。缺铁性贫血的预后一般都非常好。

缺铁性贫血的治疗方法有哪些？

缺铁性贫血治疗的关键在于纠正发病原因。如果检查已经完全排除出血，表明患者缺铁可能是由于膳食不合理造成的，这很容易纠正。有时需要输血来纠正严重的缺铁性贫血，尤其是患者需要做手术时。

药物治疗

铁补充剂：口服含铁药物要比铁注射剂好，但是口服含铁药物会引起胃部不适，如消化不良和恶心。补铁时，铁元素要以亚铁形式存在（不是三价铁形式）。

注意：对儿童来说，过量铁具有很强的毒性，并且不应给患有血色素沉着的患者（每300人中就有一名患者）服用铁剂。

- 空腹服用处方补铁药（饭前30分钟）。
- 同时服用维生素C，有助于铁的吸收。
- 口服含铁药物2小时后，再服用其他药物，如抗酸类药物。
- 如果补铁药会导致胃部不舒服，可以将少量食物和口服含铁药物同时服用。
- 坚持服用补铁药物至少3个月。

对于孩子来讲，口服含铁药物最好与橙汁一起服用，要在饭前服用。喝补铁液容易使牙齿着色——用吸管吸补铁液可避免这类问题的发生。

膳食

服用含铁药物时，牛奶的摄入量应当限制在每天500ml以下。不要大量摄入咖啡，不要节食以及不要摄入过度加工的面包。要摄入含铁丰富的食物（特别是含蛋白质丰富的食物）。

含蛋白丰富的食物

- 肉类：（尤其是）牛肉、猪肉、肝脏和禽类。

- 鱼类和海鲜（如牡蛎、沙丁鱼和金枪鱼）。

- 瓜子类（如芝麻和南瓜的子）。

- 鸡蛋。

干果

- 干果（如杏干、无花果干、葡萄干和桃干）。

水果

- 果汁（如杏和黑莓）。

- 大部分新鲜水果。

蔬菜

- 绿叶类蔬菜（如菠菜，银甜菜和生菜）。

- 干豆类（如云豆）。

- 南瓜和红薯。

谷类

- 含铁丰富的面包和干麦片。

- 燕麦粥类谷物。

为了增加人体对铁的吸收，要进食含维生素C丰富的食物（柑橘类水果、哈密瓜、小白菜、西蓝花和菜花等）。

预防铁缺乏的措施

- 膳食要均衡营养，富含铁。

- 人工喂养的孩子要喝富含铁的配方奶粉，一旦开始添加辅食，要选择含铁辅食。

6.71 肠易激综合征

肠易激综合征的定义是什么？

肠易激综合征（又称为激惹性结肠或激惹性消化系统）是指肠道不能正常运行引起的腹部问题，如腹部绞痛和肠道功能异常。肠道是一个肌肉性管道，通过波浪性的运动（肠蠕动）不断地向前推动将食物。这种肠道肌肉运动可能会过度活跃，就会引起肠道痉挛或肠道过度收缩，就像腿部肌肉抽搐一样。

导致肠易激综合征的原因有哪些？

导致肠易激综合征的原因没有完全证实，但一种理论认为，导致易激的一个重要因素是心理压力太大，尤其是有事情装在心里而不会说出来的那种人，但是目前还没有证据证实这点。引起肠易激综合征的可能原因和使肠易激综合征发生风险增加的因素如下。

- 肠道感染（如肠胃炎）。

- 食物的刺激作用（如辛辣食物）。

- 食物过敏（如牛奶和奶油）。

- 膳食中缺乏纤维素。

- 过量使用泻药。

- 镇痛药和抗生素。

- 吸烟。

- 水杨酸类药物或类似的化学物质，例如，阿司匹林、食物色素和新鲜菠萝。

肠易激综合征的症状有哪些？

肠易激综合征的主要症状是腹部弥散性不适和腹部绞痛（发生在腹部中央或左下部），这种疼痛一般在放屁或排便后就会缓解。

肠易激综合征时，可发生腹泻或便秘。有时，粪便为较硬的小球样。肠易激综合征时，粪便中还有可能带有黏液。

肠易激综合征时，你可能会感到恶心，不太想吃饭，腹胀或胃胀气。你也可能会有大便没有完全排干净的感觉。

肠易激综合征的患病率有多高？

每100个人中至少有1个患有肠易激综合征，并且大多数患者都选择忍受此病。有些研究机构认为至少有30%的人都有过某种程度的肠易激综合征问题。任何年龄段的人群都有可能患肠易激综合征，但通常是10～30岁的人有始发症状。女性患肠易激综合征的风险是男性的2倍。

肠易激综合征可能给患者带来哪些危险？

肠易激综合征通常是无害的，但是经常会使患者担心自己是否得了癌症。肠易激综合征患者通常会去看医生并进行检查，以确保肠道没什么问题。现在没有治愈肠易激综合征的方法，而且肠易激综合征可能反复发作持续数年。

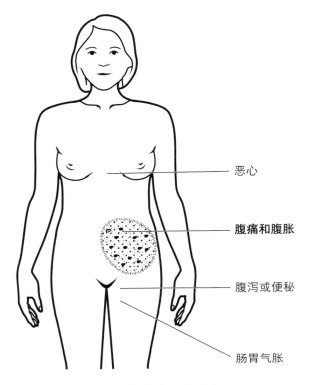

恶心

腹痛和腹胀

腹泻或便秘

肠胃气胀

肠易激综合征的症状

肠易激综合征的治疗方法有哪些？

自我治疗

肠易激综合征患者都应当努力弄清楚哪些因素会加重病情。如果是生活压力太大导致肠易激综合征发生，你应当选择比较轻松的生活方式。在生活中，不要做一个完美主义者。

尽量不吃你所能辨认出来的可以导致肠易激综合征的食物，应当减少甚至戒掉烟酒。高纤维膳食和大量摄入液体也许能够缓解肠易激综合征的病情。如果高纤维膳食和大量摄入液体缓解病情的效果不明显，那么膳食中加入两勺未加工过的麸皮也可能缓解病情。最好的纤维是"可溶性"膳食纤维——燕麦和绿色蔬菜中富含"可溶性"膳食纤维，而有些"不溶

性"膳食纤维，例如，豆类和坚果类食物会加重肠易激综合征患者的病情。

短链碳水化合物饮食

少低聚糖饮食可能会有较好的疗效，此类碳水化合物与许多患者的肠易激综合征有关，这些碳水化合物必须在营养师的监督下逐渐去除，然后每次只将其中一种加入膳食。

医疗专业处理办法

如果上述自我治疗不能够控制病情，医生会开一些药物来缓解肠易激综合征引起的腹部绞痛。千万不要不经医生同意，自行用药。

6.72　肾脏疾病

肾脏疾病是一类常见的疾病。在澳大利亚，25岁以上的人，7个人中会有1位有至少一个慢性肾脏疾病的体征。糖尿病控制不好的患者和高血压患者中，肾脏疾病更常见。引起肾脏疾病的其他原因还包括肾小球肾炎、多囊性肾病、反流肾脏损害和肾动脉狭窄。

肾衰竭有3种类型。

- 急性肾衰竭——肾脏突然停止工作。
- 慢性肾衰竭——肾功能不全持续缓慢进展多年。
- 终末期肾衰——肾脏功能非常差，需要通过技术支持来替代肾功能。

慢性肾脏疾病

慢性肾脏疾病是指肾脏受到损害，不能够有效地将血液中的有害物质过滤掉，使有毒有害物质在体内堆积。另外，肾脏功能还包括调节血压、水平衡、钠钾电解质平衡和预防贫血。肾脏丧失正常的功能称为肾衰竭。慢性肾脏疾病的发展过程是一个缓慢的过程，很多肾脏疾病患者没有意识到他们患有慢性肾病。慢性肾脏疾病分5期，处于慢性肾脏疾病第4期

和第5期的患者病情比较严重，需要特殊护理。

慢性肾脏疾病的症状有哪些？

慢性肾脏疾病的症状可以是轻微的，大多数轻度至中度的慢性肾脏疾病患者（处于慢性肾脏疾病1期和2期，以及可能处于3期）没有任何症状，直到进展为4期和5期才有明显症状出现。

- 整体感觉不适。
- 疲惫和困倦。
- 厌食（食欲不佳）。
- 恶心、呕吐。
- 肌肉痉挛。
- 皮肤干燥、瘙痒。

慢性肾脏疾病危险因素有哪些？

- 糖尿病。
- 高血压。
- 肥胖。
- 肾脏疾病家族史。
- 年龄增加。
- 原住民或托雷斯海峡居民的后裔。
- 抽烟。
- 过度服用或滥用药物。

慢性肾脏疾病的并发症有哪些？

代谢废物（如尿素）和化学物质（如钾离子）在患者体内逐渐积累，同时肾脏从原尿中回收水分的能力也有所下降。

早期症状包括贫血表现和血压升高。

注意：高血压可以使慢性肾脏疾病的病因之一，也可以由慢性肾脏疾病所导致。

如何诊断慢性肾脏疾病？

血液中和尿中的肌酸酐和白蛋白水平能够提示患者肾功能情况，并且提示患者是否患肾脏疾病。常用肾小球滤过率检测这种血液检查方法来诊断肾病。肾小球滤过率高于90mL/min表明肾功能正常；肾小球滤过率低于30mL/min表明肾功能处于严重衰竭阶段；

肾小球滤过率低于15mL/min表明肾功能处于终末期肾衰阶段。

慢性肾脏疾病的治疗方法有哪些？

对大多数患者，早期诊断和严格监督下治疗可阻止此病的进展。

慢性肾脏疾病在早期阶段可以通过改善膳食（低蛋白、低脂和低盐——钠盐和钾盐）、谨慎服用药物、足量摄入液体（摄入液体时注意要做记录——每天摄入多少液体，排出多少尿液）、戒烟和规律锻炼来改善慢性肾脏疾病病情。慢性肾脏疾病早期阶段使用的药物是血管紧张素转化酶抑制剂，血管紧张素转化酶抑制剂也能够降低血压。

慢性肾脏疾病尿毒症阶段的治疗方法包括：

- 透析。
- 肾移植。

透析

透析是指当肾衰竭后，用人工的方法将血液中的废物排出体外的过程。当肾脏疾病患者发展到尿毒症阶段时，如不进行透析，患者将活不过5天。现在主要有2种透析方法。

- 血液透析：使用"人工肾"这种器械将血液从人体中抽出来，泵入过滤机器，然后再将过滤后的血液以相同的速度泵回体内的过程。透析可以在"透析科室"，也可以在家做。一般情况下，每周需要做3次透析，每次透析所需要的时间为4~6小时。现在有一种新的透析方法，叫作夜间透析。这种透析方法使患者在晚上睡觉期间就能完成透析。
- 腹膜透析：主要是利用腹膜作为半渗透膜，将透析液导入患者的腹腔，通过不断地更换腹腔透析液，以达到清除体内代谢产物的目的。通常在腹腔内需要留置导管。医生会根据情况算出你需要进行透析的次数，每个人的情况是不一样的。腹膜透析可以在家操作，只需提供无菌环境就可以。腹膜透析包括持续不卧床腹膜透析和自动腹膜透析。持续不卧床腹膜透析每天需要进行4次，每次透析的时间约为30分钟。自动腹膜透析一般是在患者睡着后自动更换透析液。

肾移植

肾移植物一般是从活体或死亡的捐赠者中获得。患者做完肾移植后，生活品质要比做透析的患者要高，但是肾移植也有不利的一面。接受过肾移植的患者需要终生护理肾脏和终身服药。服用的药物包括减少或对抗免疫排斥的药物。患者原来的肾脏会留在体内，不会对患者造成不利影响。

6.73　肾结石

肾结石的定义是什么？

肾结石是指在肾脏形成的体积较小的硬石块。肾结石有时会转移到输尿管。肾结石大小不一，数目不一，小的肾结石有沙子那么小，大的有高尔夫球那么大。肾结石可能是1个，也有可能是多个。

肾结石是如何形成的？

肾结石一开始是在肾脏流出口形成的较小的沙粒样物质。尿液中的矿物质，尤其是钙，附着于这些沙粒样物质上并逐渐累积，这个过程与牡蛎壳中珍珠的形成过程相似。大部分会随着尿液排出体外，但是仍然有少部分留在体内，经过多年堆积就会形成结石。尿液中矿物质浓度过高，可促进肾结石的形成，主要见于喝水较少的人。

哪些人易患肾结石？

任何人都有可能患肾结石，400个人中就会有1位患有肾结石。肾结石首先发现于6 000年前的埃及木乃伊体内。肾结石主要累及年龄20～50岁的人群（最常见于30岁左右），而且男性患肾结石的风险是女性的3倍。会使肾结石发病风险增加的危险因素包括怀孕、低纤维膳食、天气太热、憋尿（例如，跟随部队打仗的士兵）和肾脏感染。

肾结石的症状有哪些？

肾结石可能没有任何症状，尤其是肾结石较小时可能会被尿液冲刷出体外，或是肾结石比较大时位置比较固定，虽然这种较大的肾结石可能会引起背部肾区疼痛。然而，当小肾结石进入较长的输尿管时，一般会引起压榨样的剧痛，称为绞痛。这种绞痛是突然发生的，持续时间较长，直至肾结石离开输尿管进入膀胱。持续时间大约为几小时（但是通常少于8小时）。肾结石其他症状包括呕吐和尿液中有少量血液。

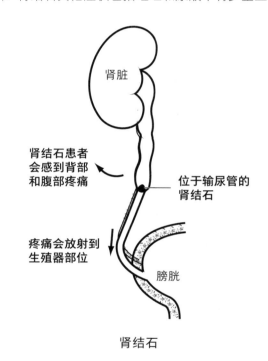

肾结石

肾结石引起患者疼痛的原因是什么？

主要是由于肾结石在输尿管中移动时，不断牵拉狭窄的肌性管道，并导致输尿管强烈的痉挛。

肾结石的治疗方法有哪些？

治疗剧烈绞痛的方法是注射镇痛药，例如，具有强烈麻醉效果的药物，或抗炎类药物。抗炎类药物可以是口服剂型，也可以是栓剂，一般是缓解疼痛后再用。肾结石的诊断方法包括尿检和X线检查，主要是查看肾结石的位置和尿道的结构。

肾结石可能会给患者带来哪些危险?

虽然大部分肾结石会留在体内或随尿液排出体外,不会给机体带来危害。但是有的肾结石在会在输尿管中卡住,需要做手术将卡在输尿管中的肾结石取出来。有些肾结石可能会引起感染,而某些非常大的肾结石需要特殊的冲击波将其震碎,这种治疗方法称为碎石术。

如何预防肾结石的发生?

曾经发生过肾结石,或是肾结石反复发作的患者,应该采取预防肾结石再次发生的措施。医生会给你安排检查,查看血液或尿液中是否含有浓度过高的钙、尿酸盐和草酸盐,然后根据检查结果提供适合你的预防治疗方法。

膳食方面的建议如下。

· 每天要至少喝2L水。

· 减少含尿酸类食物的摄入量,尤其是啤酒、红肉、红葡萄酒和动物内脏食品(如脑、肾脏、肝脏、牛或羊的胸腺)。

· 减少含草酸类食物的摄入量,尤其是巧克力、维生素C、茶、咖啡和可乐类饮品。

· 避免摄入加工后的肉类食品、内脏类食品、酵母类食品和含盐较高的食品。限制食盐的摄入。

· 减少动物蛋白的摄入量,一天只吃一顿肉。

· 膳食要富含纤维——要大量摄入水果和蔬菜。

6.74　白血病

白血病的定义是什么?

白血病是指起源于白细胞的恶性肿瘤。白细胞是血液的重要组成成分。在正常的情况下,骨髓和淋巴组织会产生适量的白细胞,以保护机体,预防感染。但是白血病患者的干细胞(原始粒细胞)以异常的速度增殖,产生大量功能异常的白细胞。这种功能异常的白细胞分布在血液和全身各处,导致机体处于易感染状态。

主要有两种类型的白血病。

· 淋巴细胞性白血病:这类白细胞主要累及淋巴细胞。淋巴细胞主要在淋巴腺中产生。

· 粒细胞性白血病:这类白细胞主要累及粒细胞(粒性白细胞)。粒细胞主要在骨髓中产生。

这两种类型的白血病既有急性又有慢性。

· 急性白血病:在几天或几周内迅速发展。

· 慢性白血病:这种白血病的进展时间为几个月或几年。

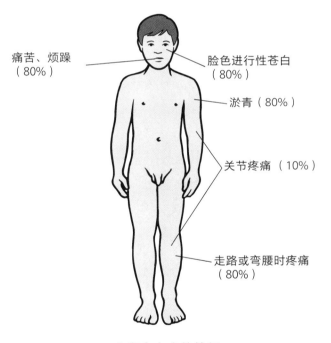

痛苦、烦躁
(80%)

脸色进行性苍白
(80%)

淤青(80%)

关节疼痛(10%)

走路或弯腰时疼痛
(80%)

儿童白血病的特征

白血病有哪四种表现类型?

· 急性淋巴细胞性白血病——是儿童白血病最常见的一种类型,主要累及2～10岁的孩子,成人中很少见。

· 慢性淋巴细胞性白血病——发展缓慢。只累及成人,尤其是年龄较大的人。

· 急性粒细胞性白血病——可累及各个年龄段

的人，但主要累及成人。

- 慢性粒细胞性白血病——可累及各个年龄段的人，主要累及40~60岁的人，很少累及20岁以下的人。

白血病的症状有哪些？

不同类型的白血病，症状不同。

急性白血病

一般来讲，急性白血病的病情进展迅速，症状突然发作。

- 整体——疲惫、虚弱和萎靡不振。
- 贫血貌（如看起来脸色苍白和筋疲力尽）。
- 反复感染和发热。
- 牙龈和鼻部容易出血。
- 容易出现淤青——经常是没有明显原因地出现淤青。
- 骨痛和关节疼痛。
- 淋巴腺体（又称淋巴结）肿大。
- 肝大和脾大导致腹部不适。

慢性白血病

慢性白血病的症状与急性白血病的症状相似，但是慢性白血病的进展时间更长。慢性白血病的其他症状包括夜间盗汗和体重减轻。

导致白血病的原因有哪些？

导致白血病的确切原因不明，但是已确认数种可能的危险因素或诱发因素，包括家族史、遗传因素，即某些遗传病（例如唐氏综合征）、过度暴露于X线（放射因素）、苯和其他有害工业化学物质、吸烟和慢性病导致的免疫抑制。

诊断白血病需要做哪些检查？

诊断白血病常需要的检查如下。

- 全血检查——检查血液中的异常白细胞。
- 骨髓活检——确定白血病的类型。
- 淋巴腺体活检——从淋巴腺体取少量组织，在显微镜下观察。
- 腰椎穿刺——检查脊髓液。

可能还需要其他特殊的影像检查，如CT或磁共振检查。

白血病的治疗方法有哪些？

不同类型的白血病所需要的治疗方法不同。白血病的治疗方法如下。

- 化疗（主要的治疗方法）：杀死快速生长的癌细胞。
- 生物疗法（免疫疗法）：免疫制剂用来增强机体的免疫力，抵抗疾病。
- 放射疗法。
- 干细胞移植：用不成熟的白细胞（干细胞）来治疗，需要更高剂量的化疗药物和放射强度来杀死异常细胞。干细胞移植时，既可以使用患者自己的干细胞（自体移植），也可以使用他人的干细胞（同种异体移植）。干细胞来源于骨髓。

治疗白血病的其他方法还包括用皮质类固醇和维生素A同系物（反式维甲酸）进行治疗。这些治疗方法对某些种类的白血病有效。

白血病的预后怎么样？

采用现代治疗方法后，大部分儿童患者和很多成人患者都能够达到临床治愈。如果急性白血病得不到治疗，患者会在几周内死亡。现在，2/3的儿童白血病可以被治愈。对于大部分慢性白血病患者来讲，白血病能够成功得到控制，疗效可持续很多年，而有些慢性白血病患者并不需要终身治疗。当白血病得到有效治疗，很多患者的预期寿命至少为20年。

6.75 肺癌

肺癌的相关背景信息有哪些？

在西方国家，肺癌是癌症死亡的头号死因。在澳大利亚，在癌症导致的总死亡人数中，肺癌导致的死亡人数占25%，而且肺癌导致女性死亡的风险逐步增高。肺癌好发于45～75岁人群，平均年龄为67岁。10个肺癌患者中，就有9人吸烟。吸烟会损伤支气管内膜上的细胞，受损的细胞异变为疣样的良性肿瘤，然后逐渐发展为恶性肿瘤。支气管内膜上形成的恶性肿瘤，称为癌。

除了吸烟之外，肺癌的危险因素。

- 遗传：与肺癌发生的早期阶段密切相关。
- 肺组织暴露于石棉。
- 雾霾：空气污染。
- 烧柴火冒出的烟。
- 大麻，高剂量高频率使用。
- 营养状态差，并且忽视这一点。
- 工作场所有致癌化学物，例如，煤块产品、砒霜。
- 肺部炎症疾病。
- 人类免疫缺陷病毒感染。

肺癌的类型有哪些？

现在有多种类型的肺癌，但是可分为两大类。

- 小细胞癌——约15%的肺癌为小细胞癌，恶性程度高，会导致患者迅速死亡。
- 非小细胞癌——包括下面几种。
——鳞状细胞癌，是一种预后最好的肺癌。
——腺癌，最常见的肺癌类型。
——支气管-肺泡细胞癌。
——大细胞肺癌。

另外一种肺癌的类型是致死性的肺间皮细胞瘤。肺间皮细胞瘤一般是由吸入肺内的石棉纤维引起，肺间皮细胞瘤发生于外层肺黏膜（胸膜）。

肺癌的症状有哪些？

有些肺癌患者没有症状，但是首先出现且常见的症状是咳嗽。吸烟的肺癌患者会发现他们咳嗽的频率比平常高。

局部症状如下。

- 持续性咳嗽。
- 痰中带血。
- 气短。
- 胸痛。
- 哮喘。

全身症状包括厌食（胃口不好）、萎靡不振（全身感觉不适）和无法解释的体重减轻。肺癌其他症状包括声音嘶哑和与肺癌转移后的相关症状（肿瘤转移）。

如何诊断肺癌？

诊断肺癌的方法如下。

- 胸部X线检查——首选。
- 痰液细胞学检查——在显微镜下可以发现癌细胞。
- CT扫描。
- 支气管镜检查——柔软的带有摄像头的导管进入支气管和肺组织肺部。
- 细针穿刺细胞学检查——细针穿刺胸腔，获取肺组织样本。

其他的特殊检查方法包括PET扫描、纵隔镜检查、荧光支气管镜检查、胸腔镜手术。

如何治疗肺癌？

如果肺癌患者吸烟，要戒烟，这样有助于减缓癌症的进展。治疗肺癌的方法包括手术、化学疗法（使用药物杀死癌细胞）、放射疗法和综合疗法（将几种治疗方法结合起来）。根据肺癌的类型和进展程度选择不同的治疗方法。

对能够获益的患者，以及肿瘤尚未扩散的患者，治疗的主要目的是将非小细胞癌清除干净。做完手术后，需要进行化疗。

小细胞癌一般不采用手术疗法，因为该类型的肺癌扩散十分迅速（远处转移）。小细胞癌一经诊断，约有80%的患者已经发生转移了。一般采用化疗的方法治疗小细胞癌，但是化疗只能延长患者的寿命最多

24个月。化疗和放疗都只能算是缓解治疗。

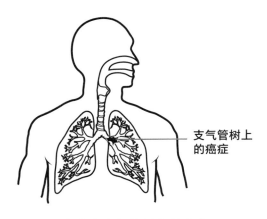

发生在支气管树上的癌症

6.76　淋巴结肿大

淋巴结的定义是什么？

淋巴腺体（又称为淋巴结）遍布全身，一般是成串或成簇分布。淋巴结通过淋巴管连接起来，形成一个系统，称为淋巴系统。淋巴结正常为豌豆大小，肿大时可能会引起患者注意。颈部、腹股沟和腋窝下淋巴结肿大最常见。

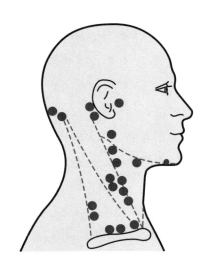

头部和颈部淋巴结的位置

淋巴液的定义是什么？

淋巴液是淡黄色的液体，主要是由水构成，含有各种盐和白细胞（淋巴细胞）。淋巴液中将营养物质和氧气运输给这些淋巴细胞。淋巴液在淋巴管内流动，经过淋巴结，以及一个巨大淋巴结（脾脏），最后流入血液。

淋巴系统与组成循环系统的血管系统相似，事实上，淋巴系统与血管系统共同作用，为机体提供营养和保护。

淋巴系统的功能是什么？

淋巴系统的主要功能是防御功能，主要是通过提高机体的免疫功能来预防感染。淋巴细胞是淋巴液的一个重要组成部分，是机体的清道夫，其功能是找到侵入机体的有害物质并清除。侵入机体的有害物质包括病毒、细菌和其他有害微生物和外源性异物。

淋巴结主要是通过将途径的病原微生物困住来限制感染的扩散，此时整个淋巴系统就如同屏障一样。淋巴结的这种反应会导致本身腺体的肿胀。

淋巴结肿大的症状有哪些？

一般情况下，你不会意识到淋巴结的存在，虽然有时候你会触摸到皮肤下方有个东西，尤其颈部和腹股沟。然而，当淋巴结出现肿大时，你总能感觉到它们，它们可能肿胀至弹珠样大小，甚至更大。如果淋巴结肿大是由于细菌感染引起的，淋巴结可能会非常疼，尤其是感染了性病后腹股沟淋巴结出现肿大时。在很多其他疾病当中，尤其是癌症，淋巴结会肿大，但表面比较光滑、质地有弹性和无痛。我们不会感觉到组织深处的淋巴结，如胸腔、腹腔或盆腔内的淋巴结。

导致淋巴结肿大的原因有哪些？

导致淋巴结肿大的最常见的原因是细菌和病毒引起的感染。机体免疫系统对抗入侵微生物时，感染部位附近的淋巴结会迅速增大以及出现触痛。一般情况下，淋巴系统将感染清除后，淋巴结就会恢复至正常的豌豆大小。举例如下。

- 喉部感染和扁桃体炎会导致颈部淋巴结肿大。
- 手部和手臂处的皮肤感染会导致腋窝下淋巴结肿大。
- 腿部或生殖器部位的感染会导致腹股沟淋巴结肿大。
- 传染性单核细胞增多症会导致全身淋巴结肿大。

另外一个引起淋巴结肿大的重要但较为少见的原因是癌症。尤其是淋巴系统和血液系统发生癌症时，即出现淋巴瘤和白血病时，淋巴结也会肿大。

- 乳腺癌：癌细胞可能会扩散到腋下淋巴结，引起腋下淋巴结肿大。
- 喉癌导致颈部淋巴结肿大。
- 淋巴瘤引起全身的淋巴结肿大。

孩子颈部发生淋巴结肿大是怎么回事？

颈部淋巴结肿大会引起家长的高度重视，是孩子就诊的常见原因。一般情况下，孩子颈部淋巴结肿大是由喉部感染（喉炎）和扁桃体炎引起的，二者炎症常由病毒感染所致。某些人发生喉炎或扁桃体炎时，颈部淋巴结就会肿大，感染清除后，肿大的淋巴结也会恢复到正常大小。一般情况下，肿大的淋巴结大约一周后会恢复正常。大部分情况下，淋巴结肿大没有什么可担心的。

淋巴结肿该怎么做？

淋巴结肿大后，如果你感到担忧，可以去看医生。大部分情况是病毒感染或细菌感染所导致的淋巴结肿大，这时你就没有什么需要担心的。如果没有发现引起淋巴结肿大的明确原因，或是淋巴结肿大持续几周后依然没有恢复到正常大小，医生就会为你安排检查，取出肿大的淋巴结，在显微镜下观察（这种检查方法称为活检）。活检结果往往都是正常的，淋巴结肿大多是炎症反应所致，但是某些情况下会发现淋巴结肿大是由肿瘤所致，尤其是年龄较大的患者，肿瘤可能来自淋巴系统，也可能来自机体的其他系统。

任何年龄段的人都有可能患淋巴瘤和白血病。含有肿瘤细胞的淋巴结通常比较硬，也比较大。

6.77　淋巴瘤

淋巴瘤的定义是什么？

淋巴瘤是指淋巴系统来源的肿瘤。当淋巴细胞（一种白细胞）发生恶性转化，导致其出现不受控制地增殖时，就会发生淋巴瘤。大量的异常淋巴细胞会导致淋巴腺体（又称淋巴结）肿大，进而影响机体的免疫功能。淋巴系统的重要功能就是免疫功能。大量的异常淋巴细胞会扩散到整个淋巴系统，包括脾和全身淋巴结。

淋巴瘤有两大类型。

- 霍奇金淋巴瘤。
- 非霍奇金淋巴瘤。

根据淋巴瘤的位置和扩散的程度，可以将淋巴瘤分为4级：I、II、III和IV。III级和IV级淋巴瘤发生了转移，膈肌上下两侧均有累及。每级又可分为A或B两种类型。B类是指出现了淋巴瘤的症状，包括发热、夜间盗汗或体重减轻。

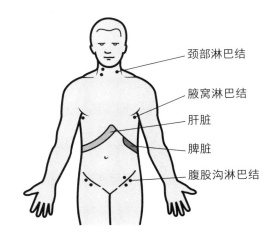

淋巴瘤主要累及的部位

淋巴瘤的症状有哪些？

- 颈部、腋窝下或腹股沟淋巴结肿大（颈部是淋巴结肿大最常见的部位）。

  - 全身感觉不适。

  - 食欲下降和体重减轻。

  - 体温波动和夜间盗汗。

  - 皮肤瘙痒（部分淋巴瘤患者）。

  - 无法解释的体重减轻。

  - 脾大导致腹部肿大。

淋巴瘤的诊断方法是活检。具体方法是取出一个受累的淋巴结，然后在显微镜下观察，查看是否有癌细胞。其他的诊断方法包括骨髓活检、胸部X线检查、血细胞检查、CT扫描和PET扫描。

然后根据淋巴瘤病灶所处位置及扩散情况，对其进行分期，分为Ⅰ～Ⅳ期。

引起淋巴瘤的原因有哪些？

引起淋巴瘤的确切原因不明，但是淋巴瘤应该不是由单一原因引起的。

已知可能增加淋巴瘤发病风险的危险因素如下。

- 暴露于放射活性物质。

- 暴露于某些化学物质。

- 某些病毒感染，如腺热病毒感染伴免疫抑制。

哪些人易患淋巴瘤？

任何人都有可能患淋巴瘤。大部分霍奇金淋巴瘤见于20～25岁的年轻成年人或年龄大于70岁的老年人。

淋巴瘤的治疗方法有哪些？

现在有多种方法来治疗淋巴瘤。不同类型不同阶段的淋巴瘤所采取的治疗方法不同。

淋巴瘤的治疗方法如下。

- 密切观察——对于某些类型的发展缓慢的非霍奇金淋巴瘤，采取密切观察。

- 化疗——用具有细胞毒性的抗肿瘤药物（药片或注射剂型）治疗。

- 放疗——用X线集中照射某些区域的癌细胞。

- 生物疗法（又称免疫疗法）——使用抗体来治疗淋巴瘤。可以联合使用化疗和生物疗法来治疗淋巴瘤。

- 干细胞（或骨髓）移植。

两种类型的淋巴瘤的治疗策略是有些差异的。某些淋巴瘤患者只需一种疗法，而有些患者需要联合治疗。

淋巴瘤的预后怎么样？

霍奇金淋巴瘤的治疗效果往往较好，临床治愈率较高。霍奇金淋巴瘤的预后正在不断改善中。霍奇金淋巴瘤是治愈率最高的癌症之一。患者越年轻，治愈率越高。

非霍奇金淋巴瘤也能够达到临床治愈，但是治疗起来更困难。

现在，淋巴瘤的治疗手段不断更新，不断改进，淋巴瘤的预后也随之不断改善。

要点

- 淋巴瘤是淋巴系统的一类肿瘤。

- 淋巴瘤的常见症状包括淋巴结肿大、萎靡不振、体重减轻和发热。

- 淋巴瘤，尤其是霍奇金淋巴瘤是一种能够被治愈的肿瘤，治愈率非常高，预后较好。

6.78　黑色素瘤

黑色素瘤的定义是什么？

黑色素瘤是皮肤癌中恶性程度较高的一种肿瘤，是由皮肤上的黑色素细胞发生癌变转化而来。黑色素瘤通常为棕色或黑色，外观像雀斑、黑痣或黑点。黑痣可能会发生恶变，形成黑色素瘤，但是大部分黑色素瘤来源于正常皮肤。

哪些人易患黑色素瘤？

60个人中，大约会有1人患有黑色素瘤，15～40岁的人最容易发生黑色素瘤。黑色素瘤的发病率随着年龄的增加而不断增高。黑色素瘤发病最高的年龄段是80岁以上的人群。下列人群是黑色素瘤发病的高危人群。

- 有数个黑痣。
- 有雀斑。
- 皮肤白皙。
- 皮肤对阳光反应过度（阳光容易灼伤皮肤或皮肤被晒以后不容易变黑）。
- 家族史。
- 过度暴露于阳光紫外线（尤其是15岁以前）或其他紫外线源（如日光浴室）。

为什么会发生黑色素瘤？

目前不知道为什么会发生黑素瘤，但是经常暴露于阳光照射下的人患黑素瘤的风险较大。昆士兰州的居民是世界上黑素瘤发病率最高的人群之一。但是，黑素瘤不仅仅发生在阳光照射的部位——黑素瘤可能会在全身各个部位出现。

身体的哪些部位容易发生黑色素瘤？

身体的各个部位都有可能发生黑色素瘤，但是尤以阳光能够照射到的部位多见。女性是腿部容易发生黑色素瘤，而男性则是背部。黑色素瘤也有可能发生在阳光没有照射到的部位（如眼睛内的视网膜）。

如何知道自己患上了黑色素瘤？

黑色素瘤首先出现的体征是出现了新的异常斑点，或原有的黑痣或雀斑发生变化。只有少数的黑痣会发生癌变，形成黑色素瘤。黑痣的任何变化都要引起高度重视，怀疑是否发生了癌变。黑痣可能发生的变化如下。

- 黑痣或雀斑的颜色发生改变，可能呈现的颜色有棕色、黑色、红色、蓝色和白色。
- 黑痣或雀斑体积变大或向周围皮肤扩展。
- 黑痣或雀斑的边缘由光滑变得不规则。
- 黑痣厚度增加。
- 出血。
- 瘙痒。

事实上，黑痣或雀斑任何变化都是一种预警信号，你应当将这些变化告知医生。

如果发现黑痣发生改变应该怎么办？

如果发现黑痣发生改变，你应该看医生。如果怀疑可能是黑色素瘤，医生会建议你去专家门诊，或去医院找有经验的医生帮你切除病灶。切下的样本会送往实验室，在显微镜下进行观察，查看是否是黑色素瘤，根据活检结果确定下一步的治疗方法。

黑色素瘤可以被治愈吗？

如果能够早期切除，黑色素瘤可以被完全治愈。超过95%的黑色素瘤患者通过早期切除达到治愈目的。黑色素瘤一经治疗，就需要定期做皮肤复检。

预防是最好的治疗！

为了降低黑色素瘤的发病率，你应该针对太阳照射采取一些保护皮肤的措施。最好的办法是涂抹防晒霜和穿足够多的防护性衣物。做皮肤防护时，应遵循下列原则。

- 在阳光最强烈的时候（一般是在上午10点到下午3点，或在夏季上午11点到下午4点），尽量避免阳光直射，尤其是在夏天。
- 在阳光下记得戴宽檐帽，最好穿长袖的衣服。
- 暴露的皮肤处，要均匀涂抹防晒指数30+或50+的防晒霜，而且定时重新涂抹，包括游完泳后2小时。
- 皮肤晒黑表明阳光已经在损伤皮肤，会增加你患黑色素瘤的风险，所以应该尽量避免晒黑皮肤。

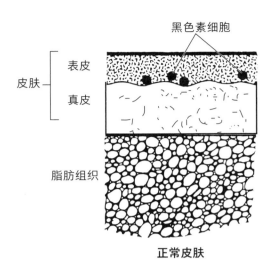
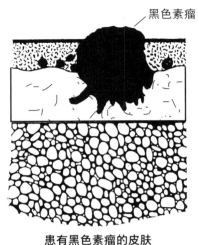

| 正常皮肤 | 患有黑色素瘤的皮肤 |

6.79　梅尼埃病

梅尼埃病的定义是什么？

梅尼埃病（内耳平衡功能失调）是指耳内平衡系统产生问题导致的一种疾病，可导致突发严重眩晕和其他不适症状。该疾病由19世纪的法国内科医生普罗斯普·梅尼埃（Prosper Ménière）首先提出。

梅尼埃病发作时的症状有哪些？

- 眩晕，可持续几分钟到几小时。
- 耳鸣（耳内有鸣响或嗡嗡的声音）。
- 听觉模糊，听力下降。
- 耳内有紧张感或压迫感。
- 恶心与呕吐。
- 失去平衡力。
- 出汗和脸色苍白。

大部分情况下，只有一只耳朵受累。梅尼埃病一般是突然发作，甚至可能会导致患者摔倒。发作一般持续30分钟到几小时。梅尼埃病的发作频率可能为1周2次（较少见），或1个月2次到几年一次等。

导致梅尼埃病的原因有哪些？

导致梅尼埃病的原因是内耳迷路中的液体的量增加（然后出现压迫）。导致液体量增加的原因不明，但是一些风险因素可以确定。

- 紧张或压力大。
- 高盐饮食。
- 噪音
- 头部受伤。
- 服用大剂量阿司匹林。
- 过敏（例如，对酒精、巧克力和乳制品过敏）。
- 耳硬化症（导致耳内骨性耳聋）。

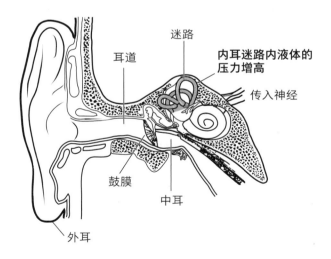

引起梅尼埃病发作的原因

哪些人易患梅尼埃病？

男性女性都易患梅尼埃病，通常累及的是30~60岁的人。梅尼埃病较少见，大约1 000个人中会有1个患有梅尼埃病。

梅尼埃病可能会给患者带来哪些危险？

梅尼埃病不会威胁到患者的生命。很多梅尼埃病患者病情比较轻微，但是也有些人会多次发作，引起完全耳聋及会终身有耳鸣的问题。这些人的治疗效果往往不好，会导致其受挫、丧失信心、紧张焦虑，尤其当梅尼埃病毫无预兆地发作时。

如何控制梅尼埃病？

首先你需要通过专门的检查来诊断梅尼埃病，主要是检查听力和迷路情况。目前还没有完全治愈梅尼埃病的方法，所以现在的治疗手段主要是控制症状，预防发作或减少发发作的次数。

梅尼埃病发作时应该这样做。

- 安静地休息。
- 避免姿势的突然变化。
- 不要读书。
- 避免闪烁光或其他能够触发梅尼埃病发作的因素（如看电视）。
- 不要饮酒、喝咖啡和抽烟。
- 如果失去平衡感，走路要使用拐杖等辅助工具。
- 不要爬梯子，避免开车或在危险的环境中工作。
- 要根据医嘱服药，也许你还需要注射药物。

预防措施包括生活方式的改善。

- 不要喝含咖啡因的饮料，不要吸烟和饮酒。
- 参加减压课程或冥想课程。
- 要低脂无盐饮食：很多患者严格遵守无盐饮食。

医生也许会给你开利尿类药物或镇定剂。梅尼埃病情严重时，需要手术治疗，但是这种情况少见。

6.80 偏头痛

偏头痛的定义是什么？

偏头痛（Migraine）这个词来自希腊语，意思是"部分头痛"。偏头痛是个常见的问题，10个人中大约会有1人有偏头痛。女性个更容易发生偏头痛，20~50岁的人偏头痛发作时，病情较严重。偏头痛具有家族聚集性。

很多名人都患有偏头痛，例如，尤利乌斯·凯撒（罗马共和国末期杰出的军事统帅、政治家）、埃维斯·普里斯利（美国著名摇滚明星）、查尔斯·达尔文（英国生物学家）、卡尔·马克思和柴可夫斯基。

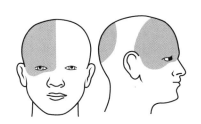

偏头痛容易累及的部位（右侧）

偏头痛的症状有哪些？

偏头痛发作可有数种不同形式，但是头痛出现之前常先有视觉改变、恶心及呕吐，这种偏头痛叫作典型偏头痛。另一种类型叫普通偏头痛，没有视觉改变的先驱症状，但是头痛发作时可伴有恶心、呕吐。偏头痛其他症状包括眩晕，面部或肢体有刺痛或麻木感，对光、声音和气味敏感性增加。如果是儿童患有偏头痛，症状可能是反复腹泻，而不是头痛，甚至是刚出生6个月的孩子都有可能发作。每次发作的持续时间是不同的，但一般持续几小时。

导致偏头痛的原因有哪些？

有些人血管非常敏感，头皮内外的血管会发生扩张或肿胀，就会引发偏头痛。头部血管会发生扩张或肿胀会导致大量的血液流入血管内，进而导致头部血管有搏动感，就像血液涌向手指肿痛部位一样。因此，偏头痛又称为血管性头痛。

触发因素

某些因素——心理、膳食、环境或医学因素被认为能够触发偏头痛。

- 紧张和压力大。

- 情绪波动大和兴奋。
- 不好闻的气体。
- 某些食物，如奶酪、橘子、西红柿、巧克力和酒，尤其是红葡萄酒。
- 食物添加剂，如谷氨酸钠、亚硝酸钠和酪胺。
- 疲惫和嗜睡。
- 饥饿或不吃饭。
- 持续性生理应激状态。
- 激素改变：月经来之前或服用避孕药。
- 亮光、强光和闪烁光。
- 天气变化。
- 噪音过多。
- 气味很浓的香水。
- 头部外伤，如球场上对抗引起的头部外伤会导致"足球运动员偏头痛"。
- 旅行。
- 脱水。
- 咖啡因（某些患者）。

偏头痛的治疗方法有哪些？

偏头痛没有能够治愈的方法，但是治疗可以使症状得到极大地缓解。每次偏头痛发作后，要认真想一想是哪些因素触发了偏头痛——你偏头痛发作前做了哪些事情，情绪怎么样，吃了什么和喝了什么。

有些患者发现他们偏头痛发作与颈部疾病有关。如果你有这样的问题，要去看医生。颈部锻炼或颈部按摩有利于缓解病情。

预防措施

- 坚持健康的生活方式。
- 避免触发因素：紧张、疲惫、生理和心理长时间处于应激状态。
- 如果你怀疑某些食物可能会触发偏头痛，就不要吃。
- 放松技巧，如冥想有助于预防偏头痛的发作。建议偏头痛患者参加冥想或瑜伽课程。
- 有时医生会给你开一些药物来预防偏头痛发作。

偏头痛急性发作

可以服用2~3片肠溶性阿司匹林或对乙酰氨基酚，可能会完全控制住偏头痛的发作或缓解偏头痛的症状，服用止吐药，缓解恶心的症状。然后，在灯光较暗、较凉爽的屋子里休息，并尝试尽量放松，可以冥想或听舒缓、放松的音乐。另外一个建议是20分钟内摄入1L液体（水或低热量的运动饮料）。

如果像阿司匹林或对乙酰氨基酚这样的镇痛药都无法缓解偏头痛症状，医生可能会给你开一些曲坦类药物，例如舒马曲坦，这类药物会使脑部周围的血管发生收缩，逆转导致偏头痛的血管扩张。有药片剂型、注射剂型和喷雾剂型。如果你怀疑偏头痛将要发作，就立即使用药物。越早治疗，效果越好。

有些人发现偏头痛发作时睡上一觉，症状就过去了。医生会给这类人开一些缓和的助眠药物。

其他治疗方法

- 将冰袋放在额头或脖子上。
- 偏头痛发作时，不要四处走动。
- 偏头痛发作时，不要读书或看电视。
- 偏头痛的每次发作情况都要记录下来。

出现下列情况要去看医生

- 头痛异常剧烈。
- 一侧的身体较虚弱。
- 视力下降。
- 说话困难。

6.81　指甲（趾甲）相关疾病

引起指甲（趾甲）相关疾病的原因有哪些？

有很多原因能够引起趾甲和指甲变形损伤，但是最常见的原因是外伤和感染。指甲（趾甲）损伤多由外伤所致，人们自己剪指甲（趾甲）过多，撬指甲

（趾甲）和过度清理也会引起损伤。

　　感染是导致指甲（趾甲）损伤的常见原因，尤其是真菌感染。真菌感染主要累及趾甲，但也会累及指甲。周围皮肤的细菌感染也是引起指甲损伤的常见原因。如果急性感染未治愈，就会转化为慢性感染。

指甲（趾甲）损伤的预后怎么样？

　　外伤、感染和疾病会导致指甲（趾甲）变形损伤。如果导致变形损伤的原因不被纠正，可能会导致指甲（趾甲）永久性的变形损伤。然而一般情况下，指甲（趾甲）会恢复得非常好，大约需要9个月的时间重新长出来。

甲床剥离症的定义是什么？

　　甲床剥离症（onycholysis）是指坚硬的指甲（趾甲）体与指甲（趾甲）体下方的甲床相分离的现象。"onycho"是指甲（趾甲）的意思，"'lysis"是破坏，溶解的意思。这会导致指甲（趾甲）体下方积累大量的污垢。甲床剥离症是指甲（趾甲）损伤中最常见的问题，一般由可避免的外伤引起。

　　引起甲床剥离症的原因如下。

　　• 外伤导致指甲（趾甲）向上脱离甲床或将指甲（趾甲）体撕裂。

　　• 刺伤。

　　• 习惯性的向上挑指甲（趾甲）。

　　• 过度摆弄清理指甲（趾甲）。

　　• 过度修剪指甲（趾甲），尤其是修剪角质层。

　　• 用树脂磨光指甲（趾甲）。

　　• 指甲（趾甲）胶导致指甲（趾甲）歪曲。

　　指甲（趾甲）末端翘起来的后果是空气和其他物质可以进入甲体与甲床之间的空隙。灰尘、颗粒、角蛋白（死去的皮肤）和化学物质等进入甲体与甲床之间的空隙导致指甲（趾甲）的颜色发生改变，以及造成进一步损伤。

导致脆甲症的原因有哪些？

　　脆甲症是年龄较大的人容易出现的一个问题，尤其是女性。一般是由于经常接触水、某些化学物质，尤其是洗洁剂、碱类物质、厨房清洁剂和指甲油去除剂。膳食中缺乏铁和维生素（不包括钙）也会导致脆甲症。

甲沟炎的定义是什么？

　　甲沟炎是指指甲（趾甲）周围皮肤皱襞发生的感染现象。急性甲沟炎很痛，一般由金黄色葡萄球菌引起，经常会导致甲体旁边出现脓疱（又称为化脓性指头炎）。

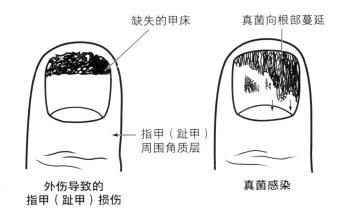

缺失的甲床　　　　真菌向根部蔓延

指甲（趾甲）
周围角质层

**外伤导致的　　　　真菌感染
指甲（趾甲）损伤**

甲癣的定义是什么？

　　甲癣是指真菌对指甲（趾甲）的感染。甲癣是趾甲上一种常见的疾病，随着年龄的增加，患甲癣的风险逐渐增加。较热和潮湿的环境（穿鞋会造成这种效果）也会增加甲癣的发病风险。甲癣通常与足癣有关。如果医生怀疑你患了甲癣，他会取一小部分指甲（趾甲）组织送去实验室检查。

治疗指甲（趾甲）相关疾病的方法有哪些？

**　　注意指甲（趾甲）的一般卫生**

　　• 指甲（趾甲）要剪短。

　　• 手部要保持干燥（避免沾水的工作，尤其是将手长期浸泡在洗碗水中）。

　　• 在洗碗时戴手套（最长不超过15分钟）。

　　• 做园艺等重活时，要佩戴耐用手套。

　　• 使用完手套后，要将手套里面弄干。

　　• 要尽量避免使用肥皂、洗洁剂、溶剂和其他刺激性物品（所有的肥皂都是刺激性物品）。

- 在洗澡和洗头时，用刺激性较小的肥皂和洗发水。
- 如果患有甲床剥离症，要用胶布，如微孔胶布，将指甲（趾甲）的游离端包裹数月，直至康复。
- 不要揪，反向撕或修剪甲床周围的皮肤。
- 永远不要将任何物品插入甲床周围的角质层下进行清洁。
- 不要管指甲（趾甲）旁的逆刺皮——不要揪。

注意卫生

- 要穿合脚的鞋，避免鞋与趾甲之间的摩擦。
- 一旦发现有足癣，就立刻用抗真菌药物治疗。
- 尽可能地保持足部干燥和清洁，包括穿透气性好的凉鞋或穿开口鞋。

医学专业治疗

医生会根据引起指甲（趾甲）相关疾病的原因，提供相应的治疗方法；会给你开一些局部使用的药膏或药片。如果是真菌感染，常常需要服用几周的抗真菌药物以治疗真菌感染。

6.82　鼻塞与流鼻涕

导致鼻塞与流鼻涕的原因有哪些？

鼻子的内膜是一层称为黏膜的精细组织，这种黏膜组织能够产生黏液来保护鼻子。如果这层黏膜受到刺激，就会发炎和肿胀，鼻腔就会堵塞及分泌大量的黏液。

引起鼻塞与流鼻涕最常见的原因是病毒感染。其他原因包括过敏和灰尘。鼻子可能会发生继发性的细菌感染，导致鼻子分泌黄绿色黏液，有时会引起疼痛。

鼻塞与流鼻涕的症状有哪些？

鼻塞与流鼻涕最常见的症状是鼻子产生大量的黏液（流鼻涕）和鼻孔堵塞，导致患者通过口腔进行呼吸。

鼻塞与流鼻涕的并发症有哪些？

鼻塞与流鼻涕的并发症包括鼻子出血、耳痛和鼻窦炎。

鼻塞与流鼻涕的治疗方法有哪些？

清理鼻腔

将过量黏液擤到干净的手绢或一次性卫生纸上。首先清理一侧鼻腔内黏液，用手按压对侧的鼻翼使鼻腔关闭，然后使劲将鼻腔内黏液喷出到干净的手绢或卫生纸上。然后用相同的方法清理对侧鼻腔内的黏液。清理鼻腔内黏液容易犯的一个错误是将两侧的鼻腔同时压住，几乎关闭，然后向外喷黏液，这会使空气和黏液向鼻腔内部流动，导致耳朵受累。

鼻血管收缩剂

鼻血管收缩剂是非处方类药物，有利于缓解鼻部充血的症状，但使用该类药时要小心谨慎。喷雾剂型或点滴剂型的鼻血管收缩剂主要作用是收缩鼻部血管和减少鼻部黏液的产生，但是可能会引起反弹效应，使症状更加严重。如果有必要使用这类药物，要在短期内使用，如2～3天，且最大使用剂量不能超过药品说明书所给的剂量。用含薄荷醇的"清凉棉棒"使鼻腔内温度将下来，也能够使鼻部血管收缩，缓解鼻部充血的症状。

蒸气吸入法

蒸气吸入法是清理鼻腔和鼻窦的一种简单有效的方法。有几种药剂（例如，复方安息香酊、维克斯达姆膏和其他含薄荷醇的药物）能够溶解在热水中。将1勺药剂倒入500ml热腾腾的水（沸腾后停止加热10分钟的水）中，要求水容器为开口瓶或塑料容器。不用额头放毛巾的旧方法，而是用叠成圆锥状的纸或一个热水瓶（保温杯）引导蒸汽到鼻部和口腔。

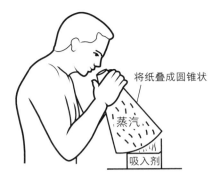

蒸汽吸入法的图示

通过鼻腔缓慢深深地吸入蒸汽，然后缓慢地将气体从口腔呼出。每天需要做3次，每次做5～10分钟，睡觉前也要做（睡觉前做该治疗是最有效的）。做完治疗后，将鼻腔内的黏液按之前所述的方法擤出。

警告：孩子应当避免使用蒸汽吸入法，以免孩子被热水或蒸汽烫伤。

6.83　鼻出血

导致鼻出血的原因有哪些？

鼻出血（鼻衄）是指鼻子中部薄薄的内膜下小静脉的出血。鼻黏膜内含有丰富的血管，让进入鼻腔的空气不那么冷，但鼻黏膜很脆弱，容易因感染和外伤而受损。鼻出血后，鼻腔内会形成痂皮，有利于鼻黏膜的愈合，但是患者抠鼻子或打喷嚏时，很容易将痂皮去掉，然后血管就会出血，但是在几分钟内又会形成血凝块，阻止鼻腔进一步出血。

鼻出血的特点有哪些？

鼻出血常常会突然发生，而且往往只有1个鼻孔会出血。可能只发生1～2次出血，但也有可能几周内多次出血。一般来讲，鼻出血突然发生，没有外伤等因素。鼻出血时只有少量血流出。任何年龄段的人都有可能发生，但是孩子鼻出血的概率是成人的2倍。

在鼻梁部位用冰敷可以使出血速度减慢，但更重要的是用手按压鼻部，有利于促进血凝块的形成。

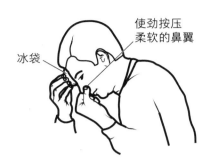

处理鼻出血的方法

鼻出血可能会给患者带来哪些危险？

鼻出血一般不是严重问题，没必要担心，具有一过性，而且只限于鼻部。有时，老年人鼻出血是鼻后方出血，这种出血可能是个严重问题。有时，鼻出血是由全身凝血系统异常所致，但此种情况下往往会有身体其他部位的异常出血。

鼻出血的治疗方法有哪些？

自我治疗

自己可以采取简单的方法止住几乎所有鼻出血。

• 坐下，头向前伸。鼻子下方放置毛巾。

• 用拇指和示指捏紧鼻子下方柔软的鼻翼，用嘴呼吸，不要放手，持续5分钟。

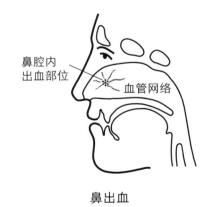

鼻出血

要点

• 鼻出血后的12小时内不要向外擤鼻涕，因为这样做很容易将血凝块喷离鼻腔，造成再次出血。

- 不要抠鼻子。
- 如果止血后，又开始鼻出血了，捏紧鼻子10分钟。
- 不要将流出的血吞下。
- 如果鼻子流血的时间超过20分钟，通知医生或到最近的医院急诊科就医。

医学专业治疗

如果你反反复复多次鼻出血，医生可能会采取以下措施进行止血。

- 特殊的纱布填塞进行止血。
- 用某些专门的化学物质或透热疗法烧灼止血。
- 使用具有抗菌成分或含有血管收缩成分的药膏局部涂抹。

6.84　阻塞性睡眠呼吸暂停

阻塞性睡眠呼吸暂停的定义是什么？

阻塞性睡眠呼吸暂停是指在睡眠期间，短时间内（时间为10秒或10秒以上）的呼吸减慢或没有呼吸（呼吸暂停）的现象。在睡眠期间，这种现象可能多次发生，所以经常被这个问题吵醒的人就会观察到患者正常呼吸减慢，然后完全停止，入睡者就会用力呼吸，会发出哽咽或打呼噜声音。呼吸又开始了，这是一个循环往复的过程。

阻塞性睡眠呼吸暂停的症状有哪些？

阻塞性睡眠呼吸暂停患者有上述呼吸暂停的问题，但是患者自己不会意识到。患者醒后精神状态不好，比较疲惫，需要更多的睡眠时间。阻塞性睡眠呼吸暂停的其他症状包括易激惹、早晨起床后头痛、注意力下降、对周围事物的兴趣下降以及性功能下降。

哪些人易患阻塞性睡眠呼吸暂停？

阻塞性睡眠呼吸暂停较常见于体重超重的中年男

性。女性也容易发生阻塞性睡眠呼吸暂停，但是一般是绝经后的女性易患。导致喉部后方狭窄的异常结构是导致阻塞性睡眠呼吸暂停发生的危险因素。有异常结构的人是患此病的高危人群，这些人群包括舌头较大、小下巴、鼻腔堵塞、扁桃体大以及悬雍垂较大的人群。甲状腺功能减退症是另一个病因。

导致阻塞性睡眠呼吸暂停的原因有哪些？

阻塞性睡眠呼吸暂停本质上是一种生理问题，尤其是肥胖患者。肥胖患者的软组织会堵住喉部的后方（如软腭下垂的部分），进而阻碍空气进入气管。使阻塞性睡眠呼吸暂停发病风险增加的危险因素包括服用某些药物、饮酒，尤其是在晚上饮酒。有时，导致阻塞性睡眠呼吸暂停的原因不明，但是那些患有肺部疾病和神经系统疾病的患者可能会患阻塞性睡眠呼吸暂停。

阻塞性睡眠呼吸暂停可能会给患者带来哪些危险？

阻塞性睡眠呼吸暂停可能会威胁到人的生命。阻塞性睡眠呼吸暂停会导致白天困意加重，白天开车出现交通事故和工作时出现事故的概率增加。如果长时间患有阻塞性睡眠呼吸暂停，患者心脏病和脑卒中的风险会增加。

如何诊断阻塞性睡眠呼吸暂停？

与患者睡在一起的人所观察到的现象十分重要。但是最好的诊断方法是去睡眠障碍诊所进行睡眠监测，计算机会记录下来患者的睡眠模式、呼吸气流和大脑活动情况。

阻塞性睡眠呼吸暂停的治疗方法有哪些？

阻塞性睡眠呼吸暂停是一种难以治愈的疾病，但是有一些简单的治疗方法能够控制病情，缓解症状，这些治疗方法如下。

- 如果体重超重或肥胖，要减肥——甚至是稍微减轻体重都能够改善病情。
- 坚持体育锻炼，保持身体健康。
- 睡觉前不要服用安眠药和镇定药。
- 睡前3小时不要饮酒。

- 如果鼻部堵塞，服用短疗程的鼻部血管收缩剂。
- 睡觉时不要平躺。

矫正手术可帮助患者缓解症状。现在治疗严重阻塞性睡眠呼吸暂停最有效的方法是使用持续正压通气呼吸机。如果患者不能承受这种方法，可以使用特殊的防护牙托。

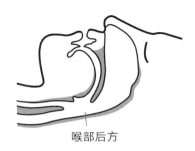

喉部后方

睡觉时气道正常

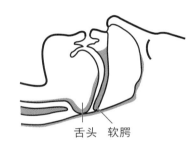

舌头 软腭

睡觉时气道堵塞（睡眠呼吸暂停）

持续正压通气的定义是什么？

持续正压通气是治疗睡眠呼吸暂停最常用的治疗方法。睡眠呼吸暂停患者在睡觉时鼻子上佩戴一个紧贴面部的面罩，然后一个小型空气压缩机会以较低的压力将空气压入上呼吸道，使气道保持开放状态。

6.85 胰腺炎

什么是胰腺？

胰腺是人体非常重要的器官，位于上腹部、胃部和小肠后方。胰腺有两大功能，确保机体健康。

- 产生消化液——胰液。胰液中含有消化酶，能够消化分解食物中的碳水化合物、脂肪和蛋白质为小分子，从而有利于小肠通过肠壁吸收这些营养物质。胰液通过胰导管排入十二指肠，进入十二指肠后胰液中的消化酶就会被激活。
- 产生胰岛素和胰高血糖素。这两种激素产生后直接进入血液，调节血糖水平。胰岛素分泌不足会导致糖尿病。

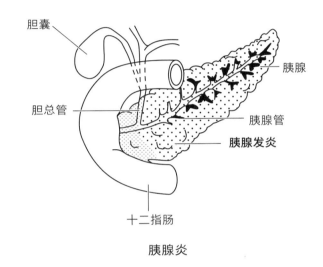

胆囊

胆总管

胰腺

胰腺管

胰腺发炎

十二指肠

胰腺炎

胰腺炎的定义是什么？

胰腺炎是指胰腺发炎。

有两种类型的胰腺炎——急性和慢性。

- 急性胰腺炎是指发病迅速的胰腺炎，通常会导致患者剧烈腹痛。急性胰腺炎可能是一过性的，痊愈后不会对胰腺造成永久性的损害，但是急性胰腺炎症状可能会非常严重。如果炎症持续，急性胰腺炎有可能发展为慢性胰腺炎。
- 慢性胰腺炎是指胰腺炎急性发作间隔期间，胰腺没有完全康复，此时就会发展为慢性胰腺炎。慢性胰腺炎会导致胰腺严重损伤。

急性胰腺炎的症状有哪些？

腹痛——剧烈闷痛，疼痛部位一般位于上腹部（第一腹区）。一般是暴饮暴食或大量饮酒后12小时左右发生，大约1小时内疼痛逐渐加剧。疼痛会放射到背部和胸部下段，可持续几小时或几天。

- 呕吐和干呕。
- 发热和（或）出汗。
- 萎靡不振和虚弱。

急性胰腺炎通过血液检查和X线检查确诊。

导致急性胰腺炎的原因有哪些？

急性胰腺炎的发病机理尚未明确，但是胰腺炎症是由胰液泄露进入胰腺所致。胰液进入胰腺后，其中的消化酶激活，进而对胰腺组织本身造成损害。80%以上的急性胰腺炎是由胆结石和酒精引起。

- 胆结石：至少50%的人体内有胆结石，胆结石有可能卡在胆管和胰腺管内。
- 酒精：有些患者对酒精较敏感，尤其是宴会上大量饮酒后。

导致胰腺炎的其他原因包括流行性腮腺炎、浸润性肿瘤和外伤。但是这些原因不常见。

大约10%的急性胰腺炎是不明原因的，但是其中一个相关因素可能是胆道系统内出现较小的胆结石或"泥沙样胆结石"。

急性胰腺炎可能会给患者带来哪些危险？

虽然大部分急性胰腺炎患者最终可以痊愈，但是急性胰腺炎重度发作有导致患者死亡的危险。如果急性胰腺炎造成胰腺相当大的损伤，那么患者有可能会患上糖尿病。

急性胰腺炎的治疗方法有哪些？

急性胰腺炎一般需要入院治疗，需要静脉滴注液体、营养素和强效镇痛药。治疗的首要目的是止痛。胃部应当处于排空状态，禁止摄入食物和水，一般是将一根导管从鼻腔插入胃部进行鼻饲。

需要采用联合方法来治疗急性胰腺炎。如果患者体内有胆结石，需要将其除掉，尤其是当胆结石堵住胰管时。急性胰腺炎期间，禁止饮酒。如果患者血脂高，也需要治疗。

慢性胰腺炎的定义是什么？

慢性胰腺炎较少见，一般是急性胰腺炎经过较长的时间才会发展为慢性胰腺炎。慢性胰腺炎可能会伴随着急性胰腺炎的反复发作。长时间过量摄入酒精也有可能引起慢性胰腺炎。过量饮酒是导致慢性胰腺炎最常见的相关因素。慢性胰腺炎也与胆囊纤维化有关。

慢性胰腺炎的症状有哪些？

- 腹痛和（或）背痛，通常是饭后疼痛。疼痛的类型可以是钝痛、阵痛或刺痛等，可以是断断续续的，也可以是持续性的。10个慢性胰腺炎患者中，大约会有1名患者没有疼痛症状。
  - 恶性与呕吐。
  - 体重下降。
  - 轻度黄疸。
  - 油腻、柏油样便（脂肪泻）。

慢性胰腺炎最终的后果是胰腺不能够生产胰岛素，患者最终会患上糖尿病。

慢性胰腺炎的治疗方法是注射胰岛素控制血糖和口服胰酶帮助机体消化食物，使体重增加。

胰腺炎的预防措施

- 手术切除胆囊（如果存在胆结石）。
- 膳食要均衡、营养、低脂，要大量摄入水。
- 限制酒的摄入量。
- 治疗高脂血症。

6.86 消化性溃疡

消化性溃疡的定义是什么？

消化性溃疡是指在胃黏膜或十二指肠（小肠的第一部分）黏膜上形成创面或小坑的现象。大部分溃疡发生在十二指肠（十二指肠溃疡），少部分溃疡发生在胃黏膜（胃溃疡）。

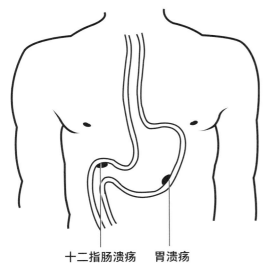

十二指肠溃疡　　胃溃疡

消化性溃疡

导致消化性溃疡的原因有哪些？

由胃黏膜产生的胃液中含有酸性物质和酶类——胃蛋白酶。胃蛋白酶能够消化食物中的蛋白质。如果胃黏膜产生的酸性物质过量，会引起胃黏膜或十二指肠黏膜受损。胃黏膜或十二指肠黏膜正常情况下由一层较厚的黏液保护，就像披上了一层"黏液外套"。"黏液外套"一旦被破坏，就会行形成溃疡创面。有证据表明胃内的一种叫作幽门螺杆菌的细菌与"黏液外套"的破坏有关。

现在，引起消化性溃疡的一个常见原因是服用治疗疼痛和关节炎的药物，称为非甾体抗炎药物。胃癌也是一种可能的原因，尤其是老年患者。

幽门螺杆菌

幽门螺杆菌是居住在胃黏膜上的一种细菌。幽门螺杆菌会导致胃和十二指肠发生炎症，最终引起消化性溃疡和胃炎。40岁以上的人，大约有40%感染幽门螺杆菌，但是大多数都没有症状。如果消化性溃疡患者体内发现有幽门螺杆菌，就需要通过联合治疗（通常是使用两种抗生素和促进溃疡痊愈的药物进行治疗）加以清除，疗程为7～14天。幽门螺杆菌的清除率为80%～90%。

消化性溃疡的症状有哪些？

消化性溃疡常见的症状如下。

- 上腹部疼痛（肋骨下方）。
- 胃灼热或消化不良。
- "饥饿痛"，胃处于排空状态时出现疼痛（两餐之间和晚上）。
- 服用抗酸类药物或喝牛奶可使疼痛缓解。

消化性溃疡较少见的症状如下。

- 背痛（两肩胛骨之间）。
- 出血——呕吐物中带血或粪便中有血。
- 失血导致的贫血症状。

一般是通过胃窥镜进行检查（将导管放置到胃内进行检查）和幽门螺杆菌试验加以确诊。

哪些人易患消化性溃疡？

患消化性溃疡常见于下列人群。

- 男性。
- 年轻人和中年人。
- 长时间服用某些药物的人（如阿司匹林、可的松和非甾抗炎药）。
- 重度吸烟者。
- 宿醉者（可能）。
- 长期处于压力之下或长期焦虑者。
- 有消化性溃疡家族史的人和O型血的人（相关）。

消化性溃疡可能会给患者带来哪些危险？

大部分消化性溃疡容易治愈或控制。消化性溃疡导致的出血会引起贫血。如果是消化性溃疡引起突然大量出血，就是急症，需要立即去急诊科。可能会发生十二指肠穿孔或狭窄。胃溃疡很少进展为胃癌。

消化性溃疡的治疗方法有哪些？

自我治疗

- 戒烟。
- 饮酒要适量。

- 除非有必要，不要服用阿司匹林或抗关节炎的药物。
- 饮食要健康规律，三餐要准时。
- 不要到饭点不吃饭，要规律进食，不吃夜宵。
- 要避免任何能够加重病情的食物。
- 继续正常的活动，但是生活方式以轻松为主。
- 服用抗酸类药物以缓解症状。

医学专业治疗

你需要遵守医嘱来治疗溃疡。也许抗酸类药物不能缓解病情，此时需要特殊药物，如质子泵抑制剂来治疗溃疡。这些现代药物能够减少胃液的产生，并且可以对抗幽门螺杆菌（一般与三联疗法一起进行），患者要严格依照医嘱服药。如果上述方法都不能够控制病情，则需手术治疗，手术的疗效一般非常好。

注意

- 用现代药物能够非常好地控制消化性溃疡的病情，所以，患者不必再忍受消化性溃疡带来的痛苦。
- 如果突然出现剧烈胃痛，呕血或大便中有血，要及时告知医生。

6.87　肛周血肿

肛周血肿的定义是什么？

血肿（Haematoma）是指"血液聚集"，peri是"周围"的意思，所以，perianal haematoma是指肛门周围和外面发生的小范围血液聚集。

肛周血肿有时又称为外痔、血栓痔，但是严格意义上来讲，肛周血肿不是痔疮，只是来自肛门里面的血的聚集现象。

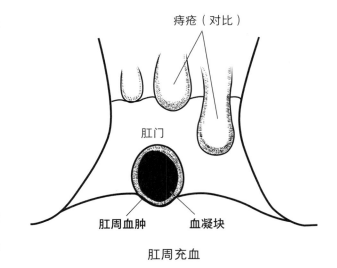

肛周充血

肛周血肿的症状是什么？

- 疼痛，从轻到重，程度不一。
- 感觉肛门附近有个肿块。
- 出血——有时会有少量出血。

疼痛常突然发生，虽然看起来这么小的血肿似乎不会引起如此剧烈的疼痛，但是肛周区域是十分敏感的。

哪些因素会加重肛周血肿的症状？

当患者取坐位、走路和排便时，疼痛会加重。

肛周血肿的外形是怎样的？

肛周血肿看起来是肛门附近小的略带紫色的肿块，就像半熟的黑加仑。体积为小指大小，摸起来比较柔软。

导致肛周血肿的原因有哪些？

导致肛周血肿的原因是肛门附近向心脏回流的小静脉血管破裂。肛门附近的血液供应十分丰富。静脉血管破裂可能是由排便、咳嗽、打喷嚏或提重物等导致肛门附近压力增大所致。

开始皮肤下会出现很小的血液聚集点，但是几小时后，这些淤血点就会形成小的血凝块。

哪些因素会增加肛周血肿的发生风险？

下列几个因素会增加肛周血肿的发生风险，但有时肛周血肿的发生是没有明确原因的。

- 便秘。

- 坐的时间太长。

- 提重物。

- 怀孕。

肛周血肿可能会给患者带来哪些危险？

肛周血肿不是个严重的问题——一般认为肛周血肿持续时间为 5 天，疼痛但可自愈。然而，如果不进行早期治疗，将肿块或血肿去掉，肛周血肿虽然可以自行痊愈，但会留下额外的皮肤肿块，这种肿块叫作皮肤结节，此结节可能会令人烦恼和有刺激性。

肛周血肿的治疗方法有哪些？

如果肛周血肿疼痛，用常用的镇痛类药物缓解疼痛，例如对乙酰氨基酚。血肿可以在 4~5 天内自行消退，并且没有不适感。可以局部使用药膏，缓解疼痛症状，但事实上，用处不是很大，不能够缩小血肿。

在局麻的作用下将肛周血肿去掉

医生一般会尽量将肛周血肿中的血液或血凝块去除，这样患者的症状会很快得到缓解，能够避免皮肤结节的形成。如果是肛周血肿后的几小时内进行处理，用针头或注射器就可以将血肿内的血液抽出。一旦血凝块形成，需要在局麻的作用下，通过在血肿上开一个小切口将其切除。伤口不用缝合，一般会恢复得非常好，但是要将伤口周围的血液清理干净。

如何预防肛周血肿的发生？

通过保持大便通畅就能够预防肛周血肿和痔疮的发生，所以应当尽量避免便秘和排便时，肛门周围压力过大。平时膳食中要富含膳食纤维，大量摄入水果、蔬菜、全谷类谷物或燕麦。白天要大量摄入水，及要经常充分锻炼，例如，每天快走大约 30 分钟。以上这些措施都是为了促使粪块变软，保证排便通畅，减小排便时的压力。

6.88　玫瑰糠疹

玫瑰糠疹的定义是什么？

玫瑰糠疹是一种疱疹病毒引起的皮疹。一般是孩子和年轻人（尤其是 15~30 岁的人）多发。但是任何年龄段的人都有可能患玫瑰糠疹。玫瑰糠疹不具有传染性。

玫瑰糠疹的症状有哪些？

皮疹

首先是躯干上（胸部和背部）出现大的皮疹，称为"先驱疹"，因为这些皮疹的出现预示着几天后会出现大范围皮疹。玫瑰糠疹的皮疹像癣，皮疹会在全身蔓延，出现在躯干和前臂（"T恤"式分布）以及下肢近端。皮疹的分布是一种"圣诞树"样，沿肋骨分布。少数情况下，颈部和面部下端也会出现皮疹。玫瑰糠疹为椭圆形，颜色为鲑肉色或赤铜色，周围有鳞屑。

其他症状

患者不会感到不适，虽然玫瑰糠疹会有些痒，有些患者不会感到痒，而有些患者会感到非常痒。

玫瑰糠疹的其他特点还包括哪些？

- 女性更常见。

- 春秋季更常见。

- 如果对诊断有疑问，可以做皮肤活检，在显微镜下观察样本以做出诊断。

- 玫瑰糠疹的皮疹差异会很大，有的患者只有很少红疹，而有的皮疹会很多，且颜色非常红。

玫瑰糠疹可能会给患者带来哪些问题？

玫瑰糠疹不会给患者带来危险，但是你需要去看医生，确保自己不是患有与玫瑰糠疹表现相似的皮肤病，例如，癣。除非并发了并发症，否则玫瑰糠疹痊愈后不会留疤。皮肤较黑的人会发现短时间内皮肤上会有白斑。玫瑰糠疹一般没有传染性，而且玫瑰糠疹患过一次后，一般不会出现第二次。

皮疹一般会持续多长时间？

玫瑰糠疹的病程为 4~10 周，然后会完全消失。现在没有药物或治疗方法能够缩短病程。

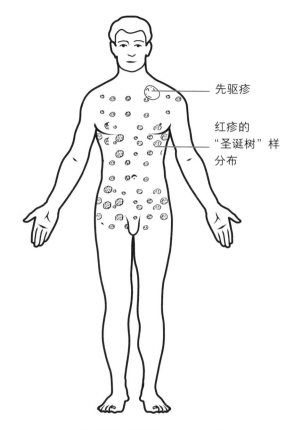

先驱疹

红疹的"圣诞树"样分布

玫瑰糠疹常见的分布部位

玫瑰糠疹的治疗方法有哪些？

对于玫瑰糠疹，现在没有特效治疗方法。玫瑰糠疹患者可以像正常人那样生活，不需要做出调整。如果可能，皮肤也可以适度暴露于阳光下，这样可以减少皮疹，但是注意不要把皮肤晒伤。如果皮疹比较严重，可以使用紫外线照射法，一周 3 次。玫瑰糠疹患者可以像往常那样洗澡，但不要使用普通肥皂，要使用刺激性较小的肥皂。如果玫瑰糠疹患者皮疹瘙痒，可以使用一些止痒保湿剂或乳膏，包括炉甘石洗液或含 1% 苯酚、1% 薄荷醇的水乳液或尿素膏与炉甘石洗液一起用。如果瘙痒症状严重，医生会开一些止痒的药物，包括可的松药膏和口服抗组胺类药物。

6.89　鼻后滴漏综合征

什么是鼻后滴漏综合征？

鼻后滴漏综合征是指鼻腔后部黏膜分泌黏液过多，导致黏液顺着鼻后的通道流到咽喉。这不是疾病，而是另一种可导致黏液大量分泌的疾病的症状表现。正常情况下，每天大约有 2L 的黏液顺着鼻腔后部流下，但不会引起任何不适。当黏液的量增加时，就会引起不适。

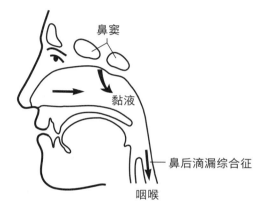

鼻窦

黏液

鼻后滴漏综合征

咽喉

鼻后滴漏综合征

导致黏液分泌过多的原因有哪些？

液体由上呼吸道黏膜产生和分泌，尤其是鼻腔和鼻窦。在炎症反应或感染的刺激下，黏液分泌增多。最常见的病因是病毒感染，尤其是常见的感冒。鼻部炎症反应叫作鼻炎，主要由病毒感染、过敏反应及细菌感染所致。鼻窦炎一般由细菌感染导致，可能合并有病毒感染，并且鼻窦炎几乎都可导致鼻后滴漏综合征。分泌物可呈黄色、绿色或者带有血丝。病毒感染和过敏反应诱发的鼻涕多为水样，且常从鼻前庭流出，但也可导致鼻后滴漏综合征。

血管运动性鼻炎典型诱因包括天气转凉、起风、吸烟及其他鼻刺激物。其他诱因包括鼻腔异物、鼻息肉、头部创伤、胃酸反流、鼻窦肿瘤、丛集性头痛、情绪激动或毒品。

鼻后滴漏综合征的症状有哪些？

由于黏液自鼻腔后部流下至咽喉，导致常见症状为咽喉受刺激、疼痛等不适，以及不断咳嗽以清除不适感。如果鼻后滴漏由过敏反应引起，其他症状常有双眼流泪、鼻部及咽喉瘙痒、头痛。急性鼻窦炎可导致面部疼痛。

其他与鼻后滴漏综合征相关的症状可能有鼻塞、口腔异味、声音嘶哑和咳嗽。

如何诊断鼻后滴漏综合征？

鼻后滴漏综合征是一种临床诊断，意思是医生会通过检查鼻腔、咽喉和耳朵来观察黏液滴漏现象，包括黏液的颜色，鼻部黏膜的状态和头部结构（尤其是鼻窦）。在某些情况下，可能需要特殊检查来确诊，如X线检查。

鼻后滴漏综合征治疗方法有哪些？

鼻后滴漏综合征的治疗方法由其病因决定。如果鼻后滴漏由病毒感染所致，常规治疗就是用鼻部或口腔缩血管药物，如去氧肾上腺素，温和镇痛药，以及可能需要雾化吸入进行对症支持治疗。医生建议鼻部缩血管药物仅在短期内使用，因为长期应用该类药物（超过5天）会诱发反弹效应，使鼻部充血更加严重。细菌感染则需要抗生素治疗。

过敏性鼻炎，最好用口服抗组胺药和（或）皮质激素喷鼻剂，如倍氯米松和莫米松。

远离促进鼻涕分泌的过敏原可防止鼻后滴漏综合征的发生。

老年人的鼻后滴漏综合征

许多老年人同时受流鼻涕和鼻后滴漏综合征的折磨，这种令人难受的疾病叫作老年性鼻后滴漏综合征。此病由衰老导致鼻腔黏液分泌失控所致，往往难以治疗。治疗方法就是用一种油类物质保持鼻部腔道的润滑，如芝麻油预制剂（芝麻油通鼻喷雾）。老年人局部应用血管收缩剂会出现严重的不良反应。

6.90　压疮

压疮的定义是什么？

压疮又称为褥疮、压力性溃疡或受压区溃疡，是指由于长时间采取同一姿势的坐姿或卧床，引起某个区域的皮肤压力持续过大或持续摩擦，进而导致该区域皮肤发生破溃的现象。压疮一般发生在老年人、不能动的人，尤其是那些昏迷、瘫痪或虚弱的患者身上。

压疮通常会发生在哪些部位？

压疮通常发生在骨头离皮肤较近区域及脂肪垫较少的区域。压疮通常会发生在膝盖、臀部、踝关节、背部（骶骨和尾椎骨部位）、肘关节处、肩胛骨处，甚至是头部后方。这些部位的压力会导致该处皮肤血供不足，尤其是当长时间处于一个姿势时，进而导致皮肤破溃。

压疮的症状体征有哪些？

压疮开始时，一般是出现红肿、疼痛、发炎的斑片状皮肤。随着皮肤的不断坏死（死亡），皮肤进而会变蓝、变紫或变黑，最终形成溃疡。如果护理不当，红肿皮肤会很快发展为溃疡。

导致压疮发生风险增加的危险因素有哪些？

对于那些长时间卧床或长时间坐轮椅的老年人来讲，发生压疮的风险很高。这些人的皮肤很薄，而且对缺血较其他人更敏感。

- 不能动，尤其是长时间的取坐位或平躺。
- 慢性疾病，例如缺铁性贫血。
- 糖尿病。
- 营养不良。
- 精神状况差。
- 大小便失禁。
- 护理不当。

如何治疗压疮？

预防压疮的发生是治疗压疮最好的方法。如果患者没有瘫痪，能够运动，四处走动，这样身体的不同部位都分摊了机体的重量。定时做上下肢弯曲、趾头的伸曲、踝部的旋转、肌肉收缩放松、机体全身拉伸动作和机体的各种运动（每小时）会改善机体血液循环。如果患者自己不能够变换位置，护理人员应该每隔2小时将患者抬起来，并变换姿势。用升降设备移动患者要比生拉硬拽的效果要好。对于长时间卧床患者来讲，一种特殊电驱动产生波纹的垫子能够预防压疮的发生。其他预防压疮的方法还有下面这些。

- 要保持皮肤处于相对干燥（不要太干——如果皮肤太干，可以使用保湿霜）和干净状态。
- 避免皮肤处于过度湿润状态。
- 要认真处理患者的大小便失禁问题——患者失禁时，立即将皮肤处理干净。
- 要特别注意承重较大的部位——保持这些部位的皮肤处于清洁干燥状态。
- 要每天检查受压皮肤，一发现红肿症状，立即采取治疗措施。
- 一旦发生皮肤红肿，用医用酒精擦洗，用纱布覆盖，然后停止红肿皮肤继续负重，持续几天时间。
- 将枕头放置在负重皮肤和床之间，尤其是踝关节部位。
- 可以考虑使用床上支架来举起床铺。
- 要保持床单干净、无褶皱、无食物残迹。
- 可以躺在"羊皮"上（最好是合成材料的易洗床单）。
- 可以穿羊皮靴，这样可以保护脚后跟。
- 要确保营养和良好的卫生习惯。
- 要避免在受压部位使用热水、肥皂（洗漱时可以不用肥皂），对骨头离皮肤较近的区域避免按摩、施力或摩擦。

如何治疗压疮？

- 缓解压疮部位的压力。

- 根据上述原则来处理压疮。
- 加强营养。
- 添加某些营养素可促进压疮的愈合，如维生素C、锌等。

治疗压疮的原则

- 用湿纱布轻轻清理压疮部位，如盐水纱布。
- 保持压疮周围的皮肤干燥。
- 将压疮上的死皮去掉后，用消毒后的敷料覆盖（根据溃疡的大小和类型选择敷料），促进愈合。

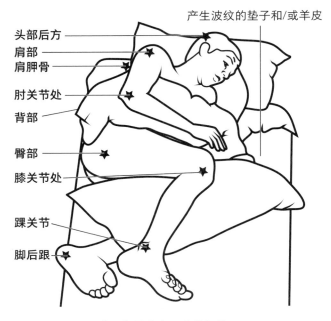

产生波纹的垫子和/或羊皮

头部后方
肩部
肩胛骨
肘关节处
背部
臀部
膝关节处
踝关节
脚后跟

受压容易发生压疮的部位

6.91　肛门瘙痒症

肛门瘙痒症的定义是什么？

肛门瘙痒症是指肛门发生瘙痒，是肛门周围皮肤常见的一种疾病。孩子如果发生肛门瘙痒症，考虑是蛲虫；然而成年男性患者较常见，经常在压力较大和天气较热，出汗量较多的情况下发生。

哪些因素可以导致和加重肛门瘙痒症？

可以导致和加重肛门瘙痒症的因素如下。

- 疾病相关问题，如湿疹、蛲虫、抗生素治疗、糖尿病和真菌感染。
- 股癣，这个可以排除。
- 肛门周围局部疾病，如痔疮、肛裂和疣。
- 不良的卫生习惯（排便污染）。
- 出汗量过大，如夏天穿过紧的长衣、长裤。
- 由被染过色的或带有芳香气味的卫生纸、肥皂、粉状物或衣服导致的接触性皮炎。
- 工作压力太大，生理上和心理上的因素。
- 肥胖。

肛门瘙痒症的治疗原则

1. 抓挠

禁止抓挠——抓挠肛门是禁忌。如果晚上睡觉时会无意识地抓挠，你可以戴棉质手套睡觉。

2. 洗浴

禁止用热水洗浴。洗浴过度和洗澡时，搓擦过度都有可能加重肛门瘙痒症。洗浴时，使用温和的水性乳膏进行清洗，不要使用肥皂。

3. 干燥

尽可能保持肛门附近的皮肤干燥凉爽。清洗完肛门附近的皮肤后，用柔软的毛巾或纸巾轻轻地彻底将这个部位的皮肤擦干净，不要用力擦。可以利用吹风机吹出的热风将这个部位的皮肤吹干。

4. 排便

要大量摄入高纤维的食物，如粗麸皮、新鲜的胡萝卜和苹果，从而促进规律排便和排便畅通。有些医生甚至称需要达到排便十分畅通且完整，连卫生纸都不必使用的程度。

5. 排便后的清理工作

排便后，轻轻地将肛门清理干净。应当使用柔软的卫生纸（避免使用有色彩的纸），然后用蘸有水性乳液或温和肥皂水的簇绒棉絮清洗肛门附近的皮肤。最好的清洗方法是用温水和棉绒毛巾来清洗。

6. 肥皂和肥皂粉

清洗肛门附近时，不要使用带有芳香气味的肥皂或爽身粉，包括婴儿爽身粉。最好使用中性肥皂。

7. 衣物

要穿宽松的衣物，内裤要穿棉质宽松的。男性应选择穿平脚内（衬）裤，不要穿紧身内裤，使内裤中的空气可自由流通。建议女性穿裙子时，尽量避免穿连裤袜。

8. 局部药膏使用问题

除非医生要求，否则不要随意使用局部药膏。如果需要使用药膏，普通药膏就能缓解大部分问题，如在肛门部位使用羊毛脂软膏。

在使用非处方药物时，要先咨询医生。医生可能会给你开一些针对性较强的药物（如氢化可的松）可以缓解肛门附近的炎症和瘙痒症状，抗组胺类药物可以缓解瘙痒症状。

6.92　银屑病

银屑病的定义是什么？

银屑病是指皮肤表面凸出红色或深粉色的斑片，斑片上覆盖有白色鳞屑（斑片）的一种慢性炎症性皮肤病。银屑病通常不会引起什么问题，但是可能会使患者感到非常痒，尤其是当银屑病的发病部位位于头皮或肛门附近时。银屑病带来的主要问题是美观问题，但幸运的是，银屑病的皮疹部位通常能够被衣服所覆盖。可能会有一个或多个大的斑块。银屑病有几种类型，但是常见的是斑块状银屑病。引起银屑病的原因至今还没有完全搞清楚，但证据表明银屑病具有家族聚集性。

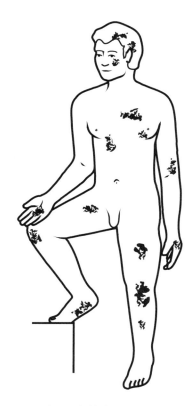

银屑病的常见部位

银屑病经常会出现在身体的哪些部位？

虽然银屑病可能会出现在机体的任何部位，包括指甲和趾甲的下方，但是银屑病常累及的部位为肘关节处、膝关节处、腰背部和头皮处。银屑病也有可能出现在腋窝下、乳房下、生殖器部位和肛门附近，但较少见。

银屑病的患病率高吗？

是的，银屑病的患病率很高。40个人中，大约会有1个患有银屑病。银屑病有2个发病高峰——20岁左右和50岁。大部分银屑病患者的病情较轻微，但有些患者的病情很严重。

引起银屑病的原因有哪些？

银屑病主要是免疫功能发生障碍，引起机体发生炎症，进而刺激皮肤细胞的更新速度加快。最终导致皮肤增厚、形成鳞屑，也有可能导致血管发生扩张。血管扩张与皮肤出现红疹有关。

银屑病与遗传因素密切相关。

哪些因素能够引发银屑病？

- 心理压力增大/情绪压力增加。
- 外伤和其他机体的应激状态。
- 感染——各种类型的感染，尤其是链球菌感染。
- 药物，如含锂药物、β受体阻滞剂（治高血压和心脏病的药物）、抗炎类药物和酒精等。

银屑病严重吗？

银屑病不严重，一般不影响患者的整体健康。但是有些患者（约5%的银屑病患者）会并发较疼痛的关节炎，尤其是手部关节、背部关节和腿部大关节。如果出现上述症状，就应该咨询医生。

如何诊断银屑病？

一般医生通过观察红疹就能诊断银屑病，不需要其他的检查方法。如果诊断有疑问，可以刮下一小片皮肤进行检查（活检）。

银屑病的相关重要事实有哪些？

- 冬天银屑病较严重，是由于冬天阳光相对缺乏所致。
- 在脚底和手掌部位的银屑病斑块可能会产生黄色的水疱。
- 脸部出现银屑病的概率非常低。
- 银屑病不会影响患者的正常生活。
- 银屑病可以暂时性消失，尤其在夏季的时候。
- 银屑病可能会累及指甲（趾甲）和关节。

银屑病的治疗方法有哪些？

现在有很多治疗银屑病的方法。大部分银屑病患者经过药膏治疗后，效果会非常好。药膏包括煤焦油软膏、类固醇类药膏，以及新出现的维生素A软膏（Zorac）或维生素D软膏（Daivorex软膏）。如果头皮上出现银屑病斑块，可以使用专门的洗发水和软膏。洗漱时，使用肥皂替代产品。

当然，太阳光有助于治疗银屑病，但是要考虑可能会被太阳晒伤和皮肤癌患病风险升高等。

对于严重的银屑病，一般药膏的治疗效果不好时，需要咨询专家，并考虑用紫外线疗法，或者口服或注射药物加强免疫力来进行治疗。

注意

- 银屑病不是一种感染性疾病，也不具有传染性。
- 现在还没有治愈银屑病的方法——谨防骗子。
- 避免被灼伤——会使病情加重。
- 治疗皮肤干燥和瘙痒，不要抓挠。

6.93 雷诺现象

雷诺现象的定义是什么？

雷诺现象是一种影响手指的循环系统的疾病，有时也会影响足趾。雷诺现象患者供应手指头的小动脉对低温非常敏感，遇到低温时，小动脉会突然发生收缩或痉挛，导致指头的血供减少。刚开始时，收缩痉挛只是暂时性的，通过保暖措施就可以很容易地缓解，但是随着时间推移，暂时性的收缩痉挛最终会成为永久性的。

由于手指部位缺少血液供应，会导致手指苍白，经常会发紫。随着痉挛的缓解，手指的血供会恢复，苍白的手指会逐渐变红。

雷诺现象的症状有哪些？

雷诺现象的主要症状是手指上（或其他累及部位）的一系列颜色变化。雷诺现象患者处于较冷环境中时或压力较大时，手指一开始是变白（苍白），然后是青紫，最后变红。随着颜色变化，其感觉变化是不适（某些患者会有痛感）、叮咬样（针刺样疼痛）然后是麻木。一般拇指不会被累及。

雷诺现象的症状严重程度不一。有的患者的症状会非常轻微，一般不需要治疗。雷诺现象有时会累及耳朵、鼻子或乳头，但较罕见。

引起雷诺现象的原因有哪些？

现在已知有几个引起雷诺现象的原因。其中一个常见原因是职业损害，由长期操作振动工具或机器所致。其他与之相关的疾病有：

- 硬皮病、狼疮、类风湿关节炎和其他结缔组织病。
- 药物的不良反应，如 β 受体阻滞药（治疗高血压和心脏病的药物）、其他抗高血压药物、麦角碱制剂、鼻血管收缩剂。

医生会根据你的情况，查出导致雷诺现象的继发性原因。

雷诺现象可能会与哪些疾病混淆？

雷诺现象可能与手部受冷或斑驳手混淆。手部受冷或斑驳手较常见，而且加温后都会很快恢复。另外一个与雷诺现象类似的是冻伤。但冻伤会痒，而且冻伤不会出现雷诺氏征的皮肤颜色变化。

"工业白指"的定义是什么？

"工业白指"是雷诺现象的一种，一般是工人长时间操作振动的机器所致，例如，工人用链锯割东西或使用充气钻机。有些工人易患"工业白指"，而大部分工人不会患"工业白指"。一旦患上"工业白指"，病情就会进行性发展，即使换了工作，也会继续发展。

雷诺病的定义是什么？

不是由其他原因（像上述列举出来的）引起的雷诺现象，称为雷诺病。雷诺病是似乎是自然发生的，不伴有已知的病因。雷诺病具有遗传倾向，在儿童一般较轻微。

雷诺病的患病率有多高？

雷诺病很常见，累及男性女性，但是10个雷诺病患者中，就有9个女性。大部分雷诺病患者在20岁左右首次发病。女性患者一般绝经后，症状就缓解了。

哪些因素会增加雷诺病的发病风险？

- 吸烟：吸烟会损害四肢的循环系统。

- 冷、潮湿的空气。

- 使用大型的振动设备。

- 压力过大或烦躁不安。

- 引起小动脉痉挛的药物——要注意治疗偏头痛或高血压药物，如 β 受体阻滞剂。

雷诺病的治疗方法有哪些？

自我治疗与预防措施

最好的治疗方法是预防。学会辨认出导致或触发雷诺病的原因，然后尽量避免。雷诺病发作时，要通过逐渐增高四肢温度来缓解症状。

- 采取保温措施——保护整个机体不会受到外界冷环境的损害。可以穿夹层的衣服，防止热量的散失。如果有需要，晚上可以使用电热毯。可以戴内衬羊绒的手套，穿厚羊毛袜子，穿宽敞舒适的鞋。当手需要接触冷的物体或物体表面时，应该佩戴手套，例如，冷冻食品。如果条件允许，可以搬到气候较温暖的地方居住。

- 戒烟——患者自己要戒烟及不要吸二手烟。

- 减少可能会加重病情的活动——要注意平时哪些活动项目会对手指造成压力，如打字、弹钢琴、切剁食物和使用振动性工具等。

医学专业治疗

虽然大部分情况下，患者自己能够处理好雷诺现象或雷诺病，过上正常人的生活，但是仍然有些患者需要专业的治疗。医生会给他们开一些药物进行治疗，但是这些药物只能缓解症状，并不能够治愈。

6.94　胃食管反流病

胃食管反流病的定义是什么？

胃食管反流病是指胃内的酸性物质反流到食管引起的一种疾病。在食管和胃部的连接处有一段肌肉，称为括约肌。该肌肉起到一个瓣膜的作用，通过收缩推动食物从食管流向胃部。在正常的情况下，该括约肌能够抑制食物从胃部流向（反流到）食管。一般是括约肌发生异常时才会发生反流现象。

食管炎的定义是什么？

食管炎是食管内膜发生的炎症，一般是由于胃内的酸性物质反流到食管引起的。

导致反流的原因有哪些？

虽然有时候是胃内压力增加到会导致括约肌无法正常工作的程度，如怀孕和长时间向前弯腰（尤其是饱餐一顿后）。但多数情况下，我们不清楚是什么原因导致了括约肌无法正常工作。引起胃食管反流病的其中一个原因是食管裂孔疝。食管裂孔疝时，部分胃进入食管。大部分食管裂孔疝患者都会发生胃食管反流。加重胃食管反流病的危险因素包括吸烟、肥胖、宿醉和年龄增加。

胃食管反流性和食管炎的症状有哪些？

- 胃灼热是胃食管反流性和食管炎的常见症状。症状多位于胸部下方和上腹部。

- 恶心。

- 上腹部（上腹区）和胸部疼痛。

- 口腔内有酸味。

- 腹胀和嗳气。

- 咳嗽，尤其在夜间有咳嗽的症状，症状像过敏性哮喘。

一般是通过内窥镜检查进行确诊。操作方法是将一个带有内窥镜的较细的导管顺着食管插入胃部对内部器官进行检查。

胃食管反流病和食管炎可能会给患者带来哪些危险或并发症？

胃食管反流病和食管炎给患者带来的危险较少，但是包括食管狭窄。长时间的食管炎会导致食管下半段炎症，形成瘢痕，进而导致狭窄。另一种并发症是巴雷特食管，此时食管下端的细胞出现病变，且有较小的概率进展为癌症。

胃食管反流病和食管炎的治疗方法有哪些？

自我治疗

很多危险因素会导致食管和胃连接处的括约肌发生松弛，增加胃食管反流病的发生风险。危险因素包括吸烟、肥胖、咖啡、酒精、辛辣食物和酒精类饮料等。所以，你可以做下列事情来降低胃食管反流和食管炎的发病风险。

- 戒烟。

- 避免摄入或适量摄入可能加重病情的食物。这些食物包括辛辣食品、热饮、咖啡等，尤其是夜间。

- 体重：保持体重在理想范围内。如果你肥胖，就需要节食，从而使体重达到理想水平。

- 姿势：白天不要长时间平躺或向前弯腰。

- 睡觉时：如果胃食管反流病和食管炎发作的时间大部分是在晚上，上床睡觉时应当空腹，上床睡觉前3小时前不要吃东西，至少2小时前不要饮酒。在睡觉时，将床头抬高10~15cm有利于预防睡觉时胃食管反流病的发生。

- 药物：避免服用可以使病情加重的药物。例如，某些抗炎类药物，如阿司匹林、布洛芬、双氯芬酸、地西泮（安定）、硝酸盐和钙通道阻滞剂，如硝苯地平。

药物治疗

- 抗酸药物：碱性口服液或药片可以中和酸性物质，迅速缓解症状。这类药物可以用来缓解由于反流造成的较少发生和（或）轻度的胃灼热症状。

- 抑制酸产生的药物：主要有两类。这种药物能够有效地抑制胃产生酸性物质。医生会根据你的情况开一些适合你的药物。

- 促进胃动力的药物：如果是食物引起胃胀腹胀或有食物卡住的感觉，服用这类药物能够促进食物从胃内排空。

手术疗法

如果胃食管反流病很严重，就需要做手术，尤其是有食管裂孔疝时。手术方法是一般在胃部切一个"关键口"，目标是改善食管下端的括约肌功能，抑制胃食管反流。

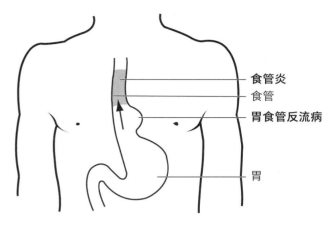

胃食管反流病和食管炎

6.95　不安腿综合征

不安腿综合征的定义是什么？

不安腿综合征又称为Ekbom综合征，是一种常见的神经系统的运动障碍。当机体试图停下来休息时，腿部依然不由自主地想动。不安腿综合征患者出现的主要不适在于影响患者休息和放松。不安腿综合征会对长时间乘车或坐飞机旅行造成障碍。

很多不安腿综合征病例并不能够诊断出来，主要是人们一般不会把不安腿综合征相关症状告知医生。而不安腿综合征而不安腿综合征主要是根据患者的病史进行诊断——现在还没有专门诊断不安腿综合征的检查方法。

哪些人易患不安腿综合征？

不安腿综合征很常见，任何人都有可能患上不安腿综合征。一份意大利研究报告指出大约有15%的人睡觉时，有"多动腿"的问题。

随着年龄的增加，不安腿综合征也逐渐增加。因此，不安腿综合征主要累及老年人。女性比男性更容易患不安腿综合征，而且怀孕可加重病情。不安腿综合征具有家族聚集性。

导致不安腿综合征的原因有哪些？

导致原发性不安腿综合征的确切原因不明，但是有研究显示不安腿综合征与中枢神经系统中某个化学传递物质的功能改变有关。不安腿综合征与运动无关，一般不会在大量或强度较大的运动后出现。

哪些疾病会引起不安腿综合征？

有证据表明不安腿综合征与缺铁、肾衰竭（尿毒症）、甲状腺功能减退症和怀孕有关。医生可能会建议你做体内铁含量检测。如果发现你体内缺铁，医生可能会建议补铁和维生素C。怀孕的患者一般在分娩后的几周内症状消失。尿毒症患者只有通过肾移植才能够治疗不安腿综合征，仅仅依靠透析是不行的。

某些药物会引起不安腿综合征，包括抗组胺类药物、抗呕吐药、抗抑郁药和多数镇定类药物。某些治疗高血压的药物也可能会引起不安腿综合征。

不安腿综合征的症状有哪些？

不安腿综合征的症状是患者一休息下来，腿就极其想动，尤其是患者卧床休息时。这种急迫想动的现象是腿部不适的一种反应，尤其是腓肠肌。这种腿部不适较常见，而且表现形式多样，如爬行感、蠕动感、刺痛感、叮咬感、瘙痒感、收缩感、烧灼感、牵拉感、电击感等。然而，患者有时无法描述腿部不适的感觉，或者说就是单纯想动一动腿的冲动。

不安腿综合征症状有轻有重，轻到只有刺激感，重到造成行动障碍。

对于某些患者来讲，上肢有时也会受到累及。症状可能会在温暖或较热的环境中加重。

大部分不安腿综合征患者晚上睡觉时，肢体有阵发性的抽搐（又称为夜间肌痉挛），但有时是醒的时候出现。

不安腿综合征可能会给患者带来哪些危害或并发症？

不安腿综合征并不是一个严重的疾病或威胁到生命的疾病，一般没有并发症。不安腿综合征引起的主要问题是在社交方面和心理方面，可能会对工作、休闲、个人交际造成不良影响。有的患者会因为不安腿综合征患上严重抑郁症或有自杀倾向。

不安腿综合征的预后怎么样？

尽管不安腿综合征可以反复发作长达几年，但是治疗效果会非常好。

不安腿综合征的治疗方法有哪些？

自我治疗

你会发现某些方法能够缓解不安腿综合征的症状，那么你可以坚持使用那种方法。避免接触任何你知道或怀疑的可能引起或加重病情的因素。

* 可以参加一些能够减轻症状的活动。例如，在睡觉前，可以适当地走一段路，按摩或其他运动。用手推住墙面，身体向墙方向倾斜，弯曲一侧膝盖，伸直另一侧膝盖，直至腓肠肌感到有拉伸的感觉。

注意：睡觉起来后再走路或跑步对缓解不安腿综合征似乎并没有用。

* 建议养成良好的睡眠习惯，也就是说，睡觉时间要规律，睡觉时要放松，以及躺在床上准备睡觉时，不要做与睡眠无关事（看书、吃东西等）。

* 膳食要营养均衡。避免摄入咖啡类饮品、戒烟限酒。有些人发现这样会缓解症状。

* 睡觉时，保持腿部比上身凉爽。

* 运动：一种较为常用的运动疗法是轻轻地做腿部伸展运动，尤其是睡觉前至少做5分钟的腿肌腱和腓肠肌的伸展运动。具体练习方法是躺在床上，用宽弹性绷带、围巾或其他长度的东西环绕足部，然后向上身拉扯，最后放松腿部。

药物治疗

如果上述措施不能够缓解症状，可以在睡觉前1

小时，服用2片对乙酰氨基酚和（或）小剂量的肌肉放松剂，如地西泮或氯硝西泮。

可以缓解不安腿综合征的药物包括对乙酰氨基酚、左旋多巴（治疗帕金森病的药物）和氯苯氨丁酸。不要使用抗组胺类药物和多数镇定类药物。治疗抽搐的药物奎宁一般不能够缓解不安腿综合征的病情。

如果你认为某些药物可能会引起不安腿综合征（不良反应），需要停止服用该药物，或者是让医生换其他药物。

6.96　酒渣鼻与口周皮炎

面部出现红疹最常见的原因是痤疮，尤其在青少年时期。引起成年人面部不美观的另外两个常见原因是酒渣鼻与口周皮炎。

酒渣鼻的定义是什么？

酒渣鼻是指由不明原因引起面部皮肤的一种痤疮样炎症。酒渣鼻累及的皮肤会变红及出现小的突出皮肤表面的红疹（丘疹）。有时，会出现充满脓液的斑块（脓疱或痘痘）。酒渣鼻（Rosacea）这个词来自拉丁语，意思是"像玫瑰"。酒渣鼻不具有传染性。

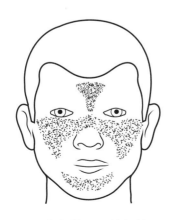

酒渣鼻常累及的部位

酒渣鼻的典型特征或症状

• 酒渣鼻常累及的部位是脸颊、鼻子前额和下巴处。

• 主要发生于30～50岁的人群。

• 女性更容易发生酒渣鼻。

• 酒渣鼻会导致患者的鼻子增大（肥大性酒渣鼻），尤其是男性。

• 酒渣鼻可能会有点疼。

• 有烧灼感或叮咬疼痛。

• 酒糟鼻会累及眼睛。

下列因素会加重酒渣鼻的症状

• 压力过大、焦虑。

• 过热（如洗桑拿或泡热澡）。

• 过度暴露于阳光。

• 喝热饮，尤其是咖啡和茶。

• 可以引起脸红的较热的食物和辛辣食物。

• 过度饮酒。

• 运动。

• 使用糖皮质激素软膏，尤其是氟化糖皮质激素类软膏。

治疗方法

• 要尽量避免或减少加重酒渣鼻的危险因素（例如，阳光照射和酒精摄入）。

• 避免使用油性化妆品。

• 医生可能会给你开一些药膏或凝胶，例如，甲硝哒唑。

• 可以使用冰袋来消炎。

• 可以开一些抗生素来治疗酒渣鼻，使用抗生素时间为8～10周。

• 某些酒渣鼻患者可能需要激光治疗来缓解症状。

酒渣鼻可能会给患者带来哪些危险？

• 酒渣鼻对患者健康不会造成影响，但是容易复发。

• 过一段时间后，酒渣鼻可能会自己痊愈。

- 酒渣鼻的并发症包括眼部感染和肥大性酒渣鼻（鼻子肿大，表面粗糙）。

- 虽然酒渣鼻并不是由细菌感染引起的，治疗酒渣鼻最好的方法是口服抗生素进行治疗（例如，四环素）。

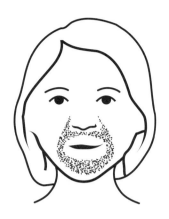

口周皮炎典型的面部表现

口周皮炎的定义是什么？

口周皮炎是指在面部的下半部分出现的一种痤疮样的鳞屑性皮炎，可能是脂溢性皮炎的一种。口周皮炎也有皮肤发红、丘疹及脓疱等表现。引起口周皮炎的原因不明，但是似乎与酒渣鼻有关。口周皮炎经常伴有脸红。口周皮炎倾向于自发自愈，不是个严重的疾病。

口周皮炎的典型特征或症状

- 口周皮炎累及的部位为鼻部下段、口腔和下巴周围。

- 主要是年轻女性易患口周皮炎。

下列因素会加重口周皮炎的症状。

- 局部使用皮质类固醇药物，尤其是氟化皮质类固醇药物。

- 怀孕。

- 口服避孕药。

- 使用油性的化妆品。

治疗方法

- 治疗口周皮炎最好的方法是服用一个疗程的抗生素进行治疗。例如，口服四环素，疗程为6周或8周。

- 对于症状较轻微的患者，有时仅需局部涂抹药膏即可。

- 膳食上没有特别的要求。

- （逐渐）停止使用的油性化妆品，包括洗面奶、保湿霜和粉底等化妆品。

6.97　结节病

什么是结节病？

结节病是一种少见病，表现为炎症反应导致机体某部位或多部位突然出现异常的肉块，这些肉块叫作瘤样肉芽肿（或肉状瘤）。此病可累及机体任何组织或器官，但是主要累及肺部或胸部淋巴结。

尽管结节病可发生于各年龄段患者，但主要见于年轻的成人年，尤其是20多岁到40多岁。

不要将结节病与肉瘤（癌症的一种类型）混淆，结节病也与肺结核、肺部感染或肺部肿瘤无关。幸运的是，大多数患者常不需要任何特殊治疗，即可在1～3年内痊愈。

结节病的症状和体征有哪些？

3名患者中约有1名无任何症状（被称为无症状性结节病），且此病常常是在进行医疗检查时被偶然发现的，尤其是肺部X线检查。症状依据病变累及的组织而定，常常见于肺组织受累。症状（如果有）如下。

- 发热。

- 咳嗽。

- 呼吸短促。

- 胸部不适。

- 疲劳或困倦。

- 关节炎。

• 小腿前侧出现质软的疼痛性肿块，叫作结节性红斑，少数情况下出现于手臂。

• 眼睛发炎（少见）。

结节病病因是什么？

病因不明，然而有趣的是，此病可以自发自止，而且一般不会复发。此病似乎在气候凉爽的地区较为流行。某些情况下，可呈家族聚集式发病，提示此病与基因（遗传）因素有关。研究者倾向于认为病因与自身免疫有关，或者由特殊病原体感染所致，但是这些观点目前都还是理论上的，尚未被证实。

如何诊断结节病？

此病常常是一个临床诊断，医生依据相关症状和体征，以及利用X线和血液检查等辅助检查做出诊断。此病在胸部X线上表现为阴影（或占位）和淋巴结肿大，所以需要将此病与有类似表现的其他疾病进行鉴别。纤维支气管镜通过口腔或其他部位插入肺部气管进行淋巴结组织活检或肺组织活检可确定诊断。组织活检样本将被送至实验室由病理学专家进行检测。

结节病治疗方法有哪些？

目前认为结节病是一种温和的疾病，即使未经过治疗，大多数患者都会在3年内自行好转。遵循常规复查以监测该病进程是很重要的。然而，家庭医生可能会介绍你去专家那里就诊。对症状严重的病例或进展性病例，医生可能会开出如口服泼尼松龙等进行激素治疗，并且患者应严格遵守医嘱。如果你正在服用此类药物，千万不要突然停药。此病的远期预后一般很好，患者可继续正常生活。但是某些患者可能会出现并发症，影响疾病恢复。病情严重时可累及双肺、心脏或者大脑。

如何预防结节病？

此病没有特殊的预防措施，但是遵循健康的生活方式可能有所帮助，包括足够的锻炼，营养丰富的健康饮食，减少有害物质的摄入，例如，饮酒和吸烟。

要点

• 结节病导致机体器官出现异常结节或颗粒状组织。

• 此病常累及双肺，可导致咳嗽和气短。

• 此病常不严重，大多数患者可在3年内痊愈，但是部分患者需要激素治疗。

6.98　脂溢性角化病

脂溢性角化病的定义是什么？

脂溢性角化病是指棕色的角化皮肤突出表面，看起来角化物质松松垮垮地附着在皮肤上。脂溢性角化病对机体无害，是最常见的一种皮肤瑕疵。有些人将脂溢性角化病称为"迟来的胎记"，而其他人将其刻薄地称为"老年斑"。脂溢性角化病的原因不明。随着年龄的增加，脂溢性角化病的发病率会增加，而且具有家族聚集性。

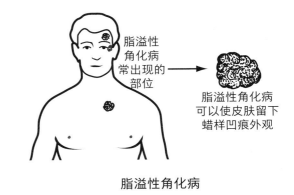

脂溢性角化病

脂溢性角化病的皮疹位于身体的哪些部位？

虽然脂溢性角化病的病灶可能发生在身体的任何部位，但是皮疹常见于脸部和躯干（胸部和背部）。一种脂溢性角化病的病灶是较软的白色肿块，一般常见于老年人的腿部。

脂溢性角化病的特征或症状有哪些？

脂溢性角化病凸出的肿块有下列特征。

- 肿块边界清晰。
- 肿块中间凹陷。
- 肿块呈蜡样外观或表面油腻有痂壳。
- 肿块似乎是附着在皮肤上。
- 一般为圆形或椭圆形，但可以是任何形状。
- 颜色为黄色、深棕色等，有时为黑色。
- 大小不一，小的为几毫米，大的约5cm，甚至更大。

某些肿块看起来像无核小葡萄干被按压在皮肤上，其他的肿块表面看起来则像葡萄干面包。肿块可能是单个，但更常见的是多个。肿块一般没有症状，也就是说，不会瘙痒或疼痛。

哪些人易患脂溢性角化病？

任何一个成年人都有可能患脂溢性角化病，男性和女性同样易感。脂溢性角化病与年龄有关，随着年龄的增加，肿块的数量增加，且颜色也不断加深。40岁以下的成人很少会出现脂溢性角化病灶，一般是从50岁之后开始出现，这时的病灶是平的，颜色较浅，不显眼。到60岁的时候，几乎所有的人都会有脂溢性角化病灶。

脂溢性角化病灶的发展历程是怎样的？

病灶会随着年龄的增长，数量逐渐增加，颜色不断加深。有时候，机体会清除这些病灶，然后脱落，在皮肤上留下一个白色的区域。然而，大部分病灶会一直存在。

脂溢性角化病可能会给患者带来哪些危害？

脂溢性角化病不会给机体带来危害，不具有传染性，不是感染性疾病，也不会发生恶变（癌变）。但是颜色很深的肿块会给人带来焦虑，因为很像黑色素瘤，但医生会做出诊断，让你放心。很多人会用指甲将这些肿块刮破，但不建议这么做，因为这样做可能会引起感染。另外，即使用指甲将病灶清除，又会在原有位置上重新长出来。

脂溢性角化丘疹的治疗方法有哪些？

现在没有药片或药膏能够治愈或抑制脂溢性角化病灶的生长。因为不会对机体带来危害，所以一般不建议切除病灶，这些病灶留下来很安全，不会对健康造成影响。然而，比较丑的病灶会影响人们的外观，且有些病灶经常勾住衣服。可以通过多种方法来去除这些病灶，包括手术切除。其他方法，尤其是对于那些较小的，可以使用液氮法或其他较强的化学试剂小心将其去掉，医生会就此类治疗方法与你探讨。

6.99　皮肤癌

皮肤癌常见于皮肤白皙，且晒太阳较多的人。

皮肤癌的主要类型有哪些？

基底细胞癌

- 是最常见的皮肤癌，但也是危险性最低的一类细胞癌。
- 一般出现在面部和颈部。
- 易治疗。
- 50岁以上的人群最常见。

鳞状细胞癌

- 危险性很高。
- 一般出现在能够被太阳照射到的部位——手、前臂、面部和颈部。
- 常见于下嘴唇、耳部及头发非常稀少甚至没有头发的男性的头皮上。
- 如果长时间不进行治疗，这种皮肤癌可能会扩散到机体的其他部位。
- 60岁以上的人群最常见。
- 户外工作的男性易患。

- 皮肤较白皙的人群易患。
- 首先出现的体征是出现较厚的肿块，上面有痂皮。

黑色素瘤

- 这种类型的皮肤癌是最少见的，但是是危险性最高的。
- 一般由痣发展而来。
- 只有少数痣才会发生恶变，发展为黑色素瘤。
- 可以发生在身体的任何部位。

皮肤癌的症状体征有哪些？

- 皮肤上出现有痂皮的长时间不愈合的斑块或"太阳斑"。
- 皮肤上长时间存在小的肿块或斑块，颜色为红色、苍白色或珍珠色。
- 新出现的斑块、雀斑或痣，且在数月内有颜色，厚度或形状的变化。

重要提示

皮肤上出现颜色较深的斑块（深棕色、黑色或黑蓝色）要引起特别注意。

导致皮肤癌的原因有哪些？

导致皮肤癌的主要原因是长时间暴露于阳光中有害的紫外线下。暴露于砷元素和多环芳烃类等化学物质也可以导致皮肤癌。

需要特别注意哪些部位的皮肤？

需要注意的部位有面部、耳部、颈部、肩膀、上肢和手背部等。然而，黑色素瘤是个例外，因为黑色素瘤可能会发生在身体的任何部位。

哪些人易患皮肤癌？

年龄较大的人易患皮肤癌。随着年龄的增加，患皮肤癌的风险逐渐增加。皮肤白皙，生活在非常热，且太阳光很充足的地区的人患皮肤癌的风险很大。皮肤上有雀斑、黑痣及皮肤白皙的人患皮肤癌的风险也很大。皮肤癌最常见于有凯尔特血统的人群（苏格兰人、爱尔兰人和威尔士人）。皮肤颜色较深的人（非洲人、印第安人和亚洲人）患皮肤癌的风险很低。澳大利亚原著民很少有人会患皮肤癌。

皮肤的颜色越深，患皮肤癌的风险越低。那些皮肤白皙，皮肤敏感，太阳不容易晒黑的人，皮肤很容易灼伤，这类人最容易患皮肤癌。

太阳斑（日光性角化症）是皮肤上出现的较干燥粗糙的长时间存在的斑块。可能会转化为皮肤癌，需要特别注意。

如何预防皮肤癌的发生？

尽量保护自己不被太阳晒到。

- 当太阳光最强的时候（标准时间是上午10点到下午3点；夏季时，是上午10点到下午4点），尽量避免阳光直射。
- 处于阳光下时，要经常戴宽沿的帽子，要穿衬衣，穿长点的宽松裤子。
- 阴天也要注意对反射太阳光的防护，皮肤受到风吹会变得干燥，也要注意保护。。
- 要在暴露部位涂抹防晒指数超过30+的防晒霜，而且定时重新涂抹。
- 在较高海拔地区要保护好自己。
- 要穿带袖的衬衫或裙子。
- 避免被太阳灼伤。
- 保护儿童不被太阳灼伤。儿童的皮肤比成人对阳光更敏感。

早期发现

诊断出皮肤癌的时间越早，治疗方法越简单，治疗效果越好。大部分皮肤癌的预后都非常好。

要点

你是检查自己皮肤状况的最好人选——没有哪个人比你更清楚自己的皮肤。

要经常将皮肤上的斑点斑块等拍摄记录下来（尤其是有颜色）以监测它们的变化。

应该怎么做？

如果你一旦发现皮肤上出现了肿块，要立即去看医生，不要拖延。医生会取部分或整个肿块送去实验室进行检查。

6.100 软纤维瘤

什么是软纤维瘤？

软纤维瘤是常见且无害的皮肤肿瘤。

此病又称为纤维上皮息肉、皮赘，或皮肤标记。此病患病率几乎达到50%。大多数人一生中都会患软纤维瘤。

软纤维瘤的女性患者较男性患者多见，患者就诊要求治疗主要是因为担心此病会影响外貌，尤其是当软纤维瘤出现在颈部或眼皮上时。软纤维瘤个数可从单独一个到数个，甚至到上百个不等。

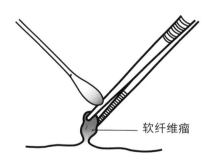

用液氮治疗典型的软纤维瘤

软纤维瘤的症状和体征有哪些？

- 皮肤上出现软性瘤体，与皮肤通过细茎连接（缔）。
- 瘤体呈肉色，但在白种人可呈深褐色（褐色素）。
- 经常出现于皮肤褶皱处，尤其是颈部、腋窝、腹股沟处及乳房下。
- 可能出现于面部，尤其是眼皮。
- 体积较小，如米粒大小，一般直径2～5mm。
- 无痛，但可能会导致发炎。
- 有维持现状的倾向——不随时间而增大。

软纤维瘤可能会因衣物和饰品的摩擦，刮毛或体弱而出现发炎。

软纤维瘤的病因是什么？

软纤维瘤病因尚未明确，但是某些学者认为软纤维瘤是由不断的刺激所导致，尤其是肥胖的患者，他们皮肤褶皱或折叠处的皮肤会不断互相摩擦。软纤维瘤与肥胖相关。

某些患者呈家族聚集，提示此病可能与遗传因素有关。

也有证据表明，软纤维瘤可能由类似导致皮肤疣的乳头瘤病毒所致。

如何诊断软纤维瘤？

此病是一种临床诊断，根据典型症状确诊。可通过手术摘除软纤维瘤，并送给病理学专家用显微镜检查以最终确诊。如果关于肿块的诊断有任何疑问，尤其是当它是深色（褐色素）时，经常需要进行病理检查。然而，如果一个患者出现数个相同的肿块，那么几乎确定就是软纤维瘤了。

软纤维瘤的治疗方法有哪些？

一般可不用处理，某些软纤维瘤可自行消失或脱落。如果这些软纤维瘤经常发炎或被认为影响美观，可以通过简单的手术将它们摘除。可以在家中将其直接剪去，也可以用棉线或牙线将结节基底部扎起来，促使它最终脱落。

专业的摘除方法包括用液氮，用"热针"电切除，或者手术刀或手术剪切除。

软纤维瘤可以预防吗？

预防软纤维瘤比较困难，然而有理论认为预防肥胖，尤其是预防皮肤褶皱和颈部的多汗潮湿，就能够阻止软纤维瘤的发生。多汗区域应注意保持良好卫生，保持清洁和干燥。

要点

- 软纤维瘤是无害且无痛的带缔软瘤体。
- 软纤维瘤常多发，主要发生于颈部、腋窝和腹股沟。

- 肥胖与软纤维瘤发生有关。

6.101 打鼾

打鼾的定义是什么？

打鼾是指睡觉时，呼吸过程中发出很大声音的现象，是由上呼吸道的振动引起的。上呼吸道包括从鼻部到喉部后方的解剖结构。打鼾主要是由睡觉时，呼吸道部分堵塞引起。

有关打鼾的背景事实有哪些？

打鼾是一种十分常见的现象，人群患病率约为20%，只有少数病例提示患者患有睡眠呼吸暂停（睡觉时，呼吸短时间内放缓或停止）。肥胖的人发生打鼾的概率是正常体重人的3倍。随着年龄的增加，打鼾的发生风险也是不断增加的。打鼾主要见于30～65岁的男性。

哪些因素会加重打鼾症状？

- 肥胖。
- 年龄大。
- 平躺着睡觉。
- 宿醉。
- 颈部问题，尤其是颈部"较厚"不灵活。
- 多种药物，尤其是镇定类药物和安眠药。
- 过敏性鼻炎，鼻窦炎和其他引起鼻子堵塞的疾病和各种因素。
- 上呼吸道的各种问题，例如，鼻息肉、扁桃体肿大或上呼吸道内有异物。

打鼾可能会给打鼾者带来哪些危害？

一般来讲，打鼾对机体是无害的。但是，如果打鼾非常严重、异常或与呼吸暂停（一般是超过10秒的呼吸暂停）有关，建议去做专业的检查。打鼾可能提示打鼾者患有睡眠呼吸暂停。

打鼾影响正常的社交，这是个主要问题。打鼾会引起人们之间的矛盾，导致不同程度的关系破裂。如果打鼾非常严重，需对整个上呼吸系统（从鼻部到喉部）和颈部做全面检查。

打鼾的治疗方法有哪些？

通过检查，排除了导致咽喉后部堵塞的生理问题，以及确定打鼾不伴有阻塞性睡眠呼吸暂停，可采取以下简单措施来缓解症状。

- 要达到并保持体重在理想范围。超重或肥胖的人需要减肥。
- 避免使用某些药物（包括镇定类药物和安眠药），不要过量摄入酒精，并且要戒烟。
- 治疗鼻子阻塞问题（包括过敏性鼻炎），但要不免过量使用鼻血管收缩剂。
- 对于颈部问题，晚上睡觉要戴上颈托。
- 如果颈部问题导致打鼾，可通过颈部戴上一个软垫，保持睡觉时颈部处于伸展状态
- 睡觉时，可以考虑在鼻子内部或口腔内放入支架，以保持气道畅通。药剂师可以为你提供多种选择。
- 要尽量侧着睡。如果你习惯平躺着睡，可以自己动手在睡衣的背部缝上乒乓球或网球，也可以将胸罩前后反过来穿，在罩杯内放入乒乓球或网球，这样做可以帮助你养成侧着睡的习惯。

对于非常严重的打鼾，可以采用手术方法加以治疗，也可以采用持续气道正压通气的方法缓解打鼾的症状。

没有证据表明专门治疗打鼾的枕头或抬高床头能够改善打鼾的症状。

如果上述方法都不能够改善打鼾症状，应该为打鼾者的家里人提供耳塞，或另一种睡觉安排（打鼾者单独睡在一间房里）。

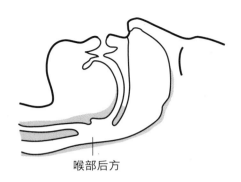

喉部后方

躺下睡觉时的正常气道

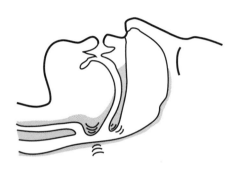

打鼾时软腭和舌头振动

6.102　鳞状细胞癌

鳞状细胞癌的定义是什么？

鳞状细胞癌是皮肤癌的第二大常见的癌症类型。

鳞状细胞癌是皮肤癌的一种，恶化程度高。鳞状细胞癌由上皮细胞（皮肤表皮细胞）发生恶性转化，形成肿瘤。

导致鳞状细胞癌的原因有哪些？

鳞状细胞癌的发生与两个因素有关——太阳照射和皮肤类型（皮肤白皙的人，皮肤容易被太阳灼伤）。与其他类型的皮肤癌一样，鳞状细胞癌的发生主要与长时间过度暴露于阳光中的紫外线照射有关。皮肤表皮细胞长时间的损害会引起异常细胞发生增殖，即进展为癌症。

引起大部分鳞状细胞癌的原因如下。

- 过度暴露于阳光。

其他少见原因如下。

- 皮肤被放射线损伤。
- 暴露于煤焦油和各种工业煤焦油产品。
- 暴露于砷元素和多环芳烃类化合物。

哪些人易患鳞状细胞癌？

任何人都有可能患鳞状细胞癌，但是是年龄较大的男性患鳞状细胞癌风险较大。

下列因素会增加鳞状细胞癌的发病风险。

- 年龄超过 60 岁。
- 皮肤白皙者。
- 户外工作者。
- 有太阳斑（日光性角化症）者。

黑皮肤的人很少会发生鳞状细胞癌。太阳斑（日光性角化症）是指皮肤上持续存在的干燥粗糙的斑点，可进展为鳞状细胞癌。如果这些斑点外形发生改变，就需要去就诊并治疗。

鳞状细胞癌一般发生在身体的哪些部位？

鳞状细胞癌一般发生在暴露于阳光的部位，尤其见于面部（特别是下嘴唇的部位）、耳部、颈部、前臂、手的背部和小腿。对于年龄较大的男性来讲，会发生在秃头的地方。嘴唇（尤其是下嘴唇）变白变厚的斑点可能是鳞状细胞癌的癌前病变。

鳞状细胞癌的症状体征有哪些？

鳞状细胞癌首先出现的体征是皮肤上出现增厚肉色的肿块，肿块上覆盖痂皮，而且肿块生长迅速。开始肿块看起来像个疣或小的溃疡。肿块会形成痂皮，可能会出血。肿块一般没有疼痛感或瘙痒，但受到挤压时，可能会有疼痛感。

鳞状细胞癌可能会给患者带来哪些危险？

要认真对待鳞状细胞癌。如果不进行治疗，鳞状细胞癌的癌细胞可能延血管或淋巴管"接种"到机体的其他部位。如果癌细胞发生了扩散，预后会非常差。但是，如果能够早期将鳞状细胞癌诊断出来，那么治疗就比较简单，而且疗效和预后都会非常好。

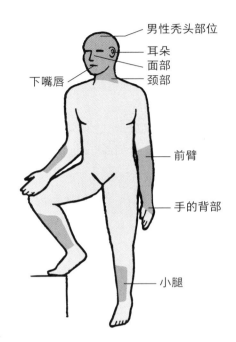

鳞状细胞癌的常见部位

如果你怀疑自己患有鳞状细胞癌怎么办？

如果你发现自己身上无明显诱因出现了某个可疑皮肤斑点，你应当立即去当地医院就医，不要拖延。如果医生怀疑那个斑点是鳞状细胞癌，医生会取一小块样本进行实验室显微镜检查（活检）。或者斑点外形看起来明显就是鳞状细胞癌，医生会完全切除它。

如何预防鳞状细胞癌？

尽量保护自己不被太阳晒到。

• 在太阳最毒的时候，即夏季上午10点到下午3点；或冬季上午11点到下午4点，要尽量避免阳光直射。

• 暴露于阳光的皮肤处，要涂抹SPF30+或SPF50+的防晒霜。

• 要穿有袖子的衬衫或裙子，要戴宽沿帽。

• 阴天时，要注意对反射阳光的防护。

• 不要被那些使你感到凉爽的风欺骗了，即使凉爽，也可能会有紫外线照射。

鳞状细胞癌的治疗方法有哪些？

大部分鳞状细胞癌可以通过简单的小手术就可以切除。手术方法主要是将肿块及周围3～5mm的组织整个切除，以确保所有的恶性肿瘤全部切除。如果肿块较大，切除肿块后，还需要进行植皮，以覆盖较大的切口。其他治疗鳞状细胞癌的方法包括放射疗法、激光法和冷冻法（将肿瘤冷冻切除）。99%以上的鳞状细胞癌可以通过手术治疗被治愈。建议肿瘤治疗后的几年内进行常规复查，以检查是否有癌细胞残留。如果癌细胞没有清理干净，还需要继续进行上述治疗。

6.103　日光性皮炎

日光性皮炎是指皮肤过度暴露于阳光紫外线或日光灯造成皮肤发红或发炎的现象。日光性皮炎常见于肤色较浅者。

日光性皮炎的症状有哪些？

日光性皮炎的程度有轻有重，程度不一。

轻度日光性皮炎

• 皮肤只是稍微有点发红。

• 只是稍微有点不适，持续时间为2天左右。

中度日光性皮炎

• 皮肤发红、发热和触痛。

• 日光性皮炎几小时后，患者就会感到不适，3～4天后，不适症状缓解消失。

• 有脱皮现象。

重度日光性皮炎

• 皮肤发红、发热、疼痛和肿胀。

• 产生水疱。

• 如果日光性皮炎很严重，患者可能有头痛、发热、恶心和精神错乱的症状。此时需要紧急治疗。

有关日光性皮炎的错误认识有哪些？

日光性皮炎不是只在晴天直接暴露于阳光直接照射下才会发生。暴露于阳光下15分钟内就可能出现日光性皮炎。日光性皮炎也有可能发生在雾天或阴天，薄云或薄雾并不能够完全吸收紫外线。皮肤也有可能被水、沙子、雪和水泥反射回来的光线日光性皮炎。服用多种药物（如某些抗生素、激素类和镇定类药物）会增加日光性皮炎的风险。

日光性皮炎可能会给患者带来哪些危险？

严重的晒伤会导致机体脱水和脱皮，导致皮肤愈合较差。反复多次的皮肤日光性皮炎或长时间暴露于较强的阳光下会导致皮肤提前衰老，使皮肤皱纹增加，甚至会引起皮肤癌。

皮肤的哪个部位易被日光性皮炎？

鼻部、脸颊、耳部、颈部后方、腿部后方是最容易被日光性皮炎的部位。

如何预防日光性皮炎？

- 避免上午10点到下午3点的太阳直射。
- 使用SPF50+的防晒霜。
- 要尽量利用阴凉地方。要注意不要被沙子、水和薄云反射回来的阳光晒伤。
- 要戴宽檐帽保护面部、头部、颈部和耳部，穿防晒衣。
- 要穿暗色的衣服，例如，浅棕褐色，不要穿白色或颜色鲜亮的衣服。
- 皮肤上涂抹氧化锌软膏，可以最大程度保护皮肤。

5S 原则
- 套（Slip）上防太阳的衣物。
- 涂（Slop）上SPF30+或SPF50+的防晒保湿霜，出门的20分钟前涂上，每隔2小时重新涂一次。
- 戴（Slap）上宽檐帽。
- 找（Seek）阴凉的地方。
- 绕（Slide）一条围巾于太阳眼镜周围（太阳眼镜要符合澳大利亚标准AS1067）。

被太阳晒黑的意义是什么？

被晒黑意味着皮肤暴露于太多的紫外线。现在没有被安全晒黑的方式，因此要尽量避免。记住，日光浴室也不安全。

如何治疗日光性皮炎？

- 对于中度和重度日光性皮炎，可以涂抹含1%氢化可的松的软膏。药膏只可以在晒伤后的24小时内使用，不可涂抹于破损皮肤处。
- 冷敷可以缓解晒伤皮肤发热和疼痛症状：将纱布或毛巾放到冷水中，然后将湿纱布或毛巾铺在晒伤部位上。
- 浸泡于含有油（婴儿油）或碳酸氢钠的洗澡水中，然后将皮肤擦干。
- 洗完澡后，涂抹炉甘石液或其他保湿霜，缓解晒伤症状。
- 使用阿司匹林（16岁以上的人才能使用）或对乙酰氨基酚缓解疼痛和发热。
- 增加液体的摄入量，尤其是严重晒伤患者。
- 避免皮肤再次暴露于阳光下，直至皮肤发红和疼痛症状消失。

6.104　系统性红斑狼疮

系统性红斑狼疮的定义是什么？

系统性红斑狼疮（systemic lupus erythematosus, SLE）又称为狼疮，是一种非常复杂的疾病。系统性红斑狼疮是指身体任何部位的结缔组织的一种发炎或损伤性的疾病。结缔组织，顾名思义，是将机体的各种零部件，如骨头和器官，联结起来的软组织。因此，系统性红斑狼疮是一种结缔组织病。对系统性红斑狼疮这个术语的具体解释如下。

- 系统性（systemic）：意思是该疾病累及机体多个系统。

- 狼疮（lupus）：lupus这个单词来自lupinus（是"狼"的意思）。因为过去的医生认为系统性红斑狼疮患者脸上的红斑非常像狼或狼人的外貌。

- 红斑（Erythematosus）：意思是发红和发炎。

导致系统性红斑狼疮的原因有哪些？

导致系统性红斑狼疮的确切原因不明。人们认为系统性红斑狼疮是一种自身免疫病。自身免疫病是指免疫（防御）系统功能异常，免疫系统攻击自身的组织，尤其是关节、皮肤、肾脏、心脏和肺。系统性红斑狼疮不是感染性疾病，不具有传染性。

哪些人易患系统性红斑狼疮？

任何人、任何年龄段的人，以及男性和女性都有可能患系统性红斑狼疮，但是女性患系统性红斑狼疮是男性的9倍。医生发现女性的患病年龄多为15～45岁（"育龄期女性"），但最常见于20出头的女性。任何种族的人都有可能患系统性红斑狼疮，但是非裔美国人的患病率要高一些。

系统性红斑狼疮的患病率有多高？

系统性红斑狼疮的患病率相对较低，1 000个人中，大约有1位会患上狼疮。在澳大利亚，狼疮患者可能有20 000多人。

系统性红斑狼疮的症状有哪些？

系统性红斑狼疮的早期症状没有什么特别的，与很多疾病的早期症状相似。

- 烦躁或疲惫——感觉精神不振。
- 体重减轻。
- 头痛。
- 肌肉疼痛。
- 关节疼痛。
- 发热。

其他可能出现的症状如下。

- 腹痛。
- 精神状态发生改变，包括抑郁，甚至是精神病。
- 癫痫发作。
- 口腔溃疡。
- 掉头发。
- 胸痛，包括胸膜炎。
- 当天气变冷时，手的颜色发生变化。
- 出现皮疹，例如，面部出现皮疹。
- 皮肤对阳光敏感。

系统性红斑狼疮的症状因人而异，且狼疮的严重程度不一，可以非常轻微，也可以危及生命。

系统性红斑狼疮患者会对多种药物过敏，而且口服避孕药会带来某些特殊问题。

通过医生开出的血液检查来诊断系统性红斑狼疮。

系统性红斑狼疮可能会累及人体的哪些器官？

系统性红斑狼疮除了会累及结缔组织外，机体的其他部位都有可能被累及。但是，不同的患者被累及部位的差异很大。系统性红斑狼疮最常累及的部位是包裹关节、肾脏、肺和其他器官的软组织膜，这些软组织膜会发炎。很多系统性红斑狼疮患者，大约30%系统性红斑狼疮会累及皮肤。很多患者的脸颊会出现红疹（经常是蝴蝶样红斑），这些红疹可能会扩散到上半身。

系统性红斑狼疮的预后怎么样？

大多数系统性红斑狼疮患者症状较轻，利用现代医学知识和医疗技术，患者可活动相对正常生活，包括生育后代。系统性红斑狼疮女性患者如果怀孕了或者准备怀孕，可以咨询医生。

系统性红斑狼疮可能会给患者带来哪些危险？

系统性红斑狼疮会导致各种并发症，尤其是动脉粥样硬化类疾病、胸膜炎、肾病和中枢神经系统疾病。系统性红斑狼疮患者还要注意感染和或其他不常见的问题，如癫痫。系统性红斑狼疮患者发生深静脉栓塞的风险大大增加，而且怀孕过程中发生自然流产和死胎的风险也大大增加。

系统性红斑狼疮的治疗方法有哪些？

事实上，系统性红斑狼疮疾病引起的主要问题是血管疾病。患者要特别注意其他危险因素，如吸烟和高胆固醇血症。患者要坚持健康的生活方式，更重要的是避免暴露于阳光下。穿带袖子的衣物及戴宽檐帽以盖住皮肤。

系统性红斑狼疮是一种慢性的涉及多组织器官的复杂疾病，因此治疗该疾病时，要汇集全科医生、专科医生和健康专家等各个领域的专家进行会诊。

药物疗法

通过各种药物的积极治疗，系统性红斑狼疮的进展会缓慢或停止下来。治疗系统性红斑狼疮的药物包括非甾体抗炎药、皮质类固醇（可的松）、其他治疗风湿性疾病的药物、抗疟疾药和免疫抑制剂，例如甲氨蝶呤。经常使用羟化氯喹（硫酸羟氯喹片）治疗系统性红斑狼疮，羟基喹啉能够非常有效地缓解皮肤和关节症状。如果你有任何问题，记得咨询医生。

6.105 磨牙症

磨牙症的定义是什么？

磨牙症是上牙和下牙之间上下咬动，或左右磨动或牙齿打颤的一种不自主地运动。磨牙症可能发生在睡着后（更常见），也有可能是醒着就发生（多见于孩子）。

磨牙症的患病率有多高？

磨牙症非常常见。据估计，大约有一半的人都会时不时地磨牙，而有5%的人经常磨牙。

磨牙症的症状体征有哪些？

磨牙症的症状如下。

- 睡觉时，有恼人的磨牙声音。磨牙者自己没

有感觉，但是家人会受到影响，非常恼人。
- 嚼东西时，尤其是早上吃饭时，面部肌肉和下颌紧张疼痛。
- 牙痛，尤其是刚醒来的时候。
- 白天头痛和（或）耳痛。
- 牙釉质破裂。
- 颞下颌关节功能障碍/疼痛。
- 因经常咬颊而出现面颊内膜组织隆起。
- 牙槽有发炎现象。
- 牙齿松动。

导致磨牙症的原因有哪些？

本质上来讲，磨牙是一种习惯，通常始于年轻或较小时。磨牙可能是一种闭上嘴巴时，潜意识里纠正上牙和下牙之间咬合错位的反应。当压力增加或处于焦虑状态时，会导致磨牙或使磨牙的症状加重，尤其在压力较大期间。也有研究显示磨牙与药物依赖有关，尤其是苯丙胺类药物使用者和重度宿醉者。

磨牙症可能会给磨牙者带来哪些问题？

磨牙症可能会导致牙齿损伤（如牙冠受损、牙齿松动），甚至会是牙齿断裂。支持牙齿的牙龈和牙槽骨也有可能受到损伤（如牙周炎）。磨牙症也有可能导致咀嚼肌肥大及颞下颌关节损伤。

磨牙症的治疗方法有哪些？

步骤1：接受磨牙症的事实

磨牙症患者应当认识并理解磨牙症这个问题，然后下定决心克服这个坏习惯。

步骤2：简单的方法

- 一旦意识到要克服磨牙症，就练习将上下颌保持分离状态。
- 睡觉休息前，用力咀嚼一个苹果。
- 睡觉前用热毛巾热敷两侧脸颊，使控制咀嚼的肌肉放松，有利于缓解磨牙症状。

步骤3：压力控制管理

要学会控制压力的方法，包括心理咨询、冥想、行为认知疗法、正念、休闲活动、瑜伽和太极。尽管不建议使用药物，但医生还是会根据你的情况开一些镇定类药物或安眠类药物短期服用，尤其是睡觉前用药。

步骤 4：治疗牙齿

口腔科医生会根据你的牙齿量身定做一个保护牙齿的牙套，避免患者晚上睡觉时磨牙。这个牙套非常简单，是个能够活动的咬合夹板，其外形与上下颌的牙齿相适应，可以缓冲异常的咬合压力。也可能需要其他治疗方法来修复牙齿。

磨牙时需要做哪方面的限制？

除了要限制酒精和其他容易产生依赖性药物的摄入之外，没有其他限制。不需要专门的膳食，也不需要对日常的活动进行限制。

磨牙症的预后怎么样？

磨牙症的预后一般是非常好。通过坚持有效的治疗，磨牙症往往在 6～12 个月内可治愈。

6.106　紧张性头痛

紧张性头痛的定义是什么？

紧张性头痛，是一种紧张性收缩性的疼痛，疼痛会覆盖大部分头部。紧张性头痛与压力或紧张有关，是最常见的一种头痛。大约 2/3 的人在生命中的某个阶段经历过紧张性头痛。

很多紧张性头痛患者根本没有意识到他们的头痛与压力有关，直至有人为他们指出。

导致紧张性头痛的原因有哪些？

头皮、额部和颈部肌肉过度兴奋会导致紧张性头痛。这些部位的钝痛或勒紧感就像头部周围绑着一条紧张的束带或头顶上有个重物向下压的感觉，就是由肌肉的过度兴奋所致。

触发紧张性头痛的原因

- 压力或紧张增加（精神上的和生理上的）。
  ——过度担忧。
  ——一直工作，没有休闲。
  ——长时间学习、打字，或长时间集中精力做事情。
  ——追求完美。
- 会增加颈部肌肉紧张度的因素。
  ——姿势不良。
  ——颈椎受伤（颈部受伤）。
- 被压抑的敌意、愤怒或挫败感。
- 膳食没有营养，饮食习惯较差，例如，吃饭的速度太快（通常与压力共同出现）。

紧张性头痛的治疗方法有哪些？

治疗紧张性头痛的关键在于调整生活方式，包括饮食、运动、颈部姿势和压力控制管理。

自我治疗

治疗紧张性头痛的最好方法是调整自己的生活，消除或减少紧张性头痛的诱发因素。

- 学会放松身心。
- 紧张性头痛发作时，可以躺在热水浴池中或桑拿中放松身心，用干热毛巾（甚至是湿冷的毛巾都可以）覆盖住头痛部位。
- 你可以参加一个专门的放松课程，如瑜伽、正念或冥想课程。
- 不必追求完美，不要成为时间的奴隶。
- 不要将所有的事情放到脑子里。不要再感到内疚。要学会认同自己。要学会表达和发泄自己的愤怒情绪。
- 如果你的颈部疼痛，可以通过特殊的锻炼方法来活动颈部或用专业的按摩方法来缓解颈部疼痛。
- 探索有趣的散心活动，如看书，看电影，看体育节目。

- 体育锻炼，如骑单车，走路，游泳，打高尔夫球。

药物治疗

可以使用轻度镇痛类药物来缓解紧张性头痛，例如，布洛芬或对乙酰氨基酚，尤其是短期内应用。但是不要使用强效镇痛类药物（如镇静剂），除非医生要求。

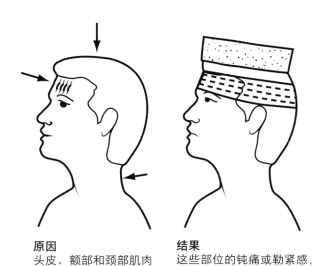

原因
头皮、额部和颈部肌肉过度兴奋

结果
这些部位的钝痛或勒紧感，头部周围绑着一条紧紧的束带或头顶上有个重物向下压的感觉

紧张性头痛的原因与结果

6.107　舌头痛

引起舌头痛的原因有哪些？

引起舌头痛的常见原因如下。

- 牙齿导致舌头受伤，尤其是尖锐的牙齿咬伤舌头。
- 食物和饮品太烫。
- 口疮性溃疡。
- 多种健康问题（例如缺铁）导致的舌头发炎（舌炎）。

- 地图样舌。

舌头疼痛不是很常见，通常是舌尖上有烧灼感，被认为是由神经功能障碍所致。

地图样舌

地图样舌是一种病因不明的非重度炎症性疾病，主要的变化是舌头上出现光滑红润的斑块，伴有隆起的边缘，边缘可呈白色、黄色或灰色外观。

这种图案就像个立体地图，有隆起的山脊，因此而得名。每过3周，这种地图样结构会游走于舌头其他部位，其结构也会发生较大的变化。整个变化过程可能会平息，然后进入缓解期，可能是部分缓解，也可能是完全缓解。然而不久后可能又会出现。任何人都可能患地图样舌。

地图样舌的症状和体征有哪些？

地图样舌通常没有症状——既不疼也不痒，也不会影响舌头的味觉。然而，有些地图样舌患者的舌头可能会有触痛或有针刺疼痛感，尤其是摄入某些食物时（尤其是辛辣食品）。地图样舌患者的舌头外形异常，而且又不断变化，累及的舌头部位为舌头的上表面和边缘。

地图样舌可能会给患者带来哪些危险以及地图样舌预后怎么样？

地图样舌不会给患者带来什么危险，因此地图样舌又称为良性移动性舌炎。地图样舌通常是无害的，而且到目前为止，还没有地图样舌造成严重后果的报道。

地图样舌的预后非常好，是一种自愈性的疾病（通常是自然痊愈）。大约6周后，地图样舌会自然痊愈。然而，地图样舌很有可能会突然复发。

地图样舌的治疗方法有哪些？

现在还没有专门的治疗、药物和方法来治疗地图样舌。

医生一般会告诉患者地图样舌不会对人体的健康

造成威胁，不必担心。如果人们没有注意他们患有地图样舌，而且也没有什么症状的话，建议不必采取什么措施。然而，建议地图样舌患者要避免辛辣食品的摄入，要保持好良好的口腔卫生习惯。如果吸烟加重此病病情，还需要戒烟。如果地图样舌患者压力太大或很焦虑，应当寻求帮助，以降低这些生活方式因素的影响。

针对舌头触痛

使用柯普金漱口液 10ml 漱口，每天 3～4 次，每次漱口时间为 3～5 分钟，然后将漱口液吐出来。

针对持续存在且令人烦恼的地图样舌

可以低剂量使用治疗过敏性哮喘的类固醇喷雾剂。例如，倍氯米松吸入剂 50mg，每天喷 3 次，尽量使药物停留在舌头上几分钟。喷完药物后不要用水冲洗舌头。

黑舌病

黑舌病，又称棕舌病，是指舌头上表面发生黑色或暗色变色或染色的现象。黑舌病通常不会对机体造成危害，但是舌头上表面这种异常着色会引起人们的强烈担忧。

黑舌病的症状和体征有哪些？

黑舌病患者通常会主诉嘴里有一股臭味和口干。黑舌病可能会导致口臭，而且与身体不佳的感觉有关。

导致黑舌病的原因有哪些？

在很多情况下，导致黑舌病的原因不明——黑舌病就那样发生了。黑舌病的一个已知原因是抗生素治疗，导致聚集在口腔内的正常菌群（细菌和真菌）发生改变。这时，只要停止服用抗生素就可以解决这个问题。

导致黑舌病的另外一个原因是膳食中缺乏纤维素——尤其是缺乏水果、蔬菜和燕麦。

口腔整体卫生较差，不顾牙齿健康，吸烟饮酒和营养不良也是导致黑舌病的常见相关因素。黑舌病也有可能与压力大和抑郁症有关。

黑舌病的治疗方法有哪些？

调整生活方式

健康的生活方式包括膳食营养均衡，要摄入大量的水。生吃水果和蔬菜可以给舌头和口腔提供粗糙的感觉，建议适量摄入；如苹果、芹菜和胡萝卜。一天要尽量摄入 2L 水，你可以将水和柠檬汁兑起来喝，可以使用塑料喷壶，每天多次将这些液体喷入口腔，或者少量多次慢慢喝水也有助于缓解病情。好的口腔卫生对于预防和治疗黑舌病很重要，因此建议要定期做口腔检查。

如果你吸烟（或嚼烟叶），就努力戒烟。如果你的压力非常大，经常不顾身体劳累坚持工作，那么你需要调整，采取更放松更健康的户外生活方式。充分的休闲和娱乐应当成为你生活的重要目标。

菠萝治疗法

将新鲜的菠萝薄片，切成 8 块。将其中 1 块菠萝放置到舌头背面持续 40 秒，然后慢慢将菠萝嚼烂，重复此过程直至 8 块菠萝全部用完。全过程耗时约 8 分钟，每天 2 次，持续 7～10 天。7～10 天后舌头一般可以恢复到正常状态。如果舌头的颜色又变黑了，可以重复这种治疗方法。

6.108 飞行时差反应

飞行使旅行发生了革命性的变化。航空出行是安全舒适的，但是晕机和飞行时差反应是出行者面临的主要问题。深静脉血栓形成是长时间旅程（乘坐交通工具时间超过 4 小时）的人所面临的一个问题。

飞行时差反应的定义是什么？

飞行时差反应是指长时间乘坐飞机飞行后的一种

不适感，出行者会感到疲惫和迷茫，注意力难以集中、失眠和焦虑。到达目的地后的反应是出行者白天的时候注意力难以集中和判断力下降。

飞行时差反应的其他症状包括食欲下降、虚弱、头痛、视野模糊和眩晕等。

飞行时差反应是从东飞到西或从西飞到东，长时间坐飞机飞行跨越几个时区的一种特征性反应，是扰乱了出行者正常作息时间后的结果。

哪些因素会加重飞行时差反应？

一般因素

噪音、振动、空气潮湿和长时间坐姿，可能会加重飞行时差反应。

特殊因素

飞行的持续时间、出发时间、出发地与目的地之间气候不同和文化不同会影响飞行时差反应的严重程度。下列因素会加重飞行时差反应的症状。

- 准备出行前，安排非常紧张。
- 匆忙赶行程和焦虑。
- 在出行过程中缺乏睡眠。
- 在飞行的过程中，摄入食物过多和摄入大量酒精。
- 吸烟。

哪些因素会减轻飞行时差反应的症状？

针对飞行过程中和飞行后的一些简单的建议可能会减轻飞行时差反应的症状。

开始飞行前

- 留出充足的时间来做好旅程计划。
- 如果可以，计划中加上一次中途停留。
- 如果可以，好好安排行程时间，尽量一下飞机就到晚上休息的时间。
- 飞行前一天的晚上睡个好觉。
- 去往机场的路上要放松，不要急匆匆地赶飞机。
- 如果机场或飞行的噪音（75~100分贝）使你感到烦扰，戴上耳塞。
- 与医生讨论一下深静脉血栓形成。弹力袜和阿司匹林会对预防深静脉血栓形成有所帮助。

飞行过程中

- 饮品：避免摄入酒精和咖啡，要摄入大量非酒精类的饮品，例如，橙汁和矿泉水。
- 食物：只在饥饿的情况下摄入食物，甚至可以一两顿不吃。应当吃清淡和易消化的食物。
- 穿着：要穿宽松的衣服（例如，长裙、舒适宽松的牛仔和浅色的套头毛衣），不要穿紧衣服。要穿舒适的鞋（不要太紧），在飞行的过程中可以将鞋脱下来。
- 睡眠：在较长时间的飞行中，尽量多睡觉（不要长时间看电影）。关闭百叶窗，戴上特殊眼罩，以及可以向乘务员要一个枕头。你甚至可以考虑服用安眠类药物。
- 活动：你可以在飞机内定时走动，也可以在飞机中转的时候，在机场做做运动。在飞行的过程中，你可以在飞机内做腿部主要肌肉的伸展运动。避免长时间将腓肠肌压在座位上休息。在白天飞行时休息，但不要打盹儿。
- 褪黑素：褪黑素与睡眠紧密相关。据说，褪黑素能够预防飞行时差反应。有关褪黑素的使用，现在仍有争议。所以，如果你需要使用，就去咨询医生。

到达目的地

到达目的地后，要尽量小睡1~2小时。

到达目的地后，可以尽量四处转悠，直至感到疲劳，按时上床睡觉。最好在到达目的地后有一整天的休息时间，避免一到达目的地就进行重大决策。从澳大利亚飞到伦敦后，要有大约3天的调整时间。

哪些人不适合乘坐飞机出行？

有下列疾病的人应当避免乘坐飞机出行。

- 由感染引起上呼吸道堵塞的人。
- 有严重呼吸疾病的人（肺气肿、慢性支气管炎、气胸和肺结核）。

- 不稳定型心绞痛患者和心力衰竭患者。

- 重度贫血（血红蛋白低于 7.5g/dl）——尤其注意镰状细胞贫血。

- 怀孕时间超过 200 天（28 周），如果一定要坐飞机，怀孕 36 周以前可以。

- 先前有过激行为或其他不可预料行为的人。

- 无并发症的单纯心肌梗死发作后 7 天内（如果有并发症，4～6 周内不可乘坐飞机）。

- 冠状动脉搭桥术后 10 天内。

- 重度或未控制的高血压。

- 未控制的心律失常。

- 无并发症的冠状动脉支架术后 5 天内。

- 脑血管事件（脑卒中）发生后 3 天内。

- 大型手术后 5～10 天内。

- 脑部肿瘤或近期颅脑骨折患者。

- 近期眼部手术者。

下列出行者乘坐飞机出行时，需要做好特别防护措施。

- 结肠造口术者：患者应当携带大型的结肠造瘘袋和备用袋。

- 静脉曲张者：穿弹性袜，要经常活动。

- 打石膏者：四肢有骨折的患者，打石膏后，需要注意患肢的肿胀问题。

- 安起搏器者：安起搏器者在海外过安检时，X 线检查会有异常。通过安检设备前，提前告知海关人员。

- 癫痫患者：出行当天应当增加药物的剂量。

- 糖尿病患者：糖尿病患者出行前，应当与医生讨论治疗方案和血糖控制。

- 先前发生过深静脉血栓形成的人：出行前，咨询医生，做相关检查。

6.109　旅行指南

到卫生标准或卫生状况较差国家出行的旅行者，有可能感染上传染病。大部分传染病是由于摄入被污染过的食物和水，或者被携带病原菌的蚊虫叮咬引起的。蚊子可能传播下列疾病：疟疾、黄热病、登革热和流行性乙型脑炎。

预防是最好的治疗方法。下列建议旨在将海外旅行者感染严重疾病的概率降到最低。

食物和饮品

旅行者摄入被污染的食物和饮品，可能会患上多种疾病，包括旅行者腹泻、甲型肝炎、霍乱和伤寒等。

当去那些卫生条件不好的国家旅行时，只能喝烧开的水和包装较好的瓶装饮料。避免摄入冰、乳类产品、沙拉、生的食物、冰激凌及街上兜售的食物。

你可以通过烧开水或加入含碘药片来净化水。

疫苗接种

下表中是强烈推荐需要接种的疫苗。医生会向你推荐所需要接种的疫苗。需要小心的其他疾病包括狂犬病和斑疹伤寒。

疟疾

疟疾是体内含有疟原虫的蚊子叮咬患者后引起的一种严重的传染病。在非洲、南美洲和东南亚国家，疟疾是一种常见的传染病。去这些国家旅行时，要防蚊和带上医生开给你的治疗疟疾的药物，以预防和治疗疟疾。

傍晚以后，尽量避免去农村地区。可以使用含有二乙苯甲苯酰胺的驱蚊药。要穿浅颜色的衣服，衣服有长袖子和长裤腿。要使用蚊帐。避免使用香水。

在被蚊子咬之前，就应该服用抗疟疾类药物，以及被蚊子咬了之后要连续服用 4 周，以得到最大程度的保护。

澳大利亚旅行者所要采取的预防措施和疫苗接种总结

所有旅行者，所有目的地

破伤风疫苗和白喉疫苗接种

如果上次接种在10年之前

如果上次接种在5年之前，且目的地为第三世界国家

小于5岁的用CDT疫苗，5岁及以上的用ADT疫苗

常规接种疫苗

破伤风、白喉、百日咳

乙型肝炎

流行性感冒嗜血杆菌

麻疹、流行性腮腺炎、风疹

流行性感冒

肺炎链球菌病

脊髓灰质炎

轮状病毒

水痘

根据风险评估选择性接种疫苗

霍乱

甲型肝炎

流行性乙型脑炎

脑膜炎双球菌病*

狂犬病

森林脑炎

肺结核（如果结核菌素试验结果为阴性，则接种卡介苗）

伤寒热

黄热病*

其他

针对胃肠传染病、蚊虫叮咬、疟疾（如果可行）、性传播疾病的预防措施

* 在某些国家是法定要求

建议：向医生或旅行健康诊所求证。

在很多国家，疟疾会对氯喹产生耐药性。如果你在耐药性疟疾流行的国家旅行，医生会给你开与氯喹药效相同的药物或可替代氯喹的药物。

药物并不能够起到100%的保护作用。如果你有不明原因的发热、喉咙痛或严重皮疹，应该去看医生。

根据你去旅行的国家来确定自己的免疫接种计划

不同的国家有不同的免疫接种需求。对于你要去的那个国家，需要接种哪些疫苗，请咨询医生。

腹泻

有几种办法能够缓解和治疗旅行者腹泻。

· 避免摄入固体食物及少量多次喝水（谨记：只能喝烧开的水或安全的商业化瓶装饮料）。

· 休息。

· （对于轻度腹泻）根据医嘱或说明书，服用治疗腹泻的药片（洛哌丁胺或复方苯乙哌啶片）。

· 当腹泻停止后，可以摄入清淡的食物，如大米、面包或饼干。

几个黄金准则

· 不要帮陌生人带包裹或行李。

· 避免随意性行为。如果需要发生性关系，要使用安全套。

· 如果你不能将食物外面的一层去掉，就应该将食物煮熟，不要随便吃掉。

· 在有蛇出没的地方，晚上不要光着脚走路（晚上出去时要用手电筒）。

· 尽量避免被蚊子叮咬。

6.110　晕动病

哪些人容易患晕动病？

坐船遇到风浪时，几乎所有的人都有可能发生晕船的问题。但是，某些人——尤其是孩子——一乘船、乘车或乘飞机旅行就会发生晕车、晕船、晕机的问题。船、飞机或车越大，发生旅行病的风险越低。乘坐火车出行很少会发生晕车的情况。

随着年龄的增长，几乎所有的孩子晕动病发作越来越少，但是，很多成人仍然会有晕动病发作。

晕动病的症状有哪些？

恶心、呕吐、眩晕、虚弱和嗜睡是晕动病的主要症状。早期体征为脸色苍白和嗜睡，以及十分活跃善谈的孩子突然变得沉默。

导致晕动病的原因有哪些？

病因源自内耳半规管。半规管位于脑颅深处，是保持机体平衡的重要器官。

在旅行的过程中，半规管受到路途颠簸和震动的影响。有些人内耳半规管非常敏感，容易发作晕动病，尤其在某种类型的道路上经过时（如翻山越岭的连续弯路），以及乘坐某种交通工具时。

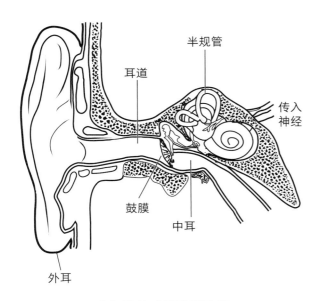

半规管敏感导致晕动病

晕动病的治疗方法有哪些？

1.出行前以及旅途中要保持冷静放松。

带着孩子出行时，不要让孩子在旅途中表现得太兴奋或太忧虑。鼓励孩子看远处的风景，不要让孩子看书或玩费眼睛的游戏。

2.尽可能躺下。因为这种姿势会使内耳半规管得到休息，减少呕吐的冲动。如果你是乘车出行，时常停车休息一下。有晕动病问题的乘客应当尽量往前坐。

3.出行前几小时内和在旅行的过程中，不要吃得太饱，不要喝牛奶、吃油炸或油腻食品。

不要空腹旅行：出行前1小时要摄入清淡的食物，不要摄入太多液体。旅途中可以喝含葡萄糖的饮品如柠檬汁，也可以吃葡糖糖甜点和饼干。

药物治疗

现在有很多药物可以缓解晕动病，有口服药片，也有皮肤贴剂。

片剂

口服药物能够缓解轻度晕动病发作。建议在旅途开始前30~60分钟口服此类药物以预防旅行病。在长时间旅途中，一天内可重复口服此类药物3~4次，以预防症状出现。

某些治疗晕动病的药物会使你昏昏欲睡，例如抗组胺类药物，所以要特别注意，这种药物的镇定效果对于孩子和坐飞机时间较长的人比较合适。

治疗晕动病的药物有：盐酸异丙嗪和天仙子碱氢溴酸盐（如果可以买到）。

姜

某些人发现姜有助于缓解晕动病症状，所以在出行前或旅途中可以喝姜啤酒或姜汁汽水。

皮肤贴剂

如果可以买到，东莨菪碱膜片是目前为止用得最多缓解长途旅行病的贴剂，尤其是治疗晕船的问题。在出行前5~6小时，应当将膜片贴于耳后较干、没有破损及无毛发的部位。东莨菪碱膜片可以在耳后的部位贴3天，但是旅途一结束，就应当将东莨菪碱膜片去掉。

贴上和揭掉东莨菪碱膜片后都要彻底洗手——注意不要在东莨菪碱膜片去掉后直接用手接触眼睛。

6.111　特发性震颤

特发性震颤的定义是什么？

　　特发性震颤是一种不自主地震颤，主要累及手臂、手部、头部，还有可能累及声带和腿部。特发性震颤可能会发生在任何一个年龄段。此病是神经系统疾病。

　　特发性震颤又分为少年特发性震颤（如果在儿童期发病）、老年人特发性震颤（如果在老年期发病）、良性震颤（因为特发性震颤并不严重）和家族性震颤（因为特发性震颤具有家族聚集性）。

　　特发性这个术语是指此病本身不是由其他疾病引起的。

特发性震颤与帕金森病相似吗？

　　特发性震颤与帕金森病经常混淆，但是特发性震颤与帕金森病的最大区别在于：特发性震颤是在将上肢伸出来去取东西时发生震颤，帕金森病是静止性震颤，而一般用手去做一些事情时震颤就会消失。帕金森病会影响走路，而特发性震颤不影响。

特发性震颤的症状有哪些？

　　• 轻微的震颤先始于一只手，然后扩展到另外一只手。

　　• 震颤也可以累及头部、下巴、舌头和腿部，也有可能只累及腿部，但这种情况很少见。

　　• 头部震颤时，动作既可以是点头样的震颤，也可以是摇头样震颤。用东西支撑住头部后，震颤会停止。

　　• 特发性震颤会影响患者写字、握茶杯以及使用其他物品。

　　• 如果特发性震颤累及声带，声音会发颤、颤抖。

　　• 焦虑、压力大、睡眠缺乏和摄入咖啡类饮品会加重特发性震颤的症状。

　　• 摄入酒精可能会减轻特发性震颤的症状。

　　• 睡着后，震颤症状会停止。

　　• 有些特发性震颤患者症状会非常轻微，以至

于诊断不出来，而有些患者症状会非常严重。

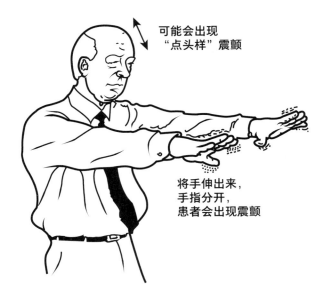

可能会出现"点头样"震颤

将手伸出来，手指分开，患者会出现震颤

特发性震颤的症状

哪些人易患特发性震颤？

　　特发性震颤是相对较常见的一种疾病，1 000个人中，大约会有4个患者特发性震颤，具有家族聚集性。虽然特发性震颤一般发生于年轻人，甚至发生于青春期，但是任何年龄的人都有可能发生。特发性震颤的患病率随着年龄的增加而增加。

导致特发性震颤的原因有哪些？

　　导致特发性震颤的确切原因不明。但是，特发性震颤患者体内传递神经冲动的某些化学物质可能会比正常人要少一些。

需要进行特殊检查来诊断特发性震颤吗？

　　不需要进行特殊检查来诊断特发性震颤，而且此病一般不会有什么阳性检查结果。一般通过观察就可以诊断特发性震颤。

特发性震颤可能会给患者带来哪些危险？

　　特发性震颤不是个严重的问题，大部分特发性震颤患者可以过着相对正常的生活，即使是在儿童期就发病的患者，也能够良好应对。随着年龄的增加，特发性震颤的症状会逐渐加重。少数情况下，某些患者

会发生残疾，需要手术治疗。

特发性震颤的治疗方法有哪些？

现在没有治愈特发性震颤的方法。治疗的目的是抑制患者不自主地震颤运动。

普及知识和给予患者信心

因为大部分特发性震颤患者需要终身应对这种疾病，因此有必要让患者了解特发性震颤的相关知识，给予患者信心。如果可以，建议咨询压力控制方法。一般不需要药物治疗。应当减少咖啡因的摄入。

酒精

虽然酒精能够缓解震颤速度较快患者的病情，但是不建议使用酒精来"治疗"特发性震颤。酒精会加重某些特发性震颤患者的症状，只能适量摄入酒精。

药物治疗

特发性震颤会给某些患者带来社交上的障碍，尤其是当患者特别焦虑紧张时。这些患者就可以使用 β 受体阻滞剂普萘洛尔和抗癫痫类药物，效果非常好。还可以使用其他药物来缓解病情。

手术治疗

对于症状非常严重的患者，对大脑的某个特定部位做手术具有一定效果。深度刺激丘脑是一种新的有效的治疗方法。

6.112　荨麻疹

荨麻疹的定义是什么？

荨麻疹又称为风团，是一种常见的过敏性疾病，主要症状是突然在皮肤上出现红的、瘙痒的块状皮疹。这种皮肤肿块又称为风团，可能会发生在身体的任何部位，包括手掌和足底。风团中间为白色，边缘为红色，可以扩散，几个小风团可以融合成一个较大的不规则的大风团。这些直径为 1~5cm。这些风团会迅速改变形状，而且从出现到消失经历的时间为几分钟到几小时不等。荨麻疹的出现可以是急性的（在这种情况下，导致荨麻疹的原因通常是清楚的），也可以是慢性的（持续时间更长）。

哪些人易患荨麻疹？

任何人在任何年龄段都有可能患荨麻疹。每 5 个人中，就有 1 位在人生某个阶段患过荨麻疹。荨麻疹可以是天生的，也可以是出生很多年后逐渐患病的，或是暴露于过敏原后突然发生的。

导致荨麻疹的原因有哪些？

荨麻疹是一种过敏性的疾病，是机体释放一种称为组织胺的化学物质引起的。导致组织胺释放的原因一般情况是不明的，但是常见的原因是食物、药物和感染。有时，引起荨麻疹的原因非常明显，例如，摄入某种食物几分钟后就出现了荨麻疹。

导致荨麻疹发生的可能原因

- 食物：鸡蛋、坚果（尤其是花生）、海鲜、奶酪、橙子、巧克力、咖啡因、草莓等。
- 感染：病毒、细菌和真菌感染（尤其是病毒引起的上呼吸道感染）。
- 食物色素。
- 药物：青霉素、含硫抗生素、阿司匹林、可待因、疫苗和其他。
- 昆虫咬伤：蜜蜂、黄蜂、白蛉（蠓）、跳蚤、蚊子及其他。这些病因可导致瘙痒性肿块，称为流行性荨麻疹。
- 偶氮染料。
- 植物：荨麻、毒葛及其他。
- 动物：猫、马及其他。
- 化妆品和香水。
- 寄生虫侵扰。
- 暴露于热空气或冷空气中。
- 过度暴露于阳光。

潜在的慢性疾病（如系统性红斑狼疮、淋巴瘤）。

怀孕（尤其是孕晚期）。

注意：通常情况下，紧张和压力大会加重荨麻疹的症状。

血管性水肿的定义是什么？

血管性水肿是荨麻疹的一种严重形式，面部，尤其是嘴唇和眼睛周围的皮肤突然发生肿胀。如果喉头发生肿胀，病情会十分严重，要及时联系医生。

如何寻找过敏原？

你可能需要对每天吃的食物做记录，并且记下所有相关信息。你也可以做皮试来寻找你对哪些事物过敏。

荨麻疹的治疗方法有哪些？

抗组胺类药物，通常是口服的，用来缓解皮疹和瘙痒症状。对于较严重的荨麻疹，可以服用可的松。避免服用阿司匹林或其他医生没有开处方的药物。

涂抹炉甘石洗液来缓解瘙痒症状。

可以使用冷敷来缓解瘙痒症状。在荨麻疹急性期，避免洗热水澡或淋热水浴——要使自己处于凉爽状态。

在荨麻疹急性发作期减少活动量。最好不要让自己发热和出汗。

避免酒精类和咖啡类饮品的摄入，尤其是这些饮品可能是荨麻疹发生的诱发因素。

要大量饮水——在荨麻疹发作当天至少摄入2 L水。

如果发生下列情况应当采取紧急措施

呼吸异常。

发生血管性水肿，尤其是舌头和喉头水肿。

发生了窒息。

脸色苍白和出汗。

头昏和眩晕。

6.113　静脉曲张

静脉曲张的定义是什么？

静脉曲张是指由于腿部静脉血管内的瓣膜发生问题，导致静脉血管发生弯曲和水肿的现象。静脉内瓣膜不能够正常关闭会导致原本应回流至心脏的血液滞留在静脉血管内。

静脉曲张是如何形成的？

腿部浅表静脉网（浅表静脉就在皮下，走行于肌肉表面）中的血与深静脉的血通过交通支静脉相通。当腿部肌肉收缩时，肌肉会将深静脉中的血挤压向心脏方向（向上）。而深静脉血管中存在瓣膜，其作用是阻止血液从深静脉中倒流回浅表静脉。

当静脉瓣膜不能够正确关闭时，血液就会从深静脉中倒流回浅表静脉，导致这些静脉血在浅表静脉中滞留。

静脉瓣膜无法正常关闭有两大类型。

1. 腹股沟内静脉瓣膜发生问题，导致典型的较长的弯曲结节样静脉沿腿部走行。

2. 交通支静脉内瓣膜发生问题，主要导致踝关节周围和以上的浅表静脉发生问题。

第2个问题较为棘手。

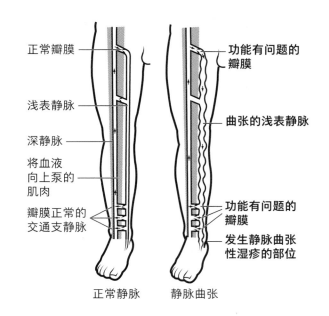

正常静脉　　　静脉曲张

静脉曲张的症状有哪些?

一般情况下,静脉曲张首先出现的体征是当患者站起来后,腿部静脉就会凸出来、肿胀、发青。静脉曲张的常见部位为腓肠肌后侧或从踝关节到腹股沟的腿部内侧。开始的时候,静脉曲张不疼,但是随着曲张程度的加重,曲张处可能出现触痛,以及曲张处皮肤或踝关节部位开始变痒。

当静脉曲张症状很严重时,整个腿会感到疼痛,出现痉挛,而且腿部皮肤,尤其是踝关节部位的皮肤会变成棕色。皮肤变色被称为淤积性皮炎。

静脉曲张可能会给患者带来哪些危险?

静脉曲张通常非常恼人,而且严重影响美观的程度,相比之下,对正常行动的影响较小。静脉曲张严重的并发症包括腿部皮肤会发生溃疡(通常是一次意外事件后)、静脉发炎或静脉内形成血栓。

有时,静脉部位的撞伤或割伤会引起严重的出血。如果发生这种情况,应当将腿部抬高,而且用绷带紧紧缠住出血静脉周围。

静脉曲张的治疗方法有哪些?

自我治疗

- 要控制好自己的体重。

- 尽量多地活动双脚,包括长时间站立时。

- 只要有可能,坐着时抬高双腿。

- 买一身紧身裤或紧身袜,每天起床前都要穿上。

- 不要抓挠出现淤积性皮炎的皮肤。

- 如果腿部皮肤发生了皮炎或溃疡,要去看医生。

手术治疗

治疗静脉曲张最彻底的方法是手术治疗。手法方法是将有瓣膜问题的静脉结扎或剥离。手术效果一般都非常好,而且不会给患者留下较大的瘢痕。

手术后,静脉曲张可能会复发,复发病灶常常在不同部位,术后复发率为10%。

硬化疗法

此疗法是向静脉中注射可以使病变静脉枯萎皱缩的物质。对病变累及较少静脉的患者,此疗法可作为手术治疗的替代方案。

6.114　良性位置性眩晕

良性位置性眩晕的定义是什么?

良性位置性眩晕是指头部在某个位置时,出现眩晕的感觉,通常是由突然改变位置引起的。"良性"这个词是指良性位置性眩晕不是个严重问题,且多数患者最终会改善。

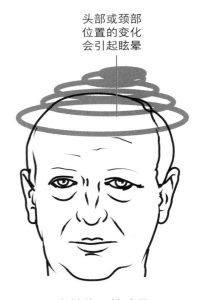

头部或颈部位置的变化会引起眩晕

良性位置性眩晕

导致良性位置性眩晕的原因有哪些?

大部分患者良性位置性眩晕发病原因不明,但是,某些患者的良性位置性眩晕发生在意外事故导致颈部或头部受损之后。有关良性位置性眩晕的发生原因。

1. 良性位置性眩晕的问题来源于颈部。颈部通过特殊的神经传导通道与脑部控制平衡的中枢相连，而良性位置性眩晕患者颈部某些椎关节接口处有些扭曲，可能会在处于特殊位置挤压走行于关节中的神经。

2. 在内耳的平衡中枢（耳迷路）内含有小片的漂浮物（可能是碳酸钙结晶）。当这些小的沉积物被激起时，可能会通过某种方式影响平衡中枢的正常活动。

良性位置性眩晕的症状有哪些？

- 严重的眩晕发作的时间很短，一般为 10~30 秒。一般是头部做完某个动作后几秒发生眩晕。
- 眩晕症状很快消失。
- 恶心。

可能引发良性位置性眩晕的头部动作如下。

- 头部向后倾斜活动，如向上看。
- 躺在床上翻身。
- 从躺位变为坐位，例如起床。
- 侧卧，压住一侧耳朵。
- 头转到颈部受伤的那侧。

哪些人易患良性位置性眩晕？

虽然任何年龄段的人都有可能发生良性位置性眩晕，但是老年人最容易出现。良性位置性眩晕是老年人眩晕中最常见的一种类型。女性发生良性位置性眩晕的风险是男性的 2 倍。良性位置性眩晕是个十分常见的疾病。

良性位置性眩晕发作持续时间为多长？

良性位置性眩晕发作后，其持续时间一般不超过 30 秒，但是持续时间也有可能到达 60 秒。一般是突然发作，几周内缓解。一周后，大部分良性位置性眩晕的患者就能够正常工作。通常几个月或几年后，良性位置性眩晕又发作，但是有些人一生中仅发作一次。

良性位置性眩晕可能会给患者带来哪些影响？

从长远来讲，良性位置性眩晕通常不会给患者带来不利影响。不像引起眩晕的其他问题，通常不伴有呕吐、耳鸣（耳内有噪音）或耳聋。良性位置性眩晕患者开车时需要多加注意。

良性位置性眩晕的治疗方法有哪些？

良性位置性眩晕没有专门的治疗方法。药物并不能够预防良性位置性眩晕的发生。一般来讲，只能让良性位置性眩晕顺其自然。但是，仍然有几种方法对缓解良性位置性眩晕能够有所帮助。

- 避免头部处于会诱发良性位置性眩晕的姿势。
- 做一些专门的颈部练习。
- 在专业的有资质的治疗师的指导下，做颈部的活动治疗。

有时，需要去看专家，确保患者只是患有良性位置性眩晕，而不是脑部循环问题。

专门的颈部练习，埃普利复位法（Epley manoeuvre）或勃兰特 - 达洛夫运动（Brandt-Daroff exercises）能够去除内耳迷路中的残余物，恢复平衡功能。问问医生或听力矫正专家怎么做这些练习。

6.115 针对良性位置性眩晕的锻炼

针对良性位置性眩晕的一套锻炼方法，称为勃兰特 - 达洛夫运动。这套方法是专门设计用来治疗内耳迷路内残留物（非常小的物质）引起的良性位置性眩晕。这套锻炼方法能够让残留物从内耳迷路的膜上脱落下来。

规则

- 每天需要练习 3 次（如果可能）。
- 每次练习的时间为 10 分钟左右。
- 每侧需要做 5 次以上。
- 这套练习方法在患者出现眩晕的症状时才发挥作用。

- 如果有恶心的症状，需要服用缓解恶心的药物。
方法
- 坐在床边；轻轻地将头扭向左侧（大约45°），快速躺下，右侧卧位（确保头部后方与床接触），等待20～30秒，或者眩晕症状消退。
- 坐直。等待20～30秒，或者眩晕症状消退。
- 在另外一侧重复上述动作：轻轻地将头扭向右侧，快速躺下，左侧卧位。

注意
- 先左侧卧，还是先右侧卧，没有太大的关系。
- 左侧卧时，头向右侧扭；右侧卧时，头向左侧扭。
- 这套练习需要达到出现眩晕的程度，这一点非常重要。
- 坚持做这套练习一段时间后，再次做这个练习的时候，可能就不再出现眩晕症状。需要坚持的时间可能是3～4天，也有可能长达几周。

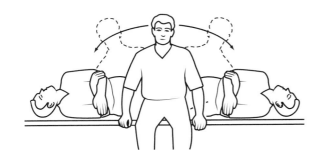

针对良性位置性眩晕的勃兰特-达洛夫运动

6.116 白癜风

什么是白癜风？

白癜风是一种比较常见的后天色素性皮肤病，由于皮肤的黑色细胞功能消失引起的，但机制不明。约100个人中就有1个人患有白癜风。男性女性发病风险相同，任何人种或种族都可能受累。任何年龄都可以发病，但是大约半数患者是在20岁之前发病，一般是在童年晚期。此病是一种自身免疫病，而不是一种传染病，因为你不会从另一名患者身上感染此病。白癜风有家族聚集倾向。很少有患者病情出现逆转，即皮肤恢复原有颜色。

白癜风的症状和体征有哪些？

皮肤出现不同程度的苍白斑片，肤色较深的患者尤其明显。尽管身上的任何部位都有可能受累，但是最常受累的位置是面部、颈部和头皮，接下来是肘部、手背部、腋窝、膝盖前方，还有可能出现在乳头和生殖器上。如果头皮受累，那么头发就会变成灰色或白色，导致早衰性白发。少数情况下，病变可累积整个身体，这时称为全身性白癜风或完全性白癜风。受累皮肤感觉正常，不会有疼痛、搔痒、烧灼或冰凉感，但是受累皮肤容易晒伤。白癜风患者整体感觉良好，但是受累皮肤的外观使他们感到痛苦，患者一般需要心理支持。

白癜风的病因是什么？

受累区域的皮肤，没有或只有很少产生黑色素的细胞——这些细胞叫作黑色素细胞。机体中这些细胞要么损伤，要么被破坏，意味着无法产生黑色素，皮肤也就无法呈现出正常颜色。病因尚未明确，但是免疫系统会通过产生自身免疫抗体破坏这些细胞，所以此病应该是一个自身免疫病。正常情况下，免疫系统保护机体不受感染，但是此病中，免疫系统功能异常，通过一种奇怪的方式攻击黑色素细胞。此病与其他自身免疫病有关，如糖尿病、甲状腺疾病及贫血。

此病与遗传因素有关，且其发病可呈家族聚集性。约3个患者中就有1名患者有其他家庭成员受累。

白癜风的治疗方法有哪些？

白癜风无法治愈，但是新型治疗方法可以通过延缓全身病情进展而获得改善。建议避免晒黑皮肤，因为这么做会使皮肤颜色差异更加明显。

可供选择的治疗方案如下。

1. 使用 SPF30+ 或 SPF50+ 的防晒霜，以及避免紫外线照射，从而保护苍白的皮肤避免晒伤和损伤。

2. 皮肤伪装：可以涂抹特殊的有色盖面霜或防水不透明面霜到白癜风的白色皮肤斑片上加以掩盖，此方法可持续数天。也可以对普通伪装方法效果不佳的部位，如手背部，采用日晒肤色伪装。

3. 减缓或逆转皮肤褪色：没有特别有效的治疗方法，但是有几种根据患者皮肤类型而定的治疗方法可能有效。

- 类固醇药膏。
- 他克莫司软膏。
- 卡泊三醇软膏。
- 补骨脂素紫外线疗法：是指补骨脂素和 A 波段紫外线，此疗法应当在医院或专业门诊实施。

- 窄频 B 波段紫外线疗法：现在认为此疗法是广泛性白癜风的治疗选择，且优于补骨脂素紫外线疗法。患者通常需要至少 50 次治疗才能看到疗效，但是整个疗程比补骨脂素紫外线疗法短，而且对皮肤刺激比较小。

4. 皮肤移植：将少量正常皮肤移植到面中央和手上，替代已经稳定的面积较大的白癜风斑片，可能会起到一些作用，但是此方法没有被广泛使用。

5. 补充疗法：目前没有充分的证据支持，所以不推荐任何补充疗法。

要点

- 白癜风不可治愈，但是一些治疗方法有助于减缓病情进展。
- 白癜风对治疗的反应不一，且不完全。
- 面部的病变推荐使用化妆品遮盖。